BONNEY CIRURGIA GINECOLÓGICA

Thieme Revinter

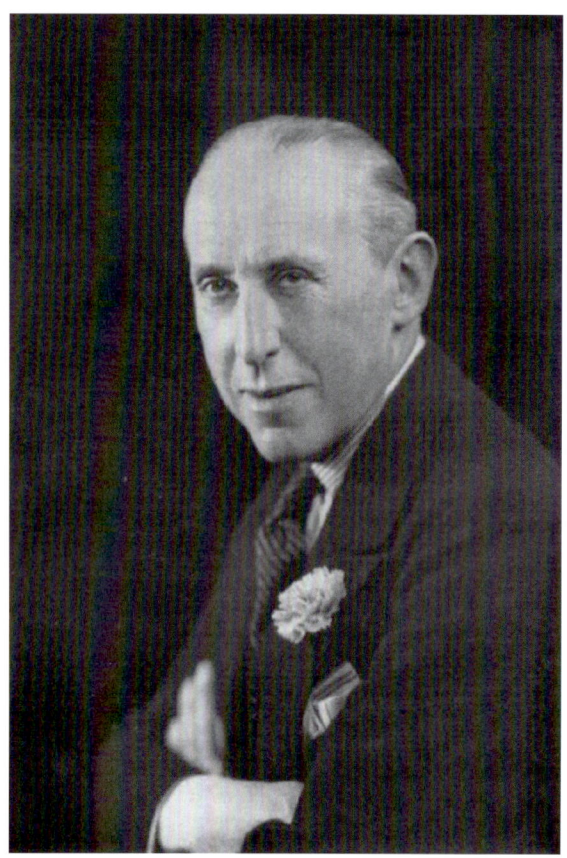

Este livro é dedicado à memória de Victor Bonney.

Também é dedicado a Jane, Vicki, Lucia e Maggie pelo apoio, compreensão, paciência e amor que demonstraram em nossas vidas juntos.

BONNEY CIRURGIA GINECOLÓGICA

12ª Edição

Alberto (Tito) de Barros Lopes,
MB ChB, FRCOG
Honorary Clinical Senior Research Fellow
University of Exeter Medical School
Retired Consultant Gynaecological Oncologist
Northern Gynaecological Oncology Centre
Queen Elizabeth Hospital, Gateshead
Royal Cornwall Hospital, Truro, UK

Nick M. Spirtos, MD, FACOG
Clinical Professor, University of Nevada Las Vegas School of Medicine
Medical Director, Women's Cancer Center of Nevada
Las Vegas, NV, USA

Paul Hilton, MD, FRCOG
Guest Clinical Senior Lecturer, Newcastle University
Retired Consultant Gynaecologist & Urogynaecologist
Newcastle upon Tyne Hospitals NHS Foundation Trust
Newcastle upon Tyne, UK

John M. Monaghan,
MB, FRCS (Ed), FRCOG
Retired Senior Lecturer in Gynaecological Oncology
University of Newcastle Upon Tyne
Retired Gynaecological Oncologist
Regional Department of Gynaecological Oncology
Queen Elizabeth Hospital, Gateshead, UK

Thieme
Rio de Janeiro • Stuttgart • New York • Delhi

**Dados Internacionais de
Catalogação na Publicação (CIP)**

L864L

    Lopes, Alberto (Tito) de Barros
    Bonney Cirurgia Ginecológica/Alberto (Tito) de Barros Lopes, Nick M. Spirtos, Paul Hilton & John M. Monaghan; tradução de Eliseanne Nopper, Ângela Nishikaku, Isis Rezende, Issis de Vitta & Sandra Mallmann – 12. Ed. – Rio de Janeiro – RJ: Thieme Revinter Publicações, 2020.

    344 p.: il; 21 x 28 cm.
    Título Original: *Bonney's gynaecological surgery, 12th edition*
    Inclui Índice Remissivo e Referência Bibliográfica.
    ISBN 978-85-5465-237-1
    eISBN 978-85-5465-238-8

    1. Ginecologia. 2. Cirurgia. 3. Procedimentos Cirúrgicos Ginecológicos. 4. Cirurgia Genital Feminina. I. Spirtos, Nick M. II. Hilton, Paul. III. Monaghan, John M. IV. Título.

                                      CDD: 618.1
                                      CDU: 618.1:617

Nota: O conhecimento médico está em constante evolução. À medida que a pesquisa e a experiência clínica ampliam o nosso saber, pode ser necessário alterar os métodos de tratamento e medicação. Os autores e editores deste material consultaram fontes tidas como confiáveis, a fim de fornecer informações completas e de acordo com os padrões aceitos no momento da publicação. No entanto, em vista da possibilidade de erro humano por parte dos autores, dos editores ou da casa editorial que traz à luz este trabalho, ou ainda de alterações no conhecimento médico, nem os autores, nem os editores, nem a casa editorial, nem qualquer outra parte que se tenha envolvido na elaboração deste material garantem que as informações aqui contidas sejam totalmente precisas ou completas; tampouco se responsabilizam por quaisquer erros ou omissões ou pelos resultados obtidos em consequência do uso de tais informações. É aconselhável que os leitores confirmem em outras fontes as informações aqui contidas. Sugere-se, por exemplo, que verifiquem a bula de cada medicamento que pretendam administrar, a fim de certificar-se de que as informações contidas nesta publicação são precisas e de que não houve mudanças na dose recomendada ou nas contraindicações. Esta recomendação é especialmente importante no caso de medicamentos novos ou pouco utilizados. Alguns dos nomes de produtos, patentes e design a que nos referimos neste livro são, na verdade, marcas registradas ou nomes protegidos pela legislação referente à propriedade intelectual, ainda que nem sempre o texto faça menção específica a esse fato. Portanto, a ocorrência de um nome sem a designação de sua propriedade não deve ser interpretada como uma indicação, por parte da editora, de que ele se encontra em domínio público.

Tradução:
ELISEANNE NOPPER (CAPS. 0 A 6)
Tradutora Especializada na Área da Saúde, SP

ÂNGELA NISHIKAKU (CAPS. 7 A 11)
Tradutora Especializada na Área da Saúde, SP

ISIS REZENDE (CAPS. 12 A 16)
Tradutora Especializada na Área da Saúde, RJ

ISSIS DE VITTA (CAPS. 17 A 21)
Tradutora Especializada na Área da Saúde, SP

SANDRA MALLMANN (CAPS. 22 A 28)
Tradutora Especializada na Área da Saúde, RS

Revisão Técnica:
DÉA SUZANA MIRANDA GAIO
Médica Ginecologista e Obstetra
Mestre em Medicina pela Universidade Federal do Rio Grande do Sul (UFRGS)

Título original:
Bonney's gynaecological surgery, 12th edition
Copyright © 2018 by John Wiley & Sons Ltd.
ISBN 9781119266785

© 2020 Thieme
Todos os direitos reservados.
Rua do Matoso, 170, Tijuca
20270-135, Rio de Janeiro – RJ, Brasil
http://www.ThiemeRevinter.com.br

Thieme Medical Publishers
http://www.thieme.com

Impresso no Brasil por BMF Gráfica e Editora Ltda.
5 4 3 2 1
ISBN 978-85-5465-237-1

Também disponível como eBook:
eISBN 978-85-5465-238-8

Todos os direitos reservados. Nenhuma parte desta publicação poderá ser reproduzida ou transmitida por nenhum meio, impresso, eletrônico ou mecânico, incluindo fotocópia, gravação ou qualquer outro tipo de sistema de armazenamento e transmissão de informação, sem prévia autorização por escrito.

Sumário

Prefácio vii

Parte 1: Geral

1. Introdução e Prólogo 3
2. Preparação para a Cirurgia 7
3. Instrumentos, Materiais Cirúrgicos e Técnicas Cirúrgicas Básicas 17
4. Abertura e Fechamento da Cavidade Abdominal ... 33
5. A Via Laparoscópica em Ginecologia 43
6. Cuidados Pós-Operatórios e Complicações 53

Parte 2: Anatomia

Para o Ginecologista em Geral e o Ginecologista em Treinamento

7. Cirurgias na Vulva 59
8. Cirurgias na Vagina 67
9. Cirurgias na Cérvix 77
10. Cirurgias na Cavidade Uterina 93
11. Cirurgia Uterina 99
12. Miomas Uterinos 115
13. Cirurgia Tubária 121
14. Cirurgia de Ovário 127
15. Cesariana 133

Parte 3: Uroginecologia

16. Cirurgia de Prolapso de Órgãos Pélvicos 145
17. Cirurgia da Incontinência Urinária 173
18. Cirurgia de Fístula Urogenital 207

Parte 4: Oncologia

19. Cirurgia do Carcinoma da Vulva 241
20. Cirurgia de Câncer Vaginal 251
21. Câncer Cervical 253
22. Câncer Uterino 273
23. Câncer Ovariano 277
24. Cirurgia de Exenteração Pélvica 283

Parte 5: Cirurgias em Outros Órgãos

25. Cirurgia Vascular: Aplicações em Ginecologia e Oncologia Ginecológica 293
26. Manejo das Lesões no Trato Urinário 297
27. Cirurgia do Trato Intestinal para o Ginecologista ... 309
28. Procedimentos Reconstrutivos 319

Índice Remissivo 321

Prefácio

"O corpo humano apresenta características muito delicadas. Não deve ocorrer nenhuma intromissão feita por pessoas que não o conheçam profundamente."

Sir Watson Cheyne, cirurgião e bacteriologista escocês (1852–1932)

Faz mais de 100 anos desde que Comyns Berkeley e Victor Bonney publicaram a primeira edição deste livro, que se tornou a bíblia da cirurgia ginecológica no Reino Unido. Após mais de 30 anos, em 1984, foi solicitado a um dos autores atuais, John Monaghan, que assumisse a nona edição como uma revisão maior. Naquela época ele não imaginou que continuaria como editor das próximas três edições. Ao longo destes 30 anos muito mudou, não apenas na ginecologia e cirurgia ginecológica, mas também o modo como acessamos as informações em termos textuais e visuais, como a invenção da World Wide Web, em 1989, e a fundação do YouTube, em 2005.

O que faz com que este livro tenha tanto sucesso e continue a ser publicado na forma impressa bem depois dos primeiros anos do século 21? A declaração de Sir Watson Cheyne lembra-nos de que não se deve realizar uma cirurgia sem conhecer profundamente o assunto, e "Bonney" fornece a base para o desenvolvimento das habilidades necessárias para se tornar um cirurgião ginecológico competente ou até mesmo excepcional.

Esta edição mantém o formato introduzido na última edição, sendo dividida em seções. A primeira delas cobre os princípios gerais e as técnicas básicas; a segunda é apresentada de acordo com o sítio anatômico, abordando os procedimentos comuns realizados em ginecologia benigna; e as demais seções concentram-se nas duas subespecialidades cirúrgicas: a uroginecologia e oncologia ginecológica. A equipe editorial mudou discretamente desde a edição anterior, trazendo as habilidades internacionalmente reconhecidas de Paul Hilton para escrever a seção de uroginecologia, que inclui mais de 100 novos desenhos.

Todos os capítulos foram atualizados com base em novas tecnologias e evidências de níveis 1 e 2. Mais de 160 referências e artigos, publicados desde a última edição, foram adicionados, e estes incluem 13 estudos controlados randomizados, 30 revisões de Cochrane e mais de 20 diretrizes de especialistas.

Gostaríamos de agradecer à Wiley-Blackwell pelo convite para o desenvolvimento desta edição de *Bonney Cirurgia Ginecológica*. Também agradecemos à equipe de produção pelo auxílio na comunicação da nossa visão da cirurgia ginecológica. Nosso agradecimento especial a Chris Kevern, que produziu a fotografia de capa para esta edição.

Por fim, gostaríamos de agradecer às outras pessoas da equipe editorial por sua competência, companheirismo e amizade, que não foram subestimadas pela produção desta última edição de "Bonney".

Os Autores
Novembro de 2017

BONNEY CIRURGIA GINECOLÓGICA

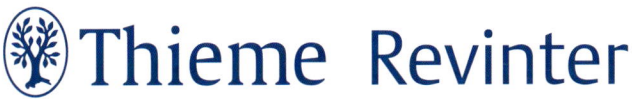

PARTE 1
Geral

CAPÍTULO 1

Introdução e Prólogo

A segurança da cirurgia ainda depende de quem empunha o bisturi.

Tito Lopes

INTRODUÇÃO
Treinamento Cirúrgico

O treinamento cirúrgico em ginecologia testemunhou mudanças dramáticas no Reino Unido e nos EUA nos últimos 20 a 30 anos. Na época em que os editores atuais estavam em treinamento, não havia restrições sobre o número de horas que eles poderiam trabalhar. Era comum que os residentes fizessem plantões a cada três noites, além do trabalho diário. Isto, geralmente, resultava em uma carga de mais de 110 horas de trabalho por semana. No Reino Unido, a Diretiva de Tempo de Trabalho Europeia foi estendida aos médicos iniciantes, em 2004, consequentemente reduzindo a semana de trabalho para uma média de 48 horas. Nos Estados Unidos, o Accreditation Council for Graduate Medical Education, em 2003, exigiu que as horas de trabalho fossem limitadas a 80 horas por semana.

Embora a redução nas horas de trabalho seja importante para o equilíbrio entre o trabalho e a vida pessoal, assim como para a segurança do paciente, isto teve um impacto importante e inevitável sobre o treinamento cirúrgico. O conceito de equipe ou de clínica cirúrgica associado ao treinamento médico praticamente desapareceu. A introdução de escalas de rodízio dificultou e, em alguns casos, impossibilitou a participação do residente para treinamento nas sessões cirúrgicas e clínicas de sua equipe. Isto prejudicou a compreensão da importância dos cuidados e seguimento de um paciente cirúrgico, aumentando o risco de formar técnicos, em vez de médicos.

Ao mesmo tempo, houve uma redução acentuada no número de histerectomias realizadas como resultado de opções de conduta mais conservadoras para sangramento uterino disfuncional. No período de nove anos, de 1995 a 2004, houve uma redução de 46% no número de histerectomias realizadas em hospitais do NHS na Inglaterra, e, entre 2008 e 2012, houve uma queda adicional de 7% nas histerectomias no Reino Unido.

Com o aumento das indicações de laparoscopia para as cirurgias ginecológicas eletivas, incluindo as histerectomias, a abordagem "aberta" em cirurgia ginecológica, tradicionalmente o "feijão com arroz" cirúrgico para os médicos em treinamento, também está em declínio. Igualmente, um grande número de gestações ectópicas atualmente é tratado de modo conservador, o que reduz o treinamento médico em cirurgia laparoscópica de emergência para tratamento das gestações tubárias.

É essencial que técnicas padronizadas e seguras continuem a ser ensinadas a todos os médicos em treinamento. Portanto, embora muitos procedimentos tenham sido transformados em cirurgias de acesso minimamente invasivo, os princípios e a prática da versão aberta devem ser aprendidos juntamente com a abordagem de acesso minimamente invasivo. Isto é especialmente relevante uma vez que o procedimento de acesso minimamente invasivo pode exigir a transformação em um procedimento aberto por causa de dificuldades e complicações apresentadas durante a cirurgia. Os autores estão preocupados com o fato de que situações pouco comuns possam não ser vivenciadas em uma escala satisfatória pelos profissionais em treinamento. Nada pode substituir o tempo passado na sala cirúrgica para acumular habilidades e confiança ao lidar com situações raras e não esperadas. Um comentário recente do presidente do Royal College comparou o tempo limitado de treinamento de um cirurgião à dedicação de tempo infinito de um atleta olímpico. Pouquíssimas medalhas de ouro seriam conquistadas se a Diretiva de Tempo de Trabalho fosse seguida!

Treinamento Ginecológico

O treinamento atual no Reino Unido é um processo com base no desenvolvimento de competências e prevê que a maioria dos profissionais em treinamento necessita de sete anos para completar o programa. Nos últimos dois anos de treinamento, os profissionais devem realizar no mínimo dois de vinte módulos de treinamento avançado disponíveis ou podem solicitar treinamento em subespecialidade para oncologia ginecológica, medicinas materna e fetal, medicina reprodutiva ou uroginecologia. É desapontador verificar que, no programa atual de treinamento, o profissional precise ser considerado competente para abertura e fechamento de uma incisão transversa de cesariana antes de iniciar seu segundo ano, mas sua competência para abrir e fechar uma incisão abdominal longitudinal só precise ser avaliada quando estiver realizando um módulo avançado de cirurgia benigna no sexto e sétimo anos do treinamento.

Habilidades Básicas e Oportunidades para Treinamento

Profissionais que desejam fazer o treinamento em cirurgia ginecológica precisam realizar cursos apropriados, que utilizem modelos com oficinas de treinamento em cadáveres e animais vivos. Contudo, estes não são substitutos para o aprendizado das habilidades cirúrgicas básicas e para a criação de hábitos já no início do treinamento; é difícil abandonar maus hábitos em um estágio posterior. Como assistentes, eles devem questionar qualquer variação da técnica entre os cirurgiões e, da mesma forma que os cirurgiões, devem revisar cada cirurgia realizada, avaliando como poderiam tê-la feito melhor.

Em relação à cirurgia laparoscópica, não há desculpas para que médicos em treinamento não pratiquem com simuladores laparoscópicos, que costumam estar disponíveis e são construídos com facilidade. É evidente a identificação pelos supervisores de quais estagiários passaram tempo adequado em simuladores.

Infelizmente, uma das consequências do novo modelo de treinamento é a inevitável falta de conhecimento e experiência com situações menos frequentes e incomuns, o que pode causar dificuldades para o paciente e o cirurgião. Em geral, essa dificuldade está associada a uma incapacidade quase completa de avaliar a ampla gama de possibilidades de tratamento. Os autores anteriores deste texto preconizavam que qualquer cirurgia deveria ser personalizada de acordo com as necessidades específicas de cada paciente e de cada condição. Infelizmente, as pacientes modernas correm um risco real de serem tratadas por cirurgiões com experiência limitada e com habilidades restritas para aplicação em um modelo padronizado único de paciente. Neste texto, tentamos fornecer uma grande variedade de opções para conduta e encorajamos todos os médicos em treinamento a praticar assiduamente, com o objetivo de oferecer a suas pacientes a melhor oportunidade possível de um resultado bem-sucedido.

Apesar das mudanças recentes no treinamento ginecológico, a essência da cirurgia permanece basicamente inalterada. Os autores, como nas edições anteriores, acharam apropriado reter o prólogo redigido para as 9ª e 10ª edições por JM Monaghan com base na primeira edição desta série, *Um Livro de Cirurgia Ginecológica*, publicado em 1911 por Comyns Berkeley e Victor Bonney. Ele continua sendo tão relevante hoje como era há um século.

PRÓLOGO: SEGUNDO COMYNS BERKELEY E VICTOR BONNEY (JM MONAGHAN)

A Postura do Cirurgião

O cirurgião deve sempre lembrar que o seu comportamento durante uma cirurgia exerce uma forte influência sobre a postura de seus subordinados. Embora seja impossível definir regras que se ajustem a todos os temperamentos, algumas considerações são importantes para aqueles que estão iniciando a carreira ginecológica. Qualquer pessoa que analise o trabalho de outros cirurgiões pode observar como é diferente a reação de cada um ao estresse e à tensão durante o procedimento cirúrgico, e um conceito do ideal pode ser deduzido a partir da observação dos pontos fortes e fracos de cada cirurgião.

O cirurgião cuidadoso, influenciado por seus estudos, é disciplinado e lutará constantemente para atingir um padrão ideal. Ao fazer isto, ele estimula a percepção dos benefícios e das responsabilidades do trabalho em equipe em todos os que atuam com ele nas alas e centros cirúrgicos – jovens colegas em treinamento, anestesistas, enfermeiros, auxiliares de sala cirúrgica e assistentes. O trabalho em equipe coordenado e especializado é essencial para o sucesso da cirurgia moderna. Este trabalho em equipe resulta na redução da morbidade e mortalidade cirúrgicas.

Além disso, é importante reconhecer a enorme contribuição para a segurança da cirurgia moderna de outras disciplinas, especialmente a anestesia. A avaliação pré-operatória e os cuidados pós-operatórios realizados pelo anestesista tornaram a cirurgia mais segura e permitem que pacientes, que no passado não eram considerados elegíveis para uma cirurgia, possam realizar os procedimentos cirúrgicos com sucesso. O papel de especialidades, como hematologia, bioquímica, microbiologia, radiologia, patologia e fisioterapia, também é bem reconhecido.

Bonney sustentava que a competência de um cirurgião deveria ter como base o seu autocontrole, embora seja muito importante manter a visão geral de tudo que ocorre no cenário cirúrgico e seja necessário corrigir os erros sem hesitação, o cirurgião deve evitar a perda de controle emocional e a irritação. O cirurgião que perde o controle ao enfrentar dificuldades confundiu sua vocação, por mais destreza manual que possa ter ou por mais que tenha aprendido os detalhes técnicos da arte. O hábito de abusar de assistentes, instrumentadores ou anestesistas, fácil de adquirir e difícil de perder, não é recomendável. A falta de confiança pessoal que origina este comportamento inevitavelmente se espalhará para os outros membros da equipe, de modo que, no momento exato em que o cirurgião precisar de uma ajuda efetiva, é provável que ela não esteja disponível. Contudo, a situação oposta de aceitar um padrão de cuidados e comportamentos desfavoráveis não deve ser desculpada. Um instrumentador mal preparado não deve ser aceito. Existem poucas desculpas para que uma equipe ou para que o equipamento e todo aparato necessário à cirurgia se apresentem de forma inadequada para a realização do procedimento cirúrgico.

Toda a equipe deve ter uma expectativa de prazer, estímulo e realização no bloco cirúrgico e não deve encarar este período que envolve o procedimento cirúrgico como uma tarefa ingrata que deva ser suportada. O cirurgião também deve lembrar que está exposto e sua habilidade de lidar com a adversidade, assim como sua postura, durante a cirurgia está sendo observada. Durante o procedimento, o cirurgião deve ensinar continuamente, indicando aos assistentes e observadores os detalhes da técnica, e deve destacar os fatos relacionados com o caso em questão.

Bonney recomendava que fossem evitadas as conversas corriqueiras, mas os autores atuais acreditam que os assuntos do dia a dia podem ser falados na sala cirúrgica e são preferíveis a um ambiente frio e carregado de tensões na inter-relação entre as pessoas. Contudo, a característica de um bom cirurgião e de sua equipe é a redução do nível de ruído no centro cirúrgico em um momento de estresse, pois cada membro da equipe está focado em sua própria tarefa, procurando atuar com velocidade e eficiência.

É inevitável que em algum momento o cirurgião tenha que enfrentar uma situação de desastre iminente, e nestas ocasiões mesmo o indivíduo mais experiente sentirá o coração afundar. O cirurgião sempre deve lembrar de que nestes momentos a situação pode ser resgatada com rapidez, se os princípios cirúrgicos básicos forem aplicados com agilidade e precisão. Hesitação e incerteza com muita frequência resultam em uma catástrofe. Uma crença sólida em sua própria capacidade e uma recusa em aceitar a derrota são os melhores valores de uma vocação que acima de tudo exige coragem moral.

Antes de operar, o cirurgião deve-se preparar, repassando em sua mente as várias possibilidades no procedimento planejado para que não possa haver surpresas e que ele ou ela possam enfrentar melhor qualquer eventualidade. Do mesmo modo, após o procedimento, é interessante rever cada etapa da cirurgia na mente para analisar as deficiências e dificuldades que ocorreram. Por meio desta autoavaliação e análise contínua, os cirurgiões podem melhorar sua prática a partir dos próprios esforços.

É cada vez mais importante que o cirurgião compreenda a necessidade de manter registros meticulosos com o objetivo de construir uma base de dados abrangente para análise futura. O cirurgião moderno deve examinar continuamente seu trabalho e o de outros para exercer sua prática de acordo com os padrões mais elevados possíveis. Cada vez mais diretrizes estão sendo geradas, e o cirurgião deve garantir que seu trabalho satisfaça as exigências de qualidade da prática moderna. Pacientes, compradores e agências profissionais querem ter acesso às melhores práticas possíveis. A transparência dos padrões é essencial para a prática médica moderna. O cirurgião de alta qualificação nada tem a temer com a implementação de diretrizes e deve vê-las como uma oportunidade para desenvolver uma maior qualidade de cuidados.

A cirurgia é física e mentalmente exaustiva. O cirurgião deve garantir que esteja adequadamente preparado nestas áreas para atender as demandas do centro cirúrgico. É importante lembrar que conduzir a equipe por sessões longas e exaustivas é contraproducente; há pouco mérito em realizar longos procedimentos com uma equipe já exausta. As mãos e a mente do cirurgião tornam-se menos estáveis, os assistentes menos atenciosos, e os enfermeiros cansados e desiludidos. São nestas circunstâncias que ocorrem os erros. Contudo, é importante não ser dogmático sobre a duração ideal de cirurgias individuais ou de listas cirúrgicas. Um dia inteiro no centro cirúrgico pode ser adequado para uma equipe cirúrgica, mas pode ser inadequado para outra.

Velocidade da Cirurgia

A velocidade, como característica de uma ótima técnica cirúrgica, representa uma habilidade semelhante a de um charlatão que pretende passar uma imagem de conhecimento e capacidade que não tem. Uma cirurgia realizada com rapidez sem perda da técnica correta tem muitas vantagens sobre uma cirurgia realizada com a técnica correta, porém feita de forma lenta e laboriosa. O período em que pode ocorrer uma hemorragia é reduzido; os tecidos são menos manipulados e, portanto, ocorre menor contusão; o tempo em que o peritônio fica aberto e exposto é encurtado; a quantidade e a duração da anestesia são diminuídas; e o impacto do trauma operatório, que é um acúmulo de todos estes fatores, é menor. Além disso, o ânimo e as pernas do cirurgião e assistentes ficam submetidos a um esforço menor e como resultado o interesse dos últimos e dos observadores é mantido em um nível elevado. Contudo, a velocidade deve ser equilibrada com a atenção aos detalhes, particularmente na hemostasia, e por um esforço consciente de não manipular tecidos desnecessariamente.

Manipulação Cirúrgica

O cirurgião sempre deve tentar reduzir a manipulação ao mínimo compatível com um bom desempenho. Se uma cirurgia for observada de modo crítico, é notável o número de movimentos desnecessários realizados e na maioria das vezes eles são decorrentes da incerteza e inexperiência do cirurgião. Se estes detalhes não forem observados e corrigidos, eles se tornarão habituais e farão parte do ritual cirúrgico à medida que o cirurgião envelhece.

A minimização do trauma tem importância fundamental para uma cicatrização sem complicações. A arte da cirurgia delicada deve ser desenvolvida (Moynihan). Infelizmente, muitos cirurgiões se tornam rápidos manipulando os tecidos de modo grosseiro, particularmente usando as mãos com manipulação direta. Isto deve ser evitado a todo custo, e a tentação de lacerar o tecido com as mãos, em vez de incisar e dissecar delicadamente com instrumentos, deve ser evitada. Todas as manipulações cirúrgicas devem ser delicadas; a força ocasionalmente é essencial, mas deve ser aplicada com exatidão, apenas ao tecido que será removido e por períodos de tempo limitados. O cirurgião que lacera e traumatiza o tecido verá o erro de seu método nos longos períodos de recuperação exigidos pelos pacientes e nas altas taxas de complicações.

Moynihan falou, em 1920, no congresso inaugural da British Association of Surgeons sobre "O ritual de uma operação cirúrgica", declarando que "ele [o cirurgião] deve buscar um movimento contínuo e procurar sempre e sinceramente os métodos mais simples e o melhor caminho. Na arte da cirurgia, a palavra mestre é a simplicidade".

LEITURA ADICIONAL

Berkeley C, Bonney V. A Text-book of Gynaecological Surgery. London: Cassell and Company, 1911. Available at the Internet Archive https://archive.org/details/atextbookgyncol00bonngoog (accessed 10 October 2017). This copy is a 1913 reprint of the first edition.

Hospital Episode Statistics. NHS Digital. Available at www.hesonline.nhs.uk (accessed 21 September 2017).

Moynihan BGA. The ritual of a surgical operation. Br J Surg 1920;8:27–35.

Eurostat. Surgical operations and procedures statistics. October 2016. Available at http://ec.europa.eu/eurostat/statistics-explained/index.php/Surgical_operations_and_procedures_statistics (accessed 21 September 2017).

CAPÍTULO 2
Preparação para a Cirurgia

> Antes de uma cirurgia de grande porte,
> entregue-se ao seu Deus, entregue seu amor a seus entes queridos e amigos e deposite sua confiança em seu médico.
>
> *Lord Gowrie (1999)*

A maioria das cirurgias ginecológicas é eletiva. Nestes casos, na maioria das vezes, a avaliação pré-operatória e a preparação para a cirurgia devem ser amplas e abrangentes. Deve haver um protocolo estabelecido no departamento para que toda a equipe envolvida no cuidado da paciente esteja preparada para fornecer um atendimento de alta qualidade consistente. A avaliação pré-operatória inclui a análise da história médica, do exame clínico e das investigações relevantes. Todas as informações sobre o procedimento devem ser fornecidas à paciente, contando com o apoio de enfermagem especializada, e deve ser obtido um consentimento livre e esclarecido. Uma revisão de todas as informações disponíveis, incluindo exames laboratorial e de imagem pré-operatórios, deve ser realizada antes da cirurgia. No centro cirúrgico, a segurança da paciente é confirmada, usando a Lista de Segurança Cirúrgica da Organização Mundial da Saúde (OMS).

Muitas vezes é o processo de avaliação, aconselhamento, consentimento e preparação pré-operatórios, seguidos pela cirurgia, que determina uma evolução bem-sucedida. Nos últimos anos programas de "recuperação otimizada" tornaram-se a norma, em uma tentativa de modificar as respostas fisiológicas e psicológicas a uma cirurgia de grande porte e consequentemente provocar uma redução das complicações, da permanência hospitalar, um retorno mais precoce da função intestinal e a retomada mais precoce das atividades normais. Descritos inicialmente por Kehlet, na década de 1990, para cirurgia colorretal, estes programas foram feitos com base em evidências científicas comprovadas para uma abordagem multidisciplinar nos períodos pré-operatório, perioperatório e pós-operatório.

INFORMAÇÕES CLÍNICAS

Se possível, informações por escrito devem ser enviadas aos pacientes antes da primeira visita. Estas devem incluir orientações sobre consultas, facilidades para estacionamento, acesso a transportes e os detalhes gerais que possam ser questionados. Isto inclui advertências sobre exames, o tempo de permanência hospitalar e o aconselhamento para presença de um parceiro ou acompanhante. Em muitas clínicas especializadas, como as de colposcopia, detalhes específicos dos procedimentos devem ser especificados. Uma lista de números de telefone para contato e *sites* do departamento, e outros dados relevantes devem ser incluídos.

Idealmente, formulários padronizados sobre a história pessoal, social e médica relevante devem ser enviados para que a paciente preencha e traga consigo na visita clínica inicial. Estes são revisados com a paciente e modificados, se necessário, fornecendo uma história abrangente em um período muito mais curto.

VISITA INICIAL

A maioria das pacientes será vista pela primeira vez em um contexto ambulatorial, onde uma avaliação preliminar e o diagnóstico provisório serão realizados. Nesta primeira visita, o médico deve obter uma história abrangente, deve examinar por completo a paciente, incluindo pelve e abdome, e deve planejar e organizar as próximas etapas do processo diagnóstico. Quando estas informações forem conferidas, as datas de internação para cirurgia, se for o caso, serão combinadas, ou será realizado um encaminhamento para o especialista apropriado. No Reino Unido, existe uma pressão crescente para que os médicos atendam as pacientes sem demora, cheguem a um diagnóstico definitivo e organizem o tratamento apropriado o mais rápido possível. Embora esta pressão seja mais intensa frente a um diagnóstico e tratamento de câncer, ela ocorre também na situação das condições benignas.

Para atingir essas metas, as clínicas devem ser estruturadas de modo que o encaminhamento possa ser feito por telefone, fax ou *on-line*, se necessário, e para que os exames complementares diagnósticos, como amostras de endométrio, ultrassom e colposcopia, estejam disponíveis em uma visita.

COLETA DA HISTÓRIA E DOCUMENTAÇÃO

Durante seu treinamento médico é importante desenvolver um estilo de coleta de história clínica claro e conciso. No início, este processo de questionamento sistemático e meticuloso pode parecer estranho. Contudo, com a prática constante, é possível adaptar uma técnica abreviada, enfocando as principais áreas de interesse, mas sem esquecer de outras áreas de relevância que devem ser incluídas.

A documentação da história é vital para fins médico-legais, para transmissão de informações a colegas e para análise em pesquisas clínicas e auditoria. Durante muitos anos, os autores usaram formulários padronizados para todas as pacientes, assim como para o tratamento subsequente e acompanhamento, cujos detalhes compõem um quadro completo da paciente e a evolução de seu tratamento. Essa grande base de dados permite o acesso rápido para administração do consultório, auditoria, pesquisa e análise.

Em um mundo cada vez mais litigioso, é importante manter bons registros, e o médico cuidadoso, mas não necessariamente desconfiado, deve reservar tempo para documentar e comunicar todas os encontros e, desta forma, estará se protegendo das circunstâncias muito estressantes do litígio.

INFORMAÇÕES SOBRE AS PACIENTES

As pacientes ginecológicas requerem apoio e auxílio consideráveis ao tomar decisões sobre tratamentos, em particular sobre uma cirurgia. O fator mais importante é a percepção da paciente sobre o impacto da cirurgia em si própria, particularmente em sua sexualidade. O cirurgião deve estar preparado para passar um tempo considerável discutindo e explicando o conteúdo de qualquer procedimento cirúrgico. Este processo importante com frequência é auxiliado pelo uso de literatura e desenhos, cujas cópias devem ser incluídas no registro médico. *Sites* do departamento e números de contato são de grande auxílio.

Algumas vezes o médico pode sentir a necessidade de envolver outras áreas, incluindo enfermagem especializada, psicólogo, nutricionista ou terapeuta de estoma. Um fator que geralmente tranquiliza muito a paciente é o encontro com outras pacientes que tenham sido tratadas por um problema parecido e tenham realizado procedimentos semelhantes.

Claramente, esta abordagem detalhada não é prática para todos os procedimentos, especialmente os menores; contudo, é importante não trivializar os procedimentos de pequeno porte, especialmente aqueles que envolvam anestesia, uma vez que complicações podem e vão ocorrer, e o aviso sobre a possibilidade e o consentimento apropriado são essenciais em todas as cirurgias, mesmo aquelas de natureza diagnóstica realizadas em um contexto ambulatorial sob anestesia local. É importante não ser "condescendente" com as pacientes. Use sempre uma terminologia correta com uma explicação apropriada, resistindo à tentação de usar explicações errôneas, que ficam perpetuadas na mitologia da pessoa, como, por exemplo, a histerectomia vaginal sendo descrita como uma histerectomia de "sucção".

A possibilidade de a paciente comparecer com seu parceiro, um parente próximo ou um amigo também tem uma importância vital para garantir apoio e tranquilização à paciente, e geralmente facilita o diálogo e a comunicação. As informações são compreendidas de forma diferente entre as pacientes. Algumas ficam bem com uma única visita breve, enquanto outras podem precisar de visitas ou telefonemas repetidos para responder perguntas e buscar tranquilização. A clínica de sucesso deve ser capaz de acomodar esta variabilidade entre as pacientes.

Documentos e Papéis Informativos

No fim da visita clínica, é extremamente útil fornecer à paciente e seu acompanhante uma folha de informações com um resumo breve do que foi dito e discutido na clínica. O tipo de documento geralmente terá espaço para desenhos e notas escritas à mão. Se a folha puder ser do tipo "cópia de carbono", a paciente poderá levar para casa a original, e uma cópia exata ficará armazenada no prontuário clínico. Folhetos ou livretos produzidos em nível local ou nacional, abordando a condição específica e a cirurgia, também devem ser fornecidos para que a paciente leve para a casa e leia.

Desenhos

Os desenhos de procedimentos indicando os tecidos que serão removidos com pequenas anotações relativas a possíveis complicações e futuras dificuldades têm um enorme valor. Os desenhos devem ser realizados no prontuário clínico ou incluídos nas folhas de informações mencionadas anteriormente, e uma cópia deve ser mantida nos registros. Estes desenhos, por mais básicos e simples que sejam, muitas vezes são essenciais quando houver queixas ou procedimentos legais.

CONSENTIMENTO PARA A CIRURGIA

Nos últimos anos, um esforço considerável tem sido feito para aperfeiçoar o processo de consentimento informado. O principal motivo é a publicidade que ocorre nos casos em que as cirurgias são realizadas sem o consentimento "apropriado".

Para dar o consentimento para a realização de uma cirurgia, a paciente tem de estar informada sobre todos os aspectos do procedimento, sobre a natureza da condição a qual está sendo proposta e sobre as possíveis complicações mais graves e frequentes da cirurgia, assim como sobre os tratamentos alternativos que existem e sobre as consequências de não realizar o tratamento. No Reino Unido, quatro protocolos padronizados de consentimento foram criados para todas as categorias de pacientes, incluindo aqueles com responsabilidade parental e para uso quando o paciente for um adulto incapaz de consentir. Em ginecologia, a maioria das pacientes que realizam tratamentos cirúrgicos é capaz de fornecer o consentimento em seu próprio interesse.

Os princípios legais e as filosofias atuais requerem que as pacientes sejam informadas sobre todas as possíveis complicações associadas ao procedimento cirúrgico planejado, independentemente da baixa probabilidade de sua ocorrência ou de sua raridade. Embora muitos cirurgiões se oponham a esta prática porque não querem sobrecarregar a paciente com informações que possam causar medo e, dessa forma, prejudicar a relação médico-paciente, causando a perda de confiança no cirurgião, é importante durante a consulta esclarecer todos os aspectos que envolvem o procedimento por um questionamento direto. Esta informação deve ficar documentada com clareza no prontuário, se ela solicitar uma lista abreviada dos riscos e complicações. Quando a paciente preferir uma discussão completa e meticulosa, é importante que o cirurgião apresente os riscos da cirurgia relacionados com sua própria prática individual e pessoal, em vez de fazer referência a taxas aceitas ou publicadas, que podem diferir consideravelmente e servirão apenas para orientar erroneamente a paciente e o cirurgião.

Conceito de Risco

Para a maioria das pacientes, a compreensão do risco é confusa. Um aumento de 50% no risco pode soar alarmante, mas a explicação de que este aumento representa uma mudança de risco de 0,5% para 0,75% é bastante tranquilizador. Todas as populações são bombardeadas com "estatísticas" que requerem uma análise cuidadosa e esclarecimento. Todos os cirurgiões devem estar preparados para esclarecer o risco da cirurgia em termos compreensíveis e significativos. Embora a honestidade sobre todos os possíveis riscos seja essencial, é preciso aprender a analisar o risco dentro de uma perspectiva.

A questão do consentimento e do conceito de risco foi destacada recentemente no Reino Unido pelo julgamento da Suprema Corte, em 2015, no caso *Montgomery vs. Lanarkshire Health Board*.[1] Ao aconselhar uma paciente sobre os riscos de qualquer tratamento proposto, a passagem crucial do julgamento final declara:

> Um indivíduo adulto e racional tem o direito de decidir qual entre os tratamentos disponíveis prefere realizar ou se não deseja realizar nenhuma forma de tratamento, e o seu consentimento deve ser obtido antes da realização de um tratamento que interfira com sua integridade corporal. Portanto, o médico tem sob sua responsabilidade a tarefa de assegurar o esclarecimento completo para garantir que o paciente esteja ciente de qualquer risco material envolvido em qualquer tratamento recomendado e nos tratamentos alternativos ou variantes razoáveis. O teste da materialidade consiste em definir se, nas circunstâncias do caso em particular, uma pessoa racional, na posição do paciente, seria capaz de avaliar o significado do risco ou se o médico está atento e percebe que aquele paciente em particular provavelmente daria importância a isto (parágrafo 87).

Neste momento, três novos aspectos emergem. Em primeiro lugar, a avaliação do significado do risco é um fato sensitivo que não pode ficar restrito a porcentagens. Em segundo lugar, para aconselhar, o médico deve-se envolver em um diálogo com a paciente. Em terceiro lugar, a exceção terapêutica é limitada e não deve ser objeto de abuso.

Consentimento para Estudos Cirúrgicos

O recrutamento para estudos científicos cirúrgicos acrescenta maior complexidade ao processo de consentimento. Requer a compreensão do nível atual de conhecimento e da falta de conhecimento em relação à doença ou quanto ao procedimento terapêutico que está sendo pesquisado e exige habilidade para informar a paciente sobre a importância vital das pesquisas para melhorar a qualidade dos cuidados no futuro, fornecendo evidências de boa qualidade relacionadas com tratamentos novos ou atualmente disponíveis. Estas consultas podem ser desafiadoras para os cirurgiões iniciantes e é apenas por meio de uma boa técnica de consultoria que são capazes de traduzir os termos e os princípios de pesquisa rotineiramente usados na pesquisa, incluindo "randomização" e "caráter cego". Embora bons níveis de recrutamento em geral possam representar um bom aconselhamento, as pacientes não devem se sentir coagidas a entrar em um estudo, quando não estão bem esclarecidas. O apoio da equipe de enfermagem, embora não diminua a necessidade importantíssima de uma abordagem entusiasta do cirurgião, pode ser valioso para obter um recrutamento adequado, ao mesmo tempo garantindo que a paciente forneça o consentimento para participação no estudo com base em princípios morais e éticos sólidos.

Momento do Consentimento por Escrito

Existe muita discussão sobre o melhor momento para obter o consentimento por escrito para uma cirurgia. A obtenção do consentimento durante a consulta clínica é defendida com base na possibilidade de a paciente tomar esta decisão antes do período do estresse da internação e com a expectativa de uma cirurgia iminente. A visão contrária considera que a visita clínica é um momento onde muitas informações precisam ser absorvidas, e a paciente poderia sofrer uma "sobrecarga" de informações, dificultando uma tomada de decisão sensível e equilibrada.

A obtenção do consentimento no momento da internação para a cirurgia é vista como incorreta por causa dos estresses já mencionados. Este problema é exacerbado com o fato de que a maioria das admissões ocorre no dia da cirurgia e próximo ao momento da cirurgia. O lado positivo desta abordagem é que a paciente tem tempo de ponderar todos os aspectos que foram apresentados na visita clínica inicial.

A recomendação atual do Royal College of Surgeons of England é que a paciente e o cirurgião assinem o termo de consentimento no fim do aconselhamento, permitindo que a paciente leve uma cópia para referência e reflexão.[2] No dia do procedimento, o cirurgião deve verificar com a paciente se qualquer coisa mudou desde a discussão do consentimento. Se nada tiver mudado, o cirurgião deve assinar o formulário para confirmar o consentimento.

AVALIAÇÃO PRÉ-OPERATÓRIA E OTIMIZAÇÃO

Em muitos centros, a avaliação pré-operatória é feita em clínicas especializadas pela equipe de enfermagem. Isto é excelente quando as pacientes moram perto do hospital. No entanto, se a paciente precisar se deslocar e fazer uma jornada adicional ao hospital, isto se torna inconveniente, como é o caso nos serviços centralizados. Nesta situação, a avaliação pré-operatória pode ser realizada no hospital de referência ou pode ser feita na consulta inicial. Outra alternativa seria realizar uma avaliação telefônica preliminar, e, se houver indicação, as investigações complementares podem ser feitas pelo clínico geral da paciente.

As clínicas de avaliação pré-operatória têm a vantagem adicional de garantir que todas as investigações e informações possam ser obtidas com bastante antecedência em relação à cirurgia pretendida, para que resultados inesperados possam ser abordados, e a condição da paciente seja otimizada sem recorrer ao adiamento da cirurgia, como pode ocorrer quando as investigações são realizadas imediatamente antes da data da cirurgia. Estas clínicas estão se tornando cada vez mais valiosas, conforme mais pacientes exigem investigações específicas, como ecocardiogramas e testes de função pulmonar, antes da cirurgia. Elas também previnem o risco de algum esquecimento pelo cirurgião como a necessidade de descontinuar, modificar ou agendar medicações essenciais, incluindo clopidogrel e varfarina.

Condições médicas, como doença cardiovascular, hipertensão, diabetes, doença pulmonar e estado mental, podem exigir a avaliação de um especialista no campo. É importante disponibilizar um tempo adequado entre a avaliação e correção dos problemas antes da cirurgia. Muitas vezes, um anestesista especializado pode apresentar uma opinião clara sobre o estado físico da paciente. A opinião dos autores é que a decisão da anestesia é tomada pelo anestesista, e a decisão de operar, pelo cirurgião.

A internação precoce pode ser necessária nas situações em que as pacientes tenham problemas específicos que devam ser corrigidos antes da cirurgia. Contudo, a maioria pode ser admitida no dia da cirurgia ou no dia anterior.

Tabagismo

As pacientes tabagistas devem ser avisadas sobre o risco significativamente maior de complicações infecciosas e não infecciosas após a cirurgia. Deixar de fumar pelo menos quatro semanas antes da cirurgia reduz o risco de infecções no local cirúrgico, mas não de outras complicações da cicatrização. Não há evidências de que a disponibilização de um suporte comportamental e terapia de substituição da nicotina ajudem a parar de fumar em curto prazo.

Álcool

O consumo de álcool aumenta a morbidade pós-operatória e parece haver uma relação dose-dependente. O consumo alto de álcool, definido como mais de 24 g/dL para mulheres e 36 g/dL para homens, está associado a um maior risco de morbidade pós-operatória geral, infecções gerais, complicações de ferida, complicações pulmonares, permanência hospitalar prolongada e internação na unidade de terapia intensiva.[3] As intervenções pré-operatórias para suspensão do uso de álcool podem reduzir significativamente as taxas de complicação no pós-operatório, mas parecem afetar as taxas de mortalidade e duração da permanência.

Uso de Contraceptivos Orais e Hormônios

Existem controvérsias sobre a necessidade de interromper ou não contraceptivos orais combinados antes de uma cirurgia de grande porte. O pequeno aumento no risco de doença tromboembólica pós-operatória (0,5–1%) deve ser equilibrado contra a possibilidade de uma gravidez indesejada como resultado da interrupção do contraceptivo. O National Institute for Health and Care Excellence (NICE) recomenda que a interrupção de contraceptivos orais contendo estrogênios ou de terapia de reposição hormonal quatro semanas antes de uma cirurgia eletiva seja considerada no aconselhamento.[4] A discussão sobre riscos e benefícios deve ser discutida com a paciente antes de uma cirurgia eletiva. Uma alternativa para contracepção deve ser oferecida, se a pílula anticoncepcional for descontinuada. Se a pílula for mantida, as mulheres devem ser informadas de que necessitarão de tromboprofilaxias venosas mecânica e farmacológica para sua cirurgia.

Mulheres em uso de progestogênios em alta dose, terapia de reposição hormonal e raloxifeno também apresentam maior risco de doença tromboembólica e necessitam de tromboprofilaxia.

INVESTIGAÇÕES PRÉ-OPERATÓRIAS

Não cabe a um texto cirúrgico detalhar todas as investigações pré-operatórias de modo completo. As diretrizes para avaliação pré-operatória de rotina em cirurgia eletiva, publicadas pelo NICE, em 2016,[5] apresentam um protocolo prático das investigações recomendadas com base no American Society of Anesthesiologists e no tipo da cirurgia. Avaliações específicas são descritas nos capítulos relevantes e aqui apresentamos apenas uma descrição geral.

1. *Avaliação hematológica.* Todas as pacientes que vão realizar uma cirurgia de grande porte devem ter um hemograma completo, incluindo hemoglobina, hematócrito, contagem de leucócitos com diferencial e contagem de plaquetas. Nos casos, em que a hemoglobina está abaixo de 12,0 g/dL, é necessário fazer uma investigação e tratar de forma adequada antes de realizar uma cirurgia eletiva. Qualquer cirurgia eletiva, que não seja uma cesariana, deve ser adiada.[6]
2. *Para todos os procedimentos onde exista um risco importante de hemorragia maior*, a tipagem sanguínea deve ser feita, e deve haver reserva de sangue e hemoderivados para que estejam disponíveis de imediato, se necessário. Nos últimos tempos, têm sido aceitos níveis mais baixos de hemoglobina, especialmente no pós-operatório, por causa da preocupação com o risco associado ao emprego de sangue e hemoderivados e em razão do uso de células de resgate intraoperatório, o que provocou uma redução acentuada no uso de transfusões. Um nível de hemoglobina pós-operatório de 7,0 g/dL muitas vezes é tratado com suplementação oral com ferro.
3. *Investigações bioquímicas.* Na maioria dos centros, são realizadas análises computadorizadas de sangue, que permitem que uma grande variedade de investigações seja realizada rapidamente com um pequeno volume de sangue. Para a maioria dos procedimentos, a avaliação de eletrólitos no sangue e testes de função hepática é apropriada.
4. *Marcadores tumorais.* Quando houver suspeita de malignidade, é essencial que os marcadores tumorais específicos sejam amostrados para ajudar no processo diagnóstico. Estes podem incluir um ou vários dos seguintes: CA125, antígeno carcinoembrionário, CA19-9, CA15-3, alfafetoproteína, gonadotrofina coriônica humana, desidrogenase láctica, antígeno do carcinoma espinocelular, proteína epididimária humana 4, inibina e/ou perfil hormonal.
5. *Testes de gravidez.* Um teste de gravidez deve ser realizado com o consentimento da mulher, se houver qualquer dúvida sobre a possibilidade de ela estar grávida.
6. *Análise de urina.* Usando testes simples de "fitas indicadoras", uma série de análises pode ser realizada com exatidão e rapidez na urina obtida no momento da internação. Geralmente estes são testes de triagem que direcionam o médico para exames mais detalhados, quando necessário.
7. *Investigações radiológicas.* Radiografias de tórax, ultrassonografias abdominal e transvaginal, tomografia computadorizada (CT), ressonância magnética (MRI), tomografia com emissão de pósitrons (PET) e outros exames radiológicos com contraste podem ser úteis para estabelecer um diagnóstico pré-operatório. As indicações específicas e o valor destas investigações são discutidos nos capítulos específicos.
8. *Triagem e descolonização de Staphylococcus aureus resistente à meticilina (MRSA).* Desde março de 2009, a maioria dos pacientes internados para cirurgia eletiva no Reino Unido é submetida a uma triagem de MRSA. São obtidos esfregaços das narinas do paciente e de mais um local, e todos os pacientes positivos recebem um "pacote de descolonização" para uso antes da internação.

REVISÃO DE CASO E REUNIÃO PRÉ-OPERATÓRIA

É importante revisar os registros de caso e resultados da investigação realizada antes da cirurgia, incluindo laudos de avaliação do anestesista e de outros especialistas. Esta revisão tem como objetivo prevenir as "falhas" no processo de avaliação e preparação da paciente, garantindo que nada tenha sido esquecido, além de fornecer a oportunidade de reavaliar a cirurgia proposta e necessidade de alguma modificação com base na revisão do caso e resultados de investigações. Esta revisão é cada vez mais importante à medida que a maioria dos pacientes atualmente é internada apenas no dia da cirurgia. Um dos autores inclui uma "reunião pré-operatória" semanal em sua clínica, onde a equipe cirúrgica e a enfermagem de avaliação pré-operatória se reúnem para apresentar e discutir todos os pacientes com cirurgia agendada na semana seguinte. Isto contribui para a educação do cirurgião em treinamento, que desenvolve o hábito de trabalhar em equipe, aprende a importância da avaliação cuidadosa de pacientes que se submetem a uma cirurgia e, às vezes, também pode precisar justificar decisões clínicas nos casos relacionados.

DISCUSSÃO PRÉ-OPERATÓRIA COM A PACIENTE SOBRE O ÂMBITO DA CIRURGIA

O aconselhamento pré-operatório com a paciente deve considerar as informações fornecidas na primeira consulta clínica. Muitos dos detalhes descritos na primeira visita podem ter sido esquecidos ou mal interpretados. Portanto, recomenda-se que o médico repita toda a explicação sobre a necessidade da cirurgia, assim como os achados e evolução esperados. Em particular, isto deve incluir tudo que a paciente deve esperar que aconteça no período pós-operatório. A presença de equipamentos de infusão intravenosa, drenos de sucção, cateteres e dispositivos de analgesia controlada pelo paciente devem ser descritos. O momento provável de sua remoção costuma ser tranquilo, especialmente, se o cronograma proposto for seguido. Necessidades pós-operatórias complexas, como a possibilidade de estomas ou uso prolongado de dispositivos, muitas vezes são descritas de modo mais adequado por especialistas, como um terapeuta de estoma.

VISITA PRÉ-OPERATÓRIA PELO ANESTESISTA

Para a maioria das pacientes, a maior preocupação está relacionada com a anestesia. Por isso, é muito importante que o anestesista tenha uma atitude empática e gentil e forneça orientações de confiança e segurança para tranquilizar o medo das pacientes, como, por exemplo, o medo de agulha, e até o medo de máscaras. Um anestesista capacitado pode garantir o emprego de uma ou outra técnica específica. Obviamente, é importante que a visita à paciente seja feita pelo médico que estará presente na anestesia.

A medicação pré-operatória pode ser prescrita nesta visita, e seu horário é programado com cuidado para se adaptar ao momento da cirurgia. A administração de sedativos para reduzir a ansiedade no pré-operatório deve ser reservada para casos apropriados e não deve ser usada como rotina, especialmente em procedimentos com alta no mesmo dia, já que podem prejudicar a função psicomotora, embora não haja evidência de que sedativos retardem a alta.

TROMBOPROFILAXIA

Desde a década de 1970, existe uma concordância geral de que esforços para reduzir a incidência de tromboembolismo venoso (VTE) devem ser realizados para todos os pacientes submetidos à cirurgia de grande porte. As recomendações atuais no Reino Unido são baseadas na diretriz clínica do NICE, de 2010, *Venous Thromboembolism: Reducing the Risk for Patients in Hospital*, que foi atualizada, pela última vez, em 2015.[4] Nos EUA, as diretrizes de prática clínica com base em evidências do American College of Chest Physicians, *Antithrombotic Therapy and Prevention of Thrombosis*, foram atualizadas em 2016.[7]

No Reino Unido, pacientes cirúrgicos devem ser avaliados antes e no momento da internação para cirurgia com o objetivo de identificar aqueles que apresentam um maior risco de VTE. Os pacientes que são considerados de alto risco apresentam um dos seguintes critérios:

- Procedimento cirúrgico com tempos de anestesia e cirurgia total maior que 60 minutos, se a cirurgia envolver a pelve.
- Internação cirúrgica aguda com condição inflamatória ou intra-abdominal.
- Previsão de uma redução significativa da mobilidade.
- Um ou mais dos seguintes fatores de risco:
  - Câncer, doença ativa, ou tratamento para câncer.
  - Idade acima de 60 anos.
  - Internação em terapia intensiva.
  - Desidratação.
  - Trombofilias conhecidas.
  - Obesidade (índice de massa corporal acima de 30 kg/m^2).
  - Uma ou mais comorbidades médicas importantes (por exemplo, doença cardíaca, patologias metabólicas, endócrinas ou respiratórias, doenças infecciosas agudas, condições inflamatórias).
  - História pessoal ou parente de primeiro grau com história de VTE.
  - Uso de terapia de reposição hormonal.
  - Uso de terapia contraceptiva contendo estrogênios.
  - Veias varicosas com flebite.
  - Mulheres grávidas ou que tenham dado à luz nas seis semanas anteriores.

Para mulheres consideradas de alto risco, é oferecida a profilaxia para VTE com:

- Profilaxia mecânica para VTE, iniciada na internação e mantida até que a paciente recupere a mobilidade.
- Profilaxia farmacológica para VTE para pacientes que apresentem baixo risco de sangramento maior, levando em conta fatores individuais da paciente e de acordo com o julgamento clínico. Esta deve ser mantida até que a paciente já não apresente uma redução significativa da mobilidade (geralmente 5–7 dias).
- Profilaxia farmacológica de VTE estendida para 28 dias no pós-operatório em pacientes que tenham sido submetidas à cirurgia de grande porte para câncer no abdome ou pelve.

Infelizmente, não existem recomendações de nível forte com base em evidências em relação ao papel da profilaxia de VTE em procedimentos cirúrgicos laparoscópicos. Em 2007, o American College of Obstetricians and Gynecologists recomendou que, enquanto não houver evidências melhores, as pacientes submetidas à cirurgia laparoscópica devem ser classificadas de acordo com uma estratificação de risco, e a indicação de profilaxia deve ser semelhante àquela indicada para pacientes submetidas à laparotomia. Somente com estudos prospectivos randomizados esta evidência pode ser obtida.

Em relação ao câncer ginecológico, vários estudos retrospectivos de pacientes submetidas à cirurgia laparoscópica relataram uma baixa incidência de VTE dentro de 30 dias após a cirurgia, variando de 0,5 a 1,2%, sem diferença na coorte que recebeu alguma forma de heparina perioperatória. Uma profilaxia estendida não foi usada em nenhum dos relatos.

Outras Estratégias

Em procedimentos cirúrgicos de grande porte, o uso de anestesia regional deve ser encorajado porque reduz o risco de trombose em comparação à anestesia geral. Filtros de veia cava devem ser inseridos, se a paciente apresentar uma trombose venosa existente ou recente. A mobilização das pacientes deve ser estimulada, assim que possível, após a cirurgia. Não se deve permitir que as pacientes fiquem desidratadas durante a permanência no hospital.

PREPARAÇÃO INTESTINAL

A preparação intestinal é usada na cirurgia ginecológica por vários motivos.

- Mecânico: em procedimentos laparoscópicos e abertos, um intestino limpo melhora o acesso à pelve, facilitando a retração do intestino para longe da pelve, com um cólon sigmoide e reto vazios.
- Contaminação vulvar: nas cirurgias vulvar e vaginal, para reduzir o risco de contaminação perineal por incontinência fecal, resultando em infecção das feridas.
- Cirurgia intestinal: em cirurgias complexas, quando existe uma maior probabilidade de cirurgia intestinal complementar, para reduzir complicações infecciosas e deiscências anastomóticas.

Embora uma revisão de Cochrane de 2011 sobre o preparo mecânico intestinal em cirurgia colorretal eletiva não tenha demonstrado evidências de redução de complicações infecciosas e deiscência de anastomoses,[8] ainda persistem controvérsias sobre a necessidade de realizar ou não o preparo intestinal mecânico, com antibiótico oral ou ambos antes de cirurgias eletivas do cólon. Existe uma concordância em relação à maior parte dos procedimentos ginecológicos de que não há necessidade de preparo intestinal como rotina. Contudo, em cirurgias ginecológicas complexas, o envolvimento intestinal geralmente é o resultado de um processo inflamatório ou maligno, onde a serosa intestinal não estará perfeita. Ainda não foram determinados o papel de antibióticos orais e a preparação intestinal mecânica. Em última análise, o grau e o tipo da preparação intestinal usada dependerão da preferência do cirurgião e das evidências publicadas.

A desidratação com frequência pode estar associada à preparação intestinal pré-operatória, e alguns pacientes requerem hidratação intravenosa pré-operatória para garantir que estejam em condições ideais quando forem apresentados ao cirurgião.

Jejum Pré-Operatório e Tratamento com Carboidratos

A ingestão de alimentos sólidos deve ser interrompida seis horas antes da cirurgia eletiva, mas a ingestão de líquidos claros (incluindo água, suco sem polpa e chá ou café sem leite) deve ser estimulada até duas horas antes da cirurgia eletiva (incluindo cesariana) para evitar desidratação. Também é seguro que as pacientes (incluindo as com diabetes) bebam bebidas ricas em carboidratos até duas horas antes da cirurgia, pois isso parece melhorar o bem-estar subjetivo, reduz a sede e a fome e reduz a resistência à insulina no pós-operatório. Contudo, o resultado de uma metanálise mostrou que a carga de carboidratos antes da cirurgia eletiva conferiu apenas uma pequena redução na duração da permanência hospitalar pós-operatória em comparação ao jejum, mas não teve benefício em comparação à água ou placebo.[9]

NO CENTRO CIRÚRGICO

Lista de Verificação de Segurança Cirúrgica da OMS

Em junho de 2008, a OMS lançou o segundo Desafio de Segurança Global do Paciente, "Cirurgia Segura Salva Vidas" para reduzir o número de mortes cirúrgicas no mundo. Um conjunto de verificações de segurança foi identificado, e foi elaborada uma lista de checagem de segurança cirúrgica para uso em qualquer ambiente de centro cirúrgico.[10] Um estudo para avaliação deste documento, incluindo quase 8.000 pacientes cirúrgicos, mostrou uma redução significativa de mortes e complicações.[11] Em janeiro de 2009, o NHS anunciou que uma versão adaptada da lista de verificação de segurança cirúrgica da OMS deveria ser utilizada em todos os hospitais da Inglaterra e País de Gales.

Antibióticos Profiláticos

Os antibióticos profiláticos devem ser usados em todas as cirurgias ginecológicas de grande porte, porque elas são categorizadas com cirurgia limpa potencialmente contaminada ou cirurgia contaminada. A escolha do antibiótico deve ser feita com base na lista de antibióticos do local, que deve ser determinada pelo grupo de controle de infecção de acordo com os organismos infecciosos prevalentes e sua resistência a antibióticos. Uma dose única de profilaxia antibiótica deve ser administrada por via intravenosa no início da anestesia.

Tricotomia

Tradicionalmente, todas as pacientes submetidas à cirurgia ginecológica recebiam tricotomias abdominal e vulvar/pudenda completas para reduzir o risco de infecção na ferida. Atualmente, considera-se que não haja necessidade de remoção rotineira dos pelos para reduzir o risco de infecção, embora isto ainda seja apropriado, se a incisão for realizada em uma área que contenha pelos, apenas para facilitar a abertura e fechamento da ferida. Quando necessário, a remoção deve ser feita logo antes da cirurgia, com barbeadores elétricos, usando cabeçotes descartáveis. Lâminas não devem ser usadas, porque aumentam o risco de infecção no local cirúrgico.

Cateterização Vesical

A necessidade de cateterização depende do procedimento cirúrgico que estiver sendo realizado e da experiência e preferência pessoal do cirurgião. Se a cateterização não puder ser realizada, a paciente deve esvaziar sua bexiga imediatamente antes de ir para o centro cirúrgico.

Como ocorre na maioria dos procedimentos de pequeno porte, a cateterização usando técnica asséptica raramente é ensinada e costuma ser realizada de modo insatisfatório. A vagina deve ser preparada ao mesmo tempo em que a cateterização é realizada. Este é o momento ideal para o cirurgião realizar o exame pélvico bimanual, se isto não tiver sido realizado recentemente, avaliar órgãos pélvicos e orientá-los em relação à abordagem mais apropriada.

Preparação da Pele

Uma revisão sistemática de 2017 concluiu que existem evidências de qualidade moderada que justificam o uso de clorexidina na antissepsia cutânea pré-operatória, e evidências de alta qualidade mostrando que o uso de clorexidina está associado à redução de culturas positivas de pele.[12] A pele no local cirúrgico deve ser preparada de modo metódico, começando acima do local pretendido até o local da incisão e irradiando-se para fora até as bordas da área destinada à exposição cutânea. Uma vez que preparações de álcool são inflamáveis, é essencial que a área preparada esteja completamente seca, antes que instrumentos de eletrocauterização sejam ligados. A solução deve secar naturalmente, uma vez que a secagem com algodão ou esponja reduz a eficácia da solução antimicrobiana.

A preparação da vagina deve ser considerada como parte da preparação geral da pele para procedimentos abdominais, quando uma histerectomia estiver sendo realizada. Ela é realizada de modo mais adequado no momento da cateterização vesical. Iodo-povidina costuma ser utilizada, mas cada vez mais o gliconato de clorexidina com baixa concentração de álcool (0,5 ou 4%) está sendo usado, pois foi demonstrado que é mais eficaz que iodopovidona vaginal para diminuir o número de colônias bacterianas vaginais. Por este motivo, o Comitê de Práticas Ginecológicas do American College of Obstetricians and Gynecologists indica que outros estudos randomizados são necessários para determinar se o gliconato de clorexidina com 4% de álcool é mais eficaz na prevenção de infecção do local cirúrgico que iodopovidona na preparação cirúrgica padrão da vagina.[13]

Colocação dos Campos

Os campos devem ser colocados de modo que o local da incisão e qualquer ponto de referência apropriado estejam visíveis. Eles devem ser colocados com exatidão, já que oferecem linhas que o cirurgião utilizará para se orientar. O uso de campo de papel autoadesivo representa um grande aprimoramento em relação aos antigos campos de tecido. A aderência à pele é firme e completa e não permite a contaminação além da área adesiva. Não há evidências de que campos adesivos plásticos acima da pele exposta reduzam a infecção no local cirúrgico e há algumas evidências de que aumentem as taxas de infecção. Até o momento, não foi demonstrado que protetores da borda da ferida reduzam a infecção no local cirúrgico, exceto quando um protetor de borda de ferida de duplo anel é utilizado em laparotomias contaminadas.

ANESTESIA

Detalhes sobre a conduta anestésica estão fora da intenção deste livro, mas as recomendações atuais relativas aos programas de recuperação otimizada incluem as seguintes.

- Agentes anestésicos de curta ação devem ser usados para permitir um despertar rápido.
- Uma estratégia de ventilação deve ser empregada para reduzir complicações pulmonares no pós-operatório.
- Uma abordagem multimodal deve ser empregada para reduzir náusea e vômitos pós-operatórios, com maior uso de anestesia regional e uso de propofol, ao mesmo tempo em que ocorre diminuição ou eliminação de opioides, neostigmina e anestésicos voláteis.
- A intubação nasogástrica de rotina deve ser evitada e, se inserida durante a cirurgia, deve ser removida antes da reversão da anestesia.
- A manutenção da normotermia com dispositivos de aquecimento ativo adequados deve ser empregada como rotina.
- Na cirurgia aberta de grande porte e em pacientes de alto risco, um monitoramento hemodinâmico avançado, como monitores doppler esofágicos, deve ser usado.

O Relatório Cirúrgico

O relatório cirúrgico costuma ser usado em casos médico-legais, e a manutenção de um registro adequado e legível é uma responsabilidade profissional do cirurgião. Nossa opinião é que o relatório cirúrgico deva ser escrito ou ditado simultaneamente e deva ser preparado pelo cirurgião que realizou a cirurgia e não delegado a um membro menos experiente da equipe. O Royal College of Surgeons of England, em seu documento *Boas Práticas Clínicas*,[14] recomenda que cada relatório cirúrgico seja claro (de preferência digitado) e deva indicar:

- Data e hora.
- Procedimento eletivo ou de emergência.
- Nomes do cirurgião principal e assistentes.
- Nome do anestesista no centro cirúrgico.
- Procedimento cirúrgico realizado.
- Incisão.
- Diagnóstico cirúrgico.

- Achados cirúrgicos.
- Quaisquer problemas ou complicações.
- Qualquer procedimento extra realizado, e o motivo pelo qual foi realizado.
- Detalhes sobre o tecido removido, adicionado ou alterado.
- Identificação de qualquer prótese usada, incluindo os números de série das próteses e outros materiais implantados.
- Detalhes da técnica de fechamento.
- Perda sanguínea estimada ou medida.
- Profilaxia antibiótica (quando aplicável).
- Profilaxia para DVT (quando aplicável).
- Instruções detalhadas dos cuidados pós-operatórios.
- Assinatura.

Também gostaríamos de preconizar a inclusão de um desenho simples ou fotos/vídeo (se realizados por laparoscopia) de achados ou aspectos especiais. É notável como um desenho simples da anatomia ou achados especiais podem ser valiosos, particularmente se houver uma ação legal no futuro.

REFERÊNCIAS

1. United Kingdom Supreme Court. Montgomery (Appellant) v Lanarkshire Health Board (Respondent) (Scotland). [2015] UKSC 11.
2. Royal College of Surgeons of England. Consent: Supported Decision-Making – A Good Practice Guide. London: RCS; 2016.
3. Eliasen M, Grønkjær M, Skov-Ettrup LS, et al. Preoperative alcohol consumption and postoperative complications: a systematic review and meta-analysis. Ann Surg 2013;258:930–942.
4. National Institute for Health and Care Excellence. Venous Thromboembolism: Reducing the Risk for Patients in Hospital. Clinical Guideline [CG92]. London: NICE; 2010.
5. National Institute for Health and Care Excellence. Routine Preoperative Tests for Elective Surgery. NICE Guideline [NG45]. London: NICE; 2016.
6. Association of Anaesthetists of Great Britain and Ireland. Preoperative Assessment and Patient Preparation: The Role of the Anaesthetist. London: AAGBI; 2010.
7. Keiron C, Akl EA, Ornelas J et al. Antithrombotic Therapy for VTE Disease. CHEST Guideline and Expert Panel Report. Chest 2016;149(2):315–352.
8. Güenaga KF, Matos D, Wille-Jørgensen P. Mechanical bowel preparation for elective colorectal surgery. Cochrane Database Syst Rev 2011;(9): CD001544. doi: 10.1002/14651858.CD001544.pub4.
9. Amer MA, Smith MD, Herbison GP et al. Network meta-analysis of the effect of preoperative carbohydrate loading on recovery after elective surgery. BJS 2017;104:187–197.
10. World Health Organization. WHO Guidelines for Safe Surgery 2009: Safe Surgery Saves Lives. Geneva: WHO; 2009.
11. de Vries EN, Prins HA, Crolla RM et al. Effect of a comprehensive surgical safety system on patient outcomes. N Engl J Med 2010;363:1928–1937.
12. Privitera GP, Costa AL, Brusaferro S. Skin antisepsis with chlorhexidine versus iodine for the prevention of surgical site infection: A systematic review and metaanalysis. Am J Infect Control 2017;45:180–189.
13. American College of Obstetricians and Gynecologists. Solutions for surgical preparation of the vagina. Committee Opinion No. 571 (reaffirmed 2015). Obstet Gynecol 2013;122:718–720.
14. Royal College of Surgeons of England. Good Clinical Practice. London: RCSE; 2014.

LEITURA ADICIONAL

General Medical Council. Consent: Patients and Doctors Making Decisions Together. London: GMC; 2008.

Haynes AB, Weiser TG, Berry WR et al. and the Safe Surgery Saves Lives Study Group. A surgical safety checklist to reduce morbidity and mortality in a global population. N Engl J Med 2009;360:491–499.

Klein AA, Arnold IP, Bingham RM et al. AAGBI guidelines: the use of blood components and their alternatives 2016. Anaesthesia 2016;71:829–842.

National Institute for Health and Care Excellence. Surgical Site Infections: Prevention and Treatment. Clinical Guideline [CG74]. London: NICE; 2017.

Nelson G, Altman AD, Nick A et al. Guidelines for preand intra-operative care in gynecologic/oncology surgery: Enhanced Recovery After Surgery (ERAS®) Society recommendations: Part I. Gynecol Oncol 2016;140:313–322.

Oppedal K, Møller AM, Pedersen B, Tønnesen H. Preoperative alcohol cessation prior to elective surgery. Cochrane Database Syst Rev 2012(7):CD008343.

Royal College of Obstetricians and Gynaecologists. Obtaining Valid Consent. Clinical Governance Advice No. 6. London: RCOG; 2015.

Webster J, Alghamdi A. Use of plastic adhesive drapes during surgery for preventing surgical site infection. Cochrane Database Syst Rev 2015(4):CD006353.

CAPÍTULO 3
Instrumentos, Materiais Cirúrgicos e Técnicas Cirúrgicas Básicas

A escolha dos instrumentos usados por um cirurgião é influenciada por seus mentores durante os anos de formação no treinamento. Durante o treinamento em cirurgia é importante desenvolver o hábito de questionar os supervisores sobre os motivos pelo qual determinada peça de equipamento é usada preferencialmente em relação a outra. Eles devem experimentar os vários instrumentos disponíveis e avaliar de modo crítico seus pontos fortes e fracos. Ao acompanhar procedimentos cirúrgicos de outras especialidades o cirurgião pode observar uma série de outros instrumentos muitas vezes desenvolvidos para situações específicas, mas que podem ser transferidos para a cirurgia ginecológica. Em todos os procedimentos, o cirurgião em treinamento deve examinar os instrumentos disponíveis nas bandejas básicas, reconhecendo velhos favoritos e avaliando rapidamente os novos.

É importante sempre fazer uma avaliação crítica dos instrumentos antes de cada procedimento, reconhecendo que nenhum instrumento é ideal para todas as situações. Atualmente, o sistema de bandeja genérica continua sendo a plataforma central da instrumentação na maioria dos procedimentos ginecológicos, e o cirurgião precisa definir quais são os instrumentos necessários para realizar aquela determinada cirurgia. No entanto, o cirurgião não deve solicitar cada novo instrumento relatado nos congressos cirúrgicos, mas deve requerer que a bandeja tenha uma variedade ampla e eficiente de equipamentos de alta qualidade, que não perturbem ao não funcionar, independentemente de ser um simples par de tesouras ou um equipamento laparoscópico mais sofisticado.

A bandeja "genérica" deve ser avaliada com frequência, e os instrumentos que raramente são usados devem ser retirados e trocados pelos novos instrumentos que o cirurgião esteja usando com mais frequência. Com a incidência cada vez maior de obesidade mórbida, tornou-se comum que muitos departamentos tenham uma bandeja "profunda" disponível, com instrumentos extralongos.

Como em todas as situações, a necessidade de instrumentação especializada provocou o desenvolvimento de duas grandes mudanças. A primeira foi a necessidade de desenvolver novos instrumentos destinados a obter hemostasia durante os procedimentos abertos e laparoscópicos. Estes instrumentos incluem grampos vasculares e uma série de dispositivos de coagulação. A segunda levou ao desenvolvimento de uma grande variedade de instrumentos descartáveis específicos para a cirurgia laparoscópica. Este capítulo concentra-se na instrumentação e técnicas cirúrgicas básicas relacionadas com a cirurgia aberta do trato genital inferior e acessos vaginal e abdominal aos órgãos pélvicos. Contudo, a maioria das seções é relevante tanto para a cirurgia aberta quanto para a cirurgia minimamente invasiva.

INSTRUMENTOS PARA PROCEDIMENTOS GINECOLÓGICOS DE GRANDE PORTE

Os instrumentos usados pelos autores para a cirurgia geral variam de acordo com a preferência e experiência. Conforme a especificidade de cada cirurgião, alguns instrumentos que não compõem a bandeja básica geral também podem ser usados. Os Quadros 3.1 e 3.2 fornecem exemplos de uma bandeja básica, de grande e pequeno portes, adequada para cirurgia ginecológica de rotina.

Quadro 3.1 Conjunto abdominal ginecológico básico.

- 4 × pinças de Rampley para torundas
- 2 × cabos de lâmina, nº 4
- 1 × pinça de dissecção de DeBakey, 200 mm
- 1 × pinça de dissecção, denteada, 175 mm
- 1 × pinça de dissecção, não denteada
- 1 × par de tesouras, retas, 155 mm
- 1 × par de tesouras, retas, 200 mm
- 1 × par de tesouras de dissecção de Monaghan
- 2 × porta-agulhas, 200 mm
- 1 × porta-agulhas, 250 mm
- 10 × pinças de Spencer Wells, retas, 200 mm
- 2 × pinças arteriais de Meigs (Navratil), longas
- 5 × pinças de tecido Littlewood
- 6 × pinças de histerectomia curvas "Zeppelin", 220 mm
- 1 × vulsela, denteada, 250 mm
- 2 × afastadores de Morris (1 médio, 1 grande)
- 2 × afastadores de Langenbeck
- 1 × afastador vascular de Cushing
- 1 × pack intra-abdominal Raytec
- 1 × receptor
- 2 × frascos
- 1 × bandeja de ligadura

Quadro 3.2 Conjunto básico para procedimento menor.

- 1 × espéculo vaginal de Sims
- 2 × pinças para torundas
- 1 × pinça para pólipo endometrial
- 1 × vulsela, denteada
- 1 × sonda uterina
- 1 × conjunto de dilatadores cervicais
- 1 × cabo de bisturi, nº 3
- 2 × pinças de Spencer Wells, retas, 200 mm
- 3 × curetas cortantes, pequena, média e grande
- 1 × pinça de dissecção denteada, 175 mm
- 1 × par de tesouras, retas, 155 mm
- 1 × porta-agulhas, 200 mm

SELEÇÃO DOS AUTORES

Em geral, os instrumentos utilizados são os padronizados, porém esta seção é dedicada à descrição dos instrumentos favoritos dos autores, para os quais um comentário especial seria justificado.

Tesouras

As *tesouras de dissecção de Bonney* (Figura 3.1) geralmente são comercializadas como tesouras de Mayo. Elas são pesadas, mas apresentam uma estabilidade que permite uma dissecção suave e precisa, particularmente do tipo "separar e cortar". As extremidades das tesouras são rombas e causam pouco dano durante a dissecção dos tecidos, e a lâmina é suficientemente forte. Quando apresentam cabos mais longos, são úteis para cortar tecidos mais endurecidos, como os cicatriciais. Esta última característica é especialmente importante na cirurgia de câncer ao operar tecidos previamente tratados por radioterapia.

As *tesouras de dissecção de Monaghan* (Figura 3.2) foram desenvolvidas com objetivo de realizar uma dissecção mais delicada, mas mantendo a eficácia da tesoura de Bonney, porém sem seu peso. Com esta tesoura é possível manter uma dissecção anatômica de alta qualidade necessária para atender as normas mais rigorosas da cirurgia do câncer. As pontas do instrumento permanecem relativamente rombas, mas permitem uma dissecção exata, sem o risco de trauma a tecidos que devem ser preservados.

Pinças para Tecidos

Em muitas ocasiões em cirurgia ginecológica é necessário pinçar firmemente blocos distintos de tecido para realizar a sutura com oclusão dos vasos contidos em seu interior. É importante que estas pinças sejam fortes, que suas mandíbulas estejam apostas de modo exato, e que o tecido não deslize para fora entre as mandíbulas.

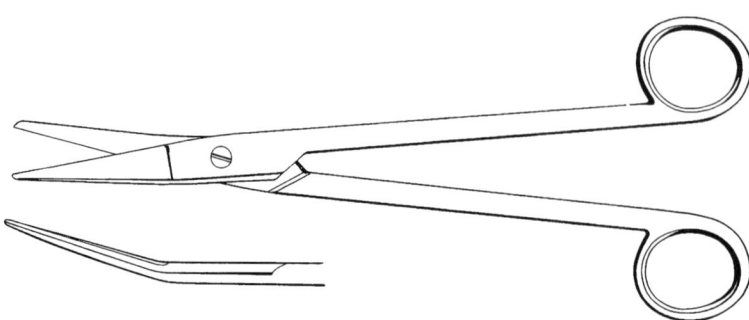

Figura 3.1 Tesouras ginecológicas de Bonney.

(a)
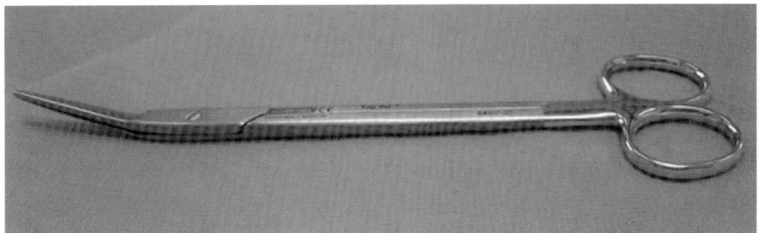

(b)
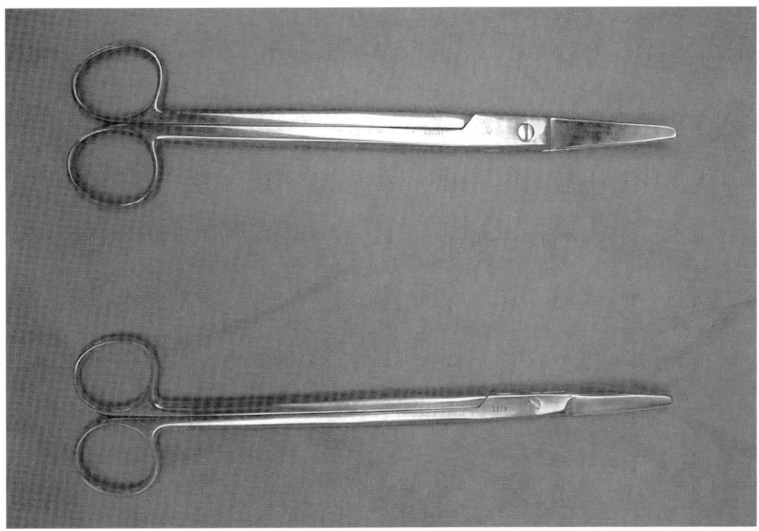

Figura 3.2 (a) Tesouras ginecológicas de Monaghan. (b) Comparação das tesouras de Bonney (superior) e de Monaghan (inferior).

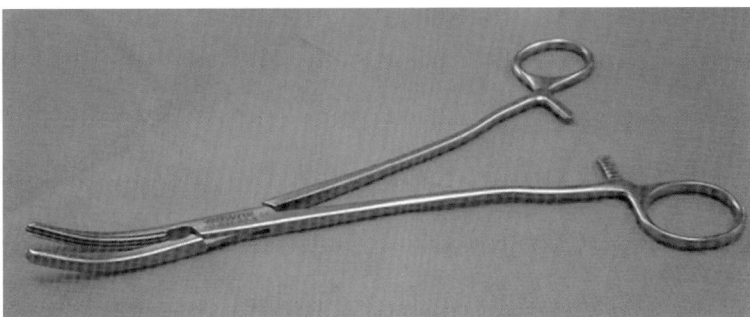

Figura 3.3 Pinça de histerectomia.

Muitas variedades diferentes foram projetadas e produzidas, o que provavelmente reflete como é difícil atender essas exigências. Como um princípio geral, parece que modelos com ranhuras longitudinais nas mandíbulas têm uma vantagem em relação àqueles com ranhuras transversais.

Pinça de histerectomia (220 mm) com mandíbulas 2/3 discretamente curva e atraumática é mostrada na Figura 3.3. As pinças de histerectomia *Zeppelin e Downs* usadas por dois dos autores são exemplos de instrumentos que atendem as exigências mencionadas anteriormente. Pinças com curvatura acentuada são úteis quando é preciso fazer a secção de um pedículo, que se encontra em ângulo reto em relação à linha de aplicação das pinças (por exemplo, ao pinçar o paracolpo durante uma histerectomia de Wertheim).

Pinças de Dissecção

As *pinças de Singley* (Figura 3.4) são usadas para segurar os linfonodos durante a dissecção da cadeia pélvica e

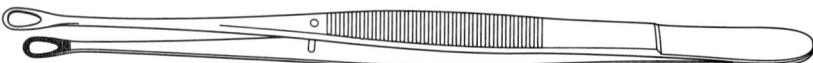

Figura 3.4 Pinça de Singley.

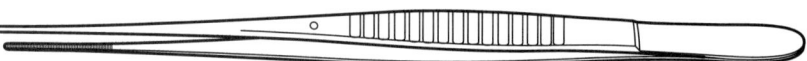

Figura 3.5 Pinça de DeBakey.

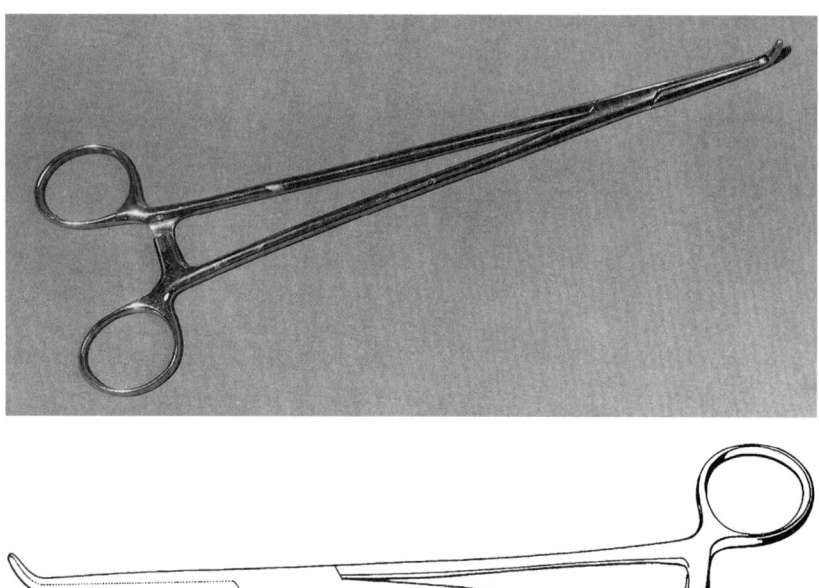

Figura 3.6 Pinça de Meigs-Navratil.

para-aórtica. Estes instrumentos são semelhantes à pinça russa, exceto por serem um pouco mais leves, pois a remoção da área central reduz o peso, e, como apresentam ranhuras transversais concêntricas, permitem uma boa apreensão dos linfonodos.

As *pinças de DeBakey* (Figura 3.5) foram desenvolvidas pelo famoso cirurgião cardiovascular para uso durante cirurgia cardiotorácica. Elas apresentam uma superfície fina, delicada e atraumática que permite a manipulação de tecidos delicados.

Pinças Arteriais

As pinças arteriais podem ser retas ou curvas e a sua escolha depende da preferência pessoal do cirurgião, e incluem a *pinça de Meigs-Navratil* (Figura 3.6). O uso de pinças com ângulo reto, como estas, tem grande valor para mobilizar os vasos localizados profundamente na pelve. Estas pinças de ângulo reto e cabeça pequena permitem que um nó seja colocado com muita acurácia. A laçada da sutura ou a amarração do nó podem ser feitos ao redor da pinça e, quando o assistente gira a pinça, a extremidade oposta automaticamente cria uma alça ao redor do ponto, permitindo que o cirurgião lide com os vasos de modo seguro e confiante. Como ocorre com muitos instrumentos do conjunto, as pinças de Meigs-Navratil são longas, atingindo as regiões mais profundas da pelve.

Afastadores
Afastadores Autoestáticos

O *afastador autoestático de Balfour* (ver Figura 4.6), projetado pelo cirurgião gastrointestinal Donald Balfour, é o afastador padrão usado pela maioria dos ginecologistas. A válvula central é adequada para procedimentos padrão, mas, em casos complexos, os autores preferem usar um afastador manual ou o afastador de Martin com braço retrator para permitir ajustes durante a cirurgia.

Os *afastadores de Ronald Edwards* e *Finochietto* apresentam um mecanismo de pinhão e cremalheira e foram desenvolvidos originalmente para serem usados em cirurgia torácica para afastar as costelas. Foram modificados para procedimentos abdominais e são excelentes nos casos de uma grande incisão na linha média.

Os *afastadores de Martin com braço retrator* apresentam duas articulações que permitem um movimento de 360 graus e um mecanismo de trava que permite a colocação de qualquer afastador em suas válvulas. Este é um instrumento ideal para manter no local afastadores que normalmente exigiriam múltiplos assistentes. Este afastador é particularmente eficaz para realizar uma cirurgia abdominal alta, permitindo elevação e retração excelentes da caixa torácica com boa exposição dos linfonodos retroperitoneais.

O *afastador de Bookwalter* é um sistema de afastador autoestático que é preso à mesa cirúrgica, onde são fixados anéis de diferentes tamanhos. Uma variedade de válvulas de retração ajustáveis pode ser colocada em qualquer ponto desejado ao redor do anel suspenso, e o ângulo da válvula pode ser individualizado no ponto de fixação do anel.

Afastadores Manuais

O *afastador de Morris* (ver Figura 4.7) é utilizado para elevar as bordas da ferida operatória. A lâmina mais rasa do afastador tem menor probabilidade de causar lesão das estruturas internas delicadas, como pode ocorrer com o uso de afastadores mais profundos. O *afastador vascular de Cushing* é um afastador ideal para deslocar os vasos ilíacos durante linfadenectomia pélvica.

SUTURAS
Materiais de Sutura

É importante entender que não existe um material de sutura ideal e universal. O objetivo do material de sutura é manter a aproximação dos tecidos até que ocorra a cicatrização com força tênsil suficiente para manter a aposição tecidual. Um reparo efetivo requer não apenas técnicas cirúrgicas adequadas, mas também conhecimento das características físicas e das propriedades da sutura e da agulha.

Características das Suturas Ideais

As características de uma sutura ideal incluem boa segurança do nó, inércia, força tênsil adequada, flexibilidade, facilidade de manipulação, natureza não alergênica, resistência à infecção, passagem suave pelos tecidos e capacidade de absorção. Os fios de sutura são classificados como naturais ou sintéticos, de monofilamento ou multifilamento, absorvíveis ou não absorvíveis. Os materiais sintéticos praticamente substituíram os materiais naturais, como o categute e a seda. A superfície lisa dos fios de monofilamento causa menos trauma no tecido e previne o acúmulo de microrganismos, ao contrário dos fios de multifilamentos. Contudo, as suturas com fio de multifilamentos têm maior força e são macias e flexíveis, facilitando a manipulação e execução dos nós. Os fios absorvíveis fornecem suporte temporário à ferida; nos materiais sintéticos, a absorção ocorre por hidrólise, causando menor reação tissular que as suturas com fios naturais, como o categute, que é absorvido pela digestão enzimática proteolítica. É importante reconhecer que a perda da força tênsil e a taxa de absorção não estão relacionadas. A Tabela 3.1 relaciona os materiais de sutura sintética absorvível usados pelos autores com seus perfis de retenção de força e absorção.

Tabela 3.1 Materiais de sutura absorvíveis.

Sutura, nome comercial (ano desenvolvimento)	Construção	Tempo até perda completa da força tênsil (dias)	Perfil de absorção (dias)	Usos
Suturas de absorção rápida:				
Ácido poliglicólico, Dexon II (1968–70)	Multifilamento	28	60–90	
Poliglactina 910, Vicryl (1974)	Multifilamento	28	56–70	Pedículos
Poliglactina 910, Vicryl Rapide (1987)	Multifilamento	14	42	Ponto para fixação de tubo T em conduto ileal
Suturas de absorção lenta:				
Polidioxanona, PDS II (1981)	Monofilamento	63	183–238	Bainha do reto; intestino
Poligliconato, Maxon (1984)	Monofilamento	56	180	
Poliglecaprona 25, Monocryl (1992)	Monofilamento	21	91–119	Intestino; trato urinário; ponto subcuticular

Fios de sutura com características antibacterianas foram desenvolvidos para reduzir o risco de infecção, mas os resultados conflitantes de estudos recentes não conseguiram demonstrar o benefício.

Materiais de sutura não absorvíveis, como *nylon* ou polipropileno, são usados para manter de forma permanente a aposição dos tecidos, quando o processo de cicatrização é lento, como no fechamento da bainha do reto. O seu uso deve ser feito com cuidado, pois sua natureza permanente sempre acarreta um pequeno risco de formação de fístulas para a pele ou outras estruturas.

Seleção dos Fios de Sutura

Como ocorre com os instrumentos cirúrgicos, quando as diferentes características dos materiais de sutura disponíveis são compreendidas, a escolha depende do treinamento e da preferência do cirurgião, uma vez que numerosos materiais de sutura estejam disponíveis para cada local e estrutura. O cirurgião deve selecionar a sutura mais fina que sustente adequadamente as bordas da ferida em cicatrização, e a força tênsil da sutura nunca deve exceder a força tênsil do tecido. As suturas são necessárias apenas pelo tempo suficiente para que a cicatrização atinja a força máxima. O cirurgião deve considerar os fios de sutura com absorção lenta ou não absorvíveis na pele e fáscia (tecidos de cicatrização lenta), enquanto para as feridas operatórias de mucosa (tecidos de cicatrização rápida) podem ser usados fios de sutura de absorção rápida.

Se a cirurgia for contaminada, devem ser usados fios de sutura de monofilamento, pois os materiais de multifilamentos têm maior probabilidade de acumular microrganismos e sofrer degradação mais rápida. Os erros mais comuns nas suturas são:

- Excesso de laçadas, o que aumenta o tamanho do corpo estranho e pode causar abscesso.
- Suturas intracuticulares, em vez de subcuticulares, que podem causar cicatrizes hipertróficas.
- A sustentação de suturas de monofilamento com instrumentos reduz a força tênsil em mais de 50%.

Agulhas de Sutura

As agulhas usadas atualmente são pré-montadas, sem apresentar um orifício no fundo, onde o fio da sutura era inserido. Elas apresentam uma unidade contínua e têm vantagens óbvias sobre as antigas agulhas. Uma modificação da agulha pré-montada é a agulha de liberação controlada ou "*pop-off*", onde a agulha e o fio de sutura são separados facilmente por meio de uma batida leve. Estas suturas facilitam as técnicas de sutura interrompida e são preferidas por alguns cirurgiões.

As agulhas têm três componentes básicos: o fundo pré-montado, discutido anteriormente, o corpo e a ponta. O corpo da agulha é a parte apreendida pelo porta-agulha, e sua curvatura pode variar. A curvatura pode corresponder a um quarto, três oitavos, metade ou cinco oitavos de círculo, com meio círculo provavelmente sendo a mais usada em ginecologia. Em uma área estreita e profunda da pelve ou em outra área com espaço limitado, existem algumas vantagens em usar uma agulha menor com maior curvatura para permitir uma passagem fácil da agulha.

Existem três tipos de pontas: cortante, cilíndrica e romba. A agulha de corte é projetada para cortar o tecido denso, como fáscia e pele. A agulha de corte reverso tem sua terceira borda de corte na curvatura externa convexa, reduzindo o risco de corte do tecido. A ponta cilíndrica não tem borda de corte e a agulha perfura e disseca o tecido sem cortá-lo, sendo ideal nos tecidos de penetração fácil, como o intestino, bexiga e peritônio. As agulhas de ponta romba dissecam em vez de cortar o tecido, e são usadas, em geral, para evitar lesões por perfuração de agulha, especialmente em pacientes de alto risco.

Seleção dos Autores

Os fios de sutura preferidos pelos autores incluem:

- *Geral*: W9421 – Ethicon poliglactina 910 (Vicryl revestido) calibre 1 G; 90 cm de comprimento com agulha de corte reverso em meio círculo de 40 mm; é fio de sutura para fins gerais, incluindo pedículos de histerectomia e cúpula vaginal.
- *Bainha do reto*: W9262 – Ethicon polidioxanona (PDS II) calibre 1 G; 150 cm de comprimento com uma agulha de ponta cilíndrica em meio círculo de 48 mm; para sutura contínua.
- *Pele*: W3650 – Ethicon poliglecaprona 25 (Monocryl) não tingida, calibre 3/0 G; 70 cm de comprimento com uma agulha de corte reto de 60 mm; para sutura subcuticular.
- *Intestino*: W3664 – Ethicon poliglecaprona 25 (Monocryl) calibre 3/0 G; 70 cm de comprimento com uma agulha de ponta afunilada em meio círculo JB Visi-black de 26 mm.

Técnicas de Sutura

Aproximar e não necrosar.

John M Monaghan

Nas edições anteriores deste livro, era mostrada uma grande variedade de técnicas de sutura. Selecionamos as que têm maior valor para o ginecologista e, quando possível, mantivemos alguns dos desenhos originais de Bonney.

Suturas Interrompidas

O fechamento da ferida operatória com a sutura interrompida é feito utilizando vários fios que são amarrados e cortados separadamente. Esta técnica é mais segura do que a sutura contínua porque, se ocorrer ruptura de algum ponto, os demais pontos manterão aproximadas as bordas dos tecidos. Elas são indicadas nos casos de infecção e quando a viabilidade da sutura pode ser comprometida.

A sutura interrompida pode ser simples (Figura 3.7) ou de colchoeiro (ou em U) vertical (Figura 3.8). A sutura de colchoeiro tem a vantagem adicional de promover uma melhor hemostasia, pois exerce maior área de pressão local em pontos de sangramento leve. Uma sutura de colchoeiro horizontal distribui a tensão ao longo da ferida e é usada para fechamento da ferida operatória ou como um ponto inicial para ancorar duas bordas de ferida (suturas de sustentação; Figura 3.9). Nas duas técnicas de colchoeiro, é importante observar que a sutura deve ser usada para criar aposição nos tecidos, não para necrosá-los. A tensão aplicada não deve ser excessiva. Após uma cirurgia ocorre um edema tecidual, e os pontos devem ser colocados de modo relativamente frouxo para obter aposição e hemostasia, sem muita tensão.

Suturas Contínuas

As suturas contínuas permitem um fechamento quase perfeito, com aposição das bordas e hemostasia excelente. Esta técnica é realizada com mais rapidez que as suturas interrompidas e obviamente requer menos nós. A força de tensão se distribui igualmente ao longo de toda a extensão da sutura. Na presença de infecção, deve ser usada uma sutura com fio de monofilamento para evitar que a infecção seja transmitida ao longo de sua extensão.

A sutura contínua ancorada (Figura 3.10) é muito valiosa para obter hemostasia e pode ser usada para fechamento das bordas vaginais após uma histerectomia.

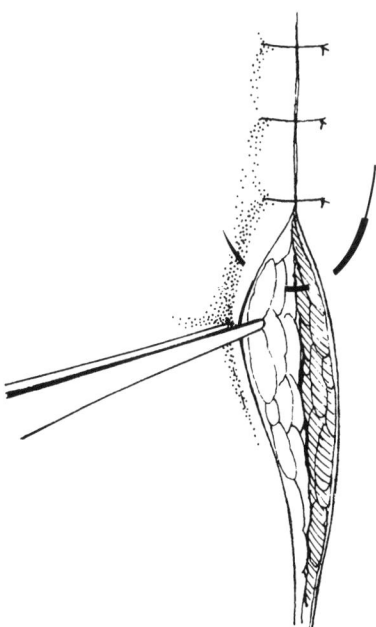

Figura 3.7 Sutura interrompida simples.

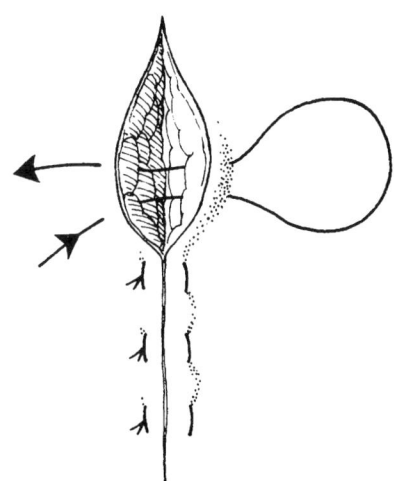

Figura 3.9 Sutura de colchoeiro horizontal.

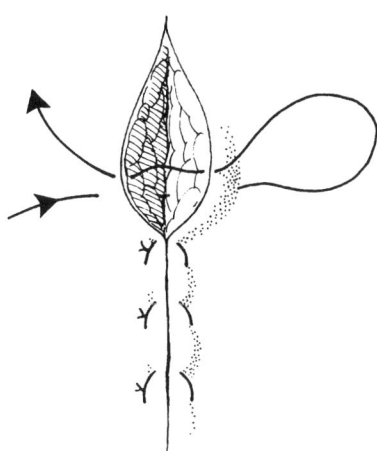

Figura 3.8 Sutura de colchoeiro vertical.

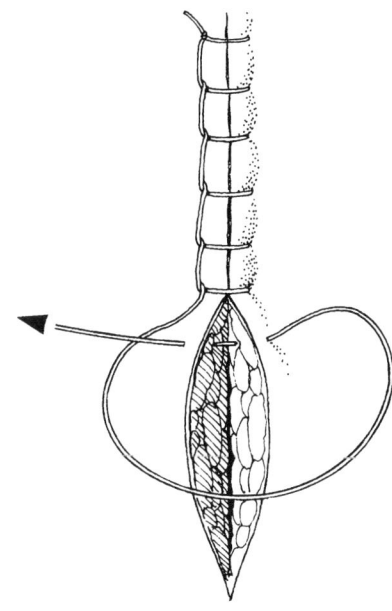

Figura 3.10 Sutura continuada ancorada.

Suturas Subcuticulares

As suturas subcuticulares são populares para fechamento da pele porque apresentam um efeito cosmético atraente imediato. Elas podem ser realizadas como sutura contínua ou interrompida. Um fio de sutura de monofilamento, fino e absorvível, como Monocryl, é ideal para grandes incisões, porque resulta em uma cicatriz mínima, e o fio pode ser deixado *in situ*, enquanto ocorre a cicatrização.

Outras Suturas

As suturas em bolsa de tabaco são usadas para reduzir os tecidos e para hemostasia, nos casos de sangramento de pequenos vasos em uma borda de tecido que não possam ser abordados individualmente (Figura 3.11).

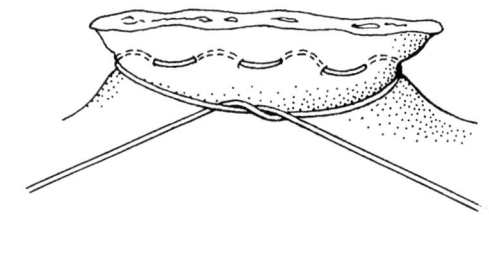

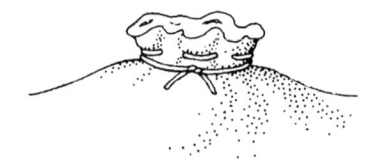

Figura 3.11 Suturas em bolsa de tabaco.

Suturas em bolsa de tabaco (Figura 3.12) são pontos contínuos colocados em círculo ao redor de uma abertura, e, ao final, é dado o nó com inversão da abertura. Elas podem ser usadas para fixação de tubos e cateteres, por exemplo, para drenagem de um grande cisto ovariano benigno e para fechar aberturas na bexiga ou intestino. Embora tradicionalmente fossem indicadas para isolar o apêndice (Figura 3.13), atualmente isto é considerado desnecessário.

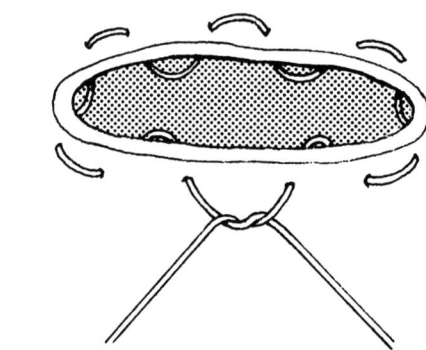

NÓS CIRÚRGICOS E MÉTODOS DE AMARRAÇÃO

A habilidade para amarrar os nós cirúrgicos é uma parte importante da técnica cirúrgica em que todos os cirurgiões jovens devem buscar a excelência. Eles também devem lembrar que não basta ser competente na amarração do nó – eles devem praticar uma grande variedade de nós e devem conhecer as suas indicações. Como assistente, o jovem cirurgião aprende a cortar os fios com exatidão e rapidez, tomando o cuidado de deixar um comprimento curto, mas adequado. O corte deve ser feito sem movimentar a tesoura e com atenção para a posição da ponta da lâmina no fim do movimento de corte. É importante aprender a usar as duas mãos para cortar os pontos, desta forma evita-se a troca continuada dos instrumentos entre as mãos. O cirurgião deve apresentar os fios de um modo que o assistente possa visualizar com facilidade e cortar com segurança sem causar qualquer risco a tecidos ou órgãos adjacentes.

Figura 3.12 Sutura em bolsa de tabaco.

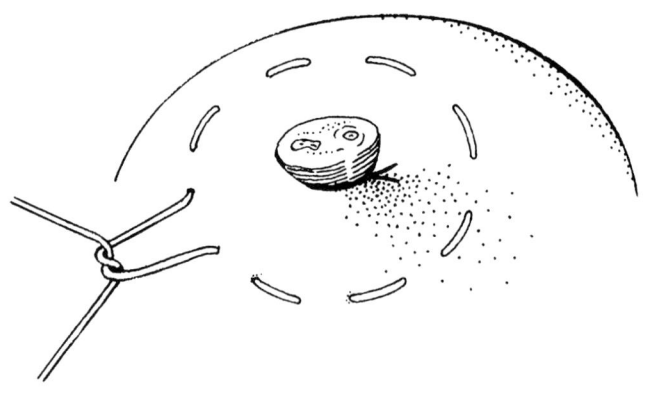

Deve-se evitar a prática de deixar um comprimento muito pequeno do material de sutura em lugares difíceis. O fio deve ser apresentado ao cirurgião em pelo menos "meios comprimentos" e, idealmente, no carretel para que o cirurgião possa continuar a amarrar de modo eficiente, sem pedir continuamente mais fio. Este modo de apresentação também é mais econômico em longo prazo.

O nó comum

O nó comum é o mais simples e mais rápido, consistindo em duas laçadas idênticas. Ele tem a vantagem de que o primeiro seminó é mantido firme com facilidade, enquanto o

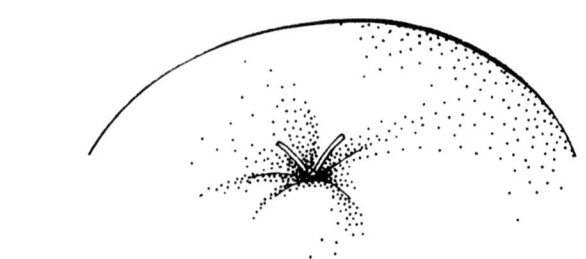

Figura 3.13 Suturas de inversão em bolsa de tabaco.

segundo está sendo realizado, e, se houver um afrouxamento na primeira amarração, deslizar a segunda vai reforçá-la. Isto se aplica apenas a materiais de sutura de monofilamento, que deslizam. Quando são usados fios de multifilamento, é preciso que os nós todos sejam amarrados de modo eficaz, e a tensão do primeiro nó deve ser exatamente a desejada, porque não há possibilidade de "ajustar" a segunda laçada. O nó comum não é recomendado, porque tem uma tendência a deslizar e afrouxar, quando é submetido à maior tensão. Por este motivo, quando o nó comum for utilizado, uma terceira laçada em oposição é um aspecto de segurança importante.

O Nó Antideslizante (Quadrado)

O nó quadrado consiste em dois seminós, um amarrado com uma extremidade da ligadura, e o outro amarrado com a outra extremidade. A Figura 3.14 mostra a técnica de amarrar descrita por Bonney. Esta técnica bimanual produz um nó firme, mas é possível, cruzando as mãos, realizar um nó quadrado usando uma técnica unimanual.

O Nó do Cirurgião (Fricção)

O nó do cirurgião é uma simples modificação do nó quadrado. Ele adiciona uma laçada extra, formando um nó chuleado duplo e, consequentemente, adicionando fricção, o que torna o nó mais seguro.

É importante lembrar que qualquer fio com nó é significativamente mais frágil do que outro fio sem nó. Portanto, não fique surpreso ao encontrar uma ruptura no material de sutura do nó, quando uma tensão excessiva for aplicada.

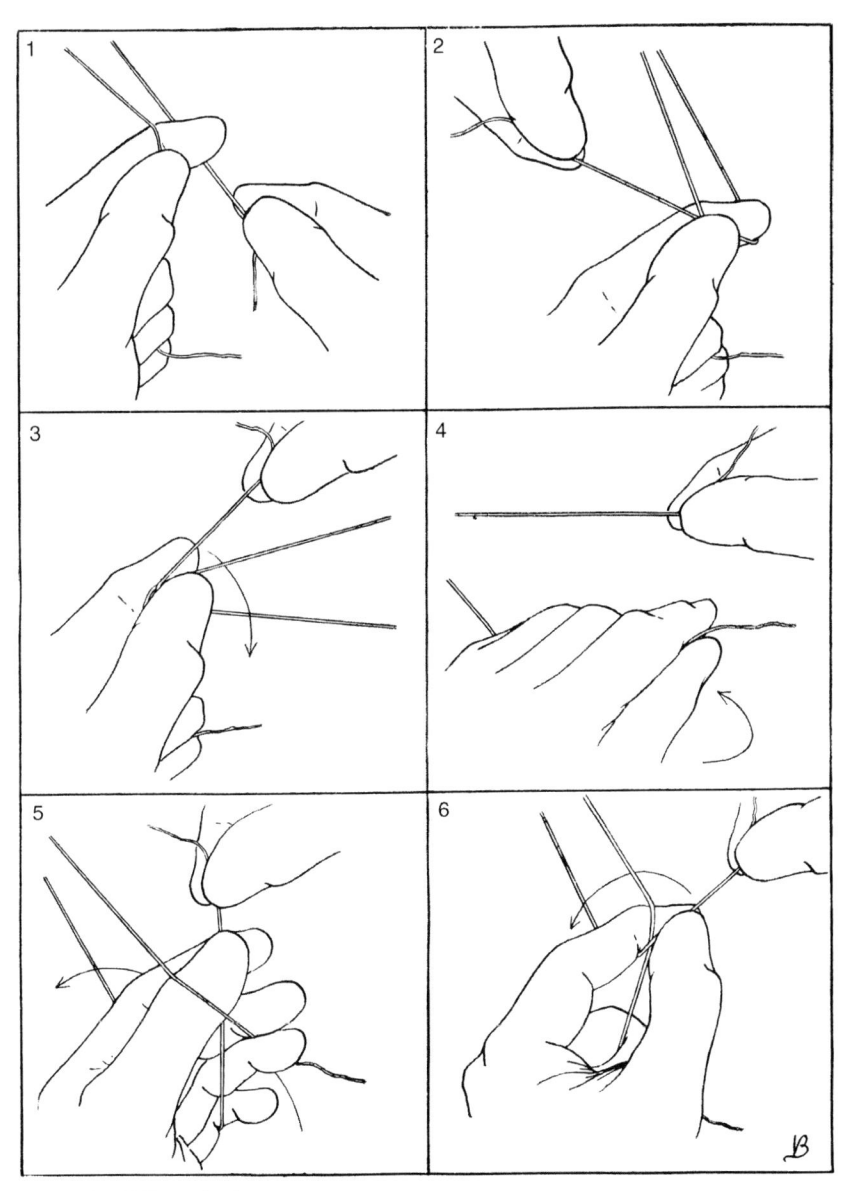

Figura 3.14 Nó quadrado.

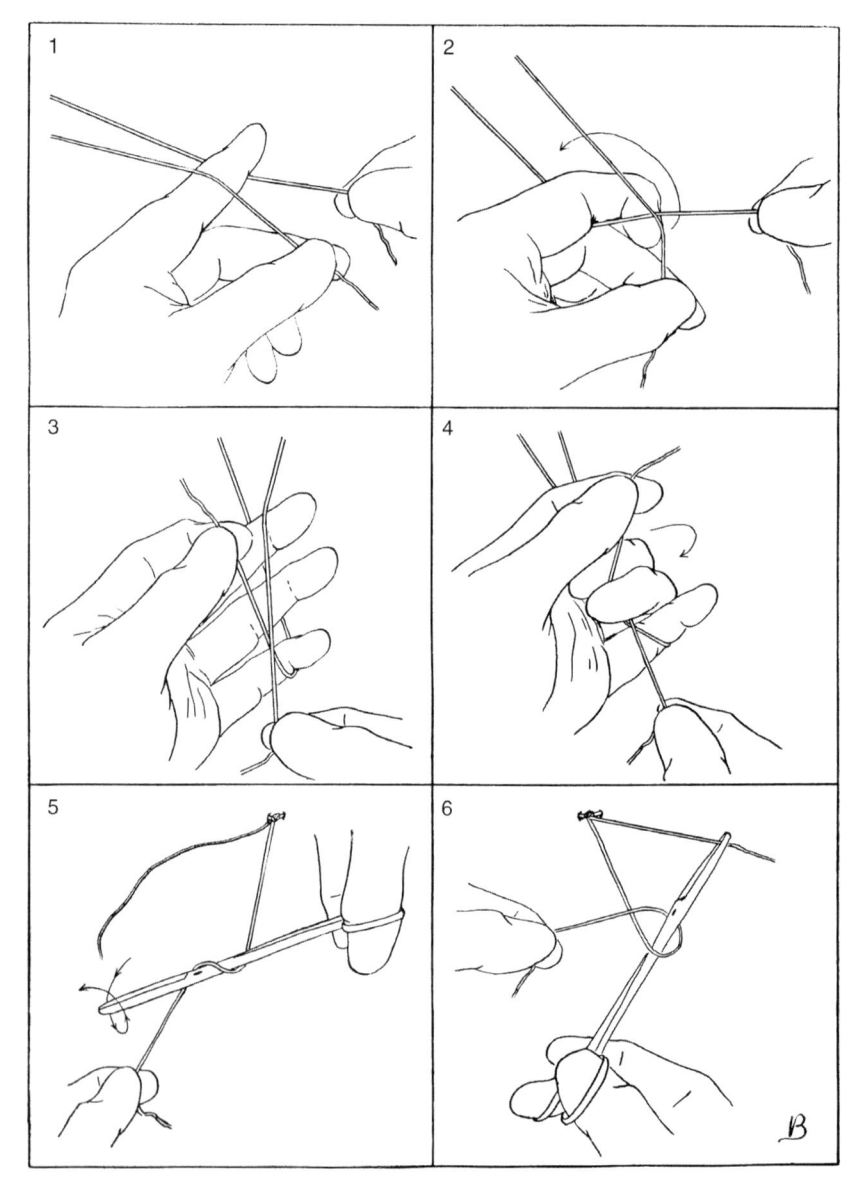

Figura 3.15 (1–4) Nó unimanual e (5, 6) nó com pinça (segundo Bonney).

O Nó Unimanual

Esta técnica rápida, elegante e simples de amarração unimanual com a mão esquerda permite que o cirurgião opere com destreza e rapidez, sem soltar os instrumentos ou exigir ferramentas especiais para amarrar os nós. A técnica é mostrada na Figura 3.15 (1–4).

Amarração Instrumental

A amarração instrumental representa um método elegante de amarrar, mostrado na Figura 3.15 (5,6). É particularmente útil quando houver apenas um pequeno pedaço de material de sutura disponível.

Amarração do Nó em Cavidades Profundas

Tem sido recomendada a técnica de laçada para hemostasia se houver um ponto de sangramento em um local profundo ou de difícil acesso. Os autores recomendam em vez disso, o uso de uma pinça angulada e longa, como o Meigs-Navratil. Este tipo de pinça, que tem os atributos de uma pinça de vesícula biliar, permite apreender a ponta do pedículo, enquanto é dada uma laçada ao seu redor, e o nó pode ser feito a seguir (Figura 3.16). Se for extremamente difícil atingir o ponto de sangramento, o uso de pequenos clipes arteriais metálicos pré-carregados, como o Ligaclip MCA (Ethicon EndoSurgery Inc.), tem enorme valor (Figura 3.17).

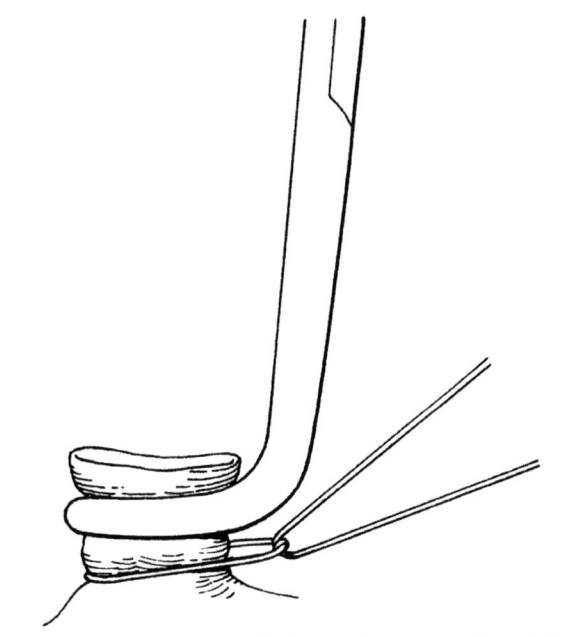

Figura 3.16 Amarrando um pedículo ao redor de uma pinça de Meigs.

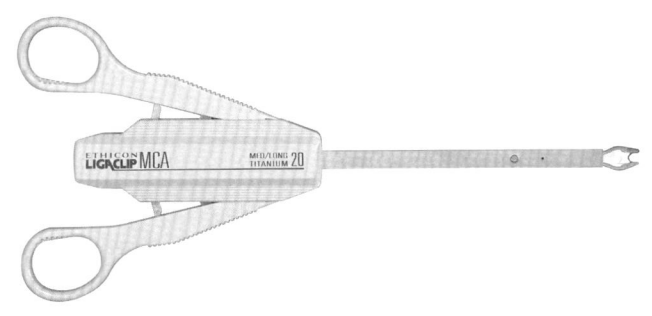

Figura 3.17 Um aplicador de clipe múltiplo descartável. Reproduzida com permissão da Johnson & Johnson.

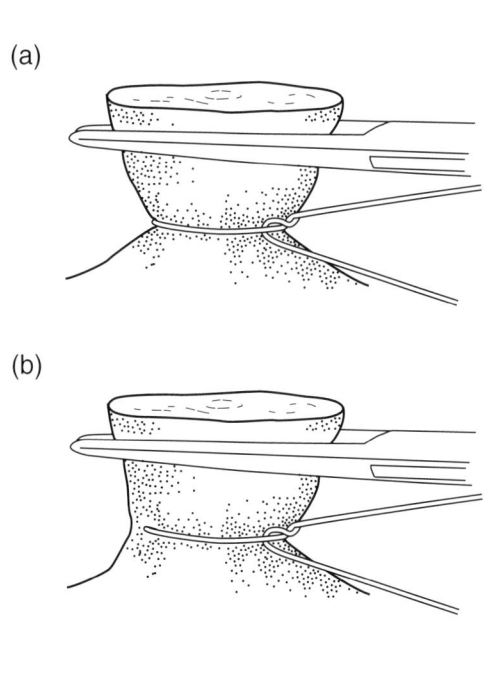

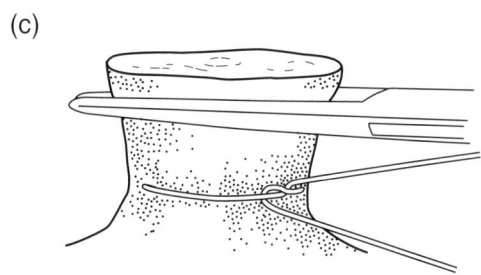

Figura 3.18 (a) Ligadura simples de pedículo. (b) Ligadura com transfixação de uma única extremidade. (c) Ligadura de transfixação em ambas as extremidades.

AMARRAÇÃO DE PEDÍCULOS

Em seu texto original, Berkeley e Bonney descreveram nove modos diferentes pelos quais os pedículos podem ser amarrados, mas com exceção da amarração simples de pedículo, as outras eram variações de pontos com transfixação. O material que será ligado é mantido em uma pinça, que é posicionada de modo que uma pequena parte da ponta fique projetada além do tecido que será amarrado. Isto permite que o material de sutura seja segurado com firmeza enganchando-o ao redor da ponta projetada, enquanto o nó é amarrado.

Amarração de Pedículo Simples

A ligadura pode ser simples, carregando toda a laçada ao redor da massa de tecido que será ligado (Figura 3.18a). A principal desvantagem deste método é o potencial de afrouxamento; este risco é reduzido, se a tensão for adequada e se houver uma quantidade de tecido apreendido razoável. É importante tentar incluir uma massa muito grande, que pode deslizar facilmente e produzir hemorragia que pode ser de difícil controle. Lembre-se de que uma ligadura de pedículo de alça simples nunca deve ser usada, se houver tensão no pedículo. A amarradura dupla dos pedículos não deve ser usada, quando a quantidade de tecido distal à amarradura proximal for maior, o que pode acarretar maior quantidade de material necrótico, com maior risco de infecção.

Pontos com Transfixação

A amarração do pedículo pode ser feita com transfixação em um lado ou em ambos lados (Figura 3.18b,c) para evitar que a ligadura se solte. O ponto de transfixação deve ser usado com muito cuidado nos pedículos, que sabidamente contêm vasos sanguíneos importantes. O risco de lesão dos vasos é maior ao suturar os pedículos ovarianos ou uterinos durante uma histerectomia total. Os vasos ovarianos no ligamento infundibulopélvico são delgados e largos. A prática dos autores consiste em usar uma amarração simples e não colocar nenhuma tensão no pedículo. A artéria uterina ou uma grande veia pode ser perfurada quando é realizada uma ligadura por pontos nos pedículos inferiores durante uma histerectomia. Quando isto ocorre, pode haver a formação rápida de um hematoma se infiltrando nos tecidos moles do ligamento maior atrás do pedículo, alterando a cor dos tecidos e tornando muito difícil a identificação dos locais de sangramento. Não é seguro simplesmente pinçar outra vez a área de sangramento, pois ocorre retração da veia e da artéria, após a sua secção. Por isso, é preciso dissecar a parede pélvica lateral para identificar o local da hemorragia e prevenir um sangramento retroperitoneal possivelmente significativo.

Também existe um perigo considerável em pinçar ao longo do útero e colo uterino de modo cego, uma vez que o ureter não esteja muito distante. É melhor abrir a parede lateral da pelve, identificar a artéria uterina na origem, amarrá-la e então segui-la até o útero, acima da parte superior do ureter. A identificação do ureter em seu trajeto inferior aumenta a segurança de forma significativa.

GRAMPOS

O uso de grampos em cirurgia começou na Hungria, no início do século XX, quando Hultl projetou grampos que fechavam em forma de "B", configurando um padrão básico, que foi utilizado durante o restante do século. Em geral, os grampos ginecológicos só eram utilizados para fechamento de pele. Contudo, nos últimos tempos, com o desenvolvimento da cirurgia laparoscópica e com o crescimento da oncologia ginecológica ocorreu uma expansão do uso de dispositivos de grampeamento. Os grampeadores mais comuns usados em ginecologia são grampeadores de corte linear, corte linear endoscópico e cutâneo, com grampeadores circulares também usados em procedimentos oncológicos. O grampo de corte linear coloca duas fileiras coordenadas duplas ou triplas de grampos de titânio, e uma lâmina de corte divide simultaneamente o tecido entre eles. Estes grampos podem ser usados para abordar os pedículos em histerectomia laparoscópica, histerectomia aberta em mulheres obesas e na histerectomia radical e cirurgia de exenteração.

O uso de grampos cutâneos em comparação ao fechamento com fios de sutura apresenta um resultado favorável em relação a complicações de ferida operatória e aos aspectos estéticos e resulta em uma economia significativa de tempo, especialmente em feridas operatórias grandes.

ELETROCIRURGIA

A eletrocirurgia emprega corrente alternada em um grande espectro de frequências (o número de vezes que uma corrente muda de direção por segundo é igual à frequência daquela corrente). Em resumo, a corrente alternada pode ser medida pela voltagem entre os picos, compreendendo que o poder efetivo diminui conforme a corrente vai para zero após inverter a direção. O poder efetivo médio para uma forma de onda sinusal associada a um corte "puro" corresponde a 0,7 da voltagem máxima. Isto é referido como a raiz quadrada média. É importante lembrar que o paciente na verdade faz parte de do circuito, quando a energia flui pelo corpo, porém em frequências altas o suficiente (radiofrequência) para que o corpo não reconheça ou responda a elas, de modo que o sistema nervoso e os músculos não sejam afetados. Os efeitos tissulares incluem fulguração, corte e dessecação.

A fulguração é obtida com contato mínimo ou ausente com os tecidos e requer o uso de voltagens muito maiores que uma corrente de corte para obter um poder efetivo médio semelhante, representado por uma maior raiz quadrada média. Esta aplicação resulta em desnaturação proteica e carbonização do tecido. Essencialmente, para obter este efeito, o cirurgião necessita de alta voltagem intermitente com baixa raiz quadrada média para prevenir vaporização do tecido. Quando a corrente flui por aproximadamente apenas 5% do ciclo útil, o poder efetivo médio desta forma de onda (corrente) é menor que uma corrente de corte não modulada. Na clínica, isto requer que o cirurgião empregue uma configuração com potência muito alta e voltagem correspondente elevada para superar a redução do ciclo útil associado ao contexto de "coagulação" na unidade eletrocirúrgica.

O fenômeno de corte, associado a uma corrente em forma de onda de voltagem relativamente baixa e não decrescente, ocorre quando o tecido é aquecido tão rapidamente que causa a vaporização das células. Isto é obtido segurando-se a ponta do lápis discretamente acima do tecido. A corrente atravessa a alta impedância do ar e produz calor em um grau capaz de vaporizar as células. É imperativo entender que as temperaturas associadas a esta tecnologia podem atingir 700°C, enquanto o tecido morre a 44°C. Isto impõe uma grande responsabilidade a toda a equipe cirúrgica, que deve compreender as implicações de uma corrente perdida ou um ato momentâneo de descuido.

A dessecação resulta do contado direto entre o eletrodo e o tecido. A corrente passa pelo tecido com desidratação resultante e, em última análise, coagulação. Isto pode ser modulado pela temperatura e área de contato porque, quando o eletrodo faz contato com os tecidos, eles não são vaporizados enquanto a concentração da corrente é acentuadamente reduzida.

Embora tenha havido grandes avanços na tecnologia de geradores, particularmente o desenvolvimento da tecnologia de eletrodos de retorno, ainda podem ocorrer queimaduras associadas ao uso de corrente monopolar, com mais frequência no local do coxim de retorno. As lesões no local do coxim de retorno podem ser minimizadas garantindo-se que o coxim seja colocado em locais de baixa resistência, como a face lateral da coxa, onde existe uma quantidade mínima de gordura, cabelo ou prominências ósseas. O coxim deve ser grande, com um adesivo de superfície total presente e a área limpa e seca antes da aplicação à pele do paciente.

Lesões elétricas podem ocorrer em locais de contato inadvertido com outros instrumentos. Isto ocorre também durante procedimentos laparoscópicos, onde o instrumento elétrico não é visualizado em sua totalidade durante todo o procedimento. Falhas de isolamento podem provocar uma lesão visceral ou vascular não reconhecida e, raramente, o acoplamento de capacitância pode ocorrer, se trocartes de metal ainda estiverem em uso.

Uma aplicação clínica importante desta revisão breve e básica da eletrocirurgia é a aplicação da corrente de "corte" e "coagulação" no contexto intraoperatório. Ao aplicar uma corrente monopolar em um tecido segurado com uma pinça de qualquer tipo, é melhor aplicar a corrente de "corte", uma vez que a baixa voltagem contínua permite que a corrente atinja o núcleo dos tecidos pinçados sem produzir escaras e alta resistência no tecido externo, como ocorre com o uso da "coagulação" no intervalo de alta voltagem, prevenindo assim que a corrente atinja o centro do instrumento. Ao usar a corrente diretamente em uma área de sangramento, é melhor empregar corrente de "coagulação" de alta voltagem intermitente para promover hemostasia.

Outra fonte de energia monopolar é o coagulador com feixe de argônio, onde o gás argônio tipicamente é integrado à corrente elétrica, produzindo uma corrente relativamente não penetrante (1 mm) com pouca dispersão lateral (1 mm). Esta pode ser usada para dividir hemostaticamente os tecidos e obter hemostasia excelente, particularmente ao trabalhar no fígado ou baço ou realizar dissecções de linfonodos. A dispersão lateral associada ao cautério monopolar padrão corresponde a aproximadamente 3 mm e deve-se ter cuidado com qualquer tecido próximo em risco.

Instrumentos bipolares passam corrente entre duas placas que agem como eletrodos ativo e de retorno. Teoricamente, isto deve não produzir nenhuma dispersão lateral e dano colateral associado ao tecido, mas este não é o caso na prática. Todas as fontes de energia bipolar, incluindo o dispositivo Gyrus PK (Gyrus ACMI, Southborough, MA), Ligasure, Enseal e o Harmonic Scalpel, foram associadas à dispersão lateral e ao potencial de lesão do tecido próximo. Contudo, eles eliminam o risco de lesão associado ao coxim de aterramento. A fonte de energia inicial destes instrumentos pode ser diferente, assim como o mecanismo exato que produz a hemostasia, mas a física subjacente da passagem de energia entre dois eletrodos permanece a mesma.

O cirurgião tem a responsabilidade de aprender sobre cada instrumento usado no centro cirúrgico, particularmente os mecanismos de ação individuais e riscos associados ao uso daquele instrumento.

AGENTES HEMOSTÁTICOS

Os agentes hemostáticos usados com frequência requerem um conhecimento básico da via de coagulação intrínseca, extrínseca e comum. Três mecanismos produzem hemostasia: (1) vasoconstrição; (2) agregação plaquetária decorrente de ADP e tromboxano A2; (3) a ativação da via extrínseca pela liberação de fator III e da via intrínseca pela liberação do fator XII.

Materiais e agentes usados como rotina no centro cirúrgico atualmente incluem os seguintes.

- *Trombina fator IIa* (a via comum) induz a conversão de fibrinogênio em fibrina. Existem produtos humanos e bovinos disponíveis para aplicação tópica diretamente na área de preocupação ou aplicação em Surgicel (Johnson e Johnson Inc., New Brunswick, NJ) ou Gelfoam (Pfizer Inc., New York, NY) que então são colocados na superfície sangrante.
- *Tisseel* (Baxter Inc., Deerfield, IL) é uma combinação do fator XIII, cloreto de cálcio e trombina humana. Está aprovado como agente hemostático e selante, algumas vezes usado no local de anastomose e para ressecção distal do pâncreas e é aplicado por técnica de *spray* ou gotejamento.
- *Evicel* (Johnson e Johnson) é uma combinação de fibrinogênio humano, trombina e cloreto de cálcio. É aprovado para hemostasia, mas não como selante, e é aplicado por técnica de *spray* ou de gotejamento.
- *FloSeal* (Baxter) é uma matriz gelatinosa, de trombina e cloreto de cálcio, para aplicação direta.
- *Arista* (Medafor Inc., Minneapolis, MN) consiste em hemiesferas de polissacarídeos microporosos fabricadas a partir do amido de milho. Este material é aplicado em áreas de exsudação generalizada e absorve o soro ao mesmo tempo em que as contas individuais se expandem até 15 vezes seu tamanho original. Isto promove a concentração de sólidos no sangue, formando uma matriz gelatinosa que retarda o fluxo sanguíneo e otimiza a função plaquetária e a formação de fibrina. Como é absorvido rapidamente (em 48 horas), seu uso não está associado à infecção/abscesso.
- *Surgicel* (Johnson e Johnson) é fabricado por um polímero de celulose oxidado (ácido polianidroglicurônico). A lâmina de celulose absorvível reage com sangue, formando um pseudocoágulo que interrompe o sangramento. Também tem um efeito antibacteriano contra mais de 20 espécies de bactérias Gram-negativas e positivas.

- *Gelfoam* (Pfizer) é uma lâmina absorvível de gelatina de pele porcina purificada. O mecanismo de ação não é completamente compreendido, mas parece agir como uma matriz física que promove a coagulação. Geralmente é absorvido por completo dentro de quatro a seis semanas. Muitas vezes é embebido em trombina, e muitos cirurgiões o utilizam desta maneira.

Deve-se observar que estes agentes hemostáticos não substituem uma boa técnica cirúrgica, com isolamento e ligadura ou cauterização dos pontos de sangramento.

PREVENÇÃO DE ADERÊNCIAS

Não existem estudos prospectivos randomizados em cirurgia ginecológica de grande porte ou oncologia ginecológica demonstrando a eficácia de agentes para prevenção de aderências. A conclusão de uma revisão de Cochrane de 2015 mostrou que não havia evidências suficientes para permitir conclusões sobre a efetividade e a segurança de agentes antiaderência em cirurgia ginecológica, os estudos não apresentavam dados sobre dor pélvica, fertilidade, qualidade de vida ou segurança.[1] Existem algumas evidências sugerindo um benefício com o uso de Interceed (Johnson e Johnson), uma celulose regenerada oxidada em pacientes submetidas à cirurgia tubária distal. Um grande estudo randomizado prospectivo, incluindo pacientes submetidas à ressecção anterior baixa por câncer de cólon, demonstrou um benefício pequeno, mas significativo, associado ao uso de Seprafilm (Genzyme Inc., Cambridge, MA), uma lâmina de hialuronato de sódio carboximetilcelulose (HÁ-CMC), na prevenção de aderências.[2] O Seprafilm age como barreira durante os primeiros sete dias críticos do pós-operatório e logo após é absorvido por completo. Além de prevenir aderências, houve um discreto aumento de abscessos pélvicos e fístulas anastomóticas associadas a sua colocação perto ou acima de anastomoses intestinais. Atualmente recomenda-se que, ao usar Seprafilm, ele não seja colocado acima do local de anastomose. Muitos oncologistas ginecológicos extrapolaram a literatura cirúrgica geral para seu campo de interesse e rotineiramente aplicam uma ou duas lâminas de Seprafilm na pelve e abaixo da incisão na parede abdominal. Existem estudos obstétricos não randomizados, que sugerem uma redução de aderências após cirurgia cesariana. Como consequência observa-se um aumento acentuado de seu uso associado ao número crescente de cesarianas, o mesmo ocorre com o uso de Seprafilm neste contexto clínico.

DRENAGEM

Na prática ginecológica moderna, as indicações para drenagem da pelve/abdome são muito poucas. O uso disseminado de antibióticos intraoperatórios provavelmente contribui para esta situação e reduz as indicações a:

- Qualquer procedimento onde seja impossível obter hemostasia perfeita e o cirurgião deseje monitorar a possível perda de sangue.
- Quando houver perigo de fístula vesical, por exemplo, após o reparo de uma lesão da bexiga ou ureter ou após cirurgia eletiva nestas estruturas.
- Quando houver contaminação disseminada da cavidade peritoneal por material infectado.

Foi demonstrado que o uso rotineiro de drenos após linfadenectomia pélvica ou para-aórtica não reduz o risco de linfocistos, e os drenos não devem ser usados nestes casos.[4] Contudo, eles continuam a ser usados após uma dissecção de linfonodos inguinais. O resultado de estudos retrospectivos da (American) Society of Gynecologic Oncologists sugere a drenagem inguinal que perde seu benefício após sete dias, e o dreno pode ser um agente estimulante que causa o acúmulo de líquido linfático.[3] Um pequeno estudo prospectivo de Gateshead não sugeriu benefício com a permanência de drenos no local por mais de três dias.[5]

Tipos de Drenos

O uso de drenos de sucção é eficiente para drenagem de líquido linfático ou para avaliar uma possível fístula urinária e deixa pouca cicatriz no local de saída da drenagem. Se houver preocupação sobre perda sanguínea ou contaminação grosseira da cavidade peritoneal, como ocorre após a abertura intestinal, um dreno de calibre maior é aconselhado, como um dreno de Jackson-Pratt ou de Robinson.

Manejo dos Drenos

Os drenos devem ser removidos quando deixarem de funcionar ou quando a drenagem estiver estabilizada em baixo nível. É importante que sejam ancorados cuidadosamente por fixação adequada no centro cirúrgico. A presença e o tipo de dreno devem ser anotados com exatidão nos relatórios cirúrgicos, e instruções claras para os cuidados com o dreno devem ser incluídas nas instruções pós-operatórias. As decisões de remoção geralmente são efetuadas e registradas durante as visitas na ala pós-operatória.

REFERÊNCIAS

1. Hindocha A, Beere L, Dias S, Watson A, Ahmad G. Adhesion prevention agents for gynaecological surgery: an overview of Cochrane reviews. Cochrane Database Syst Rev 2015;(1):CD011254. doi: 10.1002/14651858 CD011254.pub2.
2. Fazio VW, Cohen Z, Fleshman JW, et al. Reduction in adhesive small-bowel obstruction by Seprafilm adhesion barrier after intestinal resection. Dis Colon Rectum 2006;49:1–11.
3. M. Franchi, J. Trimbos, F. Zanaboni, et al. Randomised trial of drains versus no drains following radical hysterectomy and pelvic lymph node dissection: a European Organisation for Research and Treatment of Cancer Gynaecological Cancer Group (EORTC-GCG) study in 234 patients. Eur J Cancer, 43 (2007), pp. 1265–1268.
4. Lopes ADB, Hall JR, Monaghan JM. Drainage following radical hysterectomy and pelvic lymphadenectomy: dogma or need? Obstet Gynecol 1995;86(6):960–3.
5. McAuley WJ, Nordin AJ, Naik R, et al. A randomised controlled trial of groin wound suction drainage after radical vulvectomy and bilateral groin node dissection. Int J Gynecol Cancer 2003;13:5.

LEITURA ADICIONAL

Os fabricantes de fios produziram manuais sobre amarração de nós e fechamento de feridas que estão facilmente disponíveis na internet. Embora tenham sido produzidos por empresas comerciais, são escritos por cirurgiões e representam guias de ensino úteis. Podem ser pesquisados usando os seguintes cabeçalhos:

- Ethicon Wound Closure Manual
- Ethicon Knot Tying Manual
- Covidien Surgical Knot Tying Manual

CAPÍTULO 4

Abertura e Fechamento da Cavidade Abdominal

A abertura e o fechamento do abdome representam um ato contínuo.

JM Monaghan

A extensão e a localização da incisão abdominal dependem do objetivo da cirurgia e do estado físico da paciente. Incisões complexas e demoradas são inadequadas para uma cirurgia de emergência, e as incisões pequenas e estéticas não são práticas para remoção de grandes massas. Por outro lado, é errado criar cicatrizes grandes e disformes ao realizar procedimentos pélvicos simples. Do mesmo modo que a cirurgia é planejada, a incisão deve permitir que o cirurgião realize o procedimento com facilidade e tenha acesso integral ao campo cirúrgico. A incisão deve permitir uma exploração adequada do abdome, especialmente se houver qualquer possibilidade de outra patologia além da esperada.

A cicatriz cirúrgica deve ter uma aparência apresentável e assim como a lembrança da intervenção cirúrgica, deve desaparecer com o tempo. Uma cicatriz disforme lembrará continuamente a paciente do procedimento, trazendo à memória os piores aspectos da cirurgia.

A maioria dos procedimentos ginecológicos pode ser realizada utilizando uma dessas duas incisões — a incisão transversal baixa (Pfannenstiel) ou a incisão subumbilical na linha média. Incisões paramedianas são usadas com pouca frequência. As incisões de Cherney e Maylard podem ser úteis em pacientes obesos com panículo adiposo aumentado, quando uma exposição ótima da pelve for necessária. Nesta situação, estas incisões podem ser combinadas com uma paniculectomia para facilitar ainda mais o acesso. Em obstetrícia, a incisão de Joel-Cohen ou suas variações estão sendo usadas cada vez mais como alternativa à abordagem de Pfannenstiel.

Os ginecologistas que praticam ginecologia benigna invariavelmente utilizam uma incisão transversal, e alguns consideram uma incisão na linha média desfigurante ou mutiladora. Em função disso, a incisão de Pfannenstiel ocasionalmente é usada de modo inadequado, consequentemente comprometendo a cirurgia. Na realidade, a maioria das mulheres prefere uma incisão que produza um procedimento seguro com menos complicações.

POSTURA CIRÚRGICA

Os cirurgiões devem-se sentir confortáveis durante a cirurgia; cirurgiões jovens perceberão muito rápido que têm um lado preferido para ficar. Os autores ficam à direita da paciente, assim como Bonney. Este posicionamento permite que a mão direita dominante realize todos os procedimentos de dissecção, corte e sutura, enquanto a mão esquerda é usada para amarrar, aplicar tensão aos tecidos e exibir o campo cirúrgico. Novatos frequentemente podem ser vistos inclinados e contorcidos, como se estivessem grudados ao ponto. Deve ser lembrado que a posição pode ser alterada e que os cirurgiões podem movimentar-se e trocar de local para obter uma posição cirúrgica mais confortável, e, se uma parte do procedimento for realizada com mais facilidade do lado oposto da mesa, o cirurgião e o assistente não devem hesitar em trocar de lugar.

A mesa cirúrgica deve ser ajustada de acordo com as necessidades do cirurgião para ficar em uma posição cirúrgica confortável e de melhor acesso ao campo cirúrgico. Na maioria dos procedimentos abdominais os autores usam vários graus de inclinação da cabeça para baixo, pois isto favorece o afastamento das alças intestinais e seu isolamento e garante um acúmulo mínimo de sangue nos membros inferiores. Contudo, este tipo de inclinação prejudica a visibilidade para o instrumentador e para o segundo assistente, e necessita de um cuidado especial para garantir que a paciente não deslize para fora da mesa cirúrgica.

Quando uma cirurgia laparoscópica estiver sendo realizada, uma posição de Trendelenburg acentuada pode ser necessária para afastar o conteúdo intestinal da pelve e obter um campo cirúrgico claro. Raramente, podem ser necessárias posições especiais da paciente para obter acesso a áreas específicas da pelve e abdome superior.

COLOCAÇÃO DOS CAMPOS À PACIENTE

Os campos devem ser colocados sobre o abdome de modo que os pontos ósseos de referência fiquem visíveis e acessíveis. Para uma incisão de Pfannenstiel estes pontos são a espinha ilíaca anterossuperior e a sínfise púbica. Para uma incisão na linha média, a cicatriz umbilical deve ser visível e, para grandes massas e cirurgia de câncer de ovário, a exposição do processo xifoide do esterno pode ser necessária. Alguns cirurgiões utilizam campos adesivos plásticos sobre a pele por onde fazem a incisão. Os autores consideram estes campos desnecessários na maioria dos procedimentos e reservam seu uso em cirurgias com maior potencial de contaminação como nas cirurgias de intestino e de abscessos.

Na prática moderna, o uso de campos autoadesivos está se tornando cada vez mais comum. Eles podem ser colocados de modo muito preciso, auxiliando a orientação do cirurgião antes da incisão.

Os campos devem ser bem colocados, pois mostram os limites da cirurgia. Quando os campos são colocados de modo desordenado, muitas vezes resultam em uma cicatriz inclinada e feia. Se campos de papel descartáveis não forem usados, é preciso ser cuidadoso para não fixar as pinças de campo na pele da paciente. Estas pequenas lesões podem causar mais desconforto que a própria incisão. A incisão deve ficar restrita à área dos campos cirúrgicos, a incisão não deve atingir as compressas. Se for necessária uma extensão e não houver espaço suficiente disponível, os campos devem recolocados. Levando este aspecto em consideração, uma área muito grande do abdome deve ser preparada para esta eventualidade.

INSTRUMENTAL

A instrumentação básica necessária é a mesma descrita no Capítulo 3, Instrumentos para procedimentos ginecológicos de grande porte.

INCISÃO SUBUMBILICAL NA LINHA MÉDIA

Uma incisão subumbilical na linha média é adequada para a maioria das cirurgias ginecológicas. A incisão se estende para baixo desde a prega cutânea abaixo da cicatriz umbilical até a linha dos pelos ou até um dedo acima da sínfise púbica. A incisão pode ser facilmente ampliada para a remoção de massas intra-abdominais muito grandes ou para melhorar o acesso cirúrgico. Esta ampliação deve ser realizada para cima atravessando ou circundando a cicatriz umbilical.

A Incisão

Após a colocação dos campos e quando o instrumentador e o anestesista estiverem ambos prontos, a incisão pode ser realizada. O cirurgião coloca a mão esquerda na parte superior do local da incisão com os dedos e o polegar estendidos, o bisturi deve ser segurado firmemente na palma da mão direita com o dedo indicador ao longo da extensão do cabo. Em seguida, um corte confiante deve ser executado com exatidão para baixo pela linha média, na extensão total da incisão necessária (Figura 4.1). O primeiro corte deve-se estender profundamente no tecido adiposo. Estas camadas são afastadas, e, com bisturi, é feita a secção descendo até a bainha do reto, que é cortada em uma curta extensão na mesma linha. Os pequenos vasos na camada adiposa, que sangram, podem ser pinçados e ligados ou coagulados por diatermia. No interesse da velocidade, alguns cirurgiões ignoram estes pequenos vasos sangrantes e simplesmente fazem hemostasia, quando estiverem fechando a parede abdominal. Esta técnica, usada por alguns dos autores, evita a sutura ou diatermia de cada ponto de sangramento isolado, mantendo apenas a ligadura dos pontos de sangramento significativos na abertura da parede abdominal.

O uso do eletrocautério para abrir o abdome é uma prática comum. O cirurgião deve usar o modo de corte, uma vez que o uso da corrente de coagulação esteja associado à maior lesão tecidual e redução da força tênsil. A corrente de coagulação deve ser reservada para sua função, a coagulação de pequenos vasos.

Ampliação da Incisão do Reto

A pequena incisão na aponeurose do reto agora é ampliada na extensão total da incisão cutânea usando-se o bisturi (Figura 4.2), tesouras de dissecção ou diatermia. A dissecção feita com tesouras permite uma separação fácil e sem

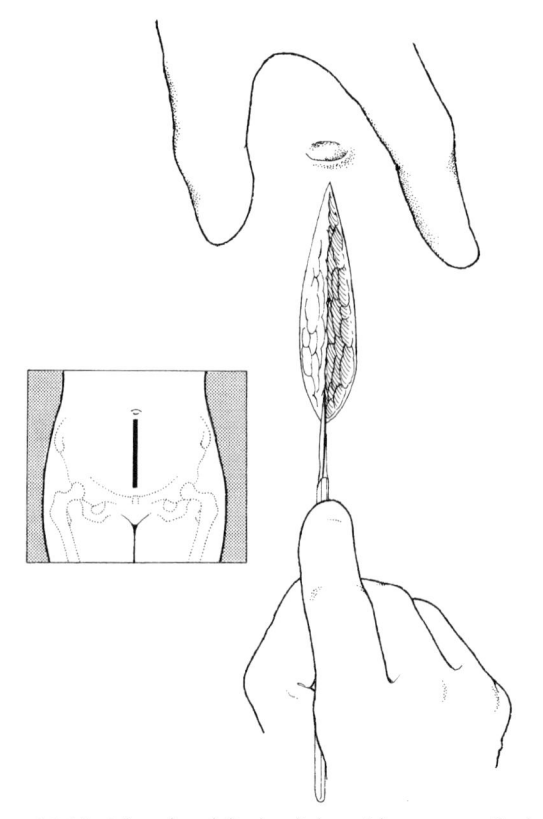

Figura 4.1 A incisão subumbilical na linha média, com secção da pele.

sangramento da bainha do reto antes de sua secção, pelo simples procedimento de passar a tesoura por baixo da bainha do reto, no plano fascial e abrir as suas lâminas.

Separação dos Retos

A linha média deve ser identificada, e os retos abdominais são separados usando-se um bisturi ou tesouras para cortar a fáscia até a camada posterior da bainha do reto. A incisão agora é ampliada até a extensão total da ferida operatória, inserindo o dedo indicador de cada mão e afastando as mãos (Figura 4.3). Os dedos passam facilmente ao longo do plano, separando completamente o músculo e trazendo para o campo de visão a bainha do reto posterior e o peritônio.

Em uma paciente magra, a separação dos retos e a ampliação da incisão até a extensão total podem ser facilmente realizadas com o bisturi, sem necessidade de separação digital.

É importante não se desviar da linha média para evitar lesão dos vasos que correm ao longo da superfície posterior da bainha do reto, causando sangramento e formação de hematoma. Pelo mesmo motivo, deve-se evitar a secção longitudinal do músculo.

Incisão Peritoneal

Após a abertura da parede abdominal, o peritônio pode ser totalmente visualizado, exceto em pacientes obesas, onde uma camada de gordura de espessura variável pode estar presente. Esta gordura deve ser afastada com delicadeza pelos dedos ou com tesouras de dissecção. O peritônio deve ser pinçado na junção entre os terços médio e superior, usando-se duas pinças arteriais. A linha média muitas vezes pode ser identificada com facilidade pela visualização do ligamento umbilical mediano (remanescente do úraco embrionário) e dos ligamentos umbilicais mediais (remanescentes das artérias umbilicais fetais) que aparecem no peritônio. Se o úraco for pinçado, a abertura do peritônio pode ser feita com segurança sem risco de lesionar o intestino ou a bexiga abaixo. A prega de peritônio pinçada deve ser elevada discretamente, e o cirurgião deve palpar para garantir que não haja inclusão de intestino. Após este procedimento é feita uma incisão pequena no peritônio (Figura 4.4). Quando o ar entra na cavidade abdominal, o intestino se afasta da parede abdominal, e o cirurgião pode então ampliar a incisão sob visualização direta. Se forem identificadas aderências extensas nesta região abaixo do peritônio, é prudente entrar na cavidade abdominal em outra área distante das aderências.

Como alternativa, a parede abdominal anterior pode ser levantada por tração firme, realizada pelo cirurgião e auxiliar, isto coloca a alça intestinal aderida sob tensão e permite a sua visualização, e a incisão do peritônio pode ser feita com o bisturi, evitando as alças.

O cirurgião e o auxiliar devem, a seguir, elevar as bordas do peritônio, usando os dedos indicadores em gancho,

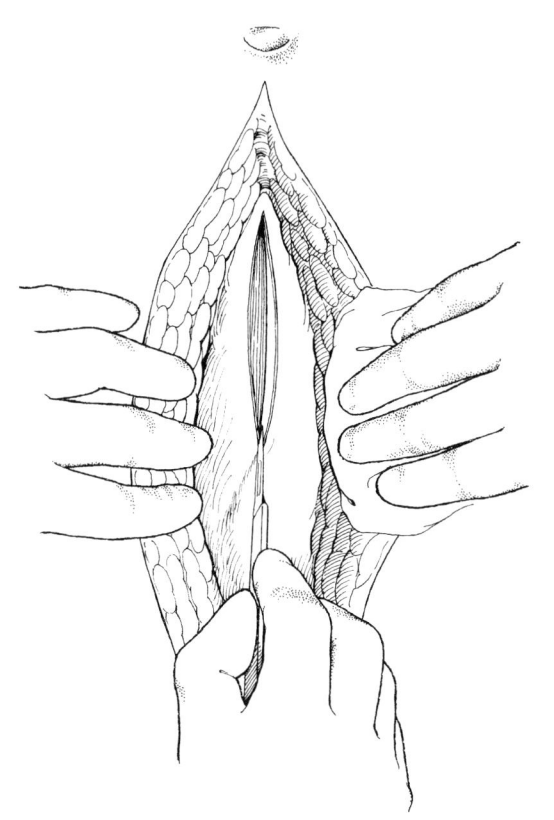

Figura 4.2 Secção da aponeurose do reto.

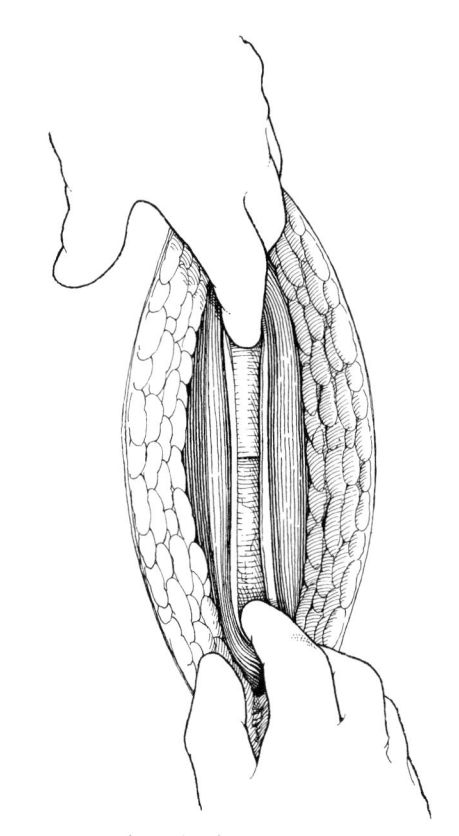

Figura 4.3 Dissecção dos músculos retos.

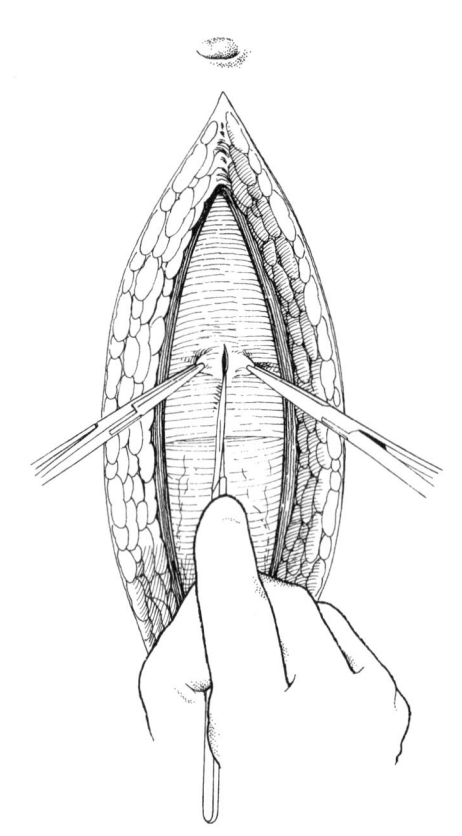

Figura 4.4 Incisão do peritônio.

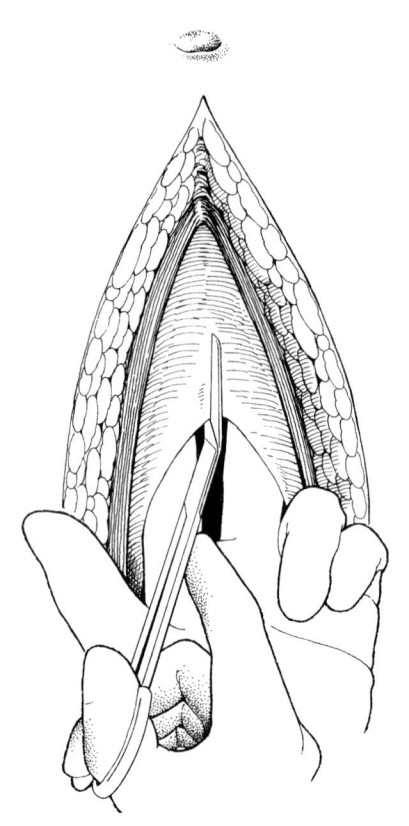

Figura 4.5 Secção do peritônio ao longo de toda a extensão da abertura cirúrgica.

ou o cirurgião pode colocar os dois dedos da mão esquerda elevando o peritônio para realizar a incisão (Figura 4.5). A abertura é ampliada longitudinalmente em toda extensão da ferida operatória, usando tesouras de dissecção. Deve-se ter cuidado na extremidade inferior para evitar uma lesão vesical. A prega vesical pode ser identificada pela transiluminação do peritônio ou por palpação e elevação do balão de cateter na bexiga até o limite superior da bexiga. Ocasionalmente, pequenos vasos são cortados nesta área e requerem atenção especial e ligadura.

Exploração do Abdome e Colocação dos Afastadores

Os autores preconizam que uma combinação de exploração manual e visual seja realizada antes e após a introdução do afastador autoestático. O hábito de explorar rotineiramente todo o abdome deve ser adotado no início da carreira do cirurgião. O processo não é demorado e pode ser extremamente recompensador. É particularmente importante na cirurgia de câncer onde, em muitos tumores, este processo faz parte do estadiamento cirúrgico. Se houver qualquer sugestão de malignidade, biópsias e lavagens peritoneais também devem ser realizadas neste momento. O desenvolvimento deste hábito permitirá que o cirurgião acumule um conhecimento abrangente dos órgãos abdominais e retroperitoneais normais, e qualquer pequena variação será observada com o acúmulo da experiência.

A escolha do afastador é uma decisão muito pessoal; os autores preferem um afastador autoestático de Balfour (Figura 4.6) para a maioria dos procedimentos ginecológicos de rotina, aplicando-o com a válvula inferior e substituindo-o por um afastador de Morris segurado por um segundo assistente (Figura 4.7). Esta segunda opção permite que a bexiga seja movida e protegida, produzindo a tensão tecidual nas áreas parametriais e paravesicais, que é tão importante durante a dissecção dos ureteres. Deve-se ter muito cuidado se o afastador autoestático for mantido na posição por um período de tempo prolongado, uma vez que podem ocorrer contusão e, até mesmo, necrose dos músculos retos. Este risco pode ser minimizado se o relaxamento da paciente for completo. É interessante que Bonney e Wertheim preferem o afastamento manual das bordas da incisão abdominal pelo assistente cirúrgico. Costuma-se dizer que a retração manual dinâmica é menos traumática que o uso de afastadores autoestáticos.

Isolamento das Alças do Intestino

Para facilitar o acesso à pelve, todo o intestino delgado, omento e alças redundantes do cólon sigmoide devem ser afastados da pelve. Isto pode ser conseguido com o posicionamento de Trendelenburg ou com a cabeça para baixo e a

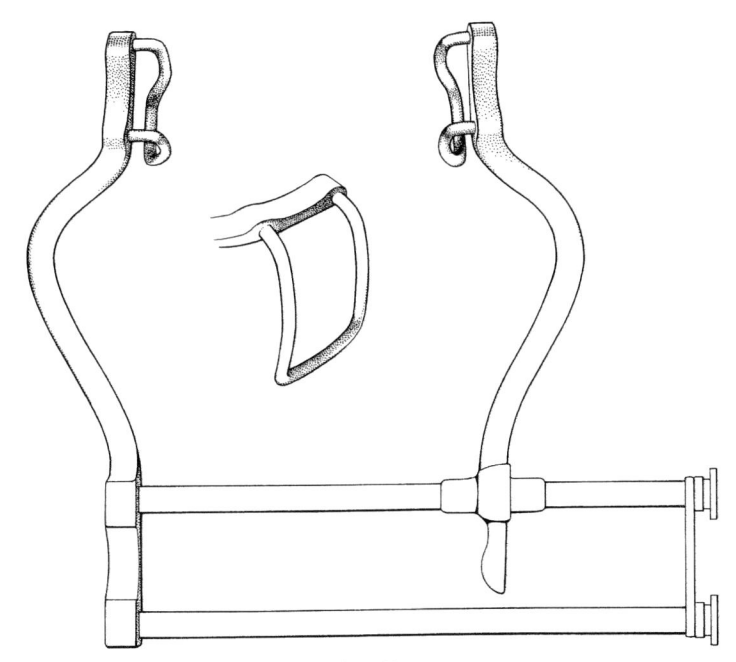

Figura 4.6 Afastador autoestático de Balfour.

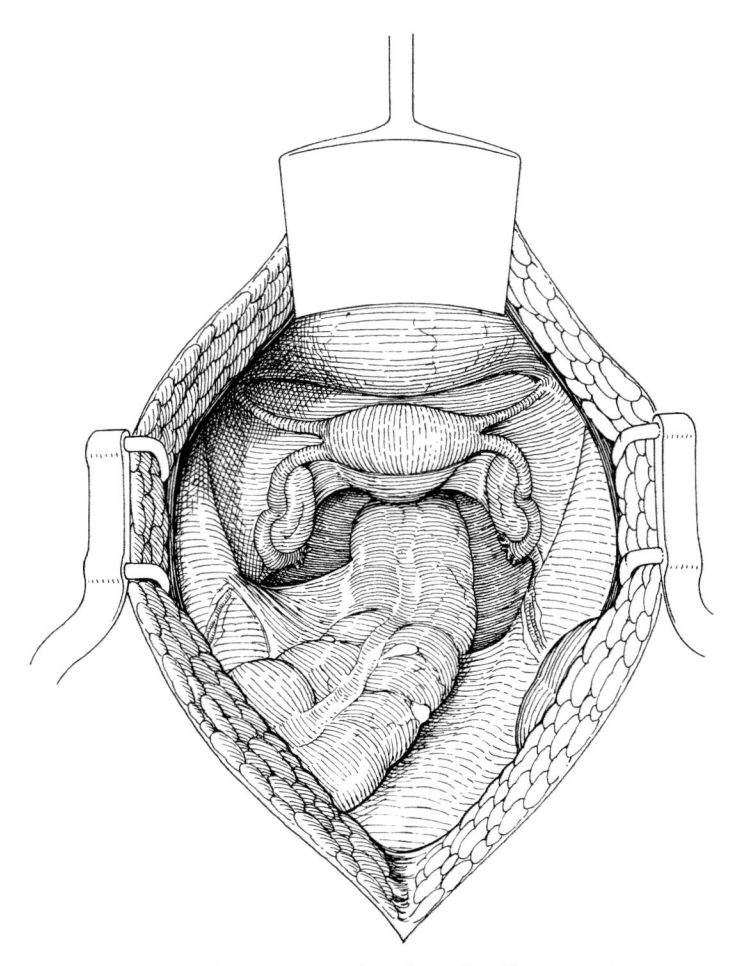

Figura 4.7 Retração da incisão com afastadores de Balfour e Morris.

colocação de compressas com o isolamento das alças dos intestinos. O intestino é afastado da pelve usando uma compressa grande que deve ser introduzida pela mão esquerda, deslizando pelos dedos abertos, enquanto a mão direita pode deslocar para cima com delicadeza as alças que se encontram na pelve. A aplicação de uma compressa grande é preferível ao uso de várias pequenas compressas. A compressa deve ter um marcador radiopaco de Raytec costurado nela e uma longa fita fixada, que é trazida para fora do abdome e pode ser marcada com um clipe. É muito importante usar compressas umedecidas com solução salina ou água; as compressas não devem estar quentes — a temperatura corporal já basta. Esse umidecimento e a temperatura normal do corpo são importantes para reduzir a lesão intestinal e o subsequente aumento do risco de aderências.

Circunstâncias Especiais
Cicatriz Anterior
O cirurgião não deve sentir-se obrigado a usar uma cicatriz anterior, se esta via for inadequada para o procedimento planejado. Por exemplo, é insensato tentar-se remover um grande tumor ou um cisto por uma incisão transversal baixa simplesmente pelo efeito estético. Contudo, se for necessário fazer uma incisão diferente, muitas vezes a cicatrização pode ser prejudicada na junção de duas cicatrizes.

Se for tomada a decisão de abrir o abdome por uma cicatriz anterior, o cirurgião deve decidir se ela será removida ou se simplesmente realizará a incisão por ela. Como regra geral, se a cicatriz for fina, é mais fácil e mais rápido simplesmente atravessá-la; se for larga ou se houver formação de queloide, a cicatriz antiga deve ser excisada. A excisão é realizada com mais facilidade segurando-se a extremidade da cicatriz com pinças de tecido, como as pinças de Littlewood. Com o assistente segurando a cicatriz para cima, o cirurgião pode cortar com exatidão abaixo em cada lado.

Aderências na Cicatriz Antiga
Uma cirurgia anterior aumenta muito o risco do desenvolvimento de aderências, particularmente na parte posterior da cicatriz. A entrada no abdome, portanto, deve ser realizada de um modo cauteloso. Se houver aderências das alças do intestino na parede abdominal anterior, a dissecção não deve ser feita por tração ou fricção com torundas de algodão. Se não houver um plano de separação óbvio, a técnica do "selo postal" deve ser usada. Isto envolve a retirada do "selo" do peritônio com o intestino de modo que não haja perigo de lesionar a parede intestinal.

Extensão da Incisão
A extensão da incisão aplica-se somente às incisões nas linhas média e paramediana. Muito artigos foram escritos sobre a incisão na linha média e sobre como proceder em relação à cicatriz umbilical. Os procedimentos variam desde uma incisão direta até a incisão que circunda a cicatriz e até um tipo de incisão oblíqua. A ampliação pode ser realizada com facilidade e com exatidão, se o cirurgião e o assistente elevarem a parte superior da abertura da parede, usando os dedos indicadores. E a secção de todas as camadas pode ser feita com um bisturi, mantendo o conteúdo abdominal sob visualização total. Portanto, é fácil circundar o umbigo usando esta técnica.

Fechamento do Abdome
No fim do procedimento cirúrgico, após garantir que não haja sangramento, a compressa abdominal deve ser removida. Deve ser realizada a contagem de compressas, instrumentos e agulhas, e esta é relatada e confirmada como correta. Não há muita vantagem em abaixar o omento para que fique situado na pelve, exceto se houver um grande defeito no peritônio. A parede abdominal agora pode ser fechada. O fechamento fica facilitado com a paciente na posição de Trendelenburg, mantendo o intestino fora do campo cirúrgico.

Ainda persiste entre alguns ginecologistas a discussão sobre a necessidade de fechar o peritônio abdominal, porém a maioria abandonou o procedimento por falta de evidências de benefício e adotou o fechamento em bloco, que demonstrou menor incidência de deiscência e de hérnia incisional do que o fechamento em camadas. Também foi demonstrado que evitar o fechamento do peritônio reduz a formação de aderências.

Técnica de Fechamento em Bloco
Técnica de Grandes Pontos
O fechamento em bloco incorpora todas as camadas da parede abdominal, com exceção da pele e, idealmente, do peritônio. Foi demonstrado que uma sutura contínua está associada a uma redução significativa na incidência de hérnia em comparação às suturas interrompidas. Um fio de sutura de monofilamento absorvível, como polidioxanona (PDS), é superior aos fios de suturas de monofilamento não absorvíveis, pois causam menos dor na ferida operatória, reduzem a formação de fístula e de hérnias em casa de botão (um tipo de hérnia que ocorre lateralmente à incisão principal por causa do aumento progressivo do orifício onde o fio de sutura passa). O uso de uma sutura de PDS trançada nº 1 evita a necessidade de nó no início do fechamento.

A relação entre o comprimento do fio e o comprimento da ferida não deve ser menor que quatro para um, e uma tensão excessiva não deve ser aplicada. Um dos autores salienta que é preciso aprender a "aproximar, sem necrosar" ao fechar o abdome.

O fechamento inicia-se pela aproximação da fáscia na parte mais alta da incisão, usando porções de 1-2 cm para sutura a partir da borda da incisão e a mesma distância de separação (Figura 4.8). Cada borda deve ser transpassada separadamente usando a curvatura completa da agulha para

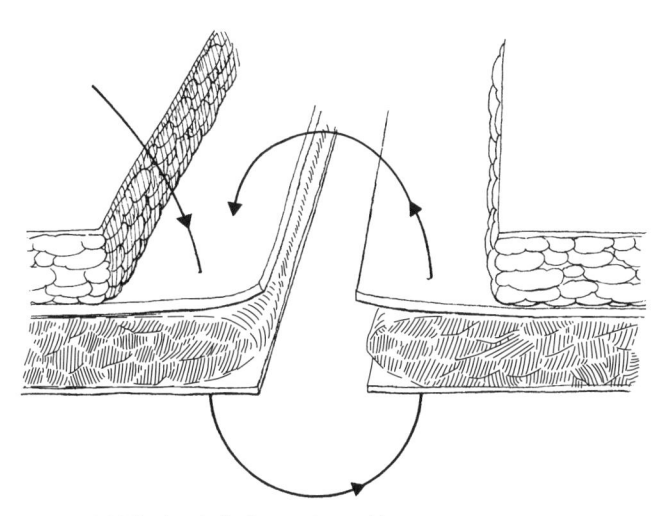

Figura 4.8 Técnica de fechamento em bloco.

não comprometer a força do fechamento. O peritônio deve ser evitado, quando possível.

O nó no fim do fechamento pode ser sepultado usando-se o comprimento restante da sutura para aproximar a gordura acima do nó.

Técnica de Pequenos Pontos

Um estudo randomizado de 2015 confirmou o estudo de 2009 de que o fechamento da bainha do reto com uma sutura contínua usando pequenas porções reduz de modo significativo a incidência de hérnias incisionais em comparação ao fechamento em bloco com grandes pontos.[1] A técnica consiste na colocação de uma sutura contínua com pelo menos o dobro de pontos/porções do comprimento da incisão em centímetro, utilizando uma sutura de PDS 2-0 Plus II (Ethicon) com uma agulha menor (31 mm). Porções de tecido de 5 mm são usadas apenas na aponeurose, evitando gordura e tecido muscular, com um espaçamento entre as suturas de 5 mm.

Aproximação do Tecido Adiposo

Não há evidência de que a sutura do tecido adiposo subcutâneo tenha qualquer benefício, e os autores não realizam este procedimento como rotina. Contudo, como mencionado anteriormente, os autores costumam sepultar o "nó da bainha", usando a sutura da bainha, ou aplicam um ou dois pontos de Vicryl na camada gordurosa acima do nó.

Drenos da Ferida Operatória

Não há evidências de que o uso de drenos parietais tenha qualquer benefício, e estes raramente são usados pelos autores.

Fechamento da Pele

Existem várias técnicas para fechamento da pele. A preferência dos autores consiste no uso de grampos de aço inoxidável em um dispositivo grampeador pré-carregado

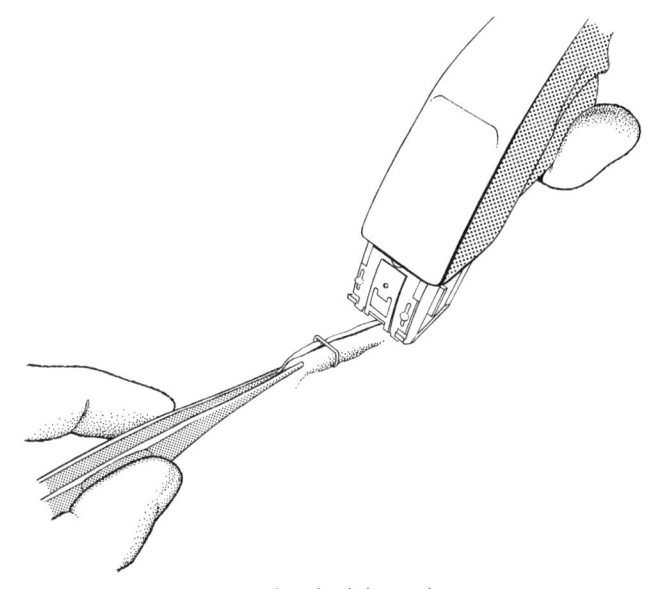

Figura 4.9 Grampeamento da pele abdominal.

(Figura 4.9). Contudo, um dos autores tem usado cada vez mais poliglecaprona 25 subcuticular 3/0 (Monocryl), uma sutura de monofilamento absorvível que produz excelente cicatrização.

Se a anestesia epidural não tiver sido usada, a infiltração da ferida com anestésico local, como dose em *bolus*, usando cateteres colocados cirurgicamente na bainha do reto ou um dispositivo de infusão contínua, como o cateter ON-Q PainBuster, pode reduzir a dor pós-operatória.

INCISÕES TRANSVERSAIS

Existem várias incisões abdominais transversais disponíveis para um ginecologista. A incisão transversal é preferível para o obstetra e ginecologista, que lida com uma patologia benigna. A incisão de Pfannenstiel é a incisão transversal de escolha em ginecologia, porém as incisões de Cherney e Maylard fornecem excelente exposição da parede lateral pélvica. Em obstetrícia, a incisão de Pfannenstiel e a de Joel-Cohen (e suas variantes) são usadas para realização da incisão cesariana. As vantagens em comparação a uma incisão na linha média incluem melhor resultado cosmético e menos dor. Contudo, elas limitam o acesso ao abdome superior e estão associadas a uma maior perda sanguínea e formação de hematomas. Uma lesão nervosa resultando em parestesia da pele acima também é mais frequente.

Incisão de Pfannenstiel

O valor isolado mais importante desta incisão é estético. É importante para muitas mulheres que seu abdome permaneça aparentemente intocado pelo bisturi do cirurgião e, usando esta técnica, a ilusão pode ser mantida. A incisão segue as linhas de Langer, sendo feita logo acima da sínfise púbica, geralmente logo abaixo da linha dos pelos púbicos.

A maioria das cirurgias pélvicas de pequeno porte pode ser realizada com facilidade por esta incisão e, conforme os cirurgiões desenvolvem suas habilidades, vão constatar que a maioria das histerectomias e cirurgias ovarianas benignas também pode ser feita por esta incisão. Na opinião dos autores, esta incisão para cirurgias mais radicais, particularmente a histerectomia de Wertheim, deve ser evitada, embora alguns médicos a utilizem nestas circunstâncias.

Esta incisão também tem valor na cirurgia de pacientes com obesidade grave, pois a região logo acima da sínfise púbica geralmente apresenta menor quantidade de tecido adiposo, com frequência o panículo abdominal maciço pode ser levantado e mantido fora do caminho com as grandes pinças de Lane, e o acesso ao abdome muitas vezes é surpreendentemente fácil. As incisões de Pfannenstiel e Cherney podem ser combinadas com a paniculectomia para pacientes muito obesas. A incisão não é preconizada em situações de emergência, porque a técnica é mais demorada e dispende muito mais tempo para entrar no abdome. Esta incisão também é mais vascularizada com o aumento do risco de formação de hematomas que a alternativa na linha média.

A Incisão

É extremamente importante que a incisão cutânea inicial seja plana e simétrica. Uma cicatriz torta após esta incisão é menos aceitável que qualquer outra. Os pontos de referência da sínfise e espinhas ilíacas anterossuperiores devem estar acessíveis e não devem cobrir os campos. Os campos devem ser colocados de modo preciso para não confundir o cirurgião. A incisão deve ter aproximadamente 12 cm de comprimento para uma histerectomia e menos para procedimentos de pequeno porte. A incisão inicial é realizada na pele, com uma orientação discretamente convexa na direção do púbis (Figura 4.10). O tecido adiposo deve ser incisado até a bainha do reto e a aponeurose do músculo oblíquo externo. Após a abertura da parede, o cirurgião deve abrir a aponeurose de cada lado da linha média. Nesta região o número de pequenos vasos no tecido adiposo é maior do que na incisão na linha média e deve ser pinçado e ligado ou coagulado por diatermia. Em particular, pode haver um grande vaso nas bordas laterais da incisão, que deve ser ligado e cortada ou afastado delicadamente para o lado. A técnica de esgaçar a camada de tecido adiposo tem sido preconizada e, embora funcionalmente satisfatória, não o é do ponto de vista estético.

Incisão da Bainha do Reto

A incisão curta realizada na bainha do reto deve ser ampliada por toda a extensão da incisão cutânea, usando-se um bisturi, tesouras ou diatermia. A borda superior e em seguida a inferior da incisão devem ser pinçadas e elevadas para dissecção do músculo, por uma combinação de dissecção romba com compressas e cortante com tesouras ou diatermia (Figura 4.11). Pequenos vasos que correm paralelamente à linha média devem ser ligados ou coagulados. Os músculos retos devem ser separados verticalmente, e o peritônio pode ser visualizado.

Abertura do Peritônio

Isto é realizado da mesma maneira que na incisão na linha média, com atenção para os limites superiores da bexiga. Geralmente é fácil ver o limite superior da bexiga ao identificar o úraco, que aparece como uma banda fibrosa estreita na linha média. Segurar o úraco e incisá-lo constitui um modo simples de entrar na cavidade peritoneal.

Fechamento do Abdome

O fechamento do abdome é realizado do mesmo modo que em incisões na linha média. Não há necessidade de fechar o peritônio, exceto se houver protrusão das alças acima do músculo reto, o que é raro. Deve-se verificar com atenção meticulosa a presença de qualquer sangramento de vasos perfurantes no músculo reto e na superfície inferior da bainha do reto para prevenir a formação de um hematoma subfascial. A bainha é fechada com um fio de sutura de absorção tardia como PDS. A aproximação do tecido adiposo e a colocação de drenos não costumam ser usadas e a pele é fechada com grampos ou com uma sutura subcuticular de Monocryl.

Incisão de Joel-Cohen

Em 1972, o Professor Sidney Joel-Cohen descreveu a incisão que ele usava para histerectomia abdominal desde 1954 em seu livro *Abdominal and Vaginal Hysterectomy: New Techniques bases on Time and Motion Studies*. Ele enfatiza como a simplicidade e a constância da técnica, sem desperdício de movimentos, e o uso adequado dos instrumentos produzem uma enorme economia de tempo. Seu tempo médio para histerectomia abdominal total era de 20–25 minutos e para histerectomia vaginal sem reparo correspondia a 12–15 minutos. Sua técnica de incisão abdominal muitas vezes é descrita incorretamente e por isso está incluída aqui. Ela difere da incisão de Pfannenstiel pelo fato de que:

- A incisão na pele é mais alta e não é curva.
- A abertura da parede é feita por "distensão", com dissecção romba digital que também separa o tecido subcutâneo.
- A bainha do reto anterior não é separada do músculo.
- A abertura do peritônio é transversal e não longitudinal.

A Incisão da Pele

A incisão é uma incisão transversal reta de aproximadamente "1,5 polegada" (3,8 cm), feita abaixo do nível da espinha ilíaca anterossuperior. A incisão deve seccionar apenas a pele

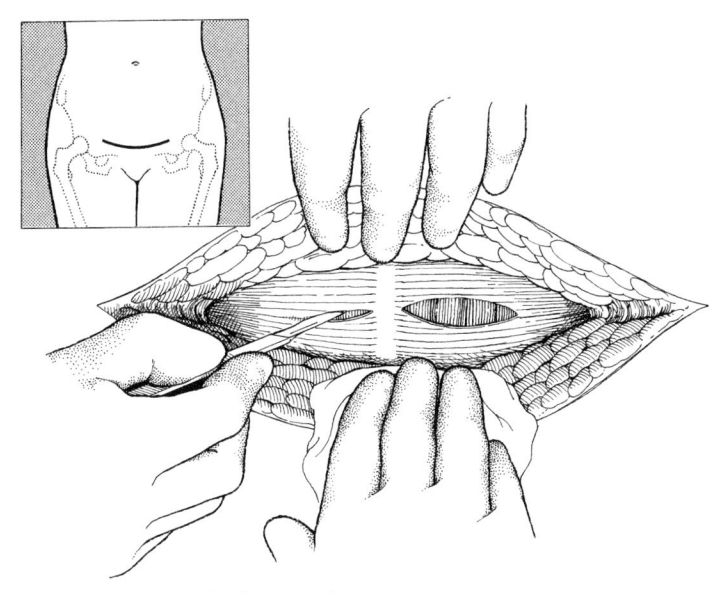

Figura 4.10 Incisão de Pfannenstiel.

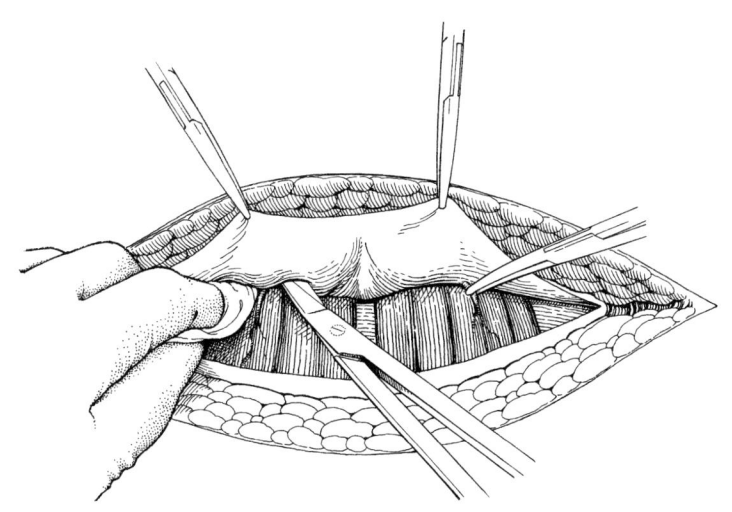

Figura 4.11 Dissecção da aponeurose do reto.

e o tecido subcutâneo superficial, sem se estender profundamente para baixo até a fáscia.

O Tecido Subcutâneo

A secção do tecido subcutâneo na linha média é feita na linha média da bainha do reto por uma extensão de "1–1,5 polegada" (2,5–3,8 cm).

Incisão da Aponeurose do Reto

O tecido subcutâneo deve ser tracionado com pinças, e a aponeurose é aberta lateralmente à linha média, passando abaixo do tecido subcutâneo, com tesouras Mayo retas em toda extensão da incisão na pele. Em seguida a ponta da tesoura é colocada no espaço entre os dois músculos retos, e as lâminas são abertas, criando um espaço em que os dedos indicadores são colocados. Primeiro, é feita a distensão da parede abdominal no sentido cranial-caudal e então lateralmente, colocando-se os dedos abaixo dos dois músculos retos e puxando-os para os lados, o que os separa do peritônio e simultaneamente abre o tecido subcutâneo na extensão da incisão na pele.

Abertura do Peritônio

O peritônio é tracionado na linha média por duas pinças colocadas cranialmente e uma caudalmente. O cirurgião palpa a prega do peritônio entre o dedo e o polegar para garantir que não haja inclusão de intestino. O peritônio é então incisado com um bisturi ou tesoura, e a ampliação transversal da abertura é feita com tesoura na extensão da incisão cutânea. A abertura do peritônio é feita por distensão lateral até atingir a mesma extensão da abertura de pele e da aponeurose.

Fixação do peritônio na pele

A borda peritoneal é fixada na pele com dois pontos laterais, um cranial e um caudal. Joel-Cohen considerava que esta etapa era essencial para conseguir operar sem afastadores.

Fechamento do abdome

O fechamento do peritônio é feito com uma sutura contínua, assim como a aponeurose, mas Joel-Cohen fechava a última com uma técnica que não envolvia nós que ele chamava de Ponto Nesta, e recebeu este nome em homenagem a sua esposa, que ensinou a ele essa técnica que tinha aprendido quando criança bordando. Por fim, a pele é fechada com sutura de colchoeiro interrompida, com pontos colocados com pelo menos "uma polegada" (2,5 cm) de distância.

Incisão de Cherney

Cherney descreveu uma incisão transversal que permite excelente exposição das paredes laterais da pelve. Os autores a utilizam raramente em mulheres obesas com um grande panículo, que precisam de histerectomia radical. A abertura na pele e fáscia é realizada como na incisão de Pfannenstiel. As inserções tendíneas dos músculos retos (e piramidais) são separadas da sínfise púbica usando diatermia, permitindo que os retos sejam refletidos para cima. O peritônio é aberto transversalmente acima da bexiga e lateralmente aos vasos epigástricos inferiores. Estes devem ser preservados, se possível, pois a mionecrose do músculo reto já foi descrita.

Fechamento do abdome

O peritônio pode ser fechado, se isto for considerado apropriado para impedir uma protrusão do intestino. As extremidades tendíneas livres dos músculos retos podem ser deixadas livres e não devem ser novamente suturadas à sínfise púbica, uma vez que isto pode causar osteomielite. A bainha e a pele são fechadas como na incisão de Pfannenstiel.

Incisão de Maylard

Como ocorre na incisão de Cherney, Maylard propôs uma incisão transversal com afastamento do músculo para fornecer uma exposição das paredes pélvicas laterais. A incisão geralmente é uma incisão transversal subumbilical, realizada 3 a 8 cm acima da sínfise púbica, aproximadamente no nível interespinhal. A bainha do reto anterior é cortada transversalmente, e os vasos epigástricos inferiores são identificados sob a borda lateral de cada músculo reto e ligados antes do corte transversal do músculo reto. Como na incisão de Cherney, alguns pacientes podem apresentar mionecrose do músculo reto.

O fechamento do abdome é semelhante à incisão de Cherney, com a bainha do reto anterior fechada, usando uma sutura absorvível de monofilamento.

REFERÊNCIA

1. Deerenberg EB, Harlaar JJ, Steyerberg EW et al. Small bites versus large bites for closure of abdominal midline incisions (STITCH): a double-blind, multicentre, randomised controlled trial. Lancet 2015;386:1254–1260.

LEITURA ADICIONAL

Ceydeli A, Rucinski J, Wise L. Finding the best abdominal closure: an evidence-based review of the literature. Curr Surg 2005;62:220–225.

Cherney LS. New transverse low abdominal incision. Cal West Med 1943;59(4):215–218.

Diener MK, Voss S, Jensen K et al. Elective midline laparotomy closure: the INLINE systematic review and meta-analysis. Ann Surg 2010;251:843–856.

Gurusamy KS, Toon CD, Davidson BR. Subcutaneous closure versus no subcutaneous closure after noncaesarean surgical procedures. Cochrane Database Syst Rev 2014(1):CD010425.

Joel-Cohen S. Abdominal and Vaginal Hysterectomy, 2nd ed. London: William Heinemann; 1977. This text covers the various techniques in full and is a mine of useful information. It illustrates how the use of time-and-motion studies radically changed Joel-Cohen's approach to surgery.

Maylard A. Direction of abdominal incisions. BMJ 1907;2:895–901.

Muysoms FE, Antoniou SA, Bury K et al. European Hernia Society guidelines on the closure of abdominal wall incisions. Hernia 2015;19:1–24.

CAPÍTULO 5
A Via Laparoscópica em Ginecologia

Desde a metade da década de 1960, ocorreu um grande desenvolvimento da laparoscopia, que evoluiu desde a realização dos primeiros procedimentos mais simples até se tornar uma excelente técnica para realização de procedimentos ginecológicos, usada com muita frequência. O procedimento é amplamente utilizado para avaliação de infertilidade, diagnóstico de infecção pélvica, gestações ectópicas e endometriose e para procedimentos de esterilização. No fim da década de 1980 e início da de 1990, a cirurgia laparoscópica evoluiu até o que hoje costuma ser chamado de "cirurgia minimamente invasiva" (MAS), sendo indicada para uma grande variedade de condições e patologias ginecológicas. Deixou de ser indicada apenas como método de avaliação e observação e constitui atualmente a base da conduta e tratamento de uma grande variedade de condições, incluindo diversos tipos de câncer. Atualmente a MAS é usada praticamente por todo especialista cirúrgico e está bem estabelecida na cirurgia ginecológica, particularmente na oncologia ginecológica. O principal fator que permitiu este progresso foi a melhoria contínua dos equipamentos e instrumentos, particularmente a geração de câmeras e monitores de alta qualidade. O desenvolvimento de trocartes, incluindo a melhora de instrumentos de trabalho com e sem lâminas, reduziu o número de lesões associadas à entrada inicial na cavidade peritoneal, assim como aquelas associadas à colocação dos trocartes acessórios. Avanços semelhante na qualidade e variedade de instrumentos de preensão, tesouras e outros acessórios laparoscópicos possibilitaram a realização de um número crescente de procedimentos com segurança.

O desenvolvimento contínuo da MAS permitiu que o tratamento e não somente o diagnóstico das pacientes com doença inflamatória pélvica importante, endometriose e problemas oncológicos seja realizado usando técnicas que permitem a recuperação rápida e o retorno à atividade normal.

Nos primeiros 10 anos do século XXI, ocorreu um grande desenvolvimento da cirurgia robótica, permitindo que muitas prostatectomias sejam realizadas usando o sistema DaVinci, e publicações recentes sugerem que muitos procedimentos ginecológicos e de oncologia ginecológica podem ser realizados usando esta nova tecnologia, embora o tempo cirúrgico pareça ser mais prolongado associado a seu uso. Seríamos negligentes se deixássemos de mencionar que ainda não foi conduzido um estudo randomizado prospectivo comparando a MAS padrão à variante realizada roboticamente. MAS continua sendo o padrão ouro em medicina e, até que seja realizado um estudo demonstrando resultados superiores associados à robótica, considerando o alto custo associado a seu uso, a cirurgia robótica não pode ser considerada como padrão de cuidados. Também deve ser observado que, embora existam publicações recentes do Gynecologic Oncology Group nos Estados Unidos demonstrando algumas vantagens do uso de MAS para tratamento do câncer endometrial, particularmente no que se refere a uma redução da permanência hospitalar, menos complicações e melhor imagem corporal, não foi demonstrada uma vantagem de sobrevida em pacientes submetidas à MAS.[1-3]

POSICIONAMENTO DA PACIENTE

A paciente deve ser colocada na posição horizontal em uma mesa que permita um Trendelenburg máximo e que permita o uso de um braço C para fluoroscopia intraoperatória. Os braços da paciente devem ser posicionados ao lado do corpo, e as pernas colocadas em perneiras, que permitam tanto a flexão máxima dos joelhos quanto a rotação máxima do quadril. As perneiras devem ter um suporte acolchoado para as panturrilhas e pés. Para maximizar a amplitude de movimento dos instrumentos, a face anterior da coxa deve estar paralela ao abdome e aos joelhos flexionados a 90 graus na perneira. Isto reduz a pressão na fossa poplítea e ajuda a manter a posição da paciente na mesa, quando ela for colocada na posição de Trendelenburg muito inclinada. Também deve-se considerar o uso de suportes para o ombro para impedir que a paciente deslize na direção da cabeceira da mesa. Estes suportes devem ser acolchoados com gel para minimizar o risco de lesão nervosa, do mesmo modo que todos os coxins colocados em contato com a paciente.

ACESSO AO ABDOME

Não existe um estudo prospectivo randomizado ou uma metanálise que demonstre a superioridade de um método de entrada em relação a outro, e os autores recomendam que cada cirurgião utilize o método com o qual está mais familiarizado e sente-se seguro de acordo com as recomendações do Royal College of Obstetricians and Gynaecologists (RCOG) de 2008.[4] A única ressalva em relação a estas recomendações é que se deve considerar a colocação do trocarte inicial 2-3 cm acima da cicatriz umbilical para maximizar a distância entre os pontos de entrada do trocarte "umbilical" primário e o ponto de entrada de um possível segundo trocarte colocado imediatamente acima da sínfise, que pode ser usado para facilitar o trabalho na pelve, quando o útero é elevado durante histerectomia, e na parte superior do abdome, em particular na realização de linfadenectomia aórtica, omentectomia, esplenectomia e colostomia transversa. Também deve ser observado que, apesar dos melhores esforços para manter a colocação do trocarte em 90 graus em relação à pele, na maioria das vezes o ângulo de inserção varia entre 20 a 45 graus, fazendo com que o ponto de entrada na cavidade peritoneal fique muito próximo dos órgãos reprodutores. Esta questão é mais importante na realização de histerectomia radical ou na remoção de massas pélvicas grandes e complexas. As recomendações do RCOG incluem os seguintes destaques.

1. Independentemente do método de entrada a ser usado (dentro dos limites destas recomendações, nenhuma técnica é comprovadamente superior a outra), a paciente deve permanecer na posição plana antes da colocação do trocarte primário.
2. Os instrumentos de entrada devem ser usados a 90 graus na pele.
3. Se uma agulha de Veress (descartável) for usada para insuflar o abdome antes da colocação do trocarte, altas pressões intra-abdominais de 20-25 mmHg devem ser obtidas antes da colocação dos trocartes primário e secundário.
4. Um cuidado especial é justificado em pacientes com história de cirurgia prévia e em pacientes muito magras ou muito obesas. Nestes casos, o uso do ponto de Palmer (3 cm abaixo da margem costal esquerda na linha clavicular média) para a inserção da agulha de Veress e do trocarte primário ou o uso de uma técnica aberta são considerados benéficos.
5. Quando a cavidade peritoneal for penetrada, uma inspeção de 360 graus do abdome é obrigatória para identificar lesão intestinal ou vascular, incluindo sangramento retroperitoneal.
6. Após a conclusão do procedimento, todos os locais de trocarte nas linhas média e lateral maiores que 10 mm e 7 mm de diâmetro, respectivamente, devem ser fechados por sutura no nível da fáscia.

EQUIPAMENTO

Insufladores

Recomenda-se o uso de insufladores de alto fluxo, com taxas de fluxo máximo de 20-40 litros de dióxido de carbono por minuto. A maioria dos insufladores pode ser ajustada em qualquer velocidade de fluxo de 0 a 40 litros por minuto, com taxas de "baixo fluxo" predefinidas de 3-4 litros por minuto e 20-40 litros por minuto para taxa de "alto fluxo" predefinida. Este equipamento apresenta taxas de fluxo altas e baixas, permitindo uma insuflação inicial segura de baixa pressão que pode então ser acelerada durante as fases iniciais do procedimento. Em geral, todos estes equipamentos são autorreguláveis, com capacidade de interromper o fluxo de gás, quando um limite de pressão for configurado previamente. A maioria das autoridades recomenda que a pressão intra-abdominal seja mantida entre o limite de 14-15 mmHg durante o procedimento, depois da elevação da pressão de 20-25 mmHg, usada inicialmente para inserção dos trocartes primário e secundário.

O gás usado para insuflação continua sendo dióxido de carbono por causa de sua capacidade de absorção rápida e excreção pelos pulmões e rins. O monitoramento contínuo da pCO_2 é necessário, e uma atenção particular é prestada a pacientes com obesidade mórbida ou qualquer doença pulmonar crônica. Se a pCO_2 exibir elevação para 50 mmHg ou mais e não puder ser reduzida por hiperventilação, deve-se considerar a reversão temporária da posição de Trendelenburg ou possivelmente abortar o procedimento laparoscópico por completo.

Trocartes

Os trocartes rombos, com lâmina e sem lâmina de expansão radial são usados regularmente por muitos especialistas, assim como trocartes que permitam entrada visual na cavidade peritoneal. A escolha é feita com base na preferência do cirurgião, sendo difícil fazer alguma recomendação específica.

Outros Instrumentos de Trabalho

Existe uma variedade de instrumentos de trabalho para manipulação do útero durante o procedimento, e uma grande variedade de instrumentos de preensão, tesouras e dispositivos de corte foi desenvolvida. No mínimo, é necessário um par de pinças curvas de preensão para pinçar os ligamentos redondos e tracionar o útero e um dissector de Maryland para segurar suturas ou estruturas mais delicadas, como as alças dos intestinos e os ureteres. Os autores consideram muito importante tesouras endoscópicas com bom fio de corte, sendo mais adequado utilizar instrumentos descartáveis neste contexto. Os autores não encontraram nenhum valor no uso de manipuladores uterinos e, nos casos de câncer de endométrio ou de colo do útero, preferem minimizar a ruptura da endocérvix ou do endométrio. Neste aspecto, os autores preferem usar o tubo de McCartney (Covidien Inc., Boulder, CO) ou o Gyne Tube (Paragon Imex Co., Menlo Park, CA).

Fontes de Energia

Embora a diatermia monopolar continue sendo a base da maioria dos procedimentos cirúrgicos de acesso mínimo, alguns médicos preferem a energia bipolar. Existem várias fontes de energia bipolar além da eletricidade padrão fornecida usando uma plataforma bipolar. O Harmonic Scalpel (Ethicon Endosurgery Inc., Cincinnati, OH), que é uma forma de ultrassom iniciada por vibração em um instrumento, fornece um efeito semelhante, juntamente com a capacidade de selar vasos de até 5 mm de diâmetro. O dispositivo Ligasure (Covidien) emprega radiofrequência, resultando na fusão do colágeno e elastina nas paredes dos vasos, fazendo com que sejam selados com lesão periférica mínima (menos de 2 mm). Essencialmente, todas as fontes de energia bipolar apresentam algum dano ao tecido adjacente de menos de 2 mm, e todos os instrumentos têm um calibre excelente. A escolha depende da preferência individual. É muito importante permanecer constantemente atento a estruturas próximas ao campo, quando se usa a diatermia, em especial os ureteres, que podem estar junto ao peritônio, quando trabalhamos no ligamento infundibulopélvico, e também nos vasos sanguíneos da parede pélvica lateral. Se houver dúvida, o simples processo de abrir o peritônio e visualizar estas estruturas pode garantir a segurança do procedimento.

Alguns clínicos preferem o uso do coagulador de feixe de argônio e deve-se observar que esta tecnologia é fundamentada na integração de uma corrente monopolar com um fluxo de gás argônio. Seu uso está associado à penetração mínima, uma extensão lateral de aproximadamente 1 mm e hemostasia excelente. Ele é usado amplamente para obter hemostasia no procedimento de ressecção hepática laparoscópica e pode ser uma ferramenta valiosa para controlar um sangramento do hilo esplênico, assim como na realização de dissecção de linfonodos retroperitoneais.

Existem poucas indicações neste ponto para o uso intraperitoneal de *laser* de qualquer tipo.

Fonte de Luz

As fontes luminosas de fibra óptica moderna fornecem uma ótima iluminação intra-abdominal, desde que as fibras permaneçam intactas. Os cabos devem ser verificados regularmente para garantir que não haja perda de fibras e uma consequente redução da disponibilidade de luz.

Câmeras e Monitores

Nos últimos anos, foram feitos progressos importantes nas câmeras e monitores usados em MAS. A maioria dos centros atualmente dispõe de monitores e câmeras de alta definição. A qualidade das imagens associadas a esta tecnologia é excelente, ao ponto de a imagem quase apresentar uma terceira dimensão. Foram feitos muitos esforços para o desenvolvimento da tecnologia tridimensional para a MAS, porém, até o momento, não existe um sistema que seja amplamente comercializado ou de uso comum. Isto não quer dizer que o cirurgião experiente não tenha a sensação de profundidade para realizar a MAS. Do mesmo modo em que indivíduos com um olho desenvolvem uma percepção de profundidade com micromovimentos subconscientes do olho fornecendo duas imagens em nível central, o mesmo acontece com o cirurgião experiente que realiza a MAS. É a fusão das duas imagens (visão binocular) que geralmente fornece a sensação de profundidade.

No melhor dos contextos, MAS é facilitada se quatro monitores estiverem disponíveis: um colocado em cada lado da paciente na direção de sua cabeça, e outro em cada lado da paciente próximo aos joelhos. Isto permite flexibilidade máxima e minimiza a movimentação desnecessária do equipamento, o que desperdiça tempo durante cirurgia e pode provocar avaria ao equipamento em longo prazo. Muitos conjuntos cirúrgicos para a MAS agora apresentam monitores e equipamentos instalados em braços móveis em alojamentos suspensos no teto, obtendo estes dois resultados.

Preparação

As pacientes não requerem preparação especial para procedimentos diagnósticos. A maioria dos exames diagnósticos simples é realizada em ambulatório, e mesmo alguns pequenos procedimentos de MAS serão realizados como casos sem internação. Para procedimentos mais complicados, é melhor que sejam precedidos por uma preparação intestinal adequada. Isto permitirá o deslocamento mais fácil do intestino para o abdome superior, além de minimizar a contaminação bacteriana no caso de uma lesão intestinal direta.

Anestesia

A cirurgia laparoscópica deve ser realizada sob anestesia geral com a paciente intubada e totalmente relaxada. Para procedimentos prolongados, o gás óxido nitroso não deve ser utilizado, porque ele é retido intraluminalmente no intestino, consequentemente minimizando a visualização do campo cirúrgico. Também é útil utilizar uma técnica anestésica combinada de anestesias geral e regional. A anestesia regional fornece um bloqueio simpático que contrai o intestino e reduz o tamanho da luz, novamente facilitando seu deslocamento para o abdome superior. Efeitos semelhantes podem ser obtidos com anestesia espinhal ou epidural, e não importa se agentes opioides ou anestésicos locais do grupo amida (lidocaína, marcaína) forem usados. Esta estratégia tem uma vantagem adicional de que a anestesia regional pode então ser usada no período pós-operatório, reduzindo a necessidade de narcóticos parenterais. O uso de máscaras laríngeas tornou-se popular, e estas podem ser usadas para procedimentos curtos. O uso de técnicas anestésicas locais é difícil e torna as cirurgias mais complexas e possivelmente perigosas.

LAPAROSCOPIA DIAGNÓSTICA
Cirurgia
Posicionamento e Preparação

A paciente deve ser posicionada na mesa cirúrgica como descrito anteriormente neste capítulo. A antissepsia da vulva e da vagina é feita com compressas, e a bexiga deve ser esvaziada usando-se um cateter descartável. É importante observar e registrar a quantidade de urina removida da bexiga, pois algumas das pacientes podem ser submetidas à cirurgia de massa pélvica central simples, porém grande, e não apresentam mais que uma bexiga extremamente distendida. A seguir, deve ser feita a antissepsia do abdome inferior, e os campos devem ser colocados, com cuidado para deixar acessível a espinha ilíaca anterossuperior para a colocação do trocarte lateral.

Apreensão do Útero

O exame da pelve deve ser feito antes do procedimento para determinar o tamanho, a posição e a mobilidade do útero e verificar a presença de massas nos anexos e, no caso de câncer do trato reprodutor, a extensão da doença para o paramétrio. Se um manipulador uterino for usado, o colo uterino deve ser visualizado com um espéculo de Sims colocado na vagina e deve ser pinçado no lábio anterior com uma pinça de Pozzi ou com uma pinça, da mesma forma que se usa para injeção de azul de metileno, ou com uma pinça de Hulka, que combina uma pinça e uma sonda. Estes e outros dispositivos podem permitir que o assistente manipule o útero em diferentes posições para melhorar o acesso e a visibilidade para o cirurgião.

Criando o Pneumoperitônio

O cirurgião segura a pele do abdome inferior relaxado com a mão esquerda e eleva a parede abdominal. A mão direita introduz firmemente a agulha de Veress descartável pela cicatriz umbilical ou por um pequeno corte vertical na dobra da pele na parte inferior do umbigo (Figura 5.1). É sentida uma resistência na aponeurose, provocando o rebote do obturador rombo na agulha, permitindo que a face de corte da agulha passe através aponeurose para o abdome. Neste ponto, o obturador acionado por molas move-se para a frente, protegendo o conteúdo abdominal da borda cortante afiada. Usando uma agulha de Veress descartável moderna, é possível ouvir um clique duplo, quando a agulha passa pelas camadas da parede abdominal. O indicador mais confiável da colocação e localização adequada da agulha de Veress é o registro de pressões intra-abdominais de 7 mmHg ou menos.

Ponto de Entrada de Palmer

Embora o sítio umbilical seja o mais usado para procedimentos laparoscópicos simples, em pacientes com cirurgia anterior ou infecção intra-abdominal ou pélvica, é prudente usar um local de entrada alternativo. Estatisticamente, o hipocôndrio esquerdo é o local no abdome onde o cirurgião corre menor risco de encontrar uma estrutura

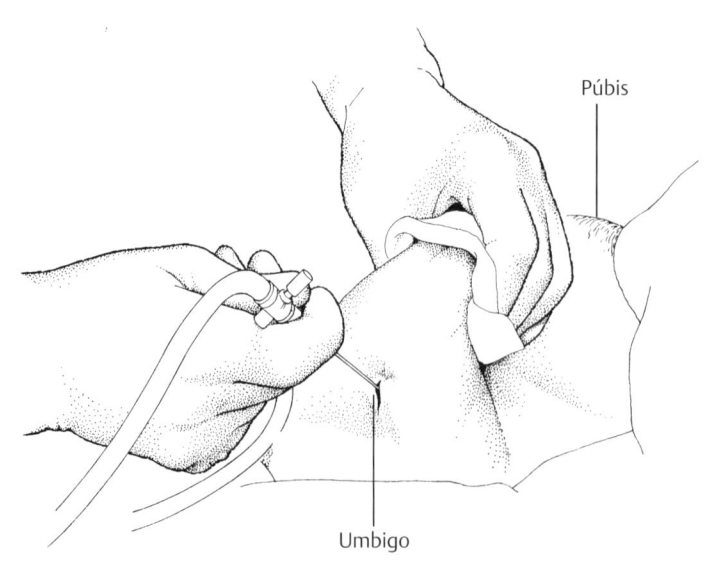

Figura 5.1 Inserção da agulha na cavidade abdominal para produzir um pneumoperitônio.

intra-abdominal, exceto se houver uma história de esplenectomia ou outra cirurgia abdominal alta. O local normalmente escolhido é o ponto que fica 3 cm abaixo da margem costal na linha clavicular média. Esta técnica é descrita por Palmer, e o ponto atualmente é conhecido como ponto de Palmer. Neste ponto, uma pequena incisão de cerca de 3 mm de largura é feita na pele. A agulha de Veress é inserida verticalmente pela parede abdominal. É prudente segurar a agulha na mão direita, com os dedos da mão direita ao longo do eixo da agulha para atuarem como um amortecedor, quando a agulha for inserida na pele. Mais uma vez, a parede abdominal é elevada com a mão esquerda, e a agulha é passada pela parede; dois cliques da agulha descartável são ouvidos quando ela passa pela aponeurose e quando passa o peritônio, chegando à cavidade abdominal. Permitindo um fluxo máximo de gás no momento da inserção, o cirurgião pode observar e usar as alterações de pressão, quando a agulha de Veress passar pela parede abdominal como um indicador de colocação adequada. Em termos gerais, as pressões subirão para aproximadamente 30-45 mmHg, quando a linha de gás for ocluída, e em seguida diminuirão para aproximadamente 6-7 mmHg, quando houver penetração na cavidade peritoneal. Em pacientes muito obesas, a pressão intraperitoneal pode ser discretamente maior, e o cirurgião não deve ficar alarmado se a pressão após a entrada estiver na faixa de 9-10 mmHg. Muitos médicos não usam esta técnica e em vez disso adotam uma série de pequenos testes, incluindo o teste de água, que consiste em fixar uma seringa cheia de água estéril à abertura da agulha de Veress e observar a alteração delicada da pressão associada à respiração. Esta técnica não se mostrou confiável o suficiente para ser considerada como evidência de entrada na cavidade peritoneal.

Inicialmente, é permitido um fluxo de gás em taxas baixas de aproximadamente 3-4 litros por minuto. Após um fluxo livre com sinais claros de distribuição ampla pela cavidade abdominal, demonstrada pela percussão do abdome em expansão, o ritmo da insuflação pode ser elevado para um alto fluxo. Deve-se ter cuidado para garantir que pressões intra-abdominais elevadas não estejam presentes por períodos de tempo prolongados e, com este fim, a maioria dos insufladores dispara um alarme automaticamente, se as pressões excederem 15 mmHg. Elevações de curta duração das pressões intra-abdominais, como aquelas que ocorrerem durante a colocação inicial do trocarte, não parecem aumentar o risco no processo anestésico.

Inserção do Laparoscópio

Na maioria dos procedimentos diagnósticos, um trocarte de 5 mm e um laparoscópio de 5 mm serão usados para minimizar o trauma. Logo antes da inserção do trocarte primário, a pressão intra-abdominal deve ser elevada até 20-25 mmHg, como sugerido no início deste capítulo. Nesta etapa, deve-se enfatizar a importância de uma incisão adequada na pele. A dificuldade para atravessar a pele deve ser eliminada no momento da colocação do trocarte, e o tecido subcutâneo deve estar dissecado para que a lâmina do dispositivo de trocarte esteja sobre a fáscia abdominal anterior no momento de sua inserção. O trocarte deve ser segurado na mão direita do cirurgião com o dedo indicador passando ao longo de sua extensão. Mais uma vez, o dedo indicador agirá como amortecedor para que o trocarte não seja inserido mais profundamente, além da parede abdominal. Por causa da distensão abdominal provocada pela insuflação do gás, a parede abdominal está tensa, sendo possível inserir o trocarte com a mão direita dirigindo o trocarte para baixo na direção da pelve. Os trocartes descartáveis modernos apresentam um fio ótimo e têm dispositivos de segurança embutidos, que são acionados imediatamente para cobrir a lâmina logo que o trocarte passe pela parede abdominal. É possível sentir o trocarte passando pelas várias camadas da parede abdominal e nesta fase o laparoscópio pode ser inserido, o gás pode ser fixado ao trocarte, e a observação das estruturas intra-abdominais é iniciada (Figura 5.2). Geralmente é útil aplicar soluções desembaçadoras à ponta do laparoscópio antes da inserção, e ele deve ser mantido em um aquecedor até imediatamente antes de sua conexão à câmera e inserção no abdome. Em muitos centros, o gás é aquecido conforme é instilado no abdome. Uma vez que seja o gás de resfriamento que cause embaçamento, a aplicação de água quente ao laparoscópio também pode minimizar este problema. Uma fonte luminosa de fibra óptica e câmera são fixadas ao laparoscópio, e a pelve e o abdome podem então ser visualizados. Se o laparoscópio embaçar enquanto estiver no interior do abdome (isto muitas vezes ocorre nas fases iniciais de uma laparoscopia), em geral não é necessário removê-lo. Basta encostar o laparoscópio com delicadeza em uma superfície peritoneal limpa ou no fundo uterino.

Na maioria dos procedimentos, outros instrumentos são inseridos na cavidade abdominal. Isto é facilitado usando o laparoscópio para iluminar a parede abdominal, se a paciente for magra, ou escolhendo um ponto onde grandes vasos, como a artéria epigástrica inferior, possam ser evitados. A área mais segura para colocação de trocartes adicionais está localizada lateralmente aos vasos epigástricos, na altura mais adequada ao procedimento que deve ser realizado. Esta técnica de colocação não apenas minimiza a possibilidade de lesão vascular, mas também amplia o campo cirúrgico, permitindo mais flexibilidade na escolha e uso de instrumentos adicionais. Mais uma vez, a mesma técnica de inserção dos trocartes pode ser aplicada, desta vez sob visualização direta pela câmera de vídeo, que agora está fixada ao laparoscópio.

A laparoscopia diagnóstica consiste simplesmente no registro dos aspectos do abdome e pelve. Estes aspectos

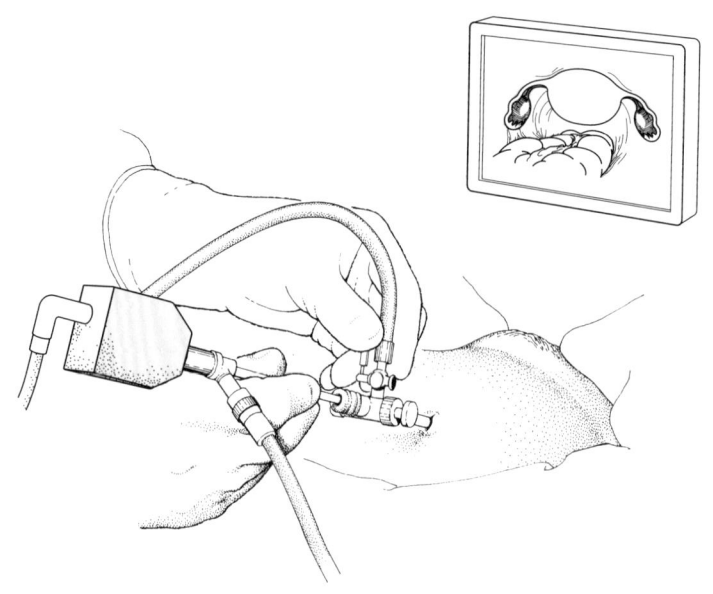

Figura 5.2 Inserção do laparoscópio pelo trocarte.

podem ser registrados no relatório cirúrgico ou em imagens digitais. As câmeras digitais usadas atualmente podem gerar várias imagens que podem ser armazenadas ou impressas e colocadas no prontuário clínico do paciente. Elas têm um valor especial no registro de procedimentos de esterilização e quando houver o desejo de discutir condutas mais complexas que possam ser necessárias após o procedimento diagnóstico.

Conclusão do Procedimento

Quando o procedimento laparoscópico para diagnóstico estiver completo, o laparoscópio pode ser removido, e o gás liberado do abdome. Quando várias portas forem usadas, é prudente observar a retirada dos trocartes individuais para garantir que não ocorra sangramento e que não haja dano visceral inadvertido. Por fim, após a liberação de todo o gás do abdome, o último trocarte pode ser removido, e as diversas incisões são fechadas, geralmente com um ponto único para procedimentos laparoscópicos de 5 mm.

PROBLEMAS E COMPLICAÇÕES ASSOCIADOS À LAPAROSCOPIA

Embora o procedimento básico tenha um conceito simples, existem várias armadilhas e dificuldades que devem ser evitadas, como descrito a seguir.

- Deixar de examinar a paciente antes do procedimento pode impedir a detecção de um útero aumentado ou de massas na pelve, que aumentam o risco do procedimento no momento da inserção dos instrumentos.
- Deixar de cateterizar a bexiga aumenta o risco de lesão deste órgão. Como foi descrito anteriormente, se uma quantidade excessiva de urina for colhida neste momento (mais de 750 mL) e a cirurgia estiver sendo realizada para investigação de uma grande massa cística na linha média, deve-se realizar uma ultrassonografia intraoperatória para reavaliar a paciente, pois a laparoscopia pode não ser mais necessária.
- Uma abordagem com várias tentativas para produção de pneumoperitônio pode fazer com que o gás seja inserido na camada gordurosa da parede abdominal anterior. A agulha de Veress deve ser inserida pela parede abdominal em um ângulo reto, quase vertical, na direção da pelve e não em um ângulo raso, pois pode causar complicações. O duplo "clique" da agulha de Veress descartável assegura a sua colocação correta. A inserção pelo ponto de Palmer reduz o risco de falha na produção do pneumoperitônio.

Muitas complicações da laparoscopia foram relatadas, incluindo dano intestinal e lesão vascular. Na maioria das vezes elas podem ser evitadas, quando se emprega a técnica adequada, quando se mantém o respeito pela paciente e pelos instrumentos possivelmente letais que serão usados e pelo treinamento adequado. A marca registrada da cirurgia laparoscópica é a recuperação rápida e progressiva. Se uma paciente apresentar sinais progressivos de mal-estar nas primeiras 48 horas do período pós-operatório, o cirurgião deve suspeitar de lesão do intestino, bexiga ou sangramento intraperitoneal. É obrigatório realizar de imediato o exame e encaminhar as investigações necessárias. O risco de lesão intestinal é o mais importante e deve ser o primeiro na lista de complicações que devem ser investigadas. A falha e a demora na investigação podem ter consequências desastrosas.

CIRURGIA LAPAROSCÓPICA PARA ENDOMETRIOSE

O tratamento cirúrgico da endometriose é mais difícil que o tratamento da maioria das malignidades ginecológicas, não tendo relevância se ele é feito por cirurgia aberta ou fechada. Os planos cirúrgicos muitas vezes estão obliterados secundariamente à natureza esclerótica e invasiva da endometriose. Mesmo assim, é nesta área que se pode dizer que a MAS tem sua aplicação mais importante. Por meio desta abordagem, a formação de aderências pós-operatória é minimizada, e isto é muito importante, pois muitas pacientes com endometriose estão realizando a cirurgia para melhorar suas chances de conceber. Portanto, apesar de algumas dificuldades técnicas para o cirurgião, o benefício para a paciente requer a aplicação destas técnicas no tratamento da endometriose. Em casos de suspeita de endometriose grave, a paciente deve realizar não apenas o preparo intestinal pré-operatório, mas também deve fazer uma cistoscopia e proctossigmoidoscopia para avaliar por completo o trato urinário inferior e o trato gastrointestinal.

A ablação ou ressecção da endometriose peritoneal superficial é simples e pode ser realizada usando qualquer instrumento monopolar ou bipolar. Neste cenário, o autor (NS) prefere usar o coagulador de feixe de argônio (ABC). Se a penetração da corrente ficar limitada a aproximadamente 1 mm, existe pouco risco de lesionar os órgãos subjacentes, e pode haver um ganho adicional, pois a instilação simultânea do gás argônio geralmente facilita a dissecção e a ressecção dos tecidos. Muito mais difícil é o manejo do fundo de saco obliterado e da disseminação retroperitoneal da doença ou das aderências densas localizadas nos ligamentos uterossacros, produzindo estenose ureteral até a oclusão completa.

Na abordagem de uma patologia pélvica grave, não se devem esquecer os procedimentos básicos para não deixar de identificar a doença em outros locais. Isto é verdadeiro no tratamento da endometriose e na necessidade de explorar todo o abdome. Muitas vezes, existe disseminação para o trato gastrointestinal fora da pelve, particularmente o apêndice, e ocasionalmente a doença pode ser encontrada em pontos distantes, como o peritônio subdiafragmático. A abordagem da doença nestas localizações também deve ser feita. A doença que envolve o peritônio diafragmático pode ser removida usando-se ABC, como descrito anteriormente, e o apêndice e/ou intestino delgado são ressecados usando-se o Endo-GIAs (Ethicon Endosurgery). A técnica para abordar o fundo de saco obliterado e qualquer envolvimento ureteral consiste em abrir e dissecar os espaços retroperitoneais. Usando o ABC configurado em 80 watts com uma velocidade de fluxo de gás de 2-3 litros por minuto, o peritônio sobre o músculo psoas é incisado de um ponto imediatamente acima da borda pélvica até o ligamento redondo. Usando ABC ou um irrigador Stryker acionado por bateria colocado no local da porta suprapúbica na linha média, os espaços pararretal e paravesical podem ser dissecados, movendo-se qualquer um destes instrumentos de um lado para o outro, em vez de paralelamente aos vasos ilíacos. Isto permite a identificação rápida do ureter e, se o ovário precisar ser removido, os vasos gonadais podem ser fixados por grampos endoscópicos ou pela fonte de energia de preferência. O uso de hidrodissecção nesta área é mais vantajoso, uma vez que a água instilada rapidamente separa o ureter do folheto medial do peritônio e do ligamento uterossacro, onde geralmente são encontradas as áreas mais espessadas de fibrose. Os irrigadores de baixo fluxo não conseguem fazer a dissecção, separando o ureter do ligamento uterossacro. Após afastar o ureter lateralmente, podemos aplicar o ABC na face lateral do ligamento uterossacro, e a secção pode ser feita da direção lateral para a medial. Isto é importante, pois é nesta localização, na linha média do fundo de saco, que ocorre com mais frequência o envolvimento do reto. O irrigador pode ser usado para fazer a dissecção lateralmente a partir do reto e medial aos vasos hipogástricos e avançando posteriormente, é possível dissecar o espaço retrorretal. Isto pode parecer desnecessário, mas esta manobra afasta o reto da cavidade sacral e do campo cirúrgico. Nesta etapa, pode ser usado um dilatador retal, e um Gyne Tube (Paragon Imex Co.) pode ser inserido na vagina. Após o posicionamento destes dois instrumentos, o ABC pode ser usado para fazer a incisão na reflexão peritoneal na linha média. Se houver uma doença nodular, a dissecção com o irrigador pode ser feita até o ponto de fixação posterior O segmento envolvido do reto pode ser isolado circunferencialmente e, mesmo que a ablação contínua e/ou dissecção aguda provoque a entrada no reto, a quantidade de tecido que deve ser removido será minimizada, geralmente resultando na remoção de um pequeno corte da parede retal anterior. Isto pode ser fechado usando um dispositivo Endostitch (Covidien) com uma sutura contínua ou interrompida, usando Vicryl 0.

Com menos frequência, pode ocorrer comprometimento da prega peritoneal anterior pela endometriose, exigindo ressecção da área e fechamento em duas camadas, usando Endostitch com Polysorb 0 (Covidien), e realizando a mesma técnica descrita para fechamento da vagina durante histerectomia laparoscópica total.

Ocasionalmente, pode ocorrer comprometimento do ureter sendo necessário realizar uma ressecção com reanastomose ou uma ureteroneocistostomia, e isto pode ser realizado por MAS.

Após a abordagem destas áreas mais difíceis de endometriose, a cirurgia pode prosseguir com cistectomia ovariana, salpingo-ooforectomia e/ou histerectomia, conforme planejado inicialmente e combinado com a família e a paciente nas consultas de pré-operatório. A importância do aconselhamento pré-operatório abrangente deve ser enfatizada neste contexto, pois o tratamento da doença e o desejo da paciente de preservar a capacidade reprodutiva geralmente estão em conflito. Se houver alguma dúvida sobre o tratamento que deve ser feito, é melhor preservar os órgãos reprodutivos, uma vez que uma nova cirurgia para tratamento da endometriose pode ser feita, mas a remoção dos órgãos reprodutivos não pode ser desfeita.

CIRURGIA LAPAROSCÓPICA EM ONCOLOGIA GINECOLÓGICA

Por muitos anos a laparoscopia foi empregada quase exclusivamente para o manejo de problemas ginecológicos menores e infertilidade. Atualmente, houve uma grande ampliação nas indicações de MAS, e seu papel, particularmente na oncologia ginecológica, na área de histerectomia (simples e radical) e na linfadenectomia está cada vez mais definido.

Não somente a viabilidade e a segurança da MAS para a realização de vários procedimentos cirúrgicos na oncologia ginecológica estão demonstradas em muitos centros no mundo, mas também tem sido documentada a sua equivalência técnica com a laparotomia. Um estudo prospectivo, randomizado, realizado pelo Gynecologic Oncology Group nos Estados Unidos (LAP2), envolvendo mais de 2.500 pacientes, demonstrou uma redução no tempo de permanência hospitalar e de complicações com MAS, quando comparada à laparotomia em pacientes com câncer do endométrio.[1] Os primeiros estudos de viabilidade prospectivos deste grupo e de muitos outros no mundo todo tornaram evidente que a MAS pode responder às exigências modernas de ginecologia e oncologia ginecológica em termos de facilidade de acesso, redução do impacto da cirurgia nas pacientes, recuperação rápida e, acima de tudo, em muitos países ocidentais, a alta precoce do hospital, reduzindo assim os custos gerais da cirurgia. Esta pressão para acelerar os processos de cuidados deve ser equilibrada com a necessidade de efetividade e de garantia de eficácia no mínimo igual àquela das técnicas cirúrgicas abertas anteriores. Existem poucas dúvidas de que os principais proponentes da cirurgia de acesso mínimo foram capazes de demonstrar a facilidade com que procedimentos de grande porte e às vezes extremamente radicais podem ser realizados usando técnicas de MAS. No entanto, também está claro que esta técnica requer uma experiência considerável em cirurgia tradicional. O período de treinamento necessário é prolongado, e o equipamento deve ser de alta qualidade. Toda equipe cirúrgica, incluindo anestesista, enfermagem e todo cenário cirúrgico, deve ser comparável. É essencial que o cirurgião aceite um período de treinamento prolongado, tempo similar exigido para treinamento em cirurgia aberta. Um oncologista ginecológico deve ser completamente treinado nos dois elementos de prática.

Atualmente, a histerectomia e todas as variações de graus de radicalidade, assim como as linfadenectomias pélvicas e aórticas, são amplamente aceitas como procedimentos-padrão em MAS. Por definição, a aceitação da MAS nestes procedimentos significa que ela está indicada principalmente para o manejo do câncer de colo e corpo uterino no estágio inicial. O diagnóstico de câncer de ovário em estágio inicial é raro, portanto não existem muitos estudos sobre o uso de MAS neste contexto. Por outro lado, têm sido demonstradas a segurança e adequação da MAS no reestadiamento de pacientes com câncer do endométrio, tuba uterina e do ovário em estágio inicial. Realizando o reestadiamento, foi demonstrado que a omentectomia e a avaliação minuciosa da superfície peritoneal podem ser feitas pela MAS. Alguns centros incorporaram a MAS no manejo do câncer de ovário avançado, considerando que a técnica tem sido usada com sucesso na ressecção dos intestinos delgado e grosso, esplenectomia e remoção de doença diafragmática. Esta prática não foi amplamente adaptada, nem as técnicas de MAS para linfadenectomia inguinal para manejo do câncer de vulva.

COMPLICAÇÕES

Metástases em Sítios de Trocartes

A implantação de células tumorais nos locais de inserção de trocartes tem sido relatada, da mesma forma como têm sido descritos alguns casos de recorrências nas regiões de incisão após laparotomia, em cirurgia oncológica. O mecanismo de implante tumoral não está esclarecido, mas, contudo, é provável que o principal fator associado seja a contaminação com material contendo células cancerosas, a chamada teoria da implantação. Esta teoria, no entanto, não explica a raridade de recorrência na cúpula vaginal nos casos de cirurgia de câncer do colo uterino. Várias teorias envolvendo a pressão do gás também são descritas, mas não existe uma etiologia definida. Existem muitos relatos de casos de recorrência em sítios de trocartes em pacientes com câncer de ovário em estágio avançado, mas é difícil determinar o significado clínico deste fato, pois a definição de recorrência no sítio de trocartes não é acurada. Mesmo assim, devem ser adotadas todas as medidas para minimizar o contato de células possivelmente malignas com os tecidos subcutâneos, como descrito anteriormente. Alguns autores sugerem a irrigação dos sítios de trocartes com solução de iodo. Também houve relatos de recorrências, após o tratamento de câncer do colo uterino e do corpo uterino, embora o estadiamento completo não tenha sido realizado na maioria destes relatórios. Neste ponto, deve-se observar que, no estudo em pacientes com câncer do endométrio em estágio inicial conduzido pelo Gynecologic Oncology Group, onde mais de 2.500 pacientes foram alocadas aleatoriamente na proporção de dois para um a favor da laparoscopia, não foi observada nenhuma recorrência no sítio de trocartes.[2]

Hérnia no Sítio de Trocartes

As hérnias no sítio de trocarte são complicações graves, mas são eventos raros. Um estudo extenso mostrou que o maior risco de hérnia está associado a sítios maiores de inserção. Considerando o resultado destes estudos, muitos especialistas atualmente indicam o fechamento dos locais e inserção do trocartes grandes (maior que 7 mm), e esta também é a recomendação dos autores.

Hematoma no Sítio de Trocartes

Os hematomas no sítio de trocartes podem ser muito debilitantes, retardando a recuperação e causando dor e sofrimento consideráveis. É obrigatório evitar os grandes vasos, como os epigástricos inferiores. Contudo, quando trocartes laterais são inseridos pela parede muscular do abdome, particularmente pelo músculo reto, a lesão dos vasos pode ser inevitável. A lesão destes vasos pode provocar a formação de um hematoma, que pode manifestar-se com dor persistente após o procedimento ou, em casos extremos, pode haver uma queda importante na hemoglobina nos dias seguintes à cirurgia.

RECUPERAÇÃO PÓS-OPERATÓRIA

Em termos gerais, a característica mais importante do período pós-cirúrgico na MAS é a recuperação rápida da paciente. Qualquer paciente onde isto não ocorra ou que desenvolva subitamente dor ou outra sintomatologia deve ser examinada cuidadosamente para detectar complicações. A alta precoce desta paciente pode resultar em reclamações e conflitos que vão se agravando, podendo gerar situações graves de litígio.

É importante orientar as pacientes sobre a necessidade de avisar imediatamente o cirurgião, após alta hospitalar, sobre qualquer alteração na evolução. É particularmente importante os sintomas de início recente de dor ou febre ou secreção vaginal alterada.

REFERÊNCIAS

1. Kornblith AB, Huang HQ, Walker J, et al. Quality of life of patients with endometrial cancer undergoing laparoscopic FIGO staging compared to laparotomy: a Gynecologic Oncology Group study. J Clin Oncol 2009;27(32):5337-42.
2. Walker, JL, Piedmonte MR, Spirtos NM, et al. Recurrence and survival after random assignment to laparoscopy versus laparotomy for comprehensive surgical staging of uterine cancer: Gynecologic Oncology Group LAP2 Study. J Clin Oncol 2012;30(7):695-700.
3. Walker, JL, Piedmonte MR, Spirtos NM, et al. Laparoscopy compared with laparotomy for comprehensive surgical staging of uterine cancer: Gynecologic Oncology Group Study LAP2. J Clin Oncol 2009;27(32):5331-6.
4. Royal College of Obstetricians and Gynaecologists. Preventing Entry-related Gynaecological Laparoscopic Injuries. Green-top Guideline no. 49. London: RCOG; 2008.

LEITURA ADICIONAL

Ahmad G, Gent D, Henderson D et al. Laparoscopic entry techniques. Cochrane Database Syst Rev 2015;(8):CD006583.

Falcetta FS, Lawrie TA, Medeiros LRF et al. Laparoscopy versus laparotomy for FIGO stage I ovarian cancer. Cochrane Database Syst Rev 2016;(10):CD005344.

Litynski GS. Raoul Palmer, World War II, and transabdominal coelioscopy. Laparoscopy extends into gynecology. JSLS 1997;1:289-292.

Sandor J, Ballagi F, Nagy A, Rákóczi I. A needle puncture that helped to change the world of surgery. Homage to János Veres. Surg Endosc 2000;14:201-202.

CAPÍTULO 6

Cuidados Pós-Operatórios e Complicações

No período pós-operatório o cirurgião não deve relaxar. A recuperação de um procedimento cirúrgico complexo deve ser monitorado cuidadosamente. Mesmo aquela paciente que se submete a uma cirurgia de rotina pode desenvolver alguma complicação inesperada. Este período é a conclusão de todo o processo que inicia com a avaliação pré-operatória, aconselhamento e consentimento informado e preparação, seguido da cirurgia, e todas estas etapas determinam uma boa evolução ou não. Qualquer falha anterior torna-se evidente no período pós-operatório. É durante este período que a experiência do cirurgião geralmente conta e, por este motivo, é imperativo que cada cirurgião mantenha um registro de suas evoluções. É no cirurgião que a paciente confia seu bem-estar; é o cirurgião que aceitou esta confiança e responsabilidades e é o cirurgião que deve garantir uma evolução satisfatória em todos os momentos.

Este capítulo aborda os cuidados pós-operatórios e as complicações relacionados com a cirurgia ginecológica em geral, e os capítulos posteriores abrangem questões relacionadas com procedimentos e doenças específicas. Como mencionado no Capítulo 2, programas de "recuperação otimizada" tornaram-se a norma nos últimos anos, e isto é particularmente pertinente para o período pós-operatório.[1]

CUIDADO PÓS-OPERATÓRIO

Tromboprofilaxia

O papel da tromboprofilaxia foi descrito com detalhes no Capítulo 2. Esta seção pretende simplesmente enfatizar a necessidade de profilaxia até que a paciente esteja deambulando e pronta para alta. Após uma cirurgia de grande porte, o uso de heparina subcutânea de baixo peso molecular deve ser mantido até que a paciente inicie a deambulação, em geral 5 a 7 dias. O uso das meias compressivas no pós-operatório deve ser enfatizado, sendo muito importante usá-las por, no mínimo, quatro a seis semanas até retorno completo da mobilidade. A profilaxia farmacológica para trombose venosa profunda é estendida até 28 dias de pós-operatório em pacientes que tenham realizado cirurgia de grande porte para câncer no abdome ou pelve.

É sempre importante não ignorar queixas de dispneia. A investigação para descartar embolia pulmonar, incluindo gasometria arterial e tomografia computadorizada (CT) helicoidal, deve ser feita.

Fluidos Intravenosos e Ingestão Oral

Os fluidos intravenosos devem ser suspensos dentro de 24 horas após a cirurgia, e soluções cristaloides balanceadas são preferíveis à solução salina 0,9%. Fluidos orais e alimentos devem ser iniciados no dia da cirurgia, sempre que possível. Bebidas proteicas de alta energia saborizadas, prescritas três vezes ao dia, são seguras e podem preencher a lacuna até o retorno à dieta normal para garantir alguma ingestão proteica e calórica já no início do processo de recuperação. A alimentação pós-operatória precoce após cirurgia ginecológica abdominal de grande porte para condições benignas ou malignas parece ser segura sem aumentar o risco de morbidades gastrointestinais ou outras complicações pós-operatórias. Os benefícios desta abordagem incluem recuperação mais rápida da função intestinal, menores taxas de complicações infecciosas, menor permanência hospitalar e maior satisfação da paciente.

Alívio da Dor

Uma abordagem de analgesia multimodal deve ser adotada, variando com a técnica cirúrgica e o procedimento realizado. Foi demonstrado que a anestesia epidural é mais efetiva para alívio da dor pós-operatória após uma cirurgia de grande porte aberta com incisão na linha média. Ela fornece o relaxamento dos músculos durante a cirurgia e menor perda sanguínea, por causa da redução da pressão venosa e arterial, e a manutenção da anestesia epidural reduz o risco de eventos tromboembólicos no pós-operatório e fornece uma excelente forma de alívio da dor.

Uma opção analgésica alternativa é a analgesia controlada pelo paciente, onde uma infusão controlada de opiáceo pode ser administrada com base nas necessidades de cada paciente. Isto pode ser combinado a um bloqueio da bainha do reto aplicado cirurgicamente ou um bloqueio do plano transverso abdominal orientado por ultrassom.

Paracetamol e anti-inflamatórios não esteroides em combinação devem ser administrados regularmente a todas as pacientes, exceto se houver contraindicação. O emprego inicial de analgésicos não opioides minimiza os efeitos adversos associados, como sonolência, náusea, vômitos, confusão e alucinações.

Manejo do Cateter Vesical

O momento de remoção do cateter é variável e depende do procedimento cirúrgico realizado, estas recomendações foram discutidas nos capítulos anteriores. Em uma histerectomia não complicada, a remoção do cateter é feita, em geral, no fim do procedimento ou após 6-12 horas no pós-operatório. A remoção imediata está associada a uma redução significativa da dor uretral ou vesical, infecção sintomática do trato urinário e do tempo de início da deambulação, porém apresenta maior incidência de recateterização.

Embora a drenagem uretral contínua seja empregada após a cirurgia de prolapso de órgãos pélvicos e incontinência urinária, as cateterizações suprapúbicas contínua e uretral intermitentes são cada vez mais usadas (ver Capítulos 16 e 17).

Mobilização e Fisioterapia

A necessidade de mobilização precoce deve ser enfatizada e requer que a equipe de enfermagem esteja sempre solicitando às pacientes para que saiam de suas camas. Os fisioterapeutas devem ser estimulados a manter o foco de atenção na motivação das pacientes para os exercícios respiratórios e de membros inferiores e mobilização precoce, em vez de manter uma preocupação com a documentação excessiva nos prontuários.

Equipes de Apoio

As equipes de apoio de cuidados intensivos devem ser congratuladas por sua competência e pelo modo como garantem um alívio adequado da dor pós-operatória e auxiliam na identificação de pacientes que apresentam alguma piora durante a evolução. Mas se apoiar somente nesta equipe pode desativar as demais equipes de enfermagem e equipes médicas mais jovens. Devem ser vistas como um suporte útil e um recurso educacional e não como substituição para um serviço já estabelecido.

Controle da Ferida Operatória

Não há desculpas para que um cirurgião não monitore a ferida cirúrgica de seus próprios pacientes durante o período pós-operatório. É possível aprender muito com esta prática simples. A equipe de enfermagem, apesar da experiência importante no manejo da ferida operatória, muitas vezes precisa de suporte dos colegas médicos para evitar complicações e garantir que os métodos ideais estejam sendo empregados.

Terapeuta de Estomas

O terapeuta de estomas tem um papel muito valioso para a equipe de oncologia ginecológica, pois auxilia na adaptação e reabilitação da paciente, orientando quanto aos cuidados e manejo no período pós-operatório imediato. Quando existe uma possibilidade de que seja feito um desvio do trato urinário ou do trato gastrointestinal na cirurgia, uma avaliação pré-operatória deve ser considerada para melhorar este cuidado.

Comorbidades

Muitas vezes, a associação de comorbidades pode influenciar a evolução geral. Muitas pacientes sucumbem a eventos cardiovasculares ou vasculares cerebrais que, em grande parte, são inevitáveis apesar da melhor intervenção cirúrgica.

COMPLICAÇÕES DA CIRURGIA

Infecção

As infecções pós-operatórias são muito comuns na prática cirúrgica atual. Febre no período pós-operatório imediato (menos de 24–48 horas) geralmente é decorrente de uma resposta inflamatória à própria cirurgia e não à infecção, embora seja importante excluir aspiração durante o período perioperatório, assim como uma reação medicamentosa ou a uma transfusão de sangue. Após 48 horas da cirurgia, as infecções do trato urinário, da ferida operatória, do tórax, intra-abdominais, cutâneas e da linha (incluindo periférica e central), assim como as infecções intestinais, incluindo *Clostridium difficile,* devem ser diagnosticadas e tratadas precocemente.

Sepse

A sepse é uma condição de risco à vida, que ocorre quando o organismo responde à agressão provocada por uma infecção. O quadro de sepse inicia com a síndrome de resposta inflamatória sistêmica (SIRS), passando para sepse, sepse grave (sepse com disfunção de órgãos), choque séptico (sepse mais hipotensão refratária à administração de líquidos ou lactato acima de 4 mmol/L) e síndrome de falência de múltiplos órgãos. Os critérios para que o diagnóstico de SIRS seja feito devem incluir pelo menos dois dos achados clínicos descritos no Quadro 6.1.

Quadro 6.1 Critérios para diagnóstico da síndrome da resposta inflamatória sistêmica.

■ Temperatura	> 38°C ou < 36°C
■ Taquicardia	Frequência cardíaca > 90 batimentos/min
■ Taquipneia	Frequência respiratória > 20 respirações/min
■ (Resultados de exames)	Contagem de leucócitos > 12.000 ou < 4.000 ou com 10% de formas imaturas (bastonetes)

Considera-se que os critérios sejam satisfeitos se pelo menos dois dos achados clínicos acima forem detectados.

Sepse é definida como SIRS quando existe uma infecção provável ou identificada. Os achados clínicos que definem SIRS são usados como sinais precoces de advertência de uma possível sepse, permitindo o tratamento urgente e o encaminhamento à equipe de terapia intensiva. As três causas mais comuns de infecção são a pneumonia, a infecção intra-abdominal e a infecção do trato urinário. As causas ginecológicas específicas são a infecção pós-operatória e a sepse pélvica. O tempo cirúrgico prolongado, hipotensão, coagulopatia intravascular disseminada e perda excessiva de sangue estão associados ao desenvolvimento de síndrome da angústia respiratória aguda. A ocorrência destas complicações deve ser evitada. Todos os possíveis locais de infecção devem ser examinados e avaliados, e uma investigação por hemocultura é obrigatória.

A velocidade de eliminação do patógeno microbiano é um determinante crítico da evolução do choque séptico e o manejo consiste em triagem, reconhecimento, ressuscitação e encaminhamento. Os sistemas de pontuação de advertência precoce são úteis para o diagnóstico de SIRS, sepse e choque séptico, e a investigação e os tratamentos devem ser realizados de acordo com as diretrizes hospitalares, que estão baseadas em diretrizes internacionais, como os "seis da sepse" e a Surviving Sepsis Campaign. O cirurgião deve estar atualizado em relação às diretrizes atuais, que mudam continuamente, como pode ser verificado pela nova definição da força-tarefa de Definições de Sepse de 2016,[2] que sugere que sejam usados critérios de verificação rápida de falência de órgãos relacionada com a sepse no lugar do diagnóstico de SIRS, de forma a desencadear rapidamente uma investigação adicional e o tratamento.

Infecção da Ferida Operatória

Algumas vezes, a impressão da enfermeira sobre as condições do tecido pode representar um alerta importante sobre a necessidade de usar um equipamento de aspiração com vácuo para o fechamento da parede e para utilizar curativos, que promovem uma recuperação mais rápida de grandes feridas. Uma relação próxima com enfermeiros da comunidade garante que, após a alta, os pacientes continuem o tratamento sem interrupção e prejuízo. É uma conduta frequente dos autores, especialmente em cirurgias do períneo onde aporte sanguíneo é muito bom, deixar a ferida operatória aberta para cicatrização por segunda intenção. Os resultados com bons cuidados de enfermagem, que podem ser descritos e documentados no pós-operatório, podem ser excelentes.

Não deve haver demora para encaminhar o paciente de volta à sala cirúrgica, se houver necessidade de desbridar um tecido necrótico ao redor da incisão cirúrgica. Nos casos de suspeita de fascite necrosante, esta conduta é muito importante. A necessidade de desbridamento precoce é muitas vezes ignorada no manejo da ferida pós-operatória.

Deiscência da Ferida

A deiscência superficial ocorre com mais frequência em pacientes obesas. Esta condição é facilmente controlada por medidas de antissepsia regular. A coleta de esfregaços para cultura garante a detecção precoce de infecções importantes e o uso adequado de antibióticos.

A deiscência completa muitas vezes é mascarada durante o período pós-operatório inicial, enquanto os grampos cutâneos ou as suturas subcutâneas ainda estão no local. Muitas vezes, o único sinal é a drenagem de líquido seroso na linha de sutura, sem um motivo aparente. É somente quando os grampos são finalmente removidos que a evidência de uma deiscência completa se torna óbvia. A aplicação imediata de grandes compressas úmidas e estéreis sobre a ferida aberta e a preparação para um retorno urgente ao centro cirúrgico devem ser realizadas. A aponeurose deve ser reparada com uma sutura contínua ou com pontos separados, com fio não absorvível, e devem ser feitos pontos grandes englobando a aponeurose. Uma sutura com pontos separados pode ser feita adicionalmente, se o cirurgião considerar necessário. Antibióticos devem ser administrados no intraoperatório e mantidos se houver evidência de infecção. Os fatores de risco incluem obesidade, desnutrição, uso de esteroides em longo prazo, tosse crônica e obstipação grave.

Complicações do Trato Urinário

Infecção

As infecções urinárias ocorrem com mais frequência após cateterização vesical, aplicação de *stent* ureteral ou lesão da bexiga. A coleta de rotina de uma amostra do cateter ou amostra de urina de jato médio durante o período pós-operatório devem ser obrigatórias para garantir que casos assintomáticos sejam identificados e tratados adequadamente.

Fístulas

Fístulas Vesicovaginais

Na presença de uma fístula vesicovaginal, a mulher geralmente queixa-se de estar continuamente molhada. A fístula pode ser confirmada pela injeção de azul de metileno na bexiga por um cateter uretral, observando se um vazamento do corante azul é identificado ou não na vagina ao exame especular. A confirmação também pode ser realizada por cistografia ou cistoscopia. A maioria dos casos apresentará cicatrização espontânea se tratada de modo conservador com cateterização de demora em longo prazo. Se a resolução não ocorrer espontaneamente, um reparo cirúrgico pode ser necessário (ver Capítulo 18).

Fístulas Ureterais

Na presença de uma fístula ureteral, assim como na fístula vesicovaginal, a queixa da paciente é de estar continuamente molhada. Se possível, uma coleta do líquido vaginal deve ser feita, e o material deve ser enviado para detecção do nível de creatinina. Um resultado elevado, acima do valor da creatinina sérica da paciente, sugere o diagnóstico de fístula ureteral após ser descartada uma fístula vesicovaginal. Uma urografia intravenosa ou urografia por CT também podem ser úteis para estabelecer um diagnóstico, porém o diagnóstico definitivo só pode ser realizado com uma ureteropielografia retrógrada bilateral (para excluir fístulas bilaterais). O encaminhamento a um urologista deve ser realizado para tratamento subsequente. A conduta conservadora com inserção de um *stent* ureteral retrógrado pode ser possível. As opções cirúrgicas são descritas no Capítulo 26.

Complicações Gastrointestinais
Íleo

O íleo pós-operatório é uma complicação frequente da cirurgia abdominal, mas ainda tem uma definição clara, e, por isso, os resultados dos estudos apresentam evidências de baixo nível em relação à incidência e tratamento. Recentemente, um painel de especialistas definiu o íleo pós-operatório como uma inibição temporária da motilidade gastrointestinal, que ocorre depois de uma intervenção cirúrgica, na ausência de obstrução mecânica e provoca a redução de ingestão oral. Os sinais clínicos mais relevantes são a distensão e dor abdominal e a ausência de ruídos intestinais normais.[3] Os resultados de uma revisão sistemática mostrou que a evacuação no pós-operatório, juntamente com a tolerância à ingestão de alimentos sólidos, representa sinal de bom desfecho clínico, e que a CT tem o melhor valor para o diagnóstico diferencial entre o íleo pós-operatório e outras complicações.[4]

Devem ser adotadas medidas preventivas, incluindo o uso de epidural contendo um anestésico local na cirurgia, com ou sem adição de opioides, otimização de líquidos, café, goma de mascar, alvimopana (um antagonista do receptor μ-opioide oral periférico e altamente seletivo), suspensão de qualquer analgesia com opioides, avaliação regular e correção de eletrólitos, descompressão nasogástrica para pacientes com náusea ou vômitos e nutrição parenteral, se a paciente não tolerar a ingestão oral adequada por mais de sete dias no pós-operatório.

Obstrução

A obstrução durante o período pós-operatório geralmente ocorre algumas semanas após a cirurgia e, em geral, é resultado de aderências induzidas cirurgicamente. A conduta inicial deve ser conservadora, uma vez que a maioria dos casos exiba recuperação espontânea após um período de repouso. A necessidade de uma cirurgia é rara, e, em geral, a indicação deve-se à presença de uma banda de tecido ou a uma aderência do intestino delgado na pelve ou parede abdominal anterior. Uma excisão simples da banda resolve o problema sem necessidade de cirurgia intestinal.

Fístulas

Os procedimentos em ginecologia oncológica muitas vezes exigem uma cirurgia intestinal e, em alguns casos, é necessário realizar anastomose do intestino grosso sem estoma. Portanto, no pós-operatório é necessária muita atenção para identificar alguma alteração sugestiva de fístula da anastomose, que muitas vezes se apresenta entre o sétimo e o décimo dia. Uma abordagem proativa, o exame minucioso e a investigação precoce, incluindo radiografias e CT para detecção imediata, são fatores determinantes para o resgate da situação, independentemente da escolha de um tratamento conservador com drenagem e antibióticos ou de um reparo cirúrgico. O relacionamento próximo com colegas da especialidade colorretal favorece um manejo adequado.

REFERÊNCIAS

1. Nelson G, Altman AD, Nick A et al. Guidelines for postoperative care in gynecologic/oncology surgery: Enhanced Recovery After Surgery (ERAS®) Society recommendations: Part II. Gynecol Oncol 2016;140:323-332.
2. Singer M, Deutchman CS, Seymour CW et al. The Third International Consensus Definitions for Sepsis and Septic Shock (Sepsis-3). JAMA 2016;315:801-810.
3. Gero D, Gié O, Hübner M, et al. Postoperative ileus: in search of an international consensus on definition, diagnosis, and treatment. Langenbecks Arch Surg 2017;402(1):149-158.
4. Wu Z, Boersema GS, Dereci A et al. Clinical endpoint, early detection, and differential diagnosis of postoperative ileus: a systematic review of the literature. Eur Surg Res 2015;54(3–4):127-138.

LEITURA ADICIONAL

Czura CJ. Merinoff symposium 2010: sepsis: speaking with one voice. Mol Med 2011;17(1-2):2-3.

Guay J, Nishimori M, Kopp S. Epidural local anaesthetics versus opioid-based analgesic regimens for postoperative gastrointestinal paralysis, vomiting and pain after abdominal surgery. Cochrane Database Syst Rev 2016(7):CD001893. doi: 10.1002/14651858.CD001893.pub2.

Zhang P, Hu WL, Cheng B et al. A systematic review and meta-analysis comparing immediate and delayed catheter removal following uncomplicated hysterectomy. Int Urogynecol J 2015;26:665-674.

PARTE 2
Anatomia: Para o Ginecologista em Geral e o Ginecologista em Treinamento

CAPÍTULO 7
Cirurgias na Vulva

BIÓPSIA DA VULVA

A biópsia da vulva é um procedimento simples que não requer anestesia geral, nenhum preparo especial, nem instrumentos complexos. A biópsia deve ser realizada com precisão para fornecer ao patologista uma amostra adequada e representativa da anormalidade vulvar. O diagnóstico de malignidade é definido pela biópsia, e, antes da realização de uma cirurgia radical, é obrigatório fazer a biópsia confirmatória, independentemente da experiência e perícia do examinador. A biópsia também é utilizada para confirmar diversas condições dermatológicas, como líquen escleroso, líquen plano e neoplasia intraepitelial vulvar (VIN). O exame colposcópico com a aplicação de ácido acético diluído (3 ou 5%) é valioso na identificação da extensão das áreas para a realização da biópsia. Embora o uso de azul de toluidina tenha sido frequentemente citado no passado, é raramente utilizado nos dias de hoje. A biópsia do clitóris e lábios menores deve ser evitada a menos que seja essencial, pois são sensíveis e importantes na função sexual.

A biópsia é facilmente obtida com o uso de um *punch* cutâneo de Keyes, que fornecerá uma biópsia de espessura total da pele vulvar, permitindo a análise adequada pelo patologista sobre a natureza da lesão. A nitidez da margem de corte é muito importante, e o *punch* de Keyes descartável é considerado ideal. Em biópsias para fins diagnósticos, um *punch* de Keyes com diâmetro de 3-4 mm é adequado, embora diâmetros maiores possam ser utilizados para remover as lesões completamente.

É necessário anestesia local, que pode ser feita pela infiltração de lidocaína a 1 ou 2% com adrenalina para hemostasia e para prolongar o período de analgesia, usando uma agulha de calibre 27 ou 30.

O *punch* de Keyes deve ser pressionado sobre a pele e feita uma com rotação por 1 ou 2 vezes em seu eixo para auxiliar na penetração da pele e tecido subcutâneo, com a profundidade da excisão sendo controlada pelo operador. O tampão tecidual é, então, apreendido e separado na base, empregando-se tesouras ou um bisturi descartável (Figura 7.1). A lesão resultante é pequena, e a hemostasia com nitrato de prata ocasionalmente pode ser necessária. A necessidade de uma sutura é extremamente rara, quando se usa um *punch* de Keyes de 3 mm, mas, para excisões com diâmetro maior, pode ser necessária. A biópsia excisional ou incisional, utilizando um bisturi, pode ser realizada com a mesma técnica de anestesia, seguida pela secção de uma faixa elíptica de tecido, tomando cuidado para remover a espessura total da derme. A biópsia excisional é apropriada para lesões pequenas ou localizadas, como nevos, enquanto a biópsia incisional é adequada para áreas maiores, quando uma amostra da área alterada deve ser examinada.

O fechamento da ferida operatória pode ser feito com fio absorvível fino e agulha cortante. O Vycril Rapide™ é ideal por sua rápida absorção e pode ser removido após alguns dias, se causar qualquer desconforto ou irritação. Frequentemente, a hemostasia pode ser feita unicamente com aplicação de nitrato de prata na base da lesão.

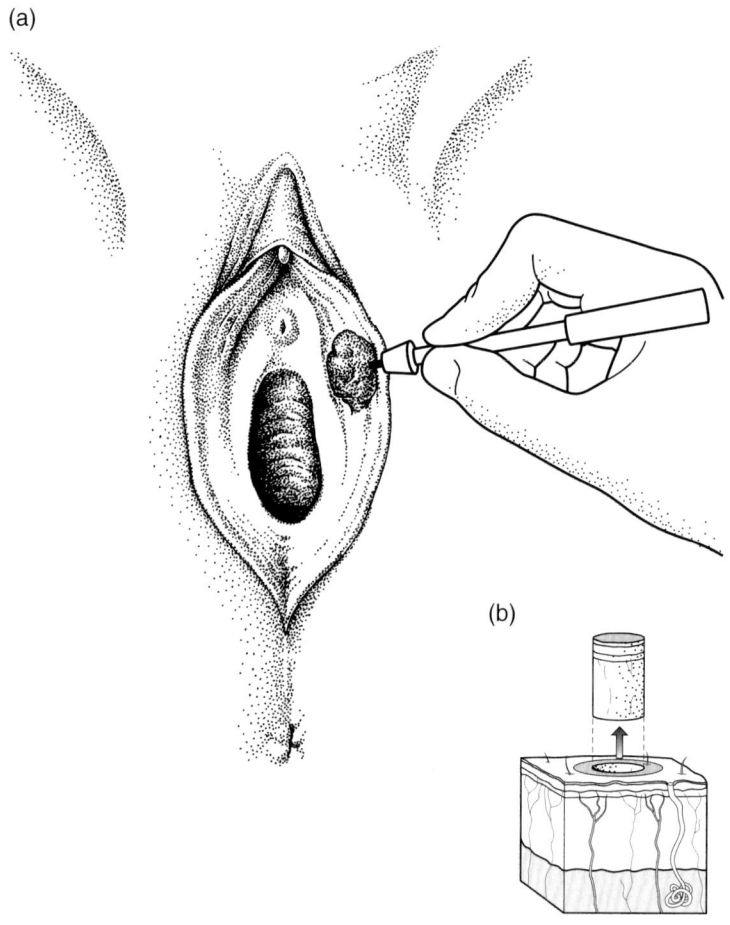

Figura 7.1 (a) Biópsia de lesão vulvar utilizando um *punch* de Keyes. (b) Espécime de biópsia resultante.

TRATAMENTO DOS CISTOS E ABSCESSOS DE BARTHOLIN

O cisto de Bartholin é o cisto mais frequente e maior que aparece na vulva e ocorre em razão de uma obstrução do ducto da glândula. Os cistos assintomáticos e pequenos, que ocorrem em mulheres na pré-menopausa, não necessitam de nenhum tratamento. Os cistos maiores e sintomáticos ou com infecção devem ser drenados, e, se houver alguma suspeita de malignidade, deve-se realizar a excisão.

Incisão e Drenagem

A incisão e a drenagem devem ser realizadas nos casos de abscesso agudo ou em cistos grandes ou sintomáticos, proporcionando alívio imediato dos sintomas. Este procedimento pode ser feito com anestesia local.

Um campo estéril é preparado e a paciente deve ser colocada em posição de litotomia, e um campo estéril deve ser colocado. Uma infiltração local com lidocaína pode ser feita no mesmo sítio com o uso de uma seringa odontológica. Trinta minutos antes da infiltração deve ser aplicado na mucosa vestibular, distal ao anel himenal, um creme anestésico, como o EMLA (mistura eutética de lidocaína e prilocaína). Uma incisão pequena (5-10 mm), com profundidade de 1-1,5 cm, é realizada com um bisturi (lâmina nº 11) no local, onde o cisto ou abscesso aparece mais próximo à superfície da mucosa. Quando se usa um cateter de Word, a incisão deve ser um pouco maior do que o diâmetro do cateter. A colheita de material para cultura deve ser feita com um *swab* com carvão. Um tamponamento com gaze pode ser feito e deve ser retirado após 24 horas, mas é melhor usar um cateter de Word. Esse cateter é semelhante a um cateter pediátrico curto, mas sem um lúmen. O balão do cateter é inflado com 2-3 mL de solução salina fisiológica e colocado no local do cisto, com a extremidade livre, é deixado na vagina. O cateter é mantido no local por 4 semanas, se tolerado, para permitir a epitelização, criando uma nova abertura do ducto. O cateter é removido após esvaziar o balão.

Marsupialização

Nos casos de recidiva do cisto ou do abscesso, a marsupialização deve ser realizada. O procedimento é semelhante ao descrito anteriormente e pode ser realizado com anestesia local ou geral. Uma incisão em cruz de 1-1,5 cm é realizada

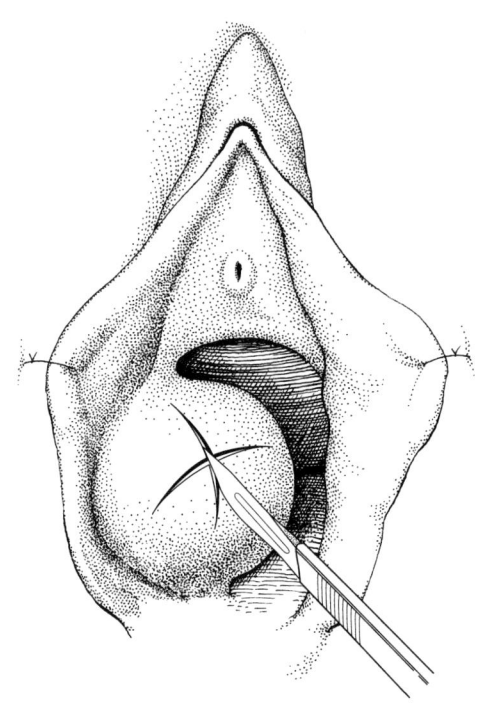

Figura 7.2 Incisão cruciforme sobre o abscesso.

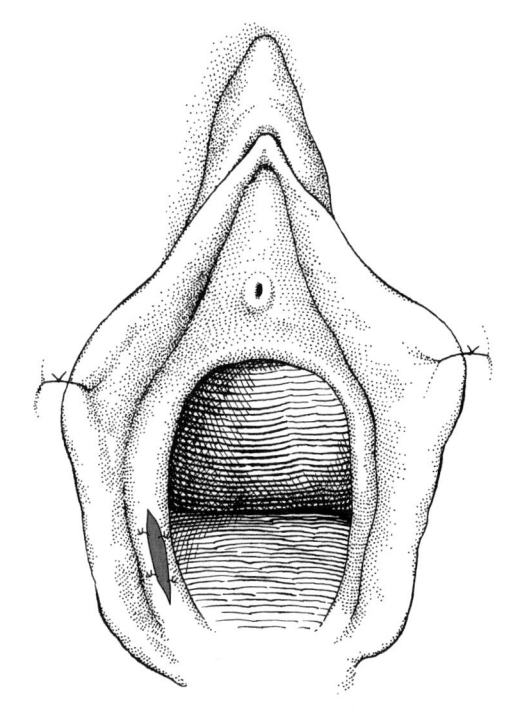

Figura 7.3 Parede do abscesso suturada à pele.

no cisto, com drenagem do seu conteúdo (Figura 7.2). Os quatro segmentos de pele e a parede do cisto formada pela incisão são removidos, deixando uma abertura circular. Após a drenagem a parede do cisto é suturada utilizando pontos separados com as bordas fixadas na pele, permitindo a drenagem livre de suas secreções para o exterior (Figura 7.3). Com o tempo o processo sofre epitelização, formando um novo orifício ductal.

Excisão

Um cisto que reaparece, apesar da incisão repetida ou marsupialização ou com suspeita de malignidade, deve ser removido. Este procedimento não deve ser realizado, se houver infecção ativa.

Preparo da Paciente

A paciente deve ser preparada do mesmo modo que na cirurgia vulvovaginal.

Instrumental

São necessárias duas pinças de Allis ou Littlewood, pinças de dissecção serrilhada e tesouras de dissecção de ponta fina.

A Cirurgia
Incisão Cutânea

A incisão é feita no eixo longo da mucosa vestibular, sobre o cisto, em posição distal ao anel himenal (Figura 7.4). A pele se afastará naturalmente, revelando a superfície em tensão do cisto.

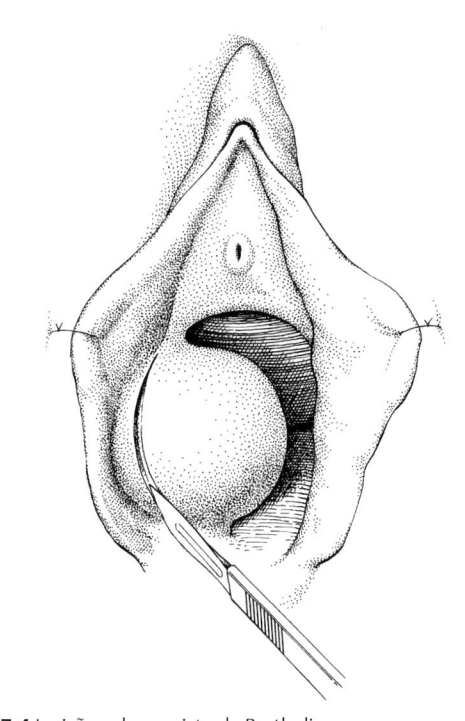

Figura 7.4 Incisão sobre o cisto de Bartholin.

Enucleação do Cisto

O plano tecidual ao redor do cisto deve ser dissecado com tesoura, e algumas vezes pode ser necessário realizar a secção de eventuais cordões da fáscia. Se a glândula foi comprometida em episódios prévios de infecção, essa dissecção pode não ocorrer facilmente, sendo necessária a dissecção cortante (Figura 7.5). Pequenos vasos sanguíneos podem ser seccionados, e a hemostasia pode ser feita com ligadura ou diatermia. A base do cisto é um local comum de hemorragia por causa dos canais venosos do bulbo vestibular e do tecido glandular subjacente. A dissecção nessa área deve ser feita com uma pinça de ângulo reto, e o pedículo deve ser ligado, e, após, o ducto e a glândula podem ser removidos (Figura 7.6).

Obliteração da Cavidade

É essencial fechar completamente a cavidade com suturas finas absorvíveis, pois a exsudação venosa ocorre com frequência se for deixado um espaço livre, produzindo um hematoma que pode ser foco de infecção, retardando significativamente a cicatrização (Figura 7.7).

Fechamento da Pele

As bordas da ferida são aproximadas com uma sutura de pontos separados (Figura 7.8). A sutura contínua e a subcuticular devem ser evitadas, pois podem impedir a drenagem de exsudato seroso ou sanguíneo. Geralmente o dreno não é necessário, mas pode ser inserido e registrado, se o procedimento foi excepcionalmente sanguinolento.

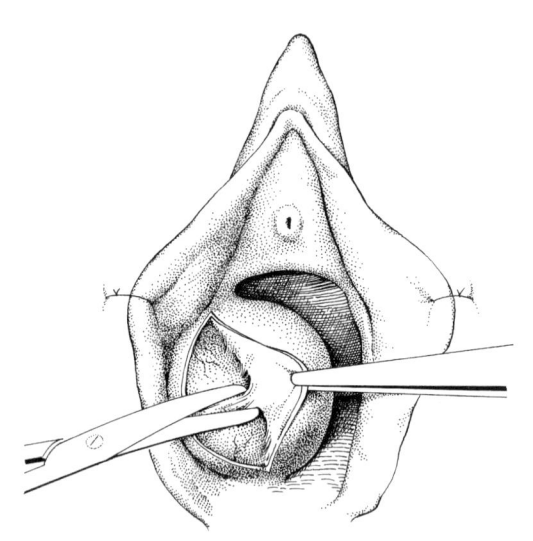

Figura 7.5 Enucleação do cisto.

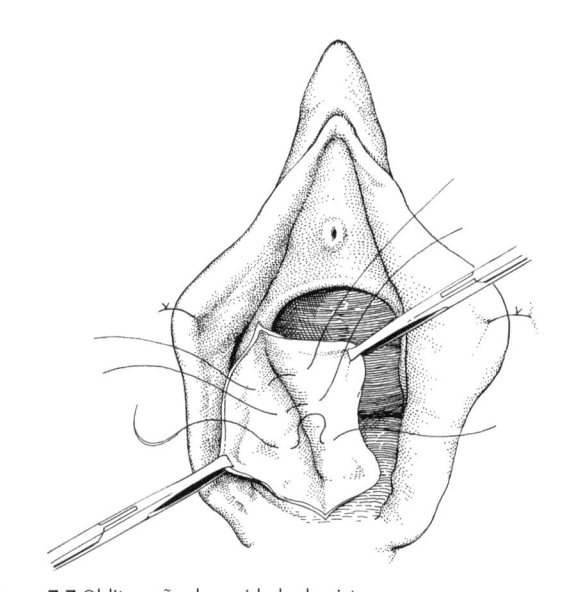

Figura 7.7 Obliteração da cavidade do cisto.

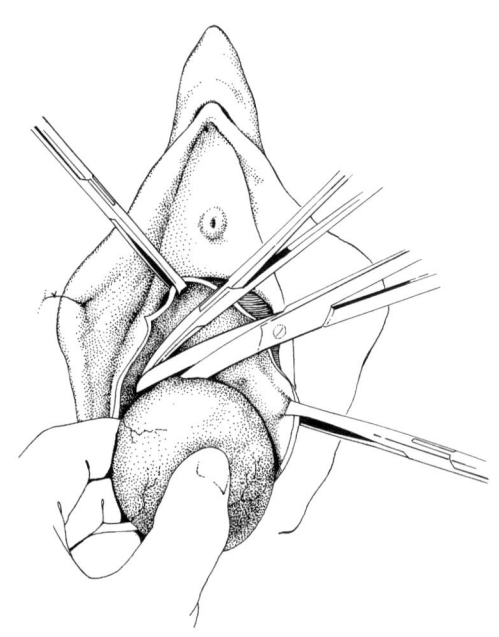

Figura 7.6 Remoção do cisto.

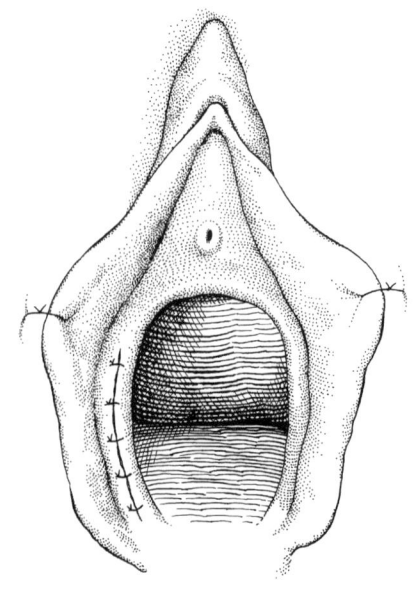

Figura 7.8 Fechamento da pele.

VULVECTOMIA SIMPLES

Indicações

A remoção dos tecidos vulvares é realizada comumente para o tratamento de VIN extensa e multifocal ou após vários tratamentos malsucedidos de 'distrofias vulvares'. Outras indicações incluem hipertrofia acentuada do clitóris ou dos lábios, prurido vulvar que não responde aos tratamentos ou doença de Paget. A remoção pode ser total ou parcial, dependendo da extensão da doença. As estruturas sexuais, como o clitóris, podem ser preservadas, se não estiverem envolvidas no processo patológico.

Preparo da Paciente

Nenhum preparo especial é necessário, exceto a tricotomia. É útil realizar a vulvoscopia no pré-operatório naqueles pacientes cuja VIN está presente, para definir a extensão total da lesão ou das lesões, lembrando que essa condição frequentemente é multifocal. A aplicação de ácido acético diluído (3 ou 5%) sobre a vulva deve ser feita para identificar as áreas envolvidas. É preciso lembrar que o ácido acético deve ser aplicado para um período de tempo mais longo antes do surgimento de alterações características.

Anestesia

A anestesia geral geralmente é utilizada, embora as técnicas de infiltração local sejam mais apropriadas para a remoção de pequenas partes da vulva.

Instrumental

O conjunto ginecológico geral de instrumentos é necessário (ver Capítulo 3).

A Cirurgia

A paciente é colocada em posição de litotomia, e a vulvoscopia deve ser feita para definir o sítio da lesão. A incisão para a vulvectomia total simples é mostrada na Figura 7.9. A incisão deve ser elíptica, incluindo o clitóris, ambos os lábios e o prepúcio. Os limites internos normalmente compreendem a junção mucocutânea vaginal e uma pequena distância acima do orifício uretral. Os limites exatos variam dependendo da extensão da lesão ou das lesões a serem removidas.

Com uma pinça de Littlewood a borda anterior pode ser apreendida e tracionada para baixo, e a incisão pode ser aprofundada até a fáscia. A vulva inteira é removida por dissecção e corte simultâneo em direção posterior (Figura 7.10).

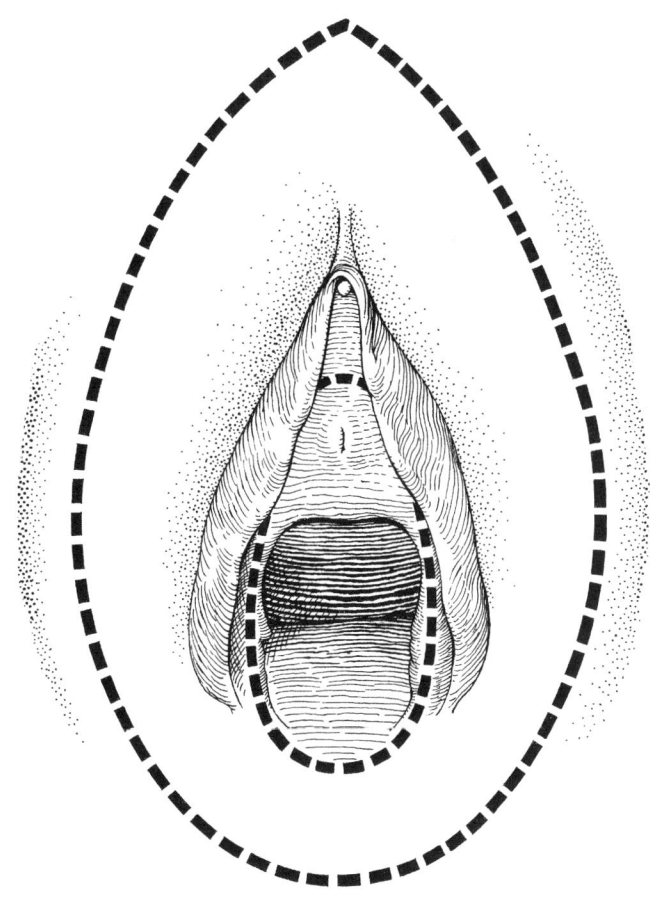

Figura 7.9 A incisão para a vulvectomia simples.

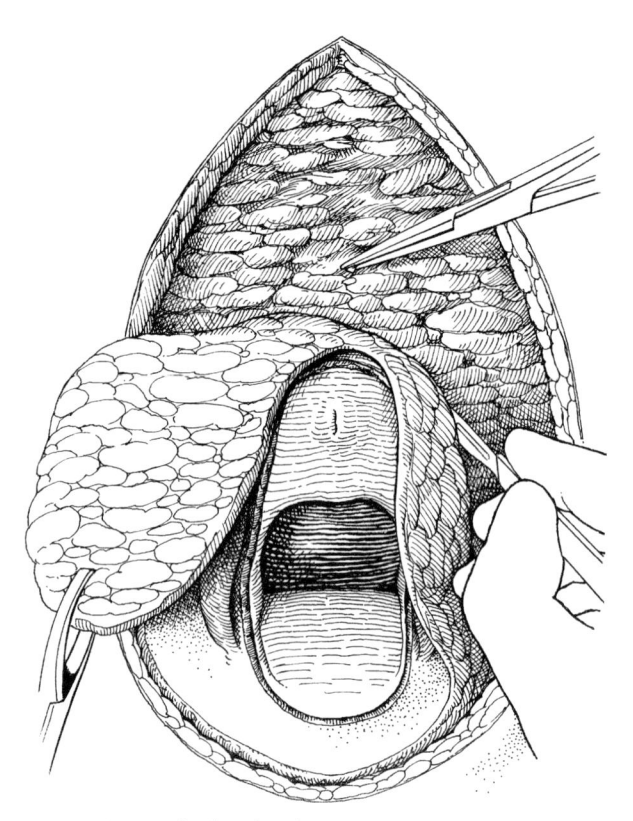

Figura 7.10 Remoção da pele vulvar.

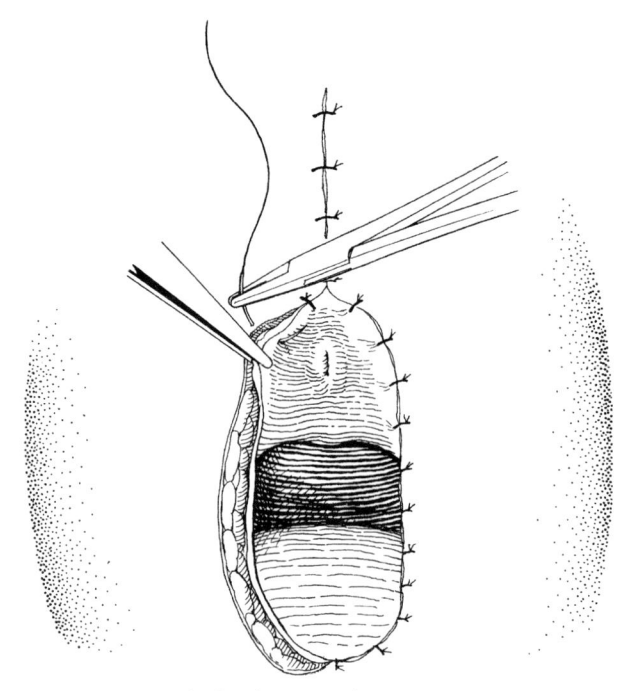

Figura 7.11 Sutura das bordas recortadas.

Deve-se ter atenção para as três principais áreas de hemorragia: a primeira, quando os vasos clitorianos são seccionados; a segunda e a terceira, quando os ramos terminais das artérias do pudendo interno são seccionados em ambos os lados do prepúcio. Esses vasos podem ser ligados com pontos de colchoeiro quadrados ou com pontos cruzados, envolvendo todos os pequenos vasos, principalmente ao redor da base do clitóris. Eventualmente, será necessária a ligadura individual de outros vasos.

O fechamento da ferida operatória requer uma boa visão geral para alcançar um resultado simétrico. A parte anterior da incisão deve ser aproximada, utilizando pontos verticais de colchoeiro. Nesta região, a aproximação dos tecidos deve ser feita com cuidado, a uma curta distância do orifício uretral, evitando a sua oclusão. A seguir, a aproximação das bordas deve ser feita com cuidado para não deixar dobras que formem 'orelhas de cão' (*dog ears*) (Figura 7.11). Raramente, pode haver dificuldade na aproximação das bordas; isso pode ser prevenido empregando-se incisões curtas de liberação posteriormente em paralelo ao ânus, como na cirurgia de vulvectomia radical ou por dissecção da mucosa vaginal fora da fáscia retovaginal para criar o avanço do retalho vaginal (ver Figura 8.2).

Ao final do procedimento, deve-se colocar um cateter vesical e mantê-lo nos primeiros três dias; isto auxilia a manter a vulva seca no período pós-operatório imediato.

Manejo Pós-Operatório

O paciente deve ser rapidamente mobilizado e incentivado a tomar banho e utilizar o bidê com frequência. É importante secar a vulva após o banho e não utilizar cremes ou talcos. As feridas geralmente cicatrizam bem, e as suturas podem ser removidas depois de 7 dias. Ocasionalmente, os hematomas podem-se desenvolver e devem ser tratados de forma conservadora, a menos que sejam extensos e dolorosos, quando a drenagem e a fixação dos vasos envolvidos são necessárias. A infecção deve ser cuidadosamente observada e evitada com assistência minuciosa de enfermagem e frequente limpeza vulvar com uma substância antisséptica simples. Para a paciente que foi acometida por prurido crônico da vulva, as noites após a cirurgia vêm como um grande alívio.

Retalhos e Enxertos

Quando a extensão da doença é tão ampla que a reaproximação primária da vulva não é possível, os procedimentos rotacionais de retalho cutâneo ou o enxerto de pele podem ser realizados. Em enxertos cutâneos, o dispositivo a vácuo para tratamento de feridas pode ser empregado por 4 a 5 dias após a excisão, permitindo o desenvolvimento de uma base adequada de tecido de granulação, ponto em que um enxerto cutâneo de espessura total é aplicado. O enxerto é extraído das nádegas ou coxa anterior/lateral utilizando um dermátomo orientado por CO_2. Um enxerto com espessura de 0,3-0,4 mm é colhido e fixado ou suturado no sítio do hospedeiro. O sítio doador é tratado com *spray* de trombina e coberto com um curativo grande de Opsite®

ou Tegaderm®. Esses curativos podem ser deixados no local até que sejam preenchidos por fluido, necessitando ser substituídos ou até que sejam removidos com o tempo.

Variações

As variações da vulvectomia simples são inúmeras, desde procedimentos parciais que vão da hemivulvectomia à vulvectomia superficial, em que apenas o epitélio é removido. Este último procedimento é realizado com o *laser* de CO_2. O uso de coagulação com feixe de argônio também foi relatado no tratamento de VIN multifocal de grau III.

LEITURA ADICIONAL

Kroese JA, van der Velde M, Morssink LP et al. Word catheter and marsupialisation in women with a cyst or abscess of the Bartholin gland (WoMan-trial): a randomised clinical trial. BJOG 2017;124:243–249.

Lawrie TA, Nordin A, Chakrabarti M et al. Medical and surgical interventions for the treatment of usual-type vulval intraepithelial neoplasia. Cochrane Database Syst Rev 2016;(1):CD011837. doi: 10.1002/14651858.CD011837.pub2.

Wechter ME, Wu JM, Marzano D, Haefner H. Management of Bartholin duct cysts and abscesses: a systematic review. Obstet Gynecol Surv 2009;64:395–404.

CAPÍTULO 8
Cirurgias na Vagina

CISTOS VAGINAIS

A maioria dos cistos encontrados na vagina origina-se de remanescentes embriológicos, geralmente dos ductos de Wolff. Comumente estão situados na parede anterior do terço inferior da vagina ou localizam-se na parede lateral superior da vagina. O tamanho dos cistos é variável, e, em geral, eles são identificados porque causam desconforto na relação sexual ou são percebidos quando são colocados tampões ou instrumentos cirúrgicos. Raramente, produzem sintomas ou apresentam infecção. Os cistos da parede posterior da vagina são, em geral, cistos dermoides de inclusão que se formam após o parto ou cirurgia vaginal.

É importante determinar o tamanho e a posição do cisto antes da cirurgia, pois alguns cistos podem-se estender por um trajeto longo até a parede lateral da pelve, e a cirurgia pode-se tornar mais complicada do que foi planejado. Se o trajeto do cisto for longo, é melhor fazer a sua drenagem para depois avaliar por radiologia, incluindo a ressonância magnética (MRI) ou com infiltração de corante no início do procedimento, quando os recursos para abertura do abdome estão disponíveis.

Instrumental

O pequeno conjunto de instrumentos ginecológicos, descrito no Capítulo 3, é adequado com a adição de um número limitado de sondas flexíveis.

Preparo da Paciente

Se a extensão total do cisto for reconhecidamente pequena, nenhum preparo especial é necessário. Se houver alguma probabilidade de abrir o abdome, o preparo do paciente deve ser completo, incluindo assinatura de um termo de consentimento informado.

Anestesia

Se o cisto for pequeno e acessível, o procedimento pode ser realizado com anestesia local. Na maioria dos casos, contudo, é muito mais fácil para o operador e apropriado à paciente o uso de anestesia geral.

A Cirurgia

Posição

A paciente deve ser colocada na posição de litotomia, deve ser feita a antissepsia da vulva e da vagina, e os campos devem ser colocados. Se o cisto se localizar na parede vaginal anterior, um espéculo de Sims pode ser usado; para cistos localizados em outras áreas, é preciso usar um afastador vaginal lateral, colocado por um auxiliar.

Incisão Cutânea

Com uma pinça de Allis, aprende-se o cisto nas extremidades superior e inferior, para então fazer uma incisão cutânea elíptica sem seccionar. O cisto pode, em seguida, ser enucleado por dissecção dos tecidos circundantes, utilizando pinças de dissecção de ponta fina. Caso não seja possível a enucleação, o cisto deve ser aberto e o revestimento removido, deixando uma cavidade limpa. Se houver sangramento dos pequenos vasos, deve ser feita a ligadura individual de cada vaso.

Precauções

A dissecção deve ser feita com cuidado, separando e cortando, e a incisão do cisto deve ser evitada.

Fechamento

A cavidade do cisto deve ficar obliterada, e a pele pode ser aproximada com pontos separados. Quando a cavidade do cisto for maior ou apresentar sangramento continuado, ou nos casos de infecção, é recomendável suturar somente as bordas, permitindo a cicatrização por granulação.

Cuidado Pós-Operatório

Nenhum cuidado especial é necessário, exceto para aqueles pacientes com cisto infectado, quando a terapia com antibióticos deve ser prescrita, ou quando é deixado um dreno, e a paciente deve ser alertada sobre a eliminação de secreção pela vagina.

PROCEDIMENTOS PARA ALARGAMENTO DO INTROITO VAGINAL

Após afastar as causas congênitas de dispareunia ou de apareunia, os métodos cirúrgicos devem ser considerados como forma de tratamento para facilitar o ato sexual. Esses métodos incluem o uso de dilatadores graduados, porém algumas das pacientes acham essas técnicas muito dolorosas e desagradáveis, e o cirurgião deve considerar os métodos operatórios. As indicações mais comuns de tratamento cirúrgico incluem a cicatrização viciosa de uma episiotomia prévia ou de outro procedimento cirúrgico, ou as alterações provocadas por um líquen escleroso de longa evolução.

Cirurgia de Fenton

Instrumental

O instrumental cirúrgico necessário é o mesmo utilizado para a excisão de um cisto de Bartholin.

A Cirurgia

Incisão na Pele

Usando as pinças de Littlewood ou de Spencer Well, deve-se apreender uma pequena dobra de pele na junção com a vagina. Com uma leve tração das pinças, deve-se erguer o tecido e realizar uma incisão transversal na junção mucocutânea com bisturi, ou pode-se usar uma tesoura para cortar uma faixa estreita de pele (Figura 8.1).

Criação do Retalho

Por meio da abertura na pele faz-se a dissecção na parede vaginal, criando um pequeno retalho. Este retalho não deve ser muito longo, e deve-se cuidar para evitar sua perfuração (Figura 8.2).

Incisão Perineal

Nesta etapa é realizada uma incisão vertical em direção ao ânus. A incisão vertical estende-se dividindo o períneo, com exceção do esfíncter externo (Figura 8.3).

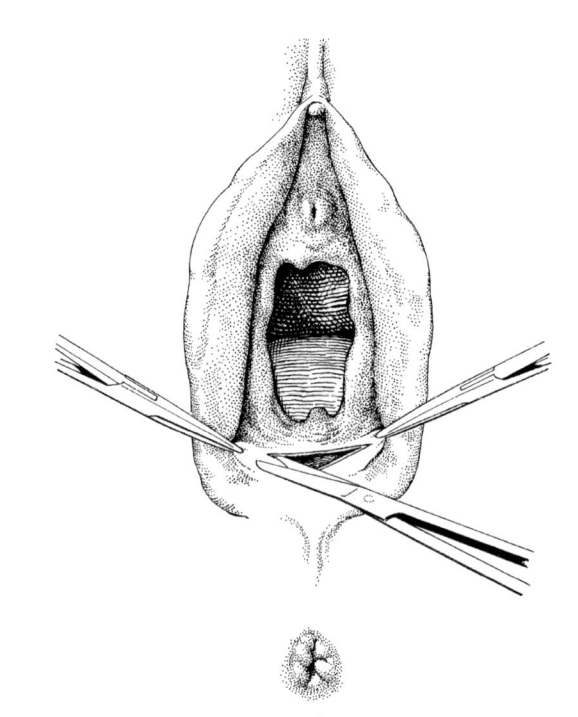

Figura 8.1 Incisão no introito vaginal.

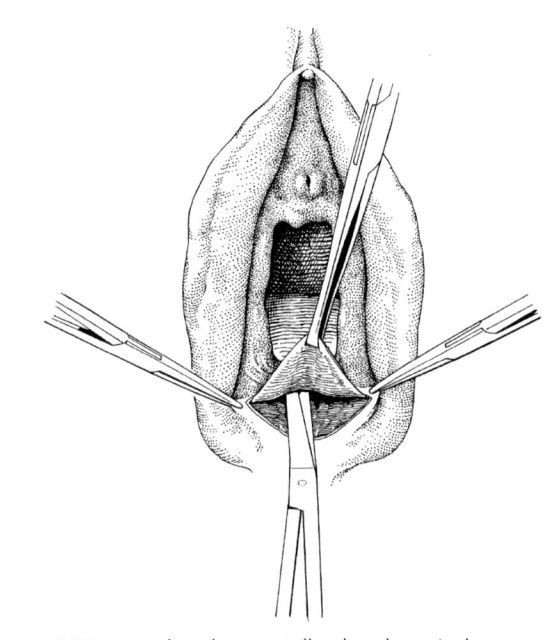

Figura 8.2 Desenvolvendo um retalho de pele vaginal.

Divisão do Hímen

Se o hímen for espesso deve ser seccionado, realizando-se duas pequenas incisões com distância de aproximadamente 1 cm entre si. A tração sobre as duas pinças lateralmente achata o retalho.

Fixação do Retalho e Reconstituição do Introito

O reparo é feito com pontos passados na base do retalho próximo à linha média e ancorados no tecido fibromuscular

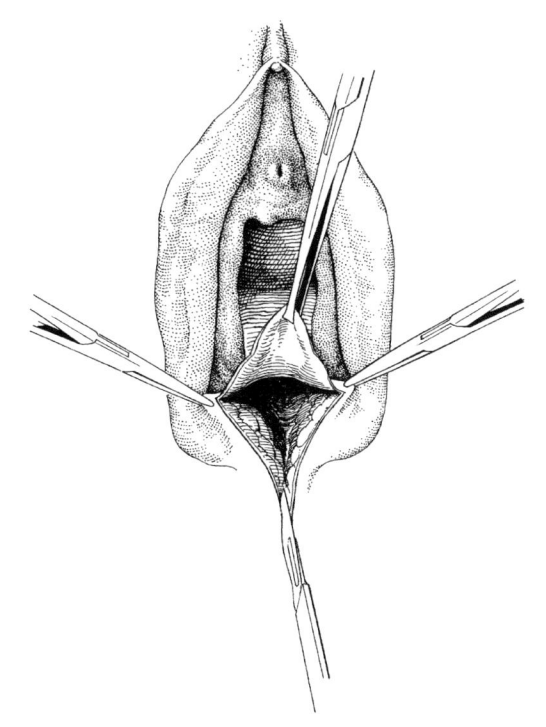

Figura 8.3 Fazendo a incisão vertical posterior.

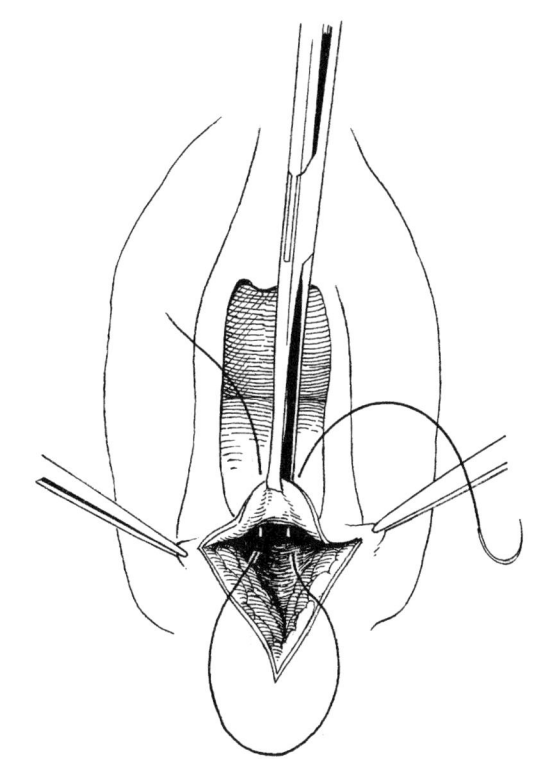

Figura 8.4 Fechamento do espaço sob o retalho.

do períneo, usando o fio Vycril®. Os objetivos deste fechamento são dois, o primeiro é ancorar o retalho e mantê-lo fixado, no caso de absorção rápida dos pontos cutâneos, e o segundo é obliterar o espaço sob o retalho e reduzir o risco de formação do hematoma (Figura 8.4). A pele da região perineal pode ser suturada junto ao retalho (Figura 8.5) com pontos separados para permitir a drenagem de algum exsudato. Uma sutura com fio Vycril® absorvível é utilizada para esses pontos. A avaliação da paciente deve ser feita após 7 dias para remoção de pontos remanescentes.

Modificação da Técnica

Uma modificação da técnica para simplificar e torná-la menos invasiva consiste na secção vertical do períneo e da parede inferior da vagina e realizar a aproximação por uma sutura transversal. Em casos raros, quando há dispareunia grave que interfere na relação sexual em decorrência da dor e fissuras na fúrcula posterior/períneo, pode ser feita a remoção da pele ao redor dessa área, usando a mesma incisão descrita anteriormente. O introito posterior e o períneo são reconstruídos, resultando no alargamento da entrada da vagina com remoção da pele afetada. Se a seleção da paciente para tratamento cirúrgico foi feita cuidadosamente, os resultados podem ser extremamente gratificantes para a paciente que sofreu por muitos anos de abstinência e tratamentos ineficazes.

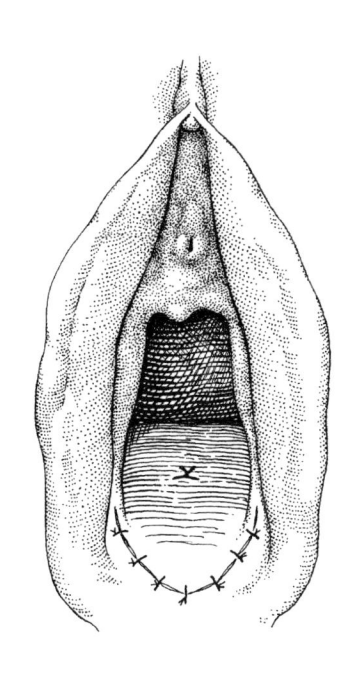

Figura 8.5 Realizando a sutura de aproximação das bordas cutâneas.

Curativo e Cuidado Pós-Operatório

As infecções são comuns após a cirurgia da vagina ou vulva. A paciente deve ser orientada a realizar os cuidados de higiene adequadamente, sobre o uso de ducha e sobre a forma de secagem com uso de cuidados de uma toalha. Não é prática dos editores o uso de antibióticos profiláticos como rotina, embora estes sejam muitas vezes exigidos, caso a infecção se desenvolva. A paciente deve ser incentivada a começar a ter relação sexual, assim que as feridas tenham cicatrizado.

ANORMALIDADES CONGÊNITAS DA VAGINA

Aproximadamente 7% das mulheres apresentam uma anormalidade anatômica do trato genital, diagnosticada antes ou logo após a puberdade. As malformações complexas, como agenesia vaginal, são raras, e a maioria dos ginecologistas tem pouca ou, às vezes, nenhuma experiência com a condição. Por isso, o diagnóstico pode ser incorreto e o manejo, inadequado. Quando diagnosticados, os casos complexos são mais bem manejados nos centros de ginecologia especializados em adolescentes e crianças, que contam com suporte para aconselhamento e cirurgia, quando esta for indicada. Por essa razão, o manejo cirúrgico de anormalidades congênitas complexas da vagina não é discutido neste capítulo, embora a sugestão de leitura complementar sobre o tema esteja disponibilizada no final do capítulo.

Meninas com malformações vaginais obstrutivas, como hímen imperfurado ou septo vaginal transverso, apresentam-se muitas vezes com hematocolpia sintomática, enquanto aquelas com um septo vaginal longitudinal podem apresentar uma sintomatologia variada, incluindo dispareunia e hemorragia pós-coito. No entanto, mais de 50% dos casos é assintomática no diagnóstico. Alguns desses casos menos complexos podem ser apropriadamente tratados pelo ginecologista, mas é importante lembrar que as malformações vaginais raramente ocorrem isoladamente e são com frequência associadas às anormalidades uterinas. Por isso, essas pacientes precisam fazer uma investigação da pelve e do trato urinário com ultrassonografia e MRI. A MRI é atualmente considerada o padrão ouro para avaliação das malformações do trato genital, apesar de a ultrassonografia tridimensional ser cada vez mais empregada.

Hímen Imperfurado e Septo Transverso da Vagina

As anormalidades himenais são a causa mais comum de obstrução do fluxo menstrual, e a incidência de hímen imperfurado é de 1/2.000 meninas. Muitas vezes os sintomas são dor cíclica durante a puberdade e amenorreia primária. Raramente, eles podem apresentar-se na emergência em decorrência de sintomas obstrutivos da bexiga ou intestino provocados pelo hematocolpia e hematometria. O exame cuidadoso demonstrará com frequência uma membrana himenal saliente intacta, muitas vezes de cor azulada em decorrência do sangue coletado na vagina. Uma massa pélvica abdominal pode ser palpável.

O septo vaginal transverso é muito mais raro, podendo estar localizado em qualquer nível da vagina, embora seja mais comumente observado (40%) no terço superior da vagina. Os sintomas são semelhantes ao do hímen imperfurado. No exame, porém, é possível identificar a abertura himenal normal. Inserindo-se gentilmente um cotonete umedecido além do hímen permite avaliar a altura em que se situa o septo. O septo pode ser delgado ou muito espesso, e os exames de imagem são importantes para analisar o septo e investigar outras malformações genitais.

Em nenhuma destas condições deve-se usar uma agulha para aspiração no intuito de confirmar o diagnóstico ou aliviar os sintomas, pois isto possibilita a introdução de bactérias com risco de formação de piocolpo ou piométrio, que pode comprometer a fertilidade futura.

A cirurgia deve ser definitiva, pois as pequenas incisões de liberação podem resultar em reestenose. Embora o tratamento de um hímen imperfurado em paciente sintomática seja indicado, ele deve ser feito após a análise dos exames de imagem do trato genital. O uso contínuo da pílula de contracepção oral para suprimir a menstruação e a analgesia, quando necessário, podem fornecer alívio sintomático, enquanto a investigação dos septos transversos é realizada e o tratamento está sendo definido.

Procedimento Cirúrgico no Manejo do Hímen Imperfurado

Instrumental
Um pequeno conjunto ginecológico é necessário.

Preparo da Paciente
Nenhum preparo especial é necessário. Complicações infecciosas são raras, se a abertura do hímen for realizada de forma adequada, de modo a prevenir estenose, não havendo indicação para uso de antibióticos profiláticos.

Anestesia
A cirurgia pode ser realizada como um procedimento ambulatorial, com anestesia local, ou em sala de cirurgia, com sedação, quando considerada apropriada.

A Cirurgia
O procedimento é simples, é realizada uma incisão vertical, para permitir a drenagem do sangue retido. Após a drenagem, outra incisão em ângulo reto é feita, formando uma cruz. As bordas dos retalhos devem ser ressecadas, e, após, é feita a sutura com pontos separados, usando um fio

absorvível, como o Vycril Rapide™ 4/0. Um creme anestésico local pode ser aplicado para a analgesia pós-operatória.

Cuidado Pós-Operatório
No pós-operatório, a higiene vulvar é importante, e banhos podem ser relaxantes. Duchas vaginais devem ser evitadas.

Procedimento para Manejo de um Septo Transverso Fino
Um procedimento semelhante ao do hímen imperfurado pode ser realizado para tratamento de um septo transverso fino baixo, mas somente após exame de imagem. Um septo espesso pode necessitar de reconstrução da parede vaginal e deve ser referido.

Septo Vaginal Longitudinal
O septo pode ser completo, quando se estende ao longo do comprimento total da vagina a partir da cérvix até o introito, ou pode ser parcial. A localização da maioria dos septos parciais é alta, estendendo-se a partir da cérvix sem atingir o introito vaginal. As malformações uterinas são encontradas em quase 90% das mulheres com septo longitudinal, e nesses casos os exames de imagem pélvica são essenciais antes de indicar qualquer tratamento. Muitas pacientes necessitam de encaminhamento para centros especializados. Quando o diagnóstico é feito no início da gestação, é fundamental realizar os exames de imagem para excluir anomalias uterinas que podem ter impacto sobre a gravidez e para planejar a ressecção do septo vaginal, evitando-se a distocia no parto. Para um pequeno número de mulheres sintomáticas sem outras anormalidades geniturinárias, a cirurgia é relativamente simples.

Procedimento Cirúrgico no Manejo do Septo Vaginal Longitudinal
Após esvaziamento da bexiga, o septo é avaliado, e as cérvices identificadas, se presentes. Com uma pinça deve-se fazer a apreensão do septo, e uma tração leve é aplicada. Deve-se evitar a tração excessiva, que pode trazer junto a uretra, bexiga ou reto para a área da incisão. É feita, a seguir, uma incisão nos ligamentos inferior e superior do septo, nas paredes vaginais posterior e anterior, respectivamente. O reparo da ferida operatória é feito com pontos separados ou sutura contínua e fio absorvível. Relatos de caso empregando o bisturi Harmonic® e Ligasure® (Medtronic, Inc., Doral, FL) com a finalidade de reduzir a perda de sangue e evitar as suturas foram descritos.

VAGINECTOMIA: PARCIAL E COMPLETA
A vaginectomia ou colpectomia é uma cirurgia raramente realizada, mas que tem indicações claras e benefícios significativos. O procedimento é mais comumente indicado, quando a neoplasia intraepitelial vaginal (VAIN) residual é encontrada na porção superior da vagina após histerectomia. Infelizmente, muitas mulheres continuarão realizando histerectomia para tratamento de pré-malignidade cervical, sem o benefício da colposcopia pré-operatória para localizar e definir os limites da doença. Como consequência, em um pequeno número de mulheres, haverá remoção incompleta da lesão, resultando em achados persistentemente anormais no período pós-operatório. Se uma histerectomia for indicada para tratamento de neoplasia intraepitelial cervical (CIN), o procedimento deve ser realizado pela vagina em conjunto com a colposcopia para reduzir a probabilidade da CIN e VAIN residual. Se a lesão ou lesões forem bem delimitadas, um procedimento de excisão é realizado na vagina, pois é o melhor método (ver a seguir). Se a lesão não puder ser totalmente visualizada ou estender-se para os cantos, nos ângulos do fundo de saco vaginal, então um procedimento cirúrgico mais extenso por meio de uma abordagem abdominal é a única escolha realística. Algumas autoridades recomendam a radioterapia, mas os editores consideram que isso não seja indicado, pois existe o potencial de morbidade vaginal significativo após o tratamento, muitas vezes sem eliminação da lesão, enquanto, na colpectomia parcial, observa-se uma boa perspectiva de retorno razoável à função normal.

A colpectomia não é um procedimento adequado para o carcinoma invasivo da vagina, mas é de grande valor no tratamento de lesões microinvasivas. Em pacientes com lesão vaginal superior e que possuem um útero, a histerocolpectomia é realizada – um procedimento muito mais simples do que a colpectomia após a histerectomia.

O Procedimento Vaginal
Instrumental
O instrumental do conjunto ginecológico geral é o utilizado (ver Capítulo 3).

A Cirurgia
Identificação da Lesão
A paciente é colocada em posição de litotomia; devem ser realizadas a antissepsia e a colocação de campos, e a bexiga deve ser esvaziada. Um exame bimanual e retal deve ser realizado para excluir a presença de uma lesão invasiva situada acima do fundo de saco vaginal. Uma avaliação colposcópica da porção superior da vagina é realizada, seguida por mapeamento da lesão, utilizando solução de Lugol. A infiltração dos tecidos subepiteliais com uma solução de xilocaína a 0,5% com adrenalina a 1:200.000 auxilia na definição de planos teciduais e redução de pequenas hemorragias. O acesso ao fundo de saco é conseguido com o uso de um afastador de Sims colocado na parede posterior da vagina e com um afastador vaginal menor, colocado na parede anterior, que pode ser mobilizado lateralmente durante o procedimento, quando necessário.

A Incisão

Uma incisão cutânea de 2 cm é feita logo abaixo da margem posterior da lesão. O retalho cutâneo é tracionado anteriormente com uma pinça de dente, e, com uma tesoura de ponta romba, é feita a dissecção dos planos subepiteliais, lateralmente, em direção ao fundo de saco vaginal (Figura 8.6). É feita uma incisão circundando a lesão mapeada, enquanto se continua a dissecção. Deve-se cuidar para não 'perfurar' o tecido, pois isso aumenta a possibilidade de uma lesão tecidual. Eventualmente, a incisão envolve a lesão inteira, permanecendo apenas uma faixa estreita no fundo de saco. Com uma tração firme aplicada sobre o epitélio vaginal, é feita a secção da direita para esquerda com inclusão total do espécime, eventualmente sem lesionar as estruturas subjacentes (Figura 8.7). Desta forma, o risco de lesão no reto, bexiga e ureteres é reduzido ao mínimo, e a probabilidade de se conseguir realizar a excisão completa da lesão aumenta.

Manejo do Fundo de Saco Vaginal

Se a cavidade peritoneal for aberta durante o procedimento, alguns preconizam o fechamento com sutura contínua, mas o fechamento peritoneal é opcional atualmente. A hemostasia pode ser feita por ligamento dos vasos ou diatermia. O tecido desnudo do fundo de saco vaginal é deixado sem sutura para cicatrização por granulação, e é feito um tamponamento vaginal com creme bacteriostático, e um cateter urinário transuretral de demora é deixado por 24 horas.

Cuidado Pós-Operatório

Atenção especial não é necessária. A paciente pode ser receber alta hospitalar no dia seguinte.

O Procedimento Abdominal

Instrumental

O instrumental da bandeja geral é o necessário (ver Capítulo 3).

Preparo Pré-Operatório

O preparo é o mesmo feito para a histerectomia radical. Com um ponto, deve-se marcar a região inferior da lesão, e isto será útil durante a cirurgia para confirmar a excisão adequada. Um tamponamento vaginal é essencial para facilitar a dissecção da vagina junto à bexiga e ao reto. Um cateter de demora com um pequeno balão deve ser inserido na bexiga.

Anestesia

A anestesia ideal é a analgesia raquidiana ou epidural, que favorece redução do sangramento de pequenos vasos.

A Cirurgia

Frequentemente, é necessário liberar as aderências de uma cirurgia prévia para conseguir visualizar as estruturas pélvicas. Como no procedimento de histerectomia radical, um afastador maior deve ser utilizado, e, para afastar a bexiga, usa-se um afastador de Morris segurado pelo segundo assistente. Isto permite a melhor visão e acesso para o peritônio e a bexiga. As aderências e fibrose de uma cirurgia prévia podem ser consideráveis, particularmente nos ângulos junto ao fundo de saco, sobrejacente aos ureteres.

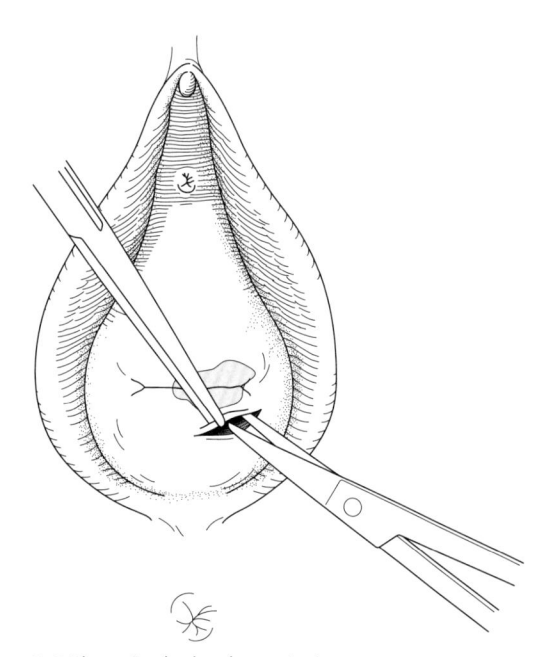

Figura 8.6 Liberação das bordas vaginais.

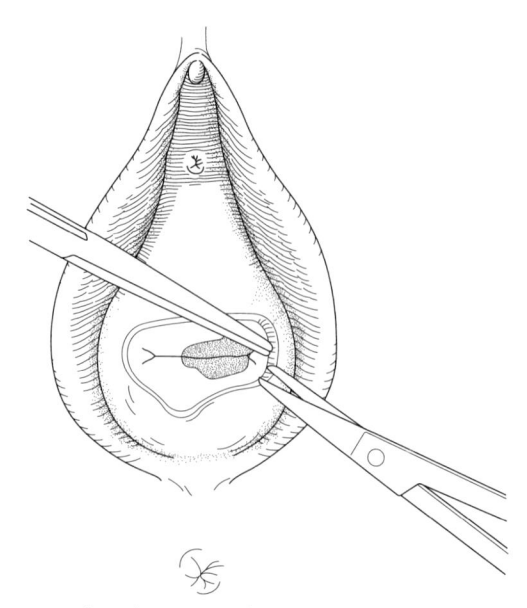

Figura 8.7 Realizando a excisão da pele vaginal no fundo de saco.

A Incisão

O abdome é aberto por uma incisão longitudinal na linha média. O acesso pelas incisões transversas baixas é limitado e não deve ser utilizado.

Identificação dos Ureteres

Após desfazer as aderências de cirurgia prévia, deve ser feita a identificação dos ureteres no seu trajeto pela parede lateral da pelve por trás do peritônio. O peritônio é aberto na altura do assoalho pélvico entre o ligamento redondo e o ligamento infundibulopélvico. Por divulsão digital, o espaço retroperitoneal é aberto, e o ureter é identificado e isolado do peritônio (Figura 8.8).

Liberação do Espaço de Douglas

A artéria uterina deve ser identificada em sua posição mais lateral e então seccionada e contornada medialmente (Figura 8.9). Desta forma o canal do ureter é facilmente identificado. Nessa área, frequentemente, existem fibrose e aderências firmes decorrentes de cirurgia prévia; contudo, se o ureter for identificado, o tecido fibrótico pode ser seccionado com segurança e sem trauma no ureter.

Identificação da Extremidade Medial do Ureter

A cúpula vaginal deve ser identificada por palpação, e uma incisão transversa é feita no peritônio, permitindo o rebaixamento da bexiga, descolando da superfície anterior da vagina. Pode ser necessário utilizar a dissecção cortante para identificar o plano correto, e, uma vez identificada, a bexiga deve ser empurrada para baixo na linha média. Desta forma, a visualização dos tecidos lateralmente ao ureter fica mais bem evidenciada.

Secção do Teto Ureteral

Frequentemente, pode-se identificar o trajeto do ureter até a bexiga. Se isso for possível, pode ser feita uma dissecção com a tesoura de Bonney, utilizando um movimento de separação sem secção. Essa dissecção pode ser realizada a partir da região medial para a lateral ou na direção reversa. É importante não dobrar ou pinçar o ureter com a tesoura. A manobra simples de elevar a tesoura permitirá uma boa visão do comprimento total do ureter. Uma pinça de tecido média, reta, é então colocada sobre a tesoura, e o ureter e o tecido podem ser cortados (Figura 8.10). O ligamento do pedículo deve ser feito para hemostasia de pequenos vasos. Neste ponto, a fáscia que ainda resta sobre o ureter pode ser dissecada, e os planos entre vagina e ureter são identificados. O ligamento cardinal é agora visível abaixo e medialmente ao ureter. A dissecção cortante pode ser ainda necessária, se houver fibrose cicatricial de cirurgia prévia. A porção superior da vagina é rapidamente identificada, e os ureteres deslocados lateralmente. O tamponamento vaginal facilita consideravelmente essa dissecção.

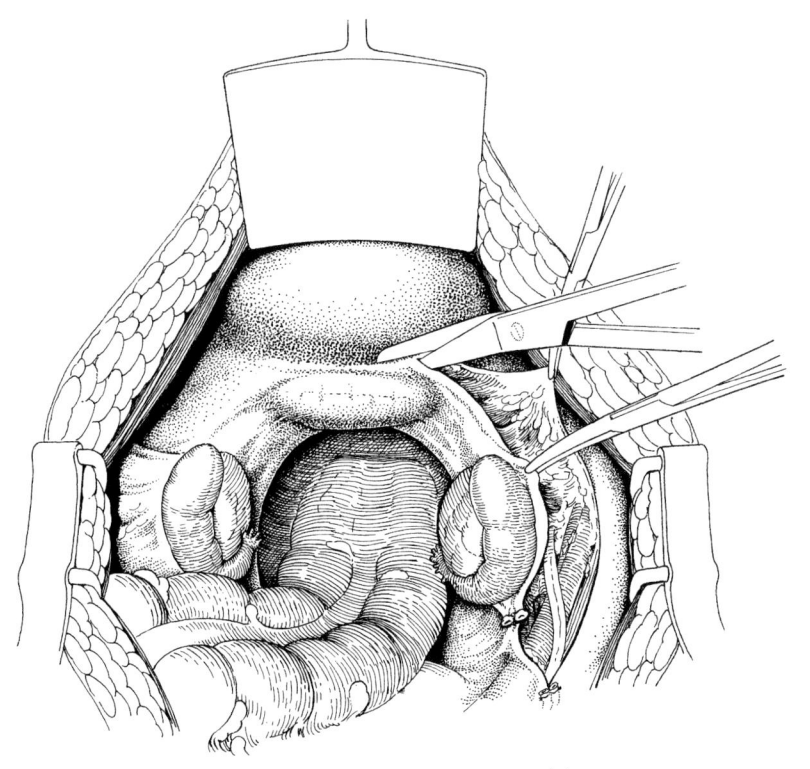

Figura 8.8 Identificação do ureter no espaço retroperitoneal direito.

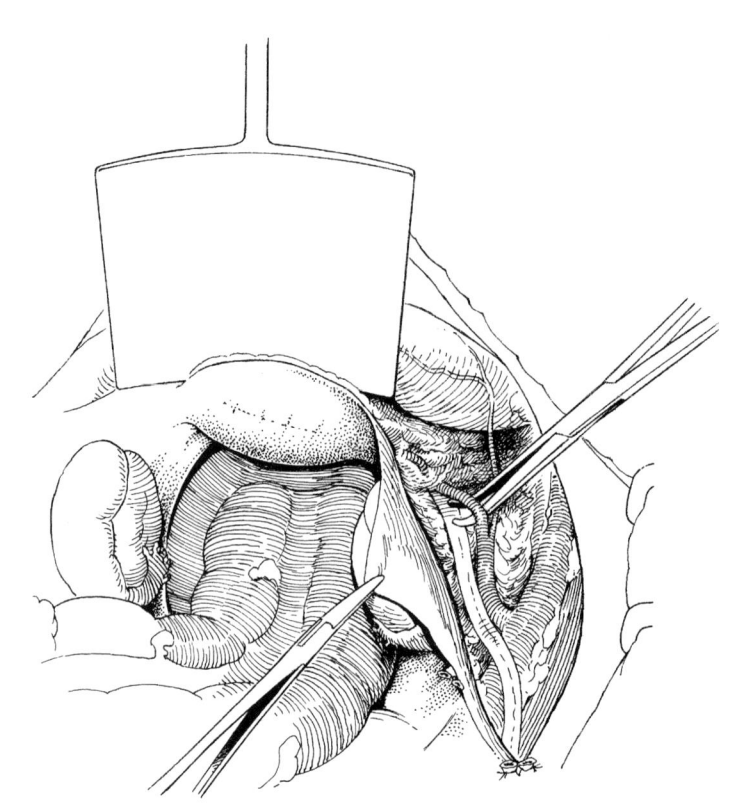

Figura 8.9 Secção da artéria uterina na parede lateral pélvica.

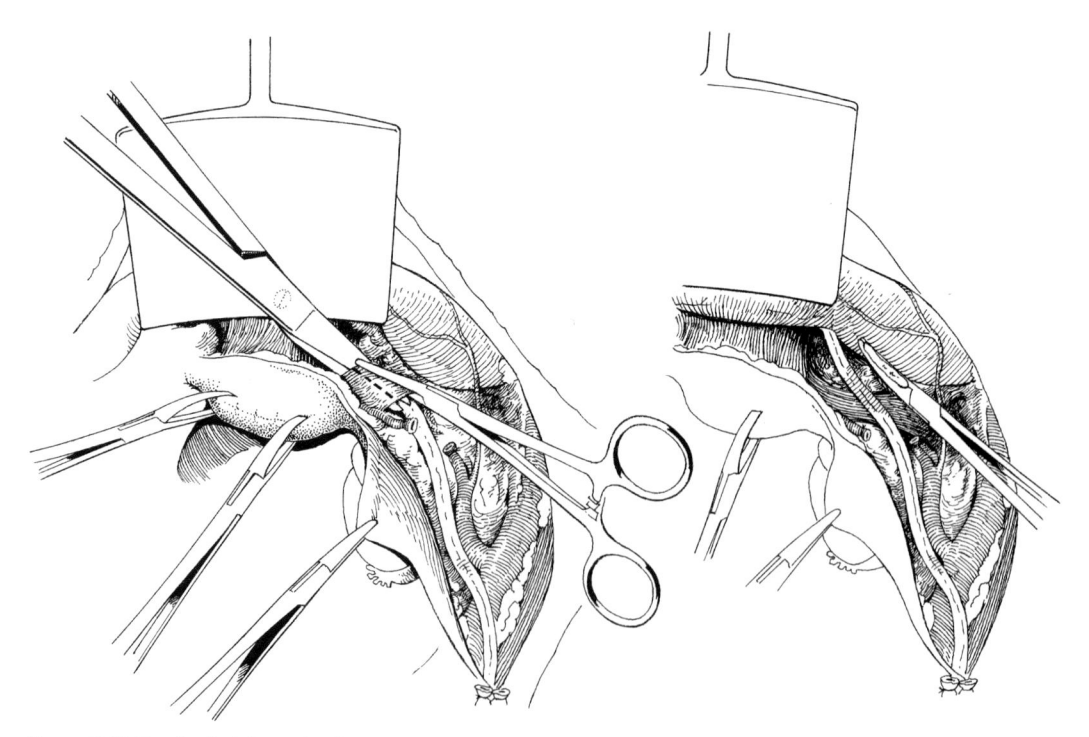

Figura 8.10 Secção do teto ureteral.

Liberação da Vagina Posteriormente

Uma incisão é realizada no peritônio na parte superior-posterior da vagina (Figura 8.11). Essa incisão é então estendida lateralmente sobre ligamentos uterossacros. O reto pode ser descolado por divulsão digital da superfície posterior da vagina (Figura 8.12).

Remoção da Vagina

Neste ponto, tendo liberado os ureteres lateralmente, a bexiga anteriormente, e o reto posteriormente, o cirurgião pode decidir exatamente o quanto de vagina deve ser ressecado. O ligamento uterossacro e o paracolpo são apreendidos com pinças de histerectomia para delimitar a extensão de vagina que será ressecada (Figura 8.13). Se o requisito for a remoção da parte superior da vagina para excisão da VAIN, nenhuma dissecção adicional é necessária e a vagina pode ser aberta, verificado o ponto de marcação para confirmação da extensão exata de tecido que deve ser ressecada. Se uma vaginectomia total é for necessária, a dissecção abdominal deve ser estendida para baixo até o assoalho pélvico. Portanto, o

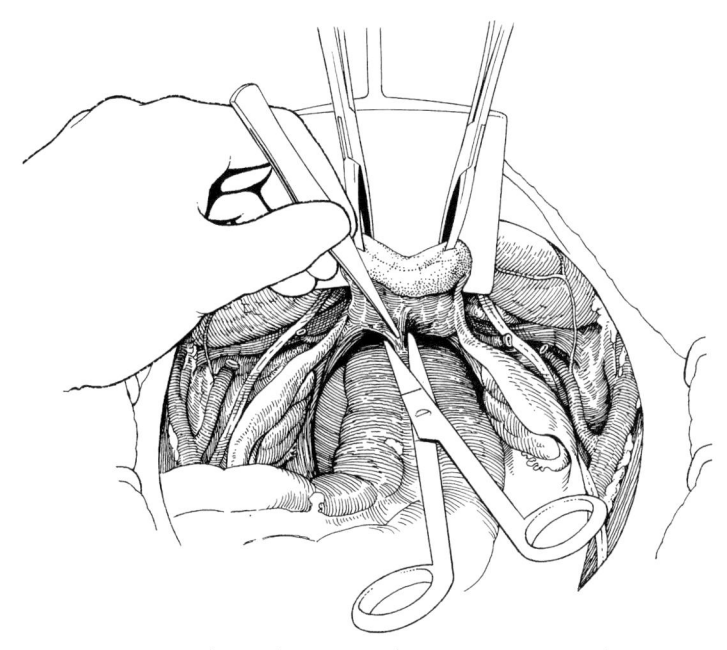

Figura 8.11 Incisão do peritônio entre os ligamentos uterossacrais.

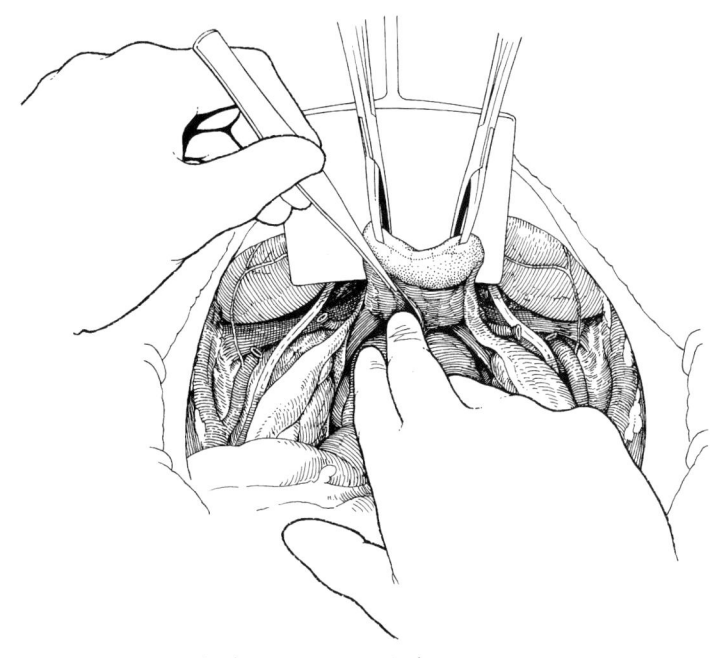

Figura 8.12 Dissecção do espaço retovaginal.

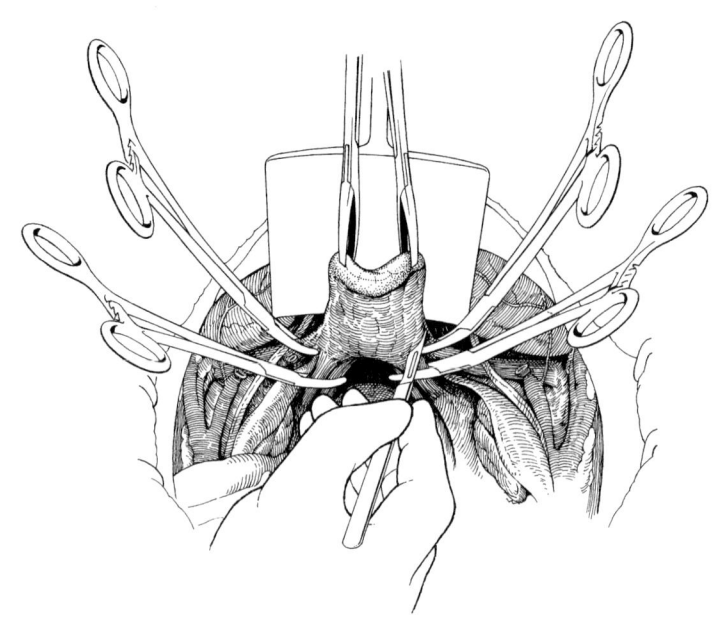

Figura 8.13 Ressecção da vagina.

paciente é colocado em posição de litotomia para dissecção da região inferior da vagina e feita a liberação da uretra e bexiga anteriormente e do reto posteriormente. Bastante cuidado deve ser tomado ao realizar a dissecção abaixo da uretra, visto que a fáscia é muito densa e a dissecção deve ser muito precisa. Após a dissecção, a vagina inteira pode ser ressecada. Pode haver um sangramento discreto no assoalho pélvico, mas sem complicações.

Drenagem da Vagina

O espaço residual, depois da vaginectomia, será variável em tamanho, dependendo da extensão do procedimento. Após a vaginectomia parcial, não há necessidade de procedimentos de drenagem especiais, com exceção de manter o remanescente vaginal aberto. No entanto, após vaginectomia total, tanto um dreno vaginal simples ou um dreno de aspiração deve ser utilizado. Se for necessário, após uma dissecção mais extensa da pelve, pode ser colocado também um dreno de aspiração pélvica no abdome.

Complicações

Os principais problemas pós-operatórios depois desse procedimento serão semelhantes àqueles após histerectomia radical, particularmente a disfunção vesical e dificuldades em iniciar a micturição (ver Capítulo 21).

Cuidado Pós-Operatório

O cuidado pós-operatório deve ser abordado da mesma maneira como para aqueles pacientes submetidos à histerectomia radical, com ênfase particular sendo dado no cuidado da bexiga e na vigilância contínua de longo prazo de quaisquer remanescentes do tecido vaginal restante.

A Abordagem Laparoscópica

Uma série de casos de quatro pacientes, publicada por Choi *et al.*, analisou a vaginectomia superior laparoscópica para neoplasia intraepitelial vaginal pós-histerectomia e carcinoma vaginal superficialmente invasivo.[1]

REFERÊNCIA

1. Choi YJ, Hur SY, Park JS, Lee KH. Laparoscopic upper vaginectomy for post-hysterectomy high risk vaginal intraepithelial neoplasia and superficially invasive vaginal carcinoma. World J Surg Oncol 2013;11:126.

LEITURA ADICIONAL

Acién P, Acién M. The presentation and management of complex female genital malformations. Hum Reprod Update 2016;22(1):48-69.

Dietrich JE, Millar DM, Quint EH. Non-obstructive müllerian anomalies. J Pediatr Adolesc Gynecol 2014;27(6):386-395.

Dietrich JE, Millar DM, Quint EH. Obstructive reproductive tract anomalies. J Pediatr Adolesc Gynecol 2014;27:396-402.

Edmonds DK. Congenital malformations of the genital tract and their management. Best Pract Res Clin Obstet Gynaecol 2003;17:19-40.

McIndoe AH, Banister JB. An operation for the cure of congenital absence of the vagina. J Obstet Gynaecol Br Commonw 1938;45:490-494.

Williams EA. Congenital absence of the vagina: a simple operation for its relief. J Obstet Gynaecol Br Commonw 1964;71:511-514.

CAPÍTULO 9

Cirurgias na Cérvix

A cérvix é o órgão mais exposto à intervenção cirúrgica e ao excesso de manipulação na ginecologia. A dilatação do colo uterino, como a etapa preliminar em várias cirurgias, é um procedimento cirúrgico realizado com frequência nas áreas de obstetrícia e ginecologia. Em países com programas de rastreio do colo uterino, a colposcopia, com suas biópsias cervicais associadas e procedimentos de excisão por alça, é realizada em proporções industriais.

Com a tendência crescente de alguns ginecologistas para realizar a histerectomia subtotal, existe um aumento proporcional na necessidade de ressecção do 'coto' cervical. Este é um procedimento incomum pelas indicações de sintomas, presença de neoplasia intraepitelial cervical (CIN) e mesmo de câncer cervical.

DILATAÇÃO DO COLO UTERINO

A dilatação cervical é um dos procedimentos cirúrgicos mais frequentemente realizados em ginecologia e, assim, deve ser cuidadosamente aprendida e praticada, com atenção especial dada aos possíveis problemas e complicações. Embora seja um procedimento relativamente simples, em razão do grande número realizado e o risco para complicações, se mal executado, é apropriado descrever a técnica e as potenciais complicações em detalhes, já que são raramente abordados em outros volumes.

Indicações

A dilatação do colo uterino permanece como uma etapa preliminar importante para muitos procedimentos ginecológicos, incluindo procedimentos diagnósticos e histeroscópicos operatórios, interrupção cirúrgica da gravidez, evacuação de produtos retidos da concepção e procedimentos radioterapêuticos intracavitários. Atualmente, existem pouquíssimas circunstâncias em que a dilatação é utilizada sozinha, com exceção dos casos de estenose pós-cirúrgica ou atrófica do colo uterino e de alívio da piometra pós-radioterapia.

Para reduzir as complicações associadas à dilatação do colo uterino, tem havido uma grande mudança para a realização de histeroscopia ambulatorial e para o uso mais frequente de procedimentos preparatórios cervicais pré-operatórios. No ambiente ambulatorial, o uso de histeroscópios pequenos, com uma ótica de 3-3,5 mm, reduziu a necessidade de dilatação cervical. O preparo cervical com dilatadores osmóticos intracervicais, como laminárias, liberadores de óxido nítrico e prostaglandinas, como o misoprostol, tem sido cada vez mais utilizado para a interrupção cirúrgica da gestação e para histeroscopia operatória. Uma revisão da Cochrane para análise do preparo cervical no aborto cirúrgico realizado no primeiro trimestre de gravidez demonstrou que liberadores de óxido nítrico são superiores ao placebo ou ao grupo sem tratamento, mas inferiores às prostaglandinas para preparo cervical no primeiro trimestre e estão associados a efeitos mais adversos.[1] Uma revisão sistemática sobre o uso de misoprostol antes da histeroscopia mostrou um efeito significativo na necessidade de dilatação cervical e no tempo necessário para a dilatação cervical em mulheres em pré-menopausa, mas não em pós-menopausa.[2] O preparo cervical também está associado a taxas inferiores de laceração cervical e formação de trajeto falso. No entanto, outros efeitos adversos podem ser mais comuns, como aumento de cólicas abdominais, diarreia, náusea, hemorragia vaginal e febre.

Instrumental

Para procedimentos realizados em sala cirúrgica, um conjunto pré-montado de histeroscópio/dilatação e curetagem (D&C) deve ser disponibilizado (pequeno conjunto ginecológico; ver Capítulo 3). O conjunto deve incluir um espéculo vaginal de Sims, um histerômetro, uma pinça de Pozzi e uma pinça dentada, velas de Hegar, uma pinça de pólipo e pinça de sherron para torundas e curetas uterinas.

Preparo da Paciente

Não há necessidade de tricotomia no pré-operatório. Deve ser solicitado que a paciente esvazie a bexiga imediatamente antes da ida à sala de cirurgia, pois uma bexiga cheia pode distorcer a anatomia pélvica e tornar o exame mais difícil e não confiável. Se houver dúvida sobre o esvaziamento da bexiga, deve-se realizar a cateterização antes do procedimento.

Para pacientes que não podem realizar uma anestesia geral, um bloqueio intracervical ou paracervical com ou sem sedação pode ser empregado.

A Cirurgia

Exame Inicial e Avaliação da Pelve

A paciente é colocada em posição de litotomia com as nádegas projetadas levemente para fora da extremidade da mesa de cirurgia (Figura 9.1). A vulva e a vagina são preparadas, e os campos cirúrgicos são colocados. Em seguida, um exame bimanual é realizado. Essa é a parte mais importante do procedimento, pois permite ao cirurgião realizar um exame completo da pelve com a paciente totalmente relaxada. Um exame bimanual revela o tamanho, a forma e a consistência do colo uterino e do útero. Deve-se desenvolver a habilidade de reconhecer essas características, pois estas alterações podem indicar um sinal de condições oncológicas. Com frequência, aspectos que não foram identificados no consultório podem ser observados e podem indicar a necessidade de melhor avaliação. Os achados de imagem recentes podem ser confrontados. Como visto no exame do abdome total na laparotomia, o cirurgião em treinamento deve desenvolver o hábito de realizar o exame pélvico pré-operatório cuidadoso antes mesmo dos menores procedimentos.

A vulva também é inspecionada, os lábios são gentilmente afastados, e o introito visualizado. Os autores têm observado a falha de diagnóstico precoce dos carcinomas vulvares, por causa da não realização deste simples procedimento. Dois dedos da mão direita são então inseridos na vagina, e, com a mão esquerda sobre a parte inferior do abdome, os conteúdos totais da pelve podem ser examinados.

Histerometria

O espéculo vaginal é inserido na vagina, permitindo o acesso ao colo uterino. Por meio do exame pélvico, o cirurgião terá determinado o tamanho da vagina, e um espéculo de tamanho apropriado deve ser escolhido. Com uma pinça de Pozzi o lábio anterior do colo uterino é apreendido (Figura 9.2) e, segurando com a mão esquerda, o colo uterino é puxado para baixo em direção ao introito vaginal, retificando o canal cervical e facilitando a passagem dos instrumentos. É possível avaliar com esta manobra o grau de descida do útero e, portanto, a possibilidade de futura histerectomia vaginal, se necessário.

Na gestação ou logo após uma gestação, a pinça de Pozzi pode facilmente lacerar o colo uterino. Para evitar esta complicação é melhor usar mais de uma pinça de forma a distribuir a tração. A posição uterina do útero já foi determinada no exame pélvico e no útero não gravídico, pode ser confirmada por passagem delicada de um histerômetro (Figura 9.3). Isto permite a mensuração do comprimento uterocervical, que deve ser registrada. Este comprimento deve correlacionar-se intimamente com o tamanho estimado do útero avaliado pelo exame bimanual.

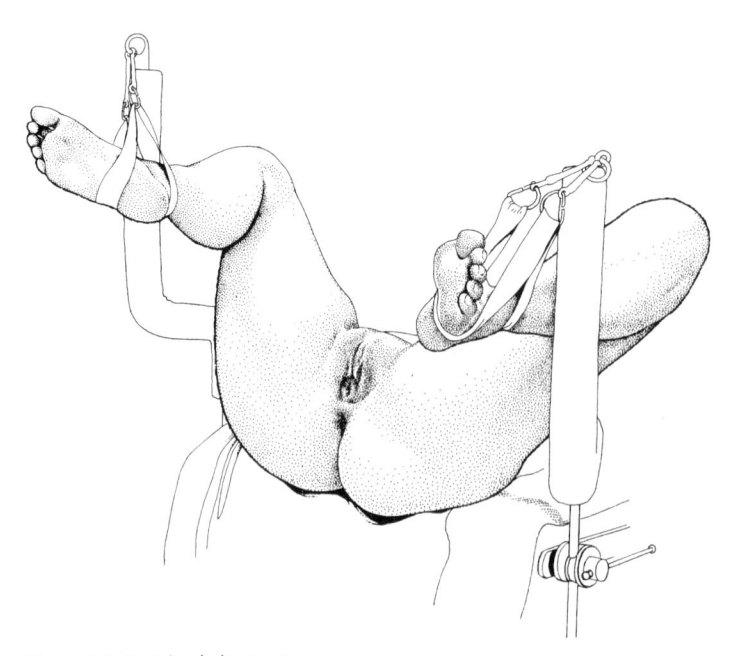

Figura 9.1 Posição de litotomia.

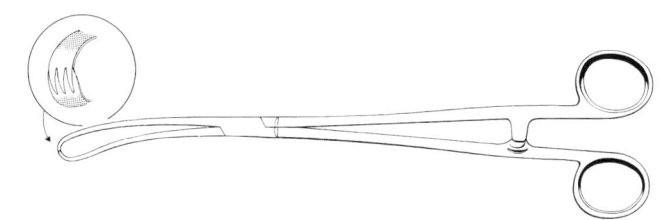

Figura 9.2 Pinça de Pozzi cervical.

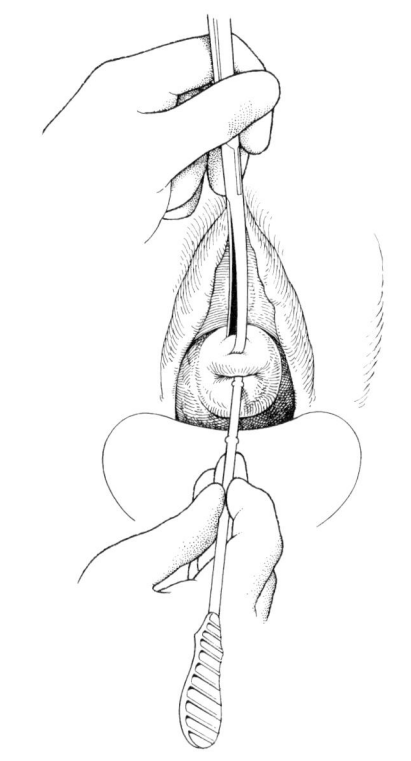

Figura 9.3 Histerometria.

Dilatação Cervical

A dilatação cervical é então realizada com velas de Hegar usadas em sequência, começando com o tamanho próximo ao do histerômetro, a menos que haja evidência de um colo uterino parcialmente dilatado. Os dilatadores maiores apresentam menor risco de perfuração uterina do que os menores. A pressão aplicada para passagem das velas deve ser ponderada, e este equilíbrio é adquirido apenas com bastante prática. A pressão pode ser mais facilmente controlada, se o cirurgião repousa a palma da mão esquerda e a porção inferior do antebraço contra a coxa direita da paciente, e a palma da mão direita contra a nádega esquerda da paciente (Figura 9.4). As mãos direita e esquerda estão, portanto, fornecendo tração e contratração, sendo ambas totalmente controladas. A vela de Hegar deve ser apreendida pela mão direita com o polegar posicionado posteriormente, contrabalanceado pelos primeiros três dedos ao longo do comprimento do instrumento. Se esta técnica for adotada, a 'percepção' de qualquer obstrução significativa fará com que a vela deslize entre o polegar e os dedos.

Outra técnica é segurar o dilatador com o dedo indicador estendido, para que a ponta do dedo esteja em contato com o dilatador em um ponto menor do que o comprimento uterocervical, conforme medida ultrassonográfica. Utilizando essa técnica, o dedo previne a perfuração uterina pelo dilatador.

Grau de Dilatação

O grau de dilatação dependerá do procedimento a ser realizado e o tamanho dos instrumentos ou cânulas a serem utilizados. Para a maioria dos procedimentos histeroscópicos e de curetagem simples, o colo uterino não necessitará de dilatação maior do que 7 mm, dependendo do tamanho da bainha histeroscópica, enquanto que para a interrupção da gravidez por aspiração o diâmetro ideal depende da idade gestacional e o tamanho das cânulas utilizadas. A resistência natural do colo uterino deve ser determinada durante a dilatação para prevenir a fratura das fibras cervicais.

Em pacientes nulíparas, o cirurgião deve considerar a inserção dos menores instrumentos possíveis pelo canal cervical para reduzir o risco de trauma e incompetência cervical posteriormente. Para todas as pacientes, a força excessiva ou agressividade deve ser evitada.

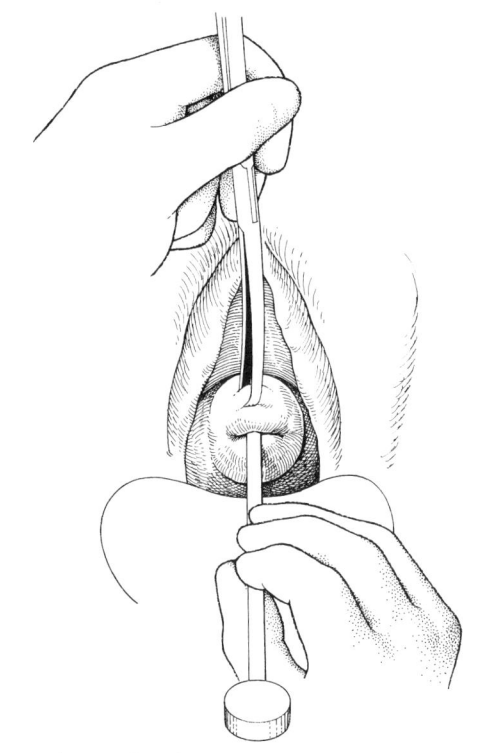

Figura 9.4 Dilatação do colo uterino.

Dificuldades na Realização da Dilatação

Estenose Cervical

Se a paciente apresentar história menstrual, o óstio deve ser patente; com técnica cuidadosa e paciência, o procedimento quase sempre será bem-sucedido. Em casos de estenose cervical, principalmente após excisão do colo uterino por alça diatérmica, uma incisão pequena realizada no orifício cervical externo com um bisturi ou com diatermia ou mesmo com uma alça de biópsia abre o canal e permite a passagem do histerômetro e dos dilatadores de Hegar. Se nenhuma pequena depressão evidente ou orifício for identificado, é mais seguro abandonar o procedimento, a menos que seja essencial e os riscos potenciais sejam aceitáveis.

Rigidez ou Espasmo Cervical

Neste caso, é impossível prosseguir com a dilatação além de um pequeno dilatador. O procedimento mais adequado é deixar o dilatador com tamanho máximo aceito no canal por algum tempo, permitindo o relaxamento do espasmo. Se isso não for bem-sucedido, o cirurgião deve aquecer os dilatadores em água quente estéril ou lubrificá-los com lubrificante estéril. Se o problema persistir, pode ser em decorrência de cicatrização antiga por cirurgia ou parto anterior, e o cirurgião terá que aceitar a limitação da dilatação e modificar sua técnica com o uso de instrumentos menores. Se o problema for previsto antes da cirurgia, o preparo cervical deve ser feito com misoprostol ou outro agente.

Formação de um Falso Trajeto ou Divertículo

Se isso não for observado, o resultado final pode ser a perfuração do colo uterino ou do útero. O procedimento deve ser abandonado e, se necessário, repetido em data posterior por um cirurgião mais experiente e com o preparo do colo uterino. Esse problema deve ser evitado, se o cirurgião seguir meticulosamente o eixo do útero, como definido pelo exame bimanual.

Complicações de Curto Prazo da Dilatação Cervical

A maioria das complicações não apresenta consequências graves e inclui as pequenas lacerações no colo uterino. Relativamente incomuns são a perfuração do útero e, muito mais rara, a hemorragia. No entanto, complicações graves podem ocorrer, e um dos autores relembra o caso de uma paciente com hemorragia maciça após dilatação do colo uterino, realizada para tratamento de um suposto aborto incompleto. A paciente jovem necessitou de laparotomia, com abertura do útero, e sutura do istmo para controlar a hemorragia, com preservação do útero.

Lesão Cervical

O risco de laceração é maior, quando ocorre o uso de força excessiva, por exemplo, quando o colo uterino é dilatado em demasia ou, quando, na presença de espasmo cervical, a dilatação é forçada sem aguardar o relaxamento da cérvix. A dilatação da cérvix de mulheres não grávidas além de 7 mm resulta em lacerações menores do canal endocervical e do orifício interno. O colo uterino gravídico apresenta maior risco de laceração da ectocérvix pela tração excessiva na pinça de Pozzi e também como consequência do processo de dilatação, quando o processo de dilatação é exagerado, ou seja, mais do que 12 mm durante o procedimento de interrupção da gravidez.

Uma liberação súbita da tensão, quando a dilatação está sendo realizada, é bastante sugestiva de laceração. Geralmente, essas lacerações são pequenas e ocorrem fora do ângulo de visão dentro do canal endocervical. Muito raramente, estendem-se pelo colo uterino e atingem o fundo de saco vaginal ou ultrapassam o orifício interno e perfuram o corpo uterino, com laceração no ligamento largo. Se houver suspeita de laceração, o procedimento deve ser interrompido imediatamente. Se a laceração for visível, deve ser feita a sutura com restauração da anatomia. Isto irá prevenir um sangramento posterior, mas provavelmente não irá restaurar a integridade funcional da cérvix, se houver lesão do orifício interno. As complicações tardias de uma laceração maior incluem hemorragia, infecção e incompetência cervical.

Perfuração do Útero

A perfuração do útero ocorre em até 2% dos procedimentos de dilatação cervical e curetagem ou histeroscopia. Invariavelmente atinge a cavidade peritoneal e geralmente não causa complicações permanentes. No entanto, pode atingir o ligamento largo, a bexiga ou algum outro órgão aderido ao útero, com menor frequência, e pode ocorrer peritonite ou sangramento grave. Em geral, esta complicação está associada à realização do procedimento no útero gravídico ou após a gestação, ou o útero está afetado por um carcinoma. Entretanto, a causa mais frequente de perfuração é a inexperiência ou o descuido, embora, em raras ocasiões, não possa ser prevenida.

A avaliação cuidadosa pela palpação bimanual, com identificação da posição e consistência do útero, deve ser enfatizada, pois é essencial na prevenção dessa complicação. A Figura 9.5 mostra como é fácil ocorrer uma perfuração no útero gravídico retrovertido.

Deve-se suspeitar de perfuração quando o histerômetro mostra o tamanho da cavidade uterina maior do que esperado pela avaliação clínica ou quando a vela de Hegar desliza além da distância da vela anterior ou além do comprimento uterocervical determinado pela histerometria inicial.

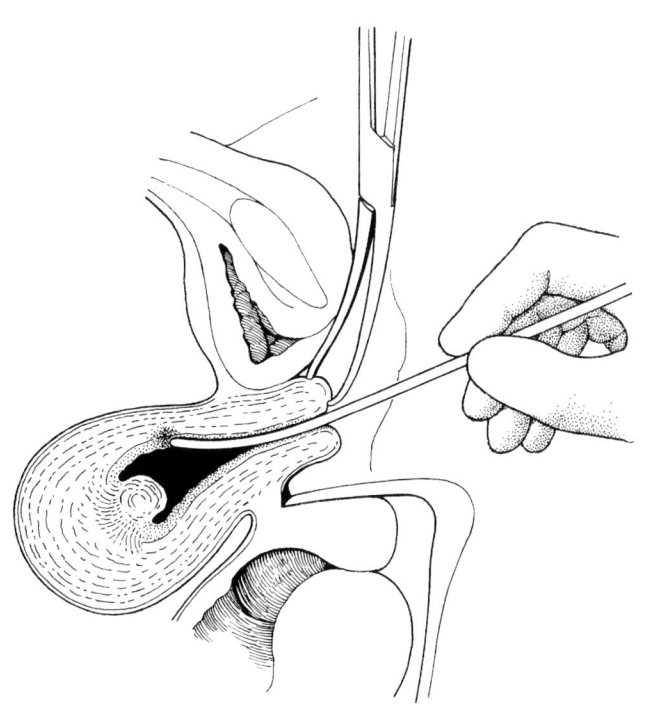

Figura 9.5 Lesão da parede anterior em um útero grávido retrovertido.

A avaliação da cavidade uterina com o histeroscópio, se possível, deve ser feita para identificar alguma perfuração, ou, se isto não for apropriado, o procedimento deve ser abandonado.

Quando a suspeita de perfuração ocorrer durante um procedimento limpo, como a curetagem para o sangramento uterino disfuncional, é suficiente manter a paciente em observação com avaliação da frequência de pulso e pressão arterial a cada meia hora. Se houver suspeita de infecção, a cobertura antibiótica deve ser iniciada no período de observação e deve ser mantida por, no mínimo, 7 dias. Se houver um diagnóstico de malignidade, o tratamento no momento mais precoce possível é essencial por causa do potencial para disseminação.

Sangramento Precoce

Um sangramento pode ocorrer logo após o procedimento nos casos de laceração pequena, geralmente o sangramento é leve e para quando o colo uterino contrai com a parada da dilatação. Raramente, uma hemorragia extensa pode ocorrer em razão da laceração de um ramo das artérias cervicais. Neste caso, a sutura do vaso hemorrágico deve ser feita.

Se a fonte do sangramento não for identificada, um tamponamento com gaze em faixa ou com agentes hemostáticos de celulose oxidada, como o hemostático absorvível Surgicel®, pode ser inserido no canal vaginal. Outra opção é inserir um cateter de Foley transcervical para realizar o tamponamento endocervical.

Com o manejo conservador (não cirúrgico), é possível que a hemorragia persista provocando a distensão do útero ou mesmo se estendendo para o ligamento largo, se o segmento inferior do útero for lesionado. Portanto, é importante que a paciente seja cuidadosamente monitorada no período pós-operatório, e o aumento da frequência cardíaca, a redução da pressão arterial e dor intensa devem ser logo informados. Caso haja suspeita de laceração, a equipe da sala de recuperação deve ser estar ciente das possíveis consequências.

Se a hemorragia for considerável e tiver origem em um sítio não visível, localizado na cérvix superior, o cirurgião deve entrar em contato com os radiologistas intervencionistas, se disponíveis, para considerar a embolização seletiva da artéria uterina. Se este recurso não estiver disponível, uma sutura com pontos hemostáticos feitos profunda e lateralmente na ectocérvix deve ser feita, como descrita na seção sobre biópsia por conização.

Se a embolização for malsucedida, a laparoscopia deve ser realizada para excluir hemorragia ou lesão intra-abdominal, principalmente no ligamento largo. Muito raramente, pode ser necessário abrir o abdome para ligar a artéria diretamente. No entanto, o cirurgião deve lembrar-se da circulação colateral aumentada, principalmente no útero gravídico e deve considerar a necessidade do ligamento das artérias ilíacas internas ou de uma histerectomia, se houver falha na resolução da hemorragia. Os hematomas do ligamento largo podem distorcer a anatomia, e a passagem do ureter nesta região deve ser lembrada. Se não for dada atenção a isto, um desastre pode-se transformar em uma tragédia.

Sangramento Tardio

Muito raramente, pode ocorrer uma hemorragia secundária grave. Em geral, ocorre como consequência de uma laceração não identificada ou pela ruptura de um hematoma infectado com lesão de um vaso cervical ou uterino inferior. Os exames de imagem com embolização seletiva devem ser considerados. Antibióticos de amplo espectro devem ser administrados imediatamente após a coleta de material para exame bacteriológico. Se o sangramento persistir, o abdome deve ser aberto. O ligamento das artérias ilíacas internas pode ser suficiente, mas este procedimento nem sempre produz o efeito desejado. A histerectomia pode ser a solução final.

Perfuração do Ligamento Largo

Esta complicação geralmente é secundária à laceração da cérvix no orifício interno ou próxima dele. Manter o procedimento de dilatação, quando há suspeita de perfuração, provoca o agravamento da laceração, resultando em ruptura lateral do útero junto ao ligamento largo. Se a laceração não envolver grandes vasos ou não ocorrer na presença de infecção ou carcinoma, o problema frequentemente se resolve com o tratamento conservador. No entanto, com muita frequência, as artérias uterinas ou seus ramos maiores são lesionados, resultando em hemorragia significativa no ligamento largo. A dor é o sintoma inicial mais comum, acompanhada pelos sinais comuns de perda sanguínea aguda. O exame revela uma massa crescente pastosa no ligamento largo. Se a hemorragia for maciça, a paciente entrará rapidamente em choque, com sinais de hemorragia retroperitoneal, incluindo a dilatação do intestino grosso por ruptura dos nervos esplênicos. O manejo emergencial rápido, incluindo a reposição de líquidos e de sangue e a embolização uterina ou laparotomia, é essencial.

Peritonite

A maioria das perfurações não produz sequelas permanentes ou extensas. No entanto, quando associada à infecção, a perfuração pode progredir para peritonite. Isto ocorre por causa da transferência direta de patógenos para a cavidade peritoneal ou decorrente da abertura da área infectada, permitindo o acesso. Os sintomas manifestam-se, em geral, entre 12-24 horas após, surgindo como dor abdominal e desconforto com rigidez muscular e pirexia. Os sinais clássicos de gás sob o diafragma podem não estar presentes, e a laparoscopia é de enorme valor para determinar com acurácia o diagnóstico.

Peritonismo

A causa mais comum de peritonismo é a irritação causada pelo sangramento, com a paciente se queixando de dor extrema e persistente na porção inferior do abdome no período pós-operatório. Se a paciente deitar em leve posição de Trendelenburg, a dor na extremidade do ombro também pode ser um achado e é quase diagnóstica. Se a hemorragia persistir, achados de uma hematocele pélvica sobrevêm com o tenesmo, frequência e sensação de contração expulsiva acompanhada por lombalgia. O tratamento pode ser inicialmente conservador com a administração de antibióticos, se houver qualquer evidência de infecção. Se a paciente apresentar evidência de progressão, contudo, o manejo mais ativo, incluindo a laparoscopia e a laparotomia, não deve ser adiado. A laparotomia deve incluir uma inspeção completa do intestino, particularmente do intestino delgado, que pode estar situado próximo ao útero, assim como aos órgãos genitais.

Lesão Intestinal

Relatos sobre lesão intestinal após perfuração ainda ocorrem e devem servir para alertar o operador das consequências de uma abordagem cuidadosa para o processo aparentemente simples de dilatação cervical. Caso o operador suspeite de lesão intestinal, uma laparotomia imediata deve ser realizada, o intestino deve ser avaliado em toda sua extensão e qualquer trauma tratado.

Celulite Pélvica e Parametrite

Não é incomum evidenciar a presença de inflamação e mínima infecção de tecidos junto à cérvix e útero (parametrite) após pequenos procedimentos cervicais. Os sintomas são de dor na região inferior do abdome e dor lombar, com dispareunia associada e dor no exame pélvico e na mobilização do colo uterino. Ocasionalmente, pode resultar em espessamento do paramétrio. O tratamento é conservador com uso de antibióticos e analgésicos. Se uma massa for palpável, um exame de ultrassom e a drenagem de qualquer coleção devem ser realizados. Se houver qualquer suspeita de perfuração do útero ou de uma laceração significativa da cérvix após tentativa de inserção de um dispositivo intrauterino, a radiologia permitirá a identificação da localização do dispositivo. A perfuração durante a inserção de um contraceptivo intrauterino é uma causa relativamente comum de litígio. O problema pode ser evitado com a histerometria do útero após exame bimanual e correlacionando diretamente o comprimento do útero com a profundidade de inserção do dispositivo intrauterino.

Complicações de Longo Prazo da Dilatação Cervical

Parto Prematuro

Uma revisão sistemática de 2016 mostra o aumento do risco de parto prematuro e, especialmente, muito prematuro, em mulheres com D&C prévia realizada para tratamento de abortamento no primeiro trimestre, em comparação a mulheres sem D&C prévia.[3] Este risco foi maior nos casos de múltiplos procedimentos de D&C. O risco aumentado persistiu quando o grupo controle envolveu mulheres submetidas ao manejo médico. Esses achados fortemente sugerem que o manejo cirúrgico, e não o aborto ou a interrupção da gravidez em si, é o fator decisivo que aumenta o risco de parto prematuro.

REMOÇÃO DE PÓLIPOS ENDOCERVICAIS E PÓLIPOS FIBROIDES EXPELIDOS

Pólipos Endocervicais

A maior parte dos pólipos endocervicais é assintomática e encontrada no exame ginecológico de rotina para realizar a coleta para citologia cervical e algumas vezes está associado a um resultado de citologia anormal. Menos comumente, produzem sintomas, como sangramento intermenstrual e pós-coito.

Quando os pólipos são pequenos (menores que 2 cm), podem ser facilmente retirados na clínica, apreendendo com uma pequena pinça para pólipos e por rotação ele é liberado do pedículo (Figura 9.6). O espécime deve ser enviado ao exame patológico. Quando os pólipos são grandes ou apresentam bases sésseis largas, pode ser necessário realizar o procedimento com anestesia geral. O pólipo deve ser apreendido, e a base removida com a diatermia. A colocação de um laço ou um ponto hemostático deve ser considerada antes da remoção do pólipo, pois não é incomum a retração da base no canal endocervical, tornando difícil a hemostasia posterior.

Mioma Pediculado

Eventualmente um mioma submucoso desce pelo canal cervical e permanece tracionado contra a ectocérvix. Os miomas maiores causam obliteração do colo uterino, impedindo a sua visualização. A paciente pode apresentar um quadro de dor, sangramento e leucorreia. Muitas vezes ocorrem ulceração e infecção, e nesta condição ele pode ser confundido com um câncer cervical exofítico. Nessa situação, o ginecologista deve palpar a borda cervical acima da massa e a presença de um pedículo que se estende da massa para o canal endocervical.

Se a massa for grande e distender o colo uterino, a base deve ser identificada antes de realizar a sua excisão com diatermia ou por incisão ao redor da base, e os vasos devem ser ligados, quando necessário. É extremamente raro conseguir a enucleação do fibroide, como descrita por Bonney, para tornar o acesso mais fácil e então abordar o pedículo (Figuras 9.7 a 9.10).

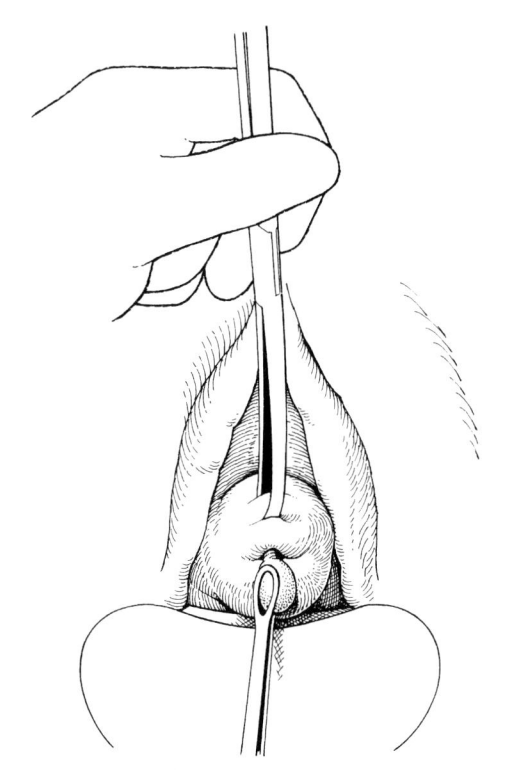

Figura 9.6 Remoção de pequeno pólipo endocervical.

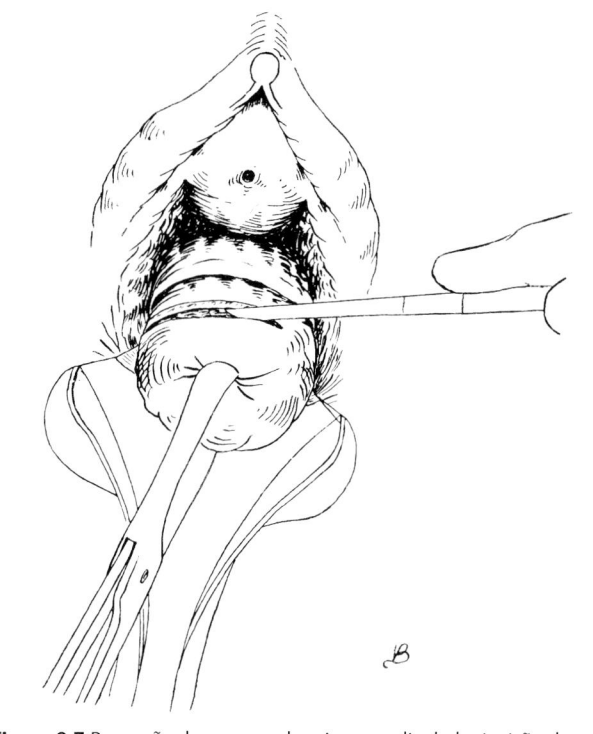

Figura 9.7 Remoção de um grande mioma pediculado: incisão da cápsula.

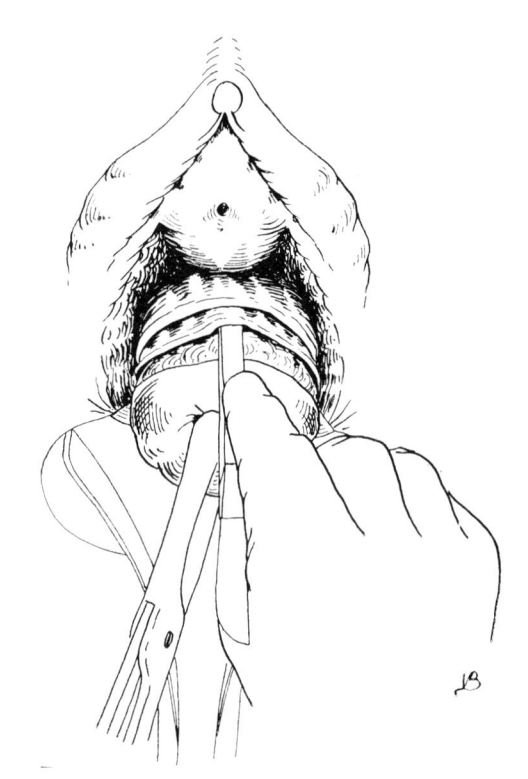

Figura 9.8 Reflexão da cápsula.

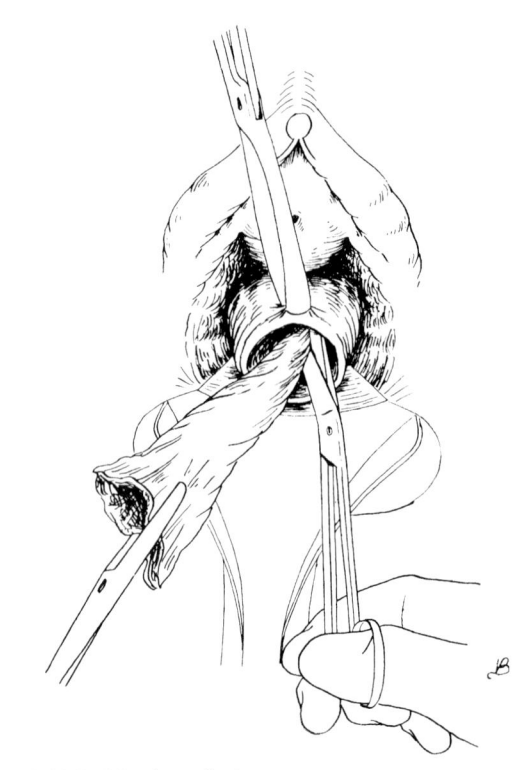

Figura 9.10 Excisão do pedículo.

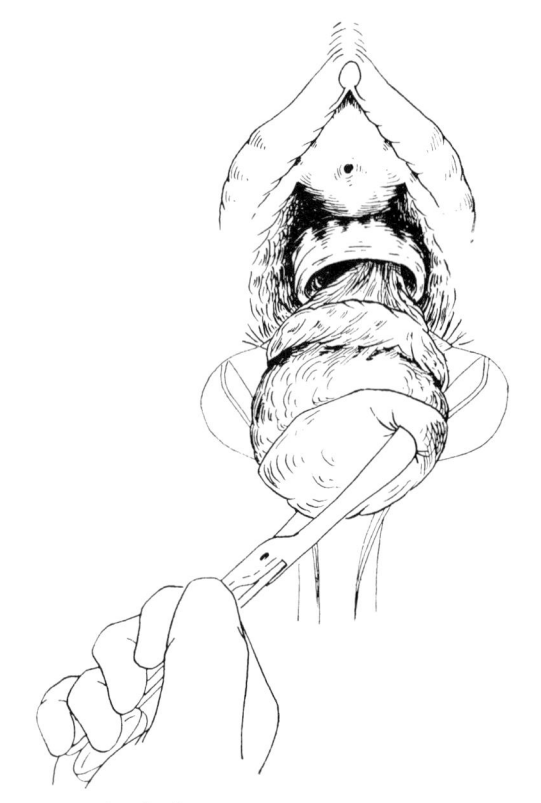

Figura 9.9 Enucleação do tumor.

PROCEDIMENTOS ABLATIVOS

A maioria dos procedimentos ablativos realizados atualmente inclui o tratamento de ectrópios cervicais e CIN persistentes de baixo grau. A colposcopia e a biópsia dirigida devem ser realizadas antes de realizar um procedimento ablativo, por causa do pequeno risco de CIN, mesmo na presença de um esfregaço normal.

Criocirurgia

A criocirurgia é utilizada para o tratamento de ectrópios cervicais sintomáticos e é ocasionalmente empregada na CIN de baixo grau.

O Princípio

A criocirurgia depende dos efeitos de congelamento e é realizada pela aplicação de um gás de rápido resfriamento. O gás é passado por uma sonda estreita e liberado na outra extremidade por uma porta de grande diâmetro (semelhante ao efeito de Venturi). O resfriamento subsequente é transferido ao colo uterino por meio de uma criossonda de metal. O resfriamento resultante, e, na verdade, o congelamento do epitélio cervical, estende-se para dentro em profundidade entre 4 e 7 mm e é adequado para causar a morte de células nessa profundidade.

Instrumental

Existem muitos conjuntos de instrumental para a criocirurgia, todos com características semelhantes. Uma variedade de ponteira para as sondas está disponível. As ponteiras são intercambiáveis e podem ser esterilizadas e devem ser escolhidas adequadamente antes de serem empregadas no tratamento. Um grande espéculo de Sims ou de Cusco é necessário para que o colo uterino inteiro possa ser exposto, e a antissepsia seja realizada. Desta maneira, a vagina não é envolvida no tratamento.

Anestesia

A criocirurgia tem uma elevada aceitação pela paciente, sendo geralmente descrito apenas um desconforto similar a uma cãibra. Desse modo, nem a anestesia ou analgesia geralmente é necessária. Quase todos os procedimentos são realizados em unidade ambulatorial.

A Cirurgia

Expondo o Colo Uterino

A paciente é colocada em posição de litotomia, e os campos são colocados para sua descrição. Nenhuma preparação da vulva ou vagina é necessária. O espéculo de Cusco mais confortável deve ser utilizado para que o colo uterino possa ser visualizado e para afastar as paredes vaginais da cérvice.

Definição da Lesão

Se a paciente tiver CIN de baixo grau confirmada na avaliação histológica, a colposcopia deve ser realizada para demarcar a lesão. O tratamento não deve ser realizado a menos que os limites gerais da lesão sejam visíveis e acessíveis.

Tratamento por Criocirurgia

A ponteira da criossonda deve ser escolhida no tamanho que possa cobrir a lesão total. Se isso não for possível, a lesão é tratada com aplicações repetidas até cobrir toda a lesão. A ponta da sonda deve ser levemente pressionada contra o colo uterino, e o congelamento é iniciado. Em poucos segundos, será sentida a 'adesão' da sonda ao colo uterino, pois cristais de gelo se formam na sonda. A sonda deve ser mantida afastada da vagina para evitar lesões.

Tempo de Congelamento

Para uma lesão benigna, um congelamento único de 60 segundos será suficiente, enquanto no tratamento da CIN, a técnica de congelamento–descongelamento–recongelamento de 120 segundos ligado–120 segundos desligado–120 segundos ligado provou ser mais eficaz. O tempo deve começar a partir do momento em que o operador pode visualizar uma borda evidente de tecido congelado ao redor da ponteira da sonda.

Cuidado Pós-Tratamento

Nenhuma precaução especial é necessária. A paciente deve receber um formulário de instruções informando-a que:

- Ela deve esperar a presença de um corrimento vaginal aquoso abundante que durará por 2 a 3 semanas.
- Ela deve evitar relação sexual e o uso de tampões por 3 semanas.
- Qualquer dor ou sangramento imprevisto deve ser relatado ao médico.

Fatores que Influenciam o Sucesso da Criocirurgia

Os fatores mais importantes que determinam o sucesso do tratamento de lesões pré-cancerosas são:

- Tamanho da lesão.
- Irregularidade da superfície cervical.
- Seleção da ponta da criossonda.
- Pressão na garrafa de óxido nitroso.

Termocoagulação

O termocoagulador Semm foi introduzido na prática ginecológica em 1966. Foi inicialmente utilizado para a destruição local de lesões cervicais benignas, mas muitos autores confirmaram sua ampla aplicabilidade para o tratamento de CIN. O equipamento funciona pelo aumento de temperatura do epitélio de superfície do colo uterino para aproximadamente 110° C.

Instrumental

O termocoagulador Semm é necessário, juntamente com um grande espéculo de Cusco ou Sims, como na criocirurgia.

Anestesia

Este procedimento pode ser realizado normalmente sem anestesia, embora o colo uterino possa ser infiltrado com anestésico local, se a paciente tiver queixa de desconforto. Como na criocirurgia, a termossonda é disponível em várias dimensões, dependendo do tamanho da lesão. A sonda é aplicada à lesão por 30 segundos e pode necessitar de mais do que uma aplicação para lesões extensas. A termossonda aquece os tecidos entre 110 e 120°C; desse modo, literalmente promove a fervura dos tecidos. A morte celular é virtualmente instantânea, e os resultados do tratamento são comparáveis àqueles observados após eletrodiatermia radical e ablação a *laser*.

Complicações ocorrem como na criocirurgia, ablação a *laser* ou eletrodiatermia.

Cauterização do Colo Uterino

A cauterização do colo uterino pode ser superficial para o tratamento de ectrópios ou radical para o tratamento de CIN. Atualmente a técnica de cauterização radical utilizando eletrocautério com a ponteira em forma de bola é raramente empregada no manejo de CIN. Foi substituída inicialmente por ablação a *laser* com dióxido de carbono (CO_2) nos anos de 1980 e, desde os anos de 1990, pela excisão com alça diatérmica. A cauterização superficial utilizando um eletrodo com ponteira do tipo bola para o tratamento de um ectrópio foi amplamente substituída pela criossonda e termocoagulação, pois estas podem ser realizadas como procedimentos ambulatoriais sem anestesia local. No entanto, se a paciente for submetida à anestesia geral para outro procedimento, é frequentemente mais simples tratar um ectrópio sintomático com cautério superficial, que está prontamente disponível em uma sala cirúrgica. Antes da cauterização é necessário realizar uma biópsia dirigida pela colposcopia, se não foi realizada previamente, para afastar o diagnóstico de CIN.

A Cirurgia

Os antissépticos contendo álcool não devem ser usados no preparo da paciente, pois as queimaduras acidentais são inaceitáveis. Deve ser colocado um espéculo de Sims na vagina para exposição do colo uterino, e, com uma pinça de Pozzi, ele é tracionado para baixo. O eletrodo com ponteira do tipo bola é movido sobre a área de epitélio colunar ectópico, tomando-se cuidado para não tocar a vagina e limpando-se o resíduo de carvão do eletrodo durante o procedimento. Os eletrodos revestidos por Teflon® moderno reduzem a produção do resíduo de carvão.

Ablação a *Laser*

O *laser* de CO_2 foi amplamente utilizado durante o início dos anos de 1980, principalmente para o tratamento local de lesões intraepiteliais do colo uterino, vulva e vagina. Com a introdução da excisão da zona de transformação com alça diatérmica (LLETZ) no início dos anos de 1990, para o tratamento de CIN, o *laser* foi quase universalmente substituído, exceto em alguns poucos centros. A descrição do instrumento e as técnicas para ablação podem ser encontradas na edição anterior deste livro.

Complicações Comuns aos Métodos de Ablação

Dor

A sensibilidade à dor varia consideravelmente de uma paciente para a outra, e não é possível prever quais pacientes irão sentir dor ou não. Em geral, quanto mais alta a temperatura e mais prolongada a aplicação, maior a dor. Portanto, a eletrodiatermia, que emprega temperaturas extremamente elevadas, produz dor intolerável e deve ser utilizada sob anestesia local ou geral, enquanto a termocoagulação e o criocautério raramente necessitam de analgesia, especialmente se contamos com apoio de enfermagem para distração da paciente. Os melhores resultados são alcançados por uma boa equipe de médicos e enfermeiros que trabalham com coesão.

A presença de dor após o tratamento, na fase de cicatrização, geralmente é resultante de infecção do colo uterino ou dos órgãos pélvicos e deve ser investigada pelo exame pélvico com inspeção do colo uterino, colheita de *swab* da região alta da vagina para cultura e exame de urina de jato médio. Pode ocorrer uma reativação de doença inflamatória pélvica crônica, após o procedimento e deve ser ativamente tratada com antibióticos e cirurgia, se necessário.

Corrimento

Quase todas as pacientes apresentam corrimento ou secreção, frequentemente profusa após a criocauterização, que persiste por 2 a 4 semanas.

Sangramento

Raramente ocorre sangramento depois da criocirurgia, mas pode ocorrer após termocoagulação ou cauterização.

Complicações da Cicatrização

A junção escamocolunar pode migrar para a região inferior do canal endocervical e o seguimento da CIN depende da citologia, visto que a colposcopia pode ser insatisfatória. O estreitamento ou estenose do óstio cervical pode ocorrer, mas isso é raro em mulheres na pré-menopausa e raramente gera problemas durante a menstruação ou gravidez. O orifício externo com estenose pode ser aberto com frequência pela sua incisão com um bisturi ou diatermia ou mesmo realizando uma pequena biópsia com alça. Ocasionalmente, é preciso realizar anestesia geral para fazer a dilatação do orifício, principalmente se houver evidência de hematometra ou a paciente se queixa de dismenorreia após a realização do procedimento.

Alteração Menstrual

O fluxo menstrual após tratamento ablativo local pode ocorrer logo após o procedimento, pode haver um atraso ou pode não ocorrer o fluxo. A quantidade do fluxo pode ser maior ou mais discreta do que o normal. O sangramento intermenstrual e pós-coito associado ao processo de cicatrização pode ocorrer, mas outras causas ginecológicas devem ser primeiramente eliminadas. Nenhuma técnica ablativa em particular é mais propensa a essa complicação do que qualquer outra, e as pacientes devem ser orientadas a consultar seu próprio médico ou retornar ao consultório, se ocorrerem alterações significativas no padrão menstrual.

Desempenho Obstétrico Subsequente

As pacientes que realizaram terapia ablativa local não são mais propensas ao desenvolvimento de complicações obstétricas do que a população normal, exceto se tratadas com a diatermia radical.

Informações para a Paciente

As preocupações das pacientes podem ser consideravelmente reduzidas, se elas receberem informações precisas e claras sobre eventuais problemas associados ao procedimento. Essas informações podem ser complementadas durante a realização da videocolposcopia e por formulários explicativos entregues às pacientes sobre as potenciais complicações que podem ocorrer após o tratamento. As informações devem alertar a paciente sobre alteração da secreção vaginal, dor ou sangramento anormal que possa ocorrer e, quando apropriado, desaconselhar a relação sexual ou o uso de tampões e cremes intravaginais por um curto período de tempo após a terapia.

TÉCNICAS EXCISIONAIS

O uso de técnicas excisionais foi por muitos anos a base fundamental do manejo da CIN e da neoplasia intraepitelial glandular cervical (CGIN). No passado, a técnica predominante era a biópsia por conização a frio e a isto juntou-se a biópsia de cone a *laser*. Desde o início dos anos de 1990, a LLETZ substituiu praticamente as outras técnicas excisionais.

Excisão da Zona de Transformação por Alça Diatérmica

Pequenas alças diatérmicas com agulha foram utilizadas por muitos anos para remover lesões diminutas do colo uterino. Foi a partir de 1989 que o uso de alças maiores (LLETZ) foi primeiramente descrito por Prendiville.[4] A LLETZ tem a vantagem em relação às terapias ablativas, pois o espécime da excisão pode ser enviado para avaliação anatomopatológica e desta forma pode ser confirmado se a excisão da CIN foi completa e pode excluir o diagnóstico de câncer. Como resultado, a excisão com alça diatérmica também é indicada para o tratamento de CGIN e CIN, estendendo-se para o canal endocervical. A técnica em conjunto com a análise colposcópica provou ser a técnica mais popular para o tratamento de CIN e CGIN.

Preparo da Paciente

O preparo da paciente é o mesmo realizado nas técnicas ablativas locais. A grande maioria dos procedimentos excisionais com alça diatérmica é realizada em unidade ambulatorial com anestesia local. A paciente é submetida à colposcopia no modo habitual. Quando a paciente é encaminhada por causa de uma alteração citológica de alto grau, uma alça diatérmica pode ser utilizada, seguindo a regra de "ver e tratar", se for possível identificar pela colposcopia uma lesão no colo uterino consistente com a anormalidade citológica de alto grau. Dessa maneira, o diagnóstico e tratamento são efetuados em uma consulta, reduzindo o estresse de uma visita de retorno para o tratamento. A LLETZ também é utilizada para tratar mulheres com CIN de alto grau confirmada por biópsias dirigidas.

O Equipamento

Os sistemas de eletrocautério utilizados dispõem de modos de corte e cauterização combinados com flexibilidade para vários graus de hemostasia. Embora uma ampla variedade de formas e tamanhos de alças esteja disponível, em termos gerais, elas apresentam uma alça em forma de meia-lua fixada a uma peça manual de diatermia padrão com botões para corte e coagulação disponíveis para o operador. Um fio de aço inoxidável é feito tanto na forma fina flexível ou uma forma rígida mais espessa. A forma rígida é mais fácil de utilizar, mas produz mais danos térmicos ao espécime. O fio fino flexível requer um toque delicado e um conhecimento do parâmetro de memória do fio para que a alça retire um espécime satisfatório.

A Cirurgia

O aconselhamento e o consentimento informado quanto ao procedimento devem ser feitos da mesma forma que para os outros tratamentos que utilizam técnicas conservadoras. A paciente é posicionada na cadeira de colposcopia em posição de litotomia, e um espéculo de Cusco com um sistema de exaustão de fumaça é inserido. O colo uterino é exposto e a colposcopia, realizada no modo padrão. Os limites da lesão são identificados com ácido acético e, se necessário, com solução de Lugol. Neste ponto, um anestésico local com vasoconstritor é injetado diretamente no colo uterino, fornecendo analgesia adequada e reduzindo a perda de sangue. O agente é administrado com uma seringa odontológica fina em posição de 3, 6, 9 e 12 horas. É importante injetar superficialmente, no início, para que o branqueamento do epitélio ocorra, mas também para reduzir o desconforto, se combinado com a infiltração mais profunda, quando uma conização por alça for realizada.

Uma alça de tamanho apropriado é selecionada para englobar a lesão inteira, de tal forma que o espécime possa ser removido em um bloco. Na experiência dos editores, é raramente necessário utilizar mais do que uma varredura. Em uma série de casos, seguida ao longo de um período de 10 anos, em que um total de 4.944 procedimentos com alças foram realizados, observou-se que em 80% dos casos foi feita apenas uma passagem da alça, 15% necessitaram de duas passagens, e os demais 5% necessitaram de mais do que duas.

A alça deve ser colocada sobre a zona de transformação de forma a englobar a lesão. Se a alça metálica fina for utilizada, uma leve pressão é feita sobre a alça para que adote um posicionamento curvo no colo uterino. O botão de 'corte' na peça manual é pressionado, e, após alguns segundos, o fio começa a entrar no colo uterino (Figura 9.11). O cirurgião deve passar a alça sem pressão, enquanto secciona o colo. A penetração da alça no colo deve ter uma profundidade necessária que deve ser entre 7 e 10 mm para lesões

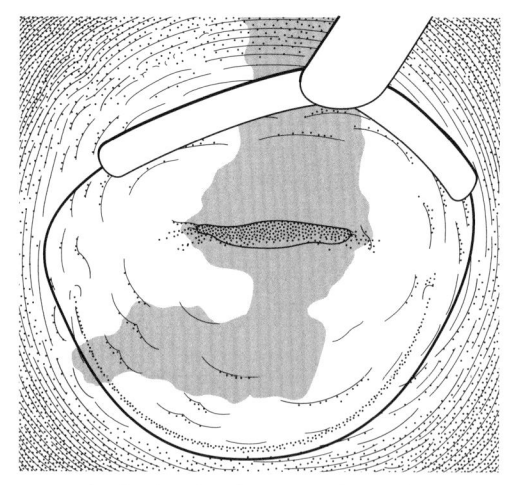

Figura 9.11 A alça é colocada sobre a zona de transformação para englobar a lesão.

ectocervicais e 10-15 mm para lesões que se estendem até o canal (Figura 9.12). O procedimento deve ser realizado da posição posterior para anterior ou de um lado para o outro. Deve-se evitar iniciar o corte anteriormente, pois o espécime pode cair por gravidade sobre o colo e ocultar a visualização da lesão remanescente a ser removida pelo operador. Para as biópsias em cone com alça, é possível fazer uma incisão profunda inserindo a alça no eixo longo do colo e, a seguir, continuar a excisão passando a alça transversalmente e depois tracionar retirando a alça de forma que um fragmento muito mais profundo seja retirado.

Ao final do procedimento o bloco de tecido, que geralmente está situado na cérvix, pode ser removido. Sangramento mínimo é observado, e a base, além das bordas da alça, pode então ser submetida à diatermia com um eletrodo com ponteira do tipo bola. No final do procedimento, é permitido a paciente retornar à sua residência com instruções apropriadas por escrito.

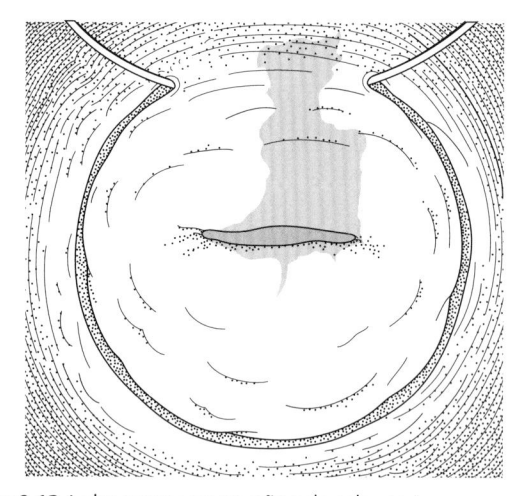

Figura 9.12 A alça passa sem pressão pelo colo uterino.

Complicações

As complicações tendem a ser mínimas e são semelhantes àquelas das técnicas ablativas locais. As mais frequentes são o sangramento, secreção vaginal e, ocasionalmente, infecção. A estenose do colo uterino também pode ser observada principalmente na paciente pós-menopausa.

No período de treinamento o médico deve ser cauteloso em relação à velocidade com que a alça é passada e à rapidez em que a alça corta e quanto à necessidade de obter uma boa exposição do colo uterino. Lacerações das paredes laterais da vagina, que resultam em dor e frequentemente sangramento intenso, representam uma complicação observada durante o período de aprendizagem do profissional médico em treinamento. Por causa dos programas nacionais de rastreamento para detecção de CIN, um grande número de procedimentos de LLETZ tem sido realizado, resultando em uma variedade de complicações incomuns, como lesões na bexiga, reto e artéria uterina com hemorragia intra ou retroperitoneal.

Inúmeras publicações demonstraram um risco aumentado de parto prematuro após tratamentos excisionais para CIN, incluindo LLETZ, quando realizados com mais de 10 mm de profundidade. Mulheres que planejam gestações futuras devem ser orientadas sobre o risco.

Biópsia por Conização a *Laser*

O *laser* de CO_2 é um excelente instrumento, não apenas como um instrumento de vaporização, mas também quando o tamanho do ponto é reduzido a 1 mm ou menos, como um dispositivo de corte lento. Este recurso, utilizado para reduzir o tamanho do ponto e, assim, aumentar a densidade de energia do feixe, oferece ao cirurgião um instrumento muito acurado para remover as lesões do colo uterino. Nos casos, onde a ectocérvix está apagada, devido a alterações atróficas ou excisões anteriores, pode ser realizada uma biópsia com cilindro estreito, pois não seria possível um cone com alça ou bisturi. Embora o procedimento seja realizado sem hemorragia, o grande inconveniente é a extrema lentidão do procedimento. Além disso, a falta de experiência com o procedimento pode produzir um trauma térmico significativo ao espécime. Com a introdução de LLETZ e sua capacidade para realizar cones com alça, o *laser* de CO_2 está se tornando praticamente extinto. Como na ablação a *laser*, a descrição da técnica pode ser encontrada na edição anterior deste livro.

Conização com Bisturi a Frio

A conização com bisturi a frio não é empregada em Gateshead desde o final dos anos de 1980. Foi inicialmente substituída pela conização a *laser* e, então, pela conização com alça após a publicação pelo departamento, em 1990, demonstrando que a conização em alça era possível e adequada. A técnica descrita é como aquela realizada em Gateshead nos anos de 1980.

Instrumental

Os instrumentos necessários para este procedimento são aqueles descritos no pequeno conjunto ginecológico (ver Capítulo 3). O bisturi deve ter uma lâmina pontiaguda para facilitar a excisão cônica.

Anestesia

Este procedimento é realizado com anestesia geral. É possível, embora não seja desejável na visão dos autores em decorrência do potencial de hemorragia, utilizar a infiltração paracervical ou local ampliada.

Preparo da Paciente

A paciente deve ser preparada como para qualquer procedimento vaginal. A tricotomia não é necessária. Todas as biópsias por conização devem ser realizadas sob controle colposcópico para garantir a identificação dos limites ectocervicais da anormalidade colposcópica. A solução de Lugol pode ser empregada como uma alternativa. Geralmente, uma biópsia em cone foi realizada, quando os limites endocervicais da lesão não podem ser visualizados na colposcopia ou pela suspeita de carcinoma invasivo.

A Cirurgia

Pinça Hemostática Lateral

A paciente é colocada na posição de litotomia, e os campos cirúrgicos são colocados. Um espéculo de Auvard ou Sims deve ser inserido na vagina. O colo uterino é visualizado e a colposcopia, realizada. A solução de iodo pode ser aplicada como descrito previamente. O colo uterino é apreendido com uma pinça de Pozzi colocada no limite anterior da lesão ectocervical. O colo uterino é tracionado lateralmente para permitir o acesso para colocação de um ponto hemostático profundo de cada lado da cérvix (Figura 9.13). O fio de sutura é inserido para ligar o ramo descendente da artéria uterina, que passa ao longo da porção lateral do colo uterino em profundidade. As suturas são feitas geralmente com o fio Vicryl®, e as pontas devem ser longas e fixadas com as pinças das artérias, para mobilização posterior do colo uterino.

Uma alternativa para prevenir o sangramento é infiltrar o colo de forma circunferencial com um vasoconstritor, que pode ser associado a um anestésico local, como utilizado na LLETZ.

Incisão do Cone

O colo uterino deve ser tracionado para baixo com a pinça de Pozzi e, empregando-se um bisturi com lâmina pontiaguda, é realizada uma incisão em cone, iniciando na região posterior e depois ao redor da área anterior (Figura 9.14). Assim que a incisão inicial circundante for realizada, o colo deve ser apreendido com uma pinça de Littlewood, de forma que epitélio ectocervical fique invertido (Figura 9.15). A

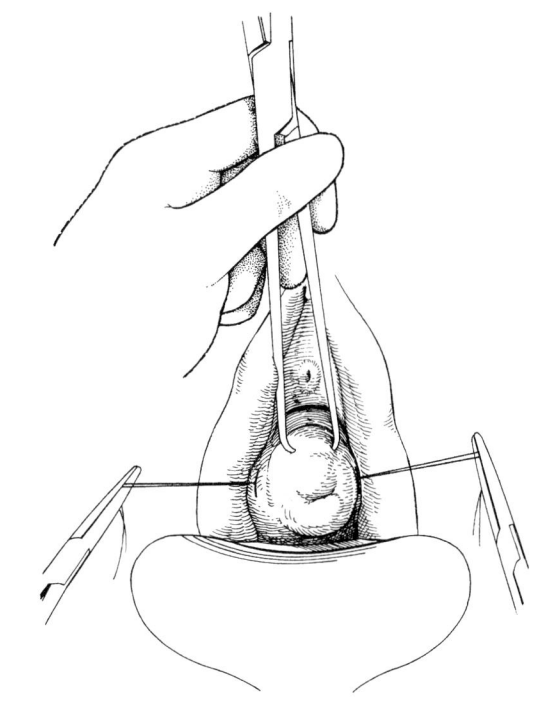

Figura 9.13 Colocação das pinças hemostáticas laterais.

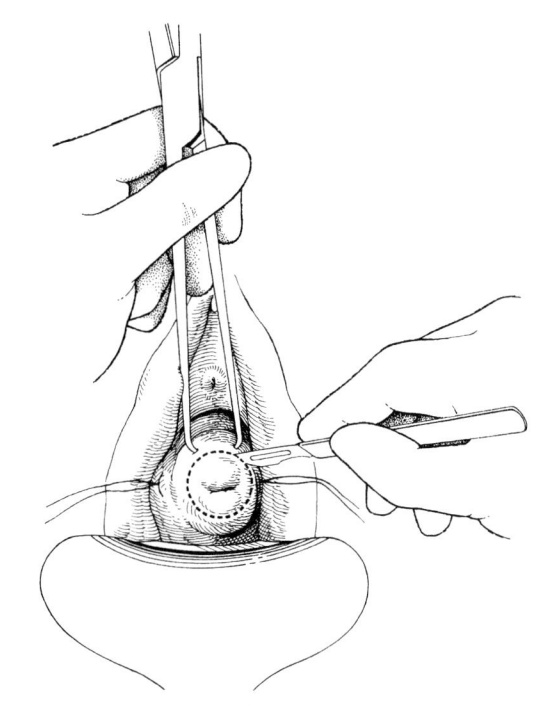

Figura 9.14 Secção na conização.

parte mais profunda do cone pode então ser seccionada sob visão direta. Segurar o espécime com a pinça tecidual também protege o epitélio ectocervical e produz uma amostra intacta para o patologista. Nas CIN de alto grau essa manobra é importante, pois nessa condição parece haver uma redução da adesão tecidual entre a derme e as camadas subdermais.

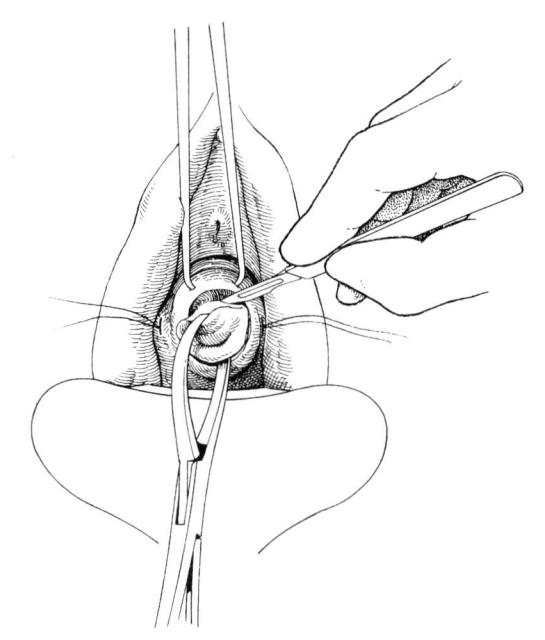

Figura 9.15 Pinçamento do cone.

Reparo do Colo Uterino

Por muitos anos, o fechamento padrão após a conização era feito com pontos de Sturmdorf, resultando em um colo uterino disforme, frequentemente com epitélio ectocervical invertido e não visível, aumentando o risco de alteração pré-cancerosa oculta. Qualquer sangramento da base do cone pode ser controlado pelo congelamento da área com a criossonda ou cauterização com a diatermia com ponteira do tipo 'bola'. Técnicas alternativas relatadas incluem o uso de cautério com o coagulador de feixe de argônio ou cobrir as suturas laterais com o Surgicel® (Johnson and Johnson Inc. New Brunswick, NJ) ou Gelfoam® (Pfizer Inc., New York, NY) embebido em trombina.

Em raras ocasiões quando existe um exsudato persistente, são feitos um tamponamento vaginal e cateterização vesical, e a paciente é encaminhada ao hospital. Pode ser necessário realizar nova sutura nas margens do cone ou uma sutura contínua circundando as bordas do cone. A grande vantagem desses métodos é manter a junção escamocolunar ainda acessível para avaliação futura, tanto na citologia como na colposcopia.

Dilatação e Curetagem

Muitos cirurgiões rotineiramente realizam a D&C antes de uma conização. A menos que haja uma razão clínica, a D&C não deve ser feita antes da conização. Este procedimento elimina o epitélio no espécime do cone, e o patologista não poderá fazer uma análise real. Também não há vantagem em tentar dilatar o colo uterino para reduzir o risco de estenose. As aderências e a estenose têm maior probabilidade de ocorrer após a sutura de Sturmdorf.

Complicações da Conização Cervical

Hemorragia

A hemorragia é o problema mais importante e mais frequente observado. O sangramento pode ser primário ou secundário, com o primeiro ocorrendo geralmente nas primeiras 24 horas e associado à hemorragia reativa, e o segundo cerca de 10 dias do pós-operatório e frequentemente relacionado com a infecção. O tamponamento vaginal é muitas vezes suficiente, mas deve ser feita uma avaliação do colo uterino para identificar vasos com sangramento e para fazer a sua ligadura, se necessário. A infecção pode ocorrer e pode se associar à hemorragia, secreção vaginal e, ocasionalmente, progressão para infecção pélvica. Deve ser ativamente tratada por antibióticos sistêmicos.

Estenose Cervical

A estenose cervical pode ocorrer e deve ser tratada por dilatação simples; raramente causa um problema durante o parto.

Desfechos da Gestação

Como mencionado anteriormente, inúmeras publicações demonstraram um risco aumentado de parto prematuro após tratamentos excisionais para CIN. Mulheres que planejam gestações futuras devem ser orientadas sobre o risco. No entanto, deve ser observado que mulheres com CIN não tratadas também estão em risco aumentado de parto prematuro, embora não tão elevado quanto às pacientes tratadas.

TRAQUELORRAFIA

A traquelorrafia é essencialmente o reparo de uma laceração cervical e tem pouca relevância na prática ginecológica moderna. O procedimento envolve a exposição da laceração e remoção das bordas para aproximação com pontos separados e fio absorvível. Uma descrição detalhada está disponível em edições anteriores.

A traquelorrafia pode ser raramente necessária para fechamento de lacerações cervicais resultantes do parto, principalmente após um parto instrumental, se houver sangramento intenso. É importante nessas situações segurar o colo uterino com pinça de anel e colocar um ponto acima do ápice da laceração, pois este é, em geral, o local de origem do sangramento.

INCOMPETÊNCIA CERVICAL

A incompetência ou insuficiência cervical é um diagnóstico difícil e confuso na obstetrícia. Os critérios diagnósticos não são bem definidos, e a incidência é desconhecida. Classicamente, a incompetência cervical era suspeita em mulheres com múltiplos abortos indolores, durante o segundo trimestre de gestação, ocorrendo mais precocemente em cada perda. Infelizmente, os estudos sobre cerclagem cervical incluíram mulheres de menor risco com partos prematuros anteriores ou cirurgia cervical, como a conização. A cerclagem cervical pode prolongar a gravidez em mulheres que tiveram três ou mais perdas inexplicáveis no segundo trimestre ou partos prematuros, mas é incerto se isso vai levar a um melhor desfecho neonatal. Essas mulheres apresentam 70% de chance de parto após 33 semanas, mesmo sem uma cerclagem.

O uso de ultrassom para medir o comprimento cervical e o afunilamento fornece um grau de quantificação, mas não melhora a seleção apropriada de mulheres para cerclagem. Um estudo da medida ultrassonográfica do comprimento cervical, realizado em 47.000 mulheres entre 22-24 semanas de gestação, observou que 1% das pacientes apresentavam um comprimento cervical inferior a 15 mm. Muitas dessas mulheres foram randomizadas para cerclagem cervical e não demonstrado benefício. O procedimento pode, contudo, beneficiar mulheres de alto risco que também apresentem um colo uterino encurtado nos exames de imagem.

Existem apenas dados observacionais limitados apoiando a cerclagem de emergência em uma mulher com um colo uterino dilatado e sem sinais de contrações uterinas.

Em anos recentes, a cerclagem cervical tem sido realizada após a traquelectomia radical realizada para tratamento de câncer cervical, pois grande parte do colo uterino é removida na cirurgia. Inúmeras gestações bem-sucedidas foram obtidas como resultado do procedimento.

O Procedimento

Não há dúvida de que o nome de Shirodkar será sempre associado a essa cirurgia. No entanto, na prática ocidental, a sutura McDonald mais simples, descrita aqui, é utilizada predominantemente por causa de sua simplicidade.

O planejamento do procedimento deve ser feito, quando o parto é agendado. É comum realizar o procedimento entre 12 e 14 semanas de gestação. É importante realizar uma ultrassonografia para excluir anormalidade fetal antes de realizar o procedimento. Uma variedade de fitas não absorvíveis, como o Prolene®, Ethibond® ou Mersilene®, pode ser utilizada com uma agulha de grande calibre. Os fios monofilamentares têm a vantagem de serem mais fáceis de utilizar, deslizando sobre o tecido cervical com trauma mínimo e menos risco de infecção. A desvantagem é que elas tendem a penetrar mais profundamente no colo uterino, tornando mais difícil a sua retirada.

Instrumental

Os instrumentos necessários são encontrados no menor conjunto ginecológico descrito no Capítulo 3.

Preparo da Paciente

É essencial o emprego de antibióticos profiláticos e beta-simpatomiméticos antes da cirurgia.

Anestesia

Tanto a anestesia geral leve ou a raquianestesia é ideal para a realização desse procedimento.

A Cirurgia

Exposição e Pinçamento do Colo do Útero

A paciente é colocada em posição de litotomia, e um espéculo de Sims é colocado na vagina para visualização do colo. A apreensão do colo é feita utilizando duas pinças de anel, uma colocada no lábio anterior, e outra no lábio posterior do colo uterino. Com levantamento delicado é possível avaliar o comprimento do colo uterino. Para passar a agulha, é preciso lateralizar o colo para um lado e depois do outro, tracionando as pinças com cuidado.

Inserção da Sutura

A sutura de McDonald é essencialmente uma sutura em bolsa. A sutura é colocada circunferencialmente, passando pela região superior do colo uterino, com quatro pontos, que podem iniciar posterior ou anteriormente com base na preferência do cirurgião. Para auxiliar a remoção da sutura, é aconselhado deixar os fios com aproximadamente 4–5 cm de comprimento, e o nó deve ser dado antes de cortar o fio. Isto permite que o fio seja enganchado com um dedo ou instrumento para amarrar junto ao colo uterino. O nó colocado anteriormente facilita a sua remoção na fase tardia da gestação. A prática determinará a tensão correta, que deve ser firme o suficiente para fechar o óstio, mas não tão firme que cause palidez do colo uterino.

Remoção da Sutura

A anestesia não é necessária. A remoção deve ser realizada antes do parto e é facilmente efetuada pela exposição do colo uterino, segurando a extremidade longa do fio como descrito anteriormente e seccionando a sutura em local onde o ponto esteja visível no exterior da cérvix, e, em seguida, o fio pode ser puxado.

A paciente deve ser informada da importância de comparecer com antecedência no hospital, se houver sinais de trabalho de parto. O manejo é particularmente difícil, se ocorrer um trabalho de parto prematuro, e uma decisão deve ser tomada quanto a cortar a sutura ou deixá-la para tentar preservar a gravidez. Potenciais complicações incluem ruptura prematura das membranas, corioamnionite, ruptura cervical, se a sutura não for removida antes do início do parto, e hemorragia.

EXCISÃO DO COTO CERVICAL

O termo histerectomia subtotal descreve o procedimento de remoção do corpo uterino sem retirada do colo uterino. Este procedimento era recomendado antes do advento dos antibióticos e da transfusão sanguínea, pois estava associado à menor ocorrência de complicações e de morbidade. Retomou popularidade quando um estudo finlandês sugeriu que o procedimento mantinha a satisfação na relação sexual, e o orgasmo em comparação à histerectomia abdominal total, porém, isso foi refutado por estudos subsequentes. Os proponentes do procedimento redefiniram o procedimento como histerectomia supracervical, deste modo, evitando o termo 'subtotal'.

Em algumas ocasiões, não muito incomuns, uma histerectomia subtotal foi realizada, quando o melhor teria sido fazer uma histerectomia total, como nos casos de câncer oculto do endométrio identificado no exame histológico de uma histerectomia subtotal. Neste contexto, a remoção do coto cervical residual é recomendada. Outras indicações para a remoção do coto cervical incluem uma citologia cervical anormal, câncer cervical e sangramento menstrual persistente, quando a indicação para a histerectomia foi a menorragia!

O procedimento de remoção do coto cervical é relativamente simples, quando feito pela via vaginal. Mesmo quando a histerectomia subtotal foi realizada inadvertidamente, o acesso via vaginal para remover o coto evita muitas das dificuldades.

O preparo da paciente é feito como na histerectomia vaginal. Uma anestesia epidural ou espinal é suficiente. A paciente é colocada em posição de litotomia, e, após antissepsia do períneo e vagina, a bexiga é esvaziada. A inserção de um espéculo de Sims grande e de um afastador vaginal anterior permite um bom acesso ao coto cervical. Duas pinças de Littlewood são colocadas nos lábios cervicais anteriores e posteriores, com a injeção de aproximadamente 20 mL de 1:200.000 de adrenalina (epinefrina) em solução salina no tecido subepitelial. O colo uterino deve ser tracionado, e uma incisão é realizada circundando o colo uterino. Com uma pinça de dissecção a borda vaginal anterior deve ser apreendida, e com a tesoura de Monaghan é feita a dissecção dos planos cervicovesicais, descolando a bexiga da superfície anterior do colo uterino. Em seguida, o colo uterino é puxado anteriormente, enquanto a borda vaginal posterior é apreendida com os dissectores dentados, e, com a tesoura, é feita a dissecção dos tecidos posteriores ao coto cervical, permitindo a entrada no fundo de saco de Douglas. Os ligamentos cervicais transversos e os ligamentos uterossacros são clampeados com um par de pinças de histerectomia, cortados e ligados. A colocação de pinças laterais pode ser necessária para liberar o coto cervical das aderências e tecidos remanescentes. A remoção do coto cervical deve ser feita com tração e cuidados para evitar uma laceração vesical e lesão dos tecidos adjacentes. Uma sutura contínua de bloqueio é então inserida ao redor da cúpula vaginal, deve ser feita hemostasia, e a bexiga é cateterizada com um cateter uretral de demora, caso seja considerado necessário.

REFERÊNCIAS

1. Promsonthi P, Preechapornprasert A, Chanrachakul B. Nitric oxide donors for cervical ripening in first-trimester surgical abortion. Cochrane Database Syst Rev 2015;(2):CD007444. doi: 10.1002/14651858.CD007444.pub4.
2. Zhuo Z, Yu H, Jiang X. A systematic review and meta-analysis of randomized controlled trials on the effectiveness of cervical ripening with misoprostol administration before hysteroscopy. Int J Gynaecol Obstet 2016;132(3):272-277.
3. Lemmers M, Verschoor MA, Hooker AB et al. Dilatation and curettage increases the risk of subsequent preterm birth: a systematic review and meta-analysis. Hum Reprod 2016;31(1):34-45.
4. Prendiville W, Cullimore J, Norman S. Large loop excision of the transformation zone (LLETZ). A new method of management for women with cervical intraepithelial neoplasia. Br J Obstet Gynaecol 1989;96:1054-1056.

LEITURA ADICIONAL

Hooker AB, Lemmers M, Thurkow AL et al. Systematic review and meta-analysis of intrauterine adhesions after miscarriage: prevalence, risk factors and long-term reproductive outcome. Hum Reprod Update 2014;20:262-278.

Mor-Yosef S, Lopes A, Pearson S, Monaghan JM. Loop diathermy cone biopsy. Obstet Gynecol 1990;75:884-886.

Singer A, Monaghan JM. Lower Genital Tract Precancer: Colposcopy, Pathology and Treatment. 2nd ed. Oxford: Blackwell Science; 2000.

CAPÍTULO 10
Cirurgias na Cavidade Uterina

A avaliação da cavidade uterina representa um dos aspectos mais importantes da ginecologia. As alterações no padrão menstrual em mulheres com mais de 40 anos frequentemente exigem uma avaliação detalhada. O sangramento que ocorre na pós-menopausa exige a exclusão de um diagnóstico de câncer endometrial.

Todas as pacientes com sangramento na pós-menopausa devem fazer uma avaliação detalhada do histórico pessoal, menstrual e hormonal. Os exames de citologia cervical da paciente devem ser revisados, por consulta ao sistema de registros citopatológicos.

Um exame pélvico completo deve ser realizado, incluindo a visualização do colo uterino e a palpação dos órgãos pélvicos, e os achados devem ser registrados. Em muitas pacientes, particularmente as jovens, o sangramento uterino está associado ao uso de contracepção hormonal. O sangramento pós-coito persistente requer uma avaliação por colposcopia nas mulheres mais velhas, e, nas mulheres mais jovens, deve ser feita também a exclusão de infecção por *Chlamydia trachomatis*, e verificado se há ectopia.

SERVIÇOS DE PRONTO ATENDIMENTO

Atualmente, os hospitais disponibilizam um acesso rápido para consultas especiais que podem ser resolvidos pela assistência ambulatorial. Essas consultas de pronto atendimento para os casos de distúrbios menstruais e sangramento pós-menopausa são ideais, pois o ultrassom transvaginal, a coleta de amostra endometrial e histeroscopia ambulatorial podem ser realizados por essa abordagem.

Na Inglaterra, as pacientes com sangramento pós-menopausa devem ser reavaliadas após 2 semanas, conforme orientação das diretrizes de referência do National Institute for Health and Care nos casos de suspeita de câncer. Formulários padronizados foram desenvolvidos para incluir toda a documentação necessária para um rápido processamento. Em alguns serviços, as consultas são realizadas quase que exclusivamente pela equipe de enfermagem e pela equipe de ultrassonografia, e estas equipes estão treinadas para colher a história da paciente, uma amostra endometrial e para realizar as ultrassonografias abdominal e vaginal.

Como se pode imaginar, tal sistema complexo de assistência requer considerável organização e o comprometimento de indivíduos experientes. Deve haver um limite para o número de pacientes que pode ser atendido em apenas um local, por acesso rápido. O equipamento deve ser de alto padrão e rapidamente acessível. A cobertura das férias e outras ausências impõe que a execução de todo o processo seja onerosa, mas oferece um serviço imediato de alta qualidade.

Em muitos hospitais, o conceito de consulta de rápido acesso é fragmentado por causa da disponibilidade variável de equipe treinada e equipamentos adequados. Muitos centros podem oferecer a coleta de amostra endometrial em unidade ambulatorial com a cureta de Pipelle ou a avaliação ultrassonográfica da cavidade uterina e da medida da espessura endometrial. No entanto, a elaboração de todas essas competências e instalações em conjunto pode ser difícil.

Após a avaliação da história e realização dos exames cervical e pélvico, realiza-se um ultrassom transvaginal para medir a espessura endometrial. Se a espessura endometrial for maior do que 4-5 mm, uma amostra endometrial deve ser obtida. Se for maior do que 10 mm e sugestiva de pólipos endometriais ou a paciente estiver em uso de tamoxifeno, a histeroscopia e a biópsia dirigida devem ser realizadas, de preferência como um procedimento ambulatorial, para obter uma análise histopatológica adequada.

BIÓPSIA DE ENDOMÉTRIO

Existem diversos dispositivos para realizar a biópsia de endométrio em uma unidade ambulatorial, com o coletor de amostras Pipelle sendo uma das técnicas mais comumente empregadas. O dispositivo consiste em um tubo externo medindo 3 mm de diâmetro, dentro do qual está uma haste bem ajustada; quando a haste é retirada, cria-se um vácuo que aspira material do endométrio para exame histológico. O diâmetro do instrumento permite que seja facilmente introduzido na cavidade uterina, para que uma amostra satisfatória seja obtida. No entanto, algumas vezes, em pacientes nulíparas ou nas mulheres na pós-menopausa, a amostra colhida não é adequada para exame histológico. A Tao Brush é outro dispositivo usado para coleta de amostra do endométrio, está associada à menor incidência de amostras inadequadas e é mais bem tolerada.

Quando não é possível fazer a biópsia em ambulatório ou se a amostra for insatisfatória, deve ser feita a histeroscopia, que é o padrão ouro para coleta de amostra/curetagem endometrial.

HISTEROSCOPIA AMBULATORIAL

O Royal College of Obstetricians and Gynaecologists recomenda que todas as unidades de ginecologia devem oferecer um serviço de histeroscopia ambulatorial para o manejo do sangramento uterino anormal.[1] A histeroscopia ambulatorial pode ser realizada utilizando-se gás carbônico (CO_2) ou líquido de baixa viscosidade para expansão da cavidade uterina, e são empregados os histeroscópios rígidos finos com um diâmetro da bainha pequeno de 4 mm ou os histeroscópios flexíveis com diâmetros de 3,1–4,9 mm. Embora os histeroscópios flexíveis causem menos dor, os histeroscópios rígidos oferecem uma qualidade de ópticas superior, e os resultados são melhores. Em mulheres na pré-menopausa, o procedimento deve ser realizado antes do dia 10 do ciclo menstrual para evitar o espessamento endometrial. Pode ser realizado sem o uso de anestesia local na maioria das mulheres, mas uma infiltração intracervical com anestésico local pode ser necessária, pois a dor é a principal queixa em relação ao procedimento.

Uma cadeira ginecológica confortável, como aquelas utilizadas na colposcopia, preferivelmente com controles para o posicionamento automático da paciente em posição semirreclinada, deve ser usada.

Uma abordagem transvaginal 'sem toque', descrita por Bettocchi, envolve o uso do fluido de irrigação na vagina, e o colo uterino pode então ser localizado e inspecionado. Pode ser feita a entrada no canal endocervical sem a necessidade do uso de um espéculo vaginal ou o pinçamento da cérvix. O fluxo contínuo de fluido (solução salina fisiológica) auxilia a abertura do canal e a entrada na cavidade endometrial. Uma pressão constante de 30-40 mmHg fornece pressão de distensão adequada da cavidade endometrial. A técnica está associada a menos desconforto do que quando um espéculo vaginal e uma pinça de colo são empregados. As biópsias diagnósticas, a excisão de pólipos e outros procedimentos operatórios podem ser realizados com o uso de tesouras de ponta fina, pinças de biópsia ou instrumentos de diatermia bipolar, como o Sistema Eletrocirúrgico Bipolar de Versapoint®, inserido por um canal de trabalho de 5 French disponível em alguns histeroscópios. A manipulação ou cauterização do miométrio deve ser evitada, pois isto estimula o músculo, causando desconforto.

Histeroscopia Ambulatorial ou Caso-Dia

Embora muitos pacientes realizem a histeroscopia como procedimento ambulatorial, a histeroscopia feita sob anestesia geral permanece sendo realizada de rotina em muitos hospitais, particularmente onde as manobras operatórias significativas estão envolvidas.

O Instrumental

Os histeroscópios podem variar em tamanho, desde histeroscópios de diâmetro estreito para diagnóstico até os dispositivos operatórios e ressectoscópios. O histeroscópio é ligado a um sistema de pressão de fluxo contínuo, permitindo a irrigação contínua da cavidade endometrial. O procedimento deve ser realizado em uma sala cirúrgica ambulatorial, totalmente equipada com disponibilidade de instalações para recuperação completa.

Quando uma intervenção é necessária, como a coleta de amostra do endométrio, o menor conjunto ginecológico é necessário (ver Tabela 3.2). A excisão de lesões identificadas pode ser realizada tanto com uma simples curetagem ou com um equipamento de ressecção endoscópico eletrodiatérmico.

A distensão da cavidade do útero é necessária para vários procedimentos. O gás CO_2 já foi descrito para a histeroscopia ambulatorial. Para as histeroscopias diagnósticas e para os procedimentos terapêuticos menores, que utilizam o cautério bipolar, a solução salina é barata e segura. No entanto, sempre que a energia elétrica monopolar é utilizada no útero, um meio não condutor é essencial, e uma pressão de fluxo alta, com entrada do fluido novo limpo e saída do fluido contaminado, é fundamental. Os dois fluidos mais comumente utilizados são a glicina a 1,5% por volume e o sorbitol a 5%. Ambos os agentes podem causar hiponatremia, se ocorrer uma absorção maior. A hemólise também é possível. O controle rigoroso de entrada e saída de fluido é essencial durante qualquer procedimento operatório.

O Procedimento

Em mulheres na pré-menopausa, o procedimento deve ser realizado na primeira metade do ciclo menstrual. A paciente deve ser orientada a esvaziar a bexiga imediatamente antes de ser encaminhada à sala cirúrgica.

A paciente é colocada em posição de litotomia, e a antissepsia da vulva e vagina é realizada com solução não alcoólica, e os campos estéreis são colocados sobre as pernas e abdome inferior.

Um exame bimanual deve ser feito para determinar a forma, tamanho, consistência e posição do colo, útero e anexos.

A inserção no canal cervical pode ser feita pela abordagem transvaginal 'sem toque' como descrita anteriormente ou, tradicionalmente, um espéculo de Sims é inserido na parede posterior da vagina. O pinçamento do lábio anterior do colo uterino com uma pinça de Pozzi é realizado. Deve ser feita uma tração caudal trazendo para frente o colo uterino e o útero. Com essa manobra ocorre a retificação do canal endocervical e do útero e mantém o colo fixo, quando a dilatação cervical é necessária. É realizada a histerometria para determinar o tamanho da cavidade e para avaliar a posição uterina. O tamanho uterino deve ser documentado. Alguns especialistas não recomendam a histerometria, contudo, os editores consideram que o benefício desta informação supera os riscos potenciais de trauma.

As pacientes multíparas, em geral, não necessitam de dilatação cervical antes de inserir o histeroscópio. Se o instrumento não passa facilmente, a dilatação cuidadosa do canal cervical pode ser realizada até a vela de 6 mm. É importante não dilatar em excesso o colo uterino, para evitar o extravasamento do meio de expansão, dificultando a visualização da cavidade uterina.

É realizada a inserção no canal endocervical e na cavidade uterina, seguindo a linha de orientação determinada pelo exame prévio e pela histerometria. A introdução do histeroscópio é feita com irrigação contínua, que auxilia na dilatação do canal. A visualização é melhor se uma câmera de vídeo estiver acoplada ao histeroscópio. A pressão necessária para expandir a cavidade uterina pode ser conseguida passivamente pela elevação da bolsa de fluido que deve ficar a uma altura de 1-1,5 metro acima do nível do útero ou pelo uso de uma bolsa de pressão, que deve manter a pressão de, no máximo, 100 mmHg.

Depois de atingir a cavidade uterina a imagem fica clara, por causa da irrigação, depois de um curto período de tempo, dando uma visão excelente do campo total.

Os achados devem ser descritos sistematicamente, começando com o canal endocervical, continuando na cavidade e terminando com os óstios tubários. Os achados positivos e negativos devem ser registrados. Uma descrição completa com uma figura ou, de preferência, uma fotografia do interior da cavidade é essencial para a documentação adequada.

Depois de concluída a histeroscopia, uma biópsia de endométrio com uma cureta pode ser feita.

Curetagem

Uma pequena cureta afiada é usada para a obtenção da amostra, podendo ser inserida sem necessidade de dilatação adicional depois da histeroscopia. Uma abordagem sistemática para coleta de amostra é necessária, lembrando-se que a cavidade uterina consiste essencialmente em uma superfície anterior e posterior, os dois cornos e um fundo. Se uma raspagem suave e firme com a cureta for feita, primeiramente puxando para baixo no sentido longitudinal na parede posterior, depois no mesmo sentido na parede anterior e, finalmente, com a raspagem da direita para a esquerda e, em seguida, da esquerda para a direita pelo fundo, toda a superfície será efetivamente amostrada. Para fazer a curetagem, a cureta deve ser segurada com os primeiros três dedos e o polegar da mão direita (Figura 10.1). Quando a experiência do cirurgião aumenta, uma considerável 'percepção' será desenvolvida para distinguir irregularidades, áreas moles, septos e sinéquias que foram observadas na histeroscopia. As amostras coletadas são trazidas pelo canal e liberadas em uma compressa colocada logo abaixo do lábio posterior do colo uterino, no fundo de saco posterior. Esta compressa é separada, e, depois da remoção de sangue e muco, o material das amostras deve ser fixado em solução de preservação.

No final do procedimento, é feita a limpeza da região vaginal, e todas as compressas e instrumentos devem ser contados e registrados.

Pólipos Endometriais

Os pólipos endometriais são frequentemente identificados na histeroscopia e podem ser removidos simplesmente pela inserção de uma pequena pinça de pólipos na cavidade uterina, para segurar o pólipo e avulsioná-lo. Se o pólipo for grande ou séssil, o uso de um ressectoscópio pode ser necessário.

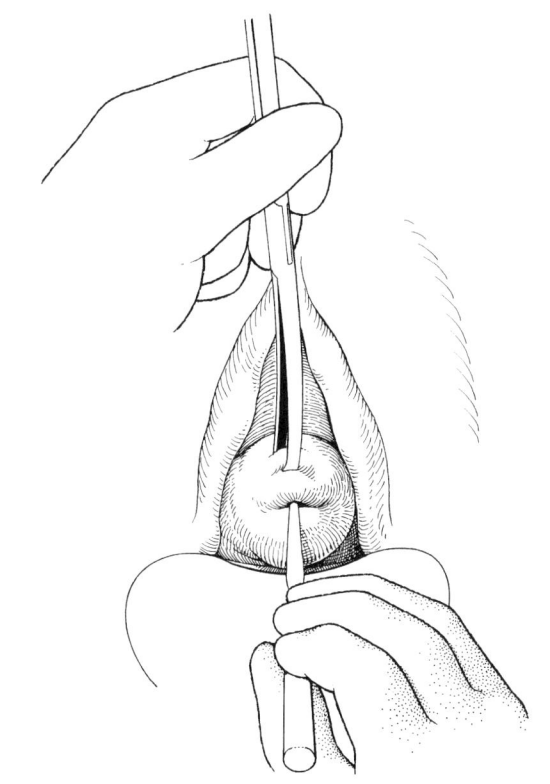

Figura 10.1 Curetagem da cavidade uterina.

Curetagem Fracionada

A curetagem fracionada tem sido amplamente substituída pelo uso do histeroscópio, embora a curetagem individualizada do canal endocervical seja importante, quando existe suspeita de neoplasia maligna. O material da curetagem é colocado em frascos separados e claramente identificados para a análise histopatológica.

Remoção de Produtos Retidos de Concepção

O aspecto mais importante desse procedimento é considerar a consistência amolecida do colo uterino e do corpo do útero específica do processo gestacional e a necessidade de realizar o procedimento com suavidade e delicadeza. O colo uterino deve ser pinçado com uma ou duas pinças de Pozzi, mas não deve ser aplicada uma tração excessiva, para evitar a laceração cervical. A curetagem deve ser feita com uma cureta grande romba. A curetagem por sucção pode ser utilizada, mas é raramente necessária.

Se houver qualquer evidência de infecção, *swabs* bacterianos devem ser obtidos. Todo material deve ser enviado ao exame patológico, pois, se isto não for feito, uma gravidez molar pode não ser identificada.

Toda curetagem relacionada com a gravidez deve ser realizada com cobertura antibiótica profilática.

Complicações e Riscos

O trauma nas paredes cervical e uterina representa a complicação mais comum e pode ser evitado com técnica aprimorada e delicada. A infecção é um risco significativo associado aos procedimentos relacionados com a gravidez.

ABLAÇÃO ENDOMETRIAL

A histerectomia era o tratamento padrão para mulheres com menorragia, que não respondiam à terapia médica até os anos de 1980. Nesta época, os procedimentos minimamente invasivos empregados para destruir o endométrio foram desenvolvidos como alternativa. Todas as técnicas ablativas estão baseadas na eliminação da capacidade de regeneração do endométrio, e isto requer uma profundidade de destruição de pelo menos 4 mm. O pré-tratamento com hormônios que diminuem a espessura do endométrio é invariavelmente utilizado para melhorar a eficácia.

Primeira Geração

As técnicas de primeira geração para a ablação endometrial incluem o *laser* de Nd:YAG (Neodymium:Yttrium-Aluminum-Garnet), a alça ressectoscópica e a eletrocirurgia com *rollerball*. Todas essas técnicas são realizadas com histeroscopia dirigida. Embora as técnicas sejam eficazes, existem alguns inconvenientes, pois necessitam de um cirurgião experiente em histeroscopia e, apesar da menor morbidade em relação à histerectomia convencional, a incidência de perfuração uterina varia de 0,6 a 2,5%, e os déficits de fluidos com mais de 2 litros variam de 1 a 5%.

Com a introdução de técnicas mais conservadoras para o manejo da menorragia, como o sistema intrauterino Mirena® e as técnicas de ablação endometrial, o papel da histeroscopia realizado com o ressectoscópio ou mesmo com o *laser* diminuiu significativamente. Como resultado, seu principal uso é no manejo de miomas ou fibromas submucosos.

Segunda Geração

Técnicas menos invasivas foram desenvolvidas para tratar o sangramento uterino disfuncional. As vantagens em relação à ressecção incluem a ausência de risco de sobrecarga de fluidos, os procedimentos são rápidos e simples, com uma curva de aprendizagem curta e são adequados como um procedimento ambulatorial sob anestesia local. Os procedimentos são realizados 'às cegas' sem a visualização histeroscópica. Os métodos atuais incluem:

- Crioterapia ablativa.
- Ablação com balão térmico.
- Ablação hidrotérmica.
- Ablação endometrial com micro-ondas.
- Ablação com energia bipolar.

Estudos de eficácia em curto prazo sugerem que os métodos de ablação de segunda geração são comparáveis e são tão eficazes quanto às técnicas de primeira geração. A perfuração do útero é rara, mas pode não ser identificada em razão da falta de visualização da cavidade durante o procedimento, e isto é uma preocupação. Quando ativado, o instrumento pode lesionar o intestino, com graves consequências.

Contraindicações absolutas são:

- Desejo de gravidez futura.
- Doença inflamatória pélvica ativa existente.
- Neoplasia maligna no endométrio conhecida ou suspeita.

Contraindicações relativas são:

- Cirurgia uterina ou trauma, causando redução da espessura da parede uterina inferior a 10 mm.
- Cesariana clássica ou miomectomia transmural prévia.
- Técnica ablativa prévia.
- Miomas uterinos distorcendo o acesso à cavidade uterina.

A avaliação pré-operatória inclui:

- A história de que a mulher está com família completa e utiliza um contraceptivo efetivo que não seja o dispositivo intrauterino.
- Ultrassonografia transvaginal.
- Biópsia endometrial nos últimos 6 meses para excluir o câncer endometrial.
- Esfregaço cervical atual.

- Preparo pré-operatório do endométrio com um análogo do hormônio liberador da gonadotrofina, 4 a 6 semanas antes do procedimento ou progesterona ou danazol.

MIOMECTOMIA HISTEROSCÓPICA

Os miomas submucosos representam a causa anatômica mais comum de perda excessiva de sangue menstrual em mulheres na idade reprodutiva. Avanços na histeroscopia operatória possibilitaram a remoção dessas lesões com uma redução significativa na morbidade em comparação à miomectomia abdominal aberta. O instrumental inclui o ressectoscópio, que, embora geralmente monopolar, pode ser bipolar ou 'frio', e o *laser* Nd:YAG. Desvantagens do *laser* são o tempo necessário para vaporizar o mioma, a falta de uma amostra para a histologia e o custo do equipamento. Em razão do custo e da necessidade de um treinamento específico para o *laser* Nd:YAG, esse procedimento é raramente utilizado hoje, exceto em departamentos especializados.

A facilidade do tratamento, a técnica utilizada e a taxa de sucesso dependem do tipo de mioma tratado (Tabela 10.1). Os miomas que se encontram dentro da cavidade uterina (tipo 0) podem ser facilmente removidos em um único procedimento, e o tamanho do mioma é o principal fator limitante.

A técnica padrão para tratamento destes miomas é o fatiamento com ressectoscópio, pois é menos oneroso do que o tratamento com *laser* e mais rápido para realizar. Os miomas pequenos dos tipos 0 e 1 (com comprometimento intramural mínimo) podem ser tratados com o Versapoint® como um procedimento ambulatorial.

A ressecção dos miomas com a extensão intramural deve ser realizada apenas por especialistas, pois é tecnicamente difícil e possui maior risco de complicações. Várias técnicas foram desenvolvidas para remover completamente esses miomas, todos com a finalidade de transformação de um mioma intramural em lesão totalmente intracavitária, assim evitando um corte profundo no miométrio.

Complicações

Síndrome do Intravazamento e Desequilíbrio Eletrolítico

As complicações mais perigosas durante a miomectomia histeroscópica incluem o intravazamento do fluido utilizado para distender a cavidade uterina. A grave sobrecarga de fluido pode causar edema pulmonar, hiponatremia, insuficiência cardíaca, edema cerebral e até morte. O procedimento deve ser finalizado, se o déficit de líquidos for maior do que 750 mL. Portanto, é de extrema importância monitorar rigorosamente o balanço de entrada e saída de fluidos.

O uso de solução salina fisiológica, combinado com a energia bipolar, reduz o risco de hiponatremia, mas o déficit de líquidos superior a 1.500 mL continua sendo um risco e pode causar sobrecarga cardíaca.

Aderências Intrauterinas

As aderências intrauterinas são a principal complicação em longo prazo e ocorrem em 1-13% das pacientes. Deve-se evitar o trauma no endométrio e miométrio que circunda o mioma. Outras complicações incluem a perfuração uterina e a ruptura uterina durante a gravidez.

REFERÊNCIAS

1. Royal College of Obstetricians and Gynaecologists, British Society of Gynaecological Endoscopists. Best Practice in Outpatient Hysteroscopy. Green-top Guideline No. 59. London: RCOG; 2011.

LEITURA ADICIONAL

Emanuel MH. Hysteroscopy and the treatment of uterine fibroids. Best Pract Res Clin Obstet Gynaecol 2015;29(7):920-929.

Lethaby A, Penninx J, Hickey M, Garry R, Marjoribanks J. Endometrial resection and ablation techniques for heavy menstrual bleeding. Cochrane Database Syst Rev 2013;(8):CD001501. doi: 10.1002/14651858.CD001501.pub4.

Munro M, Christianson LA. Complications of hysteroscopic and uterine resectoscopic surgery. Clin Obstet Gynecol 2015;58(4):765-797.

Tabela 10.1 Classificação dos miomas (fibromas) submucosos.

Tipo	Definição
0	Miomas intracavitários ligados ao endométrio por um pedículo estreito
1	< 50% contidos no miométrio
2	> 50% contidos no miométrio

CAPÍTULO 11

Cirurgia Uterina

O número de histerectomias realizadas em países desenvolvidos reduziu significativamente como resultado da introdução de medidas mais conservadoras para o manejo de hemorragia uterina disfuncional. Em um período de 9 anos, entre 1995–2004, houve uma redução de 46% no número de histerectomias realizadas em hospitais NHS (National Health Service) na Inglaterra, e, entre 2008 e 2012, houve uma queda adicional de 7% em histerectomias no Reino Unido (UK). Nos Estados Unidos, o número total de histerectomias diminuiu em 39% entre 2003 a 2010. Ao mesmo tempo, a porcentagem de histerectomias realizadas por laparoscopia aumentou de 11% para 29%.

Quando existe indicação para realizar uma histerectomia, é preciso decidir e recomendar a via mais apropriada à paciente. As opções disponíveis atualmente incluem a histerectomia abdominal, vaginal, vaginal assistida por laparoscopia, laparoscópica total, robótica e subtotal. Os fatores que determinam a escolha dependem da patologia, da habilidade e preferência do cirurgião, de fatores individuais relacionados com a paciente, como obesidade e comorbidades, e com a preferência da paciente após o aconselhamento com o cirurgião.

Uma revisão da Cochrane de 2015, que analisou mulheres que realizaram histerectomia para tratamento de doença benigna, concluiu que a histerectomia vaginal parece ser superior à histerectomia laparoscópica e à histerectomia abdominal.[1] Quando a abordagem vaginal não é possível, a histerectomia laparoscópica apresenta algumas vantagens em relação à abordagem abdominal. Os autores também concluíram que não houve evidência de que a histerectomia robótica apresenta benefícios nesta população.

HISTERECTOMIA ABDOMINAL TOTAL

É interessante observar que Berkeley e Bonney utilizavam o título 'histerectomia total abdominal' para a cirurgia, mas, em edições recentes, os autores utilizam a denominação 'histerectomia abdominal total' de maneira que a abreviatura TAH é a correta. A histerectomia abdominal total é a abordagem tradicional para remoção do útero no manejo da doença benigna nos casos de mioma volumoso e endometriose grave e para tratamento de doença maligna ginecológica. Também permanece como a última opção, quando não é possível retirar o útero durante outra abordagem.

A técnica descrita aqui é o resultado de múltiplas influências sobre os autores atuais, inclusive das edições anteriores deste livro.

Instrumental

O conjunto ginecológico geral descrito no Capítulo 3 é utilizado.

Preparo da Paciente

Existe um equilíbrio fino na relação entre a admissão hospitalar mais tardia e a redução da tensão pré-operatória. Uma boa noite de sono antes da cirurgia é vantajoso, e isto é mais fácil de conseguir se a paciente estiver em sua própria cama. Com a implementação dos serviços que realizam as consultas de revisão clínica pré-admissão, houve um aumento da admissão de pacientes no dia da cirurgia no Reino Unido. Nos Estados Unidos, a internação para a histerectomia, que não a TAH, ocorre normalmente como um procedimento ambulatorial.

É essencial que a paciente compreenda totalmente a extensão da cirurgia pretendida, particularmente em relação à remoção ou preservação dos ovários. De tempo em tempo, aparecem novidades em relação à preservação ou remoção do colo uterino.

Os exames pré-operatórios incluem um hemograma completo, e a tipagem sanguínea é necessária quando existe previsão de transfusão, embora isso seja raro para a maioria das histerectomias. O aconselhamento deve ser feito pelo anestesista com revisão do caso e com orientações sobre o anestésico e as opções disponíveis para alívio das dores operatória e pós-operatória, como a analgesia controlada pela paciente e analgesia epidural.

É necessário realizar a tricotomia da região superior do púbis, e os pelos devem ser cortados, pois a raspagem aumenta o risco de infecção. Também é desnecessário e pode representar um risco fazer uma limpeza vigorosa da parede abdominal com antissépticos, pois a recolonização com bactérias mais patogênicas pode ocorrer antes da cirurgia.

Algumas das pacientes podem precisar de sedação antes da cirurgia, enquanto outras não.

A Cirurgia

Após anestesia geral, deve ser feita a antissepsia da vulva e vagina, e a bexiga deve ser cateterizada. O uso de corantes e compressas intravaginais é desnecessário. A oclusão do colo uterino não é necessária, quando é feita a cirurgia para tratar o câncer do corpo uterino.

Os autores indicam o uso de clorexidina à base de álcool para antissepsia. Como mencionado no Capítulo 2, preparações alcoólicas são inflamáveis, portanto, é fundamental que a área esteja completamente seca antes de usar o eletrocautério. No entanto, deve-se evitar o uso de compressas para secar o abdome, pois isto reduz a eficácia da solução antimicrobiana, sendo melhor aguardar que seque espontaneamente.

Antibióticos Profiláticos

O uso de antibióticos profiláticos está indicado e devem ser administrados na indução da anestesia e antes da incisão. É importante observar se existe história de alergia a medicamentos. Pode ser necessário repetir a dose de antibióticos, se a cirurgia for excessivamente prolongada com duração maior que 3 horas.

A Incisão

O tipo de incisão, a exploração da cavidade abdominal e da pelve, e a colocação de compressas para isolar as alças intestinais foram apresentados no Capítulo 4.

Pinçamento e Secção dos Ligamentos Redondo e Infundibulopélvico

O útero deve ser elevado com a mão esquerda, que deve ser colocada no fundo de saco de Douglas, trazendo o corpo uterino para cima e, desta forma, estendendo os ligamentos uterossacros. Com uma pinça reta de tamanho médio, colocada em ambos os lados do corno, deve ser feito o clampeamento de modo a incluir a tuba uterina em sua saída, junto ao corno uterino e os ligamentos redondos e à parede uterina, cerca de 1 cm. As duas pinças apreendidas pela mão esquerda são usadas para mobilizar o útero. Quando o útero é elevado, os ligamentos redondos são visibilizados como uma banda que passa anterolateralmente atrás do peritônio em direção ao ligamento inguinal. Os ligamentos redondos devem ser pinçados na região central, e uma incisão é feita no lado medial (Figura 11.1). O assistente deve segurar esta pinça para abrir a face anterior do ligamento largo. O ligamento redondo é a 'entrada' para a parede lateral pélvica, e, após sua abertura, pode-se visualizar o tecido mole areolar entre os folhetos do ligamento largo.

Neste momento pode ser feita a abertura do espaço retroperitoneal até a visualização do ureter, esta é uma conduta que pode ser aplicada praticamente em todos os procedimentos pélvicos. Desta forma o ureter pode ser visualizado em seu trajeto pélvico, próximo ao ligamento infundibulopélvico, e isto evita o pinçamento inadvertido do ureter, o que não é incomum nesta localização. Se houver dificuldade na identificação do ureter, ele deve ser procurado sobre a bifurcação da artéria ilíaca comum, e, a partir desse ponto, podemos seguir o seu trajeto até a pelve.

Uma vez identificado o trajeto do ureter, o ligamento infundibulopélvico deve ser elevado com o dedo indicador da mão esquerda, e uma pinça deve ser colocada na porção lateral ou medial do ovário, dependendo serem essas estruturas preservadas ou removidas (Figura 11.2). Se os ovários forem removidos, deve-se fazer o clampeamento dos vasos no ligamento infundibulopélvico. Caso os ovários fossem preservados, no passado era colocada uma pinça na face medial do ovário, e a tuba e o ligamento ovariano eram seccionados. No entanto, as evidências atuais mostram que a tuba uterina é o sítio provável de origem do tumor seroso ovariano de alto grau, e a salpingectomia tem sido realizada para 'redução de risco' na histerectomia, onde os ovários são preservados. Nesta situação, é feita a dissecção da mesossalpinge próxima à tuba uterina, utilizando-se o eletrocautério ou pinça e o ligamento junto ao corno uterino. A tuba pode ser ressecada e o ovário, preservado, e, para isto, deve-se colocar uma pinça no lado medial do ovário e lateral à tuba móvel, seccionando-se e ligando o ligamento ovariano.

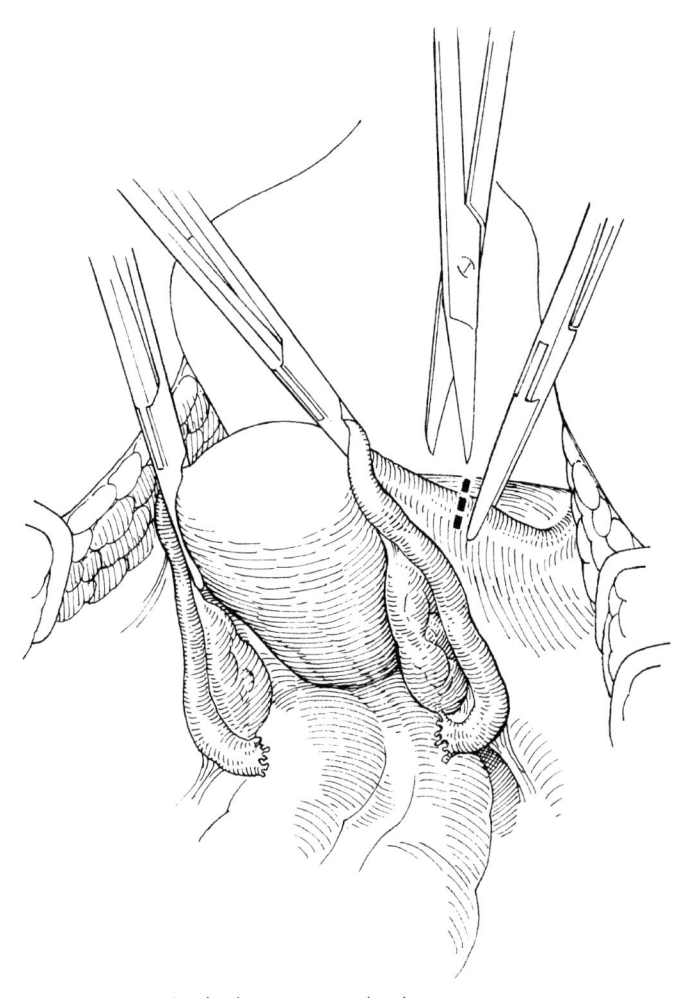

Figura 11.1 Secção dos ligamentos redondos.

Ligadura dos Ligamentos Ovariano/ Infundibulopélvico e Redondo

A ligadura conjunta dos ligamentos redondo e ovariano/infundibulopélvico em estágio inicial do procedimento deve ser feita para facilitar o acesso ao campo operatório. Os pedículos podem ser ligados por sutura ou apenas passado um nó, como é de prática dos autores. O fio do ligamento redondo pode ser 'mantido longo' e fixado a uma pequena pinça de Spencer Wells, assim mantendo a tensão no peritônio lateralmente e auxiliando na 'abertura' do espaço do ligamento largo lateral com melhor acesso aos tecidos parametriais. Notar que uma pinça nunca deve ser deixada em um pedículo com vaso, como o ligamento infundibulopélvico.

Mobilização do Peritônio Vesical

Logo após a abertura do ligamento redondo é feita a incisão no peritônio que recobre a bexiga ao longo da linha da prega uterovesical. O assistente deve pinçar e elevar o peritônio que recobre a bexiga, para que o cirurgião possa cortar com a tesoura o peritônio vesical. É bastante simples este procedimento, e a secção é feita seguindo uma linha curva, passando pela frente do útero até encontrar o ligamento redondo do outro lado (Figura 11.3). Se o nível da incisão for muito elevado, o peritônio está aderido ao útero e não se descola com facilidade do útero. Se a incisão for feita muito para baixo, ocorre sangramento de pequenos vasos na superfície da bexiga.

Uma vez concluída a incisão, a bexiga pode ser delicadamente separada da superfície anterior do útero e em seguida, do colo uterino. A técnica para realizar o rebaixamento vesical pode variar. Os autores usam uma tesoura romba de Monaghan para empurrar suavemente e ocasionalmente seccionar alguma aderência de tecido entre a bexiga ao útero. Se a incisão for feita na prega de revestimento, e a dissecção for

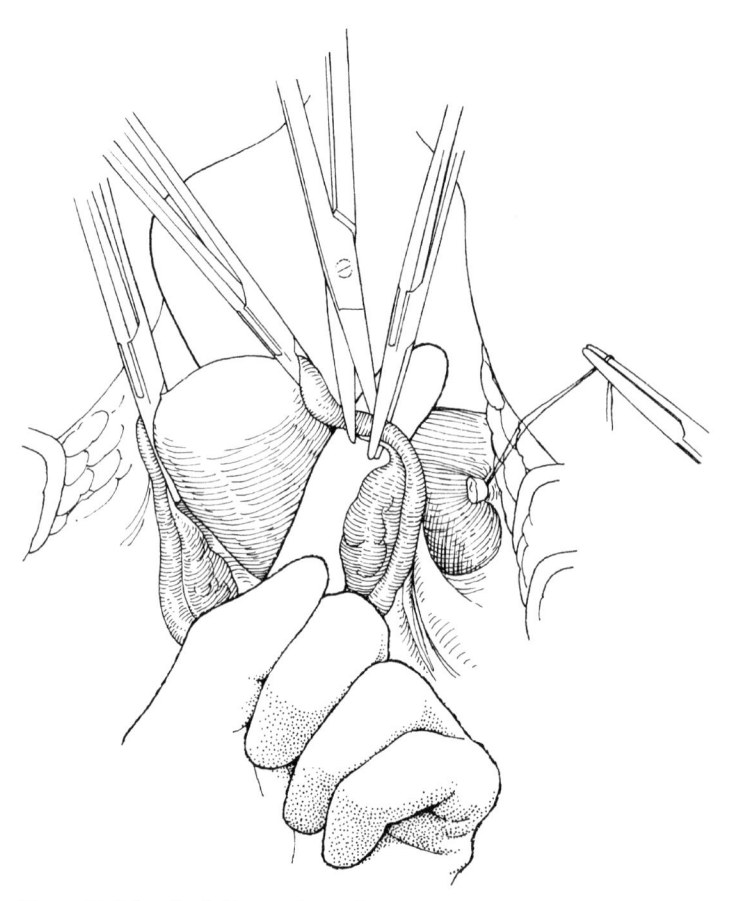

Figura 11.2 Secção do ligamento ovariano.

feita entre o útero e a bexiga, é possível identificar um plano livre. Com uma gaze fina sobre o dedo, o peritônio pode ser empurrado e descolado do colo uterino (Figura 11.4). Durante esta manobra o útero é mantido elevado por tração das pinças colocadas no início do procedimento junto aos cornos uterinos.

O limite inferior do colo uterino pode ser identificado pela visualização das fibras longitudinais da vagina entre o colo uterino terminal e o fundo de saco anterior. A reflexão lateral do peritônio é muito importante, pois é preciso identificar o ureter que passa próximo à região superior da vagina neste ponto. Em pacientes que realizaram uma cesariana em segmento inferior, a dissecção pode ser muito difícil, e a dissecção cortante será necessária para liberar as aderências. Neste caso, a dissecção cortante é menos traumática e mais segura do que o descolamento digital intempestivo. É muito identificar os planos entre o istmo uterino e o colo, pois este é o melhor local para realizar a dissecção cortante. Deve-se começar lateralmente, trabalhando em direção à linha média de cada lado, pois se houver uma entrada acidental na bexiga, a lesão é limitada e mais fácil de reparar.

Se o útero estiver relativamente fixo e pouco móvel, o cirurgião deve colocar a mão esquerda no fundo de saco de Douglas, trazendo o polegar ao redor do útero até a parte anterior no nível da junção entre o corpo e o colo uterino. Com pressão dos dedos da mão esquerda no fundo de saco posterior, ele deve empurrar o colo uterino para frente, e o fundo de saco anterior torna-se mais evidente. O efeito desta manobra é facilitar a aplicação das pinças no paramétrio e no tecido paracervical e ao mesmo tempo que afasta a bexiga do colo uterino.

Pinçamento dos Vasos Uterinos e dos Ângulos Vaginais

As artérias uterinas surgem da divisão das artérias ilíacas internas profundas na região lateral da pelve, no nível da fossa obturadora. Em seguida, atravessam medialmente, juntamente com o ureter até alcançar a parede lateral do colo uterino. A artéria divide-se próxima ao útero no nível do óstio (os) interno em um ramo descendente e um ascendente. O ramo ascendente, que é maior, passa pelas paredes laterais do útero e pode ser observado em seu trajeto tortuoso, subindo pelas paredes do corpo uterino. Deve ser feito o clampeamento deste vaso com uma pinça de pressão com a ponta adjacente ao miométrio e perpendicularmente ao eixo longo, no nível do istmo (Figura 11.5). O pedículo é

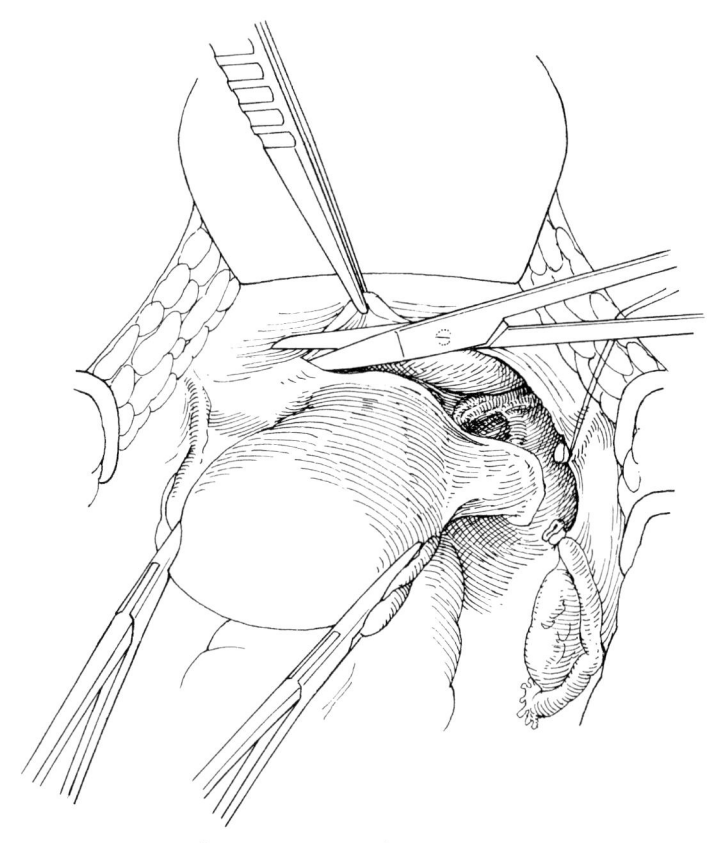

Figura 11.3 Incisão da prega uterovesical.

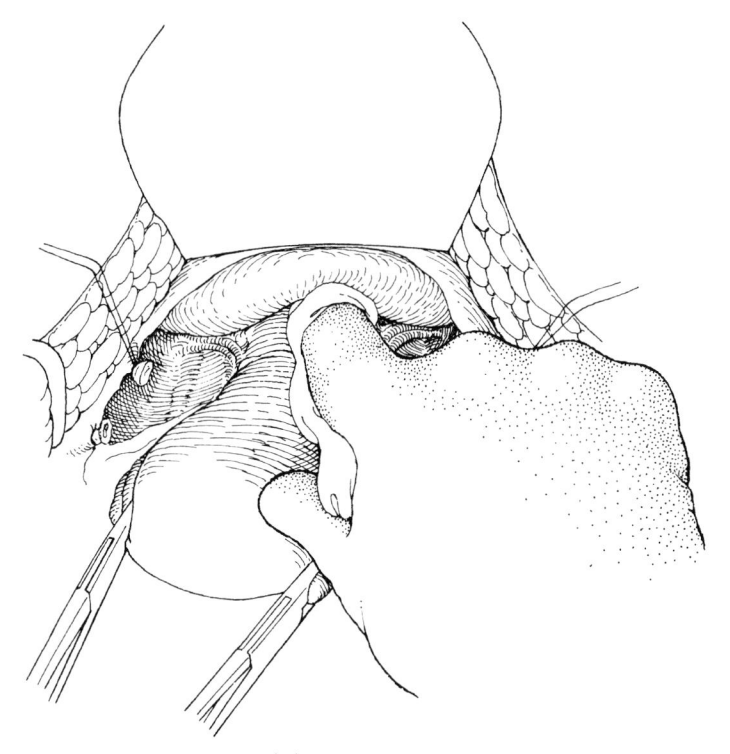

Figura 11.4 Descolamento da bexiga.

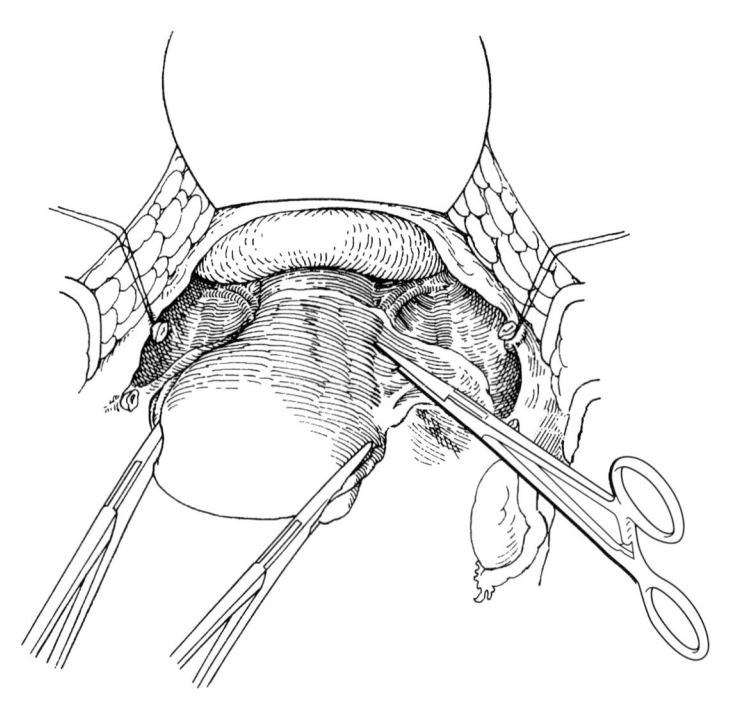

Figura 11.5 Pinçamento da artéria uterina.

dividido o mais próximo possível da pinça. O mesmo procedimento é realizado no lado oposto. Uma pinça adicional, de preferência com sulcos longitudinais, similar à pinça de histerectomia, é agora colocada em paralelo ao colo uterino, comprimindo o tecido paracervical na parede lateral do colo uterino. A secção deste ligamento pode ser realizada no lado medial da pinça antes de colocá-la no lado oposto, pois essa etapa reduz a tensão nos tecidos, permite que a pinça seja colocada bem próxima ao colo uterino e reduz o risco de o tecido deslizar para fora da pinça. Isto é particularmente importante, se o colo uterino for volumoso e o acesso for limitado. A pinça pode ser curva ou reta (os autores preferem as pinças de pequena curvatura, pois a pinça se ajusta muito bem à cérvix). A pinça deve ser colocada de forma a atingir os ângulos vaginais, mas não deve incluir o tecido do epitélio vaginal (Figura 11.6). O tecido no lado medial dessas pinças deve ser seccionado com tesouras fortes, como a Bonney ou com um bisturi para maior acurácia.

Uma alternativa é fazer primeiro a abertura anterior da vagina, estendendo a incisão em direção aos ângulos, e, então, inserindo a lâmina anterior da pinça na vagina. O clampeamento, incluindo os ângulos vaginais juntamente com o ligamento uterossacro, evita a necessidade de usar uma terceira pinça para os ligamentos uterossacros, como descrito a seguir.

Clampeamento dos Ligamentos Uterossacros

Os autores não realizam de rotina o clampeamento e secção dos ligamentos uterossacros. Entretanto, se o útero não for móvel e os ligamentos uterossacros estiverem tensos, tracionando para baixo, por causa da aderência e fibrose por endometriose ou infecção prévia, é necessário realizar a sua liberação com clampeamento e secção usando as pinças curvas de histerectomia curva ou outra pinça similar.

Abertura da Vagina e Remoção do Útero

O cirurgião deve levantar o útero com a mão esquerda para identificar a vagina e confirmar o rebaixamento vesical. Deve ser feita uma incisão com o bisturi no fundo de saco anterior (Figura 11.7) e abrir lateralmente a vagina, tendo como limites as pinças laterais de cada lado. O pinçamento dos ligamentos uterossacros pode ocorrer neste ponto, colocando as pinças de histerectomia curvas, em cada lado da vagina na parte lateral do fundo de saco posterior. Desta forma, os ligamentos uterossacros são fixados próximos às inserções na parte posterior do colo uterino. Após a secção, o útero pode ser removido. As paredes da vagina são visíveis agora.

Ligamento dos Pedículos Laterais Uterinos e Cervicais

O ligamento dos pedículos deve ser feito com fio Vicryl® 1. É importante aproximar os tecidos sem deixar 'espaço morto' entre os pedículos, para evitar sangramento e formação de hematomas. Os pontos de sobreposição eliminam os espaços livres.

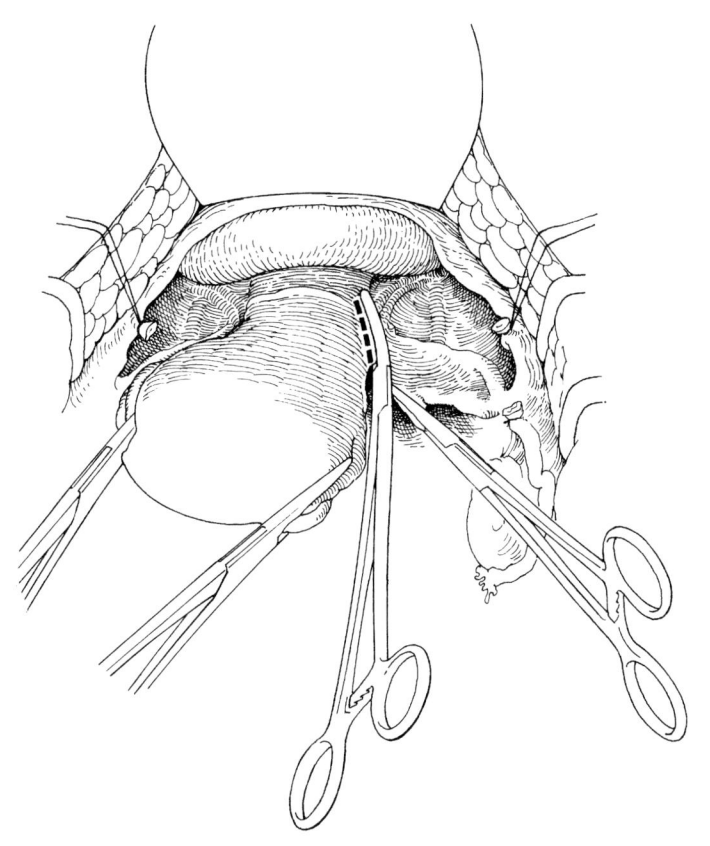

Figura 11.6 Pinçamento do paramétrio.

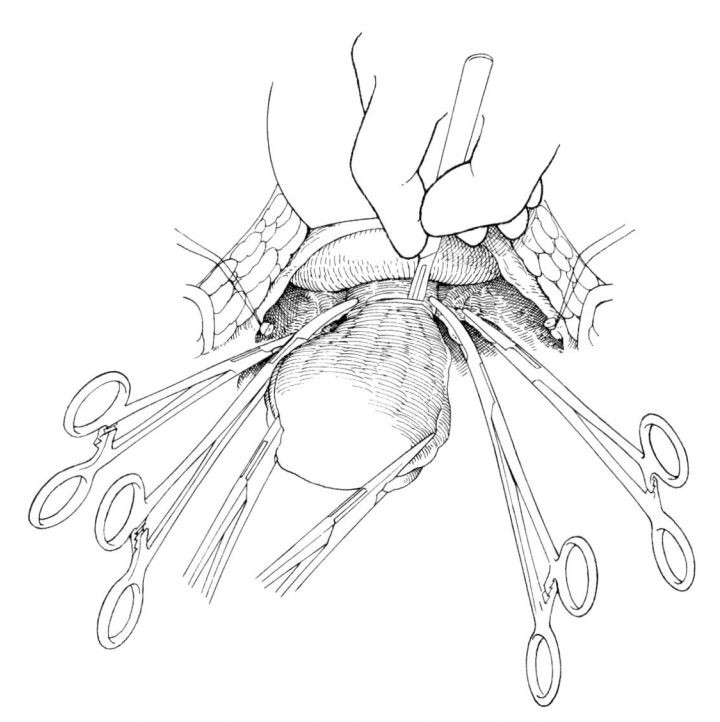

Figura 11.7 Incisão da vagina (mostrando todas as pinças no local).

Abordagem da Cúpula Vaginal

Em geral, recomenda-se que a cúpula vaginal seja pinçada para identificação de suas paredes. Os autores não recomendam essa técnica e indicam a passagem de um ponto na borda posterior da vagina para tracionar e auxiliar a sutura da cúpula vaginal. A extremidade longa livre do ponto de sutura pode ser pinçada (Figura 11.8) e por tração serve como auxiliar para colocar os pontos nas bordas de forma circunferencial. Esta técnica é simples e pode ser usada quando a vagina é mantida aberta e quando for fechada. A visibilidade pode ser melhorada ainda mais pela adoção da técnica de sutura descrita a seguir.

O fechamento da vagina pode ser feito com pontos de colchoeiro colocados a uma distância de 5 mm. Os ângulos da vagina devem ser aproximados com pontos de rolamento para que ocorra a eversão e tornando a borda interna da vagina totalmente visível e acessível.

Essa parte do procedimento pode ser realizada sem qualquer participação ativa do assistente. Em geral, os autores deixam a cúpula vaginal 'aberta', embora as evidências não mostrem diferença entre as técnicas 'aberta' ou 'fechada'. A vantagem de técnica aberta seria a identificação precoce de algum sangramento e a possibilidade de drenar com facilidade uma coleção pélvica, inserindo cuidadosamente o dedo indicador pelo ápice da cúpula vaginal. O risco potencial de evisceração intestinal não é observado pelos editores após histerectomia de rotina, embora seja relatada após histerectomia laparoscópica por técnica robótica.

Fechamento do Peritônio Pélvico

Deve ser feita a revisão da cavidade pélvica. Atualmente, está demonstrado que o peritônio pélvico não precisa ser fechado, e, na verdade, o seu fechamento pode ter desvantagens significativas. Após a retirada do afastador, com o relaxamento das paredes abdominais, as bordas do peritônio se aproximam transversalmente na pelve. As compressas devem ser removidas da cavidade abdominal, e o cólon sigmoide desce para a cavidade pélvica. É desnecessário segurar o omento como tantos cirurgiões fazem ritualisticamente.

Os drenos são raramente necessários após a histerectomia. Devem ser colocados somente se houver risco de sangramento.

Fechamento da Cavidade Abdominal

O fechamento do abdome é descrito no Capítulo 4.

Variações na Técnica

Existem muitas modificações dessa técnica. Todos os cirurgiões devem aprender, em primeiro lugar, um procedimento padrão e, então, como resultado da análise cuidadosa e modificações, desenvolver seu próprio 'estilo'. Esta análise inclui um questionamento constante de valor em cada movimento, determinando se a etapa pode ser eliminada ou melhorada e realizada com mais eficiência. Isso deve ser sempre feito com o objetivo de reduzir o manuseio dos tecidos e melhorar o tempo de recuperação da paciente.

Modificações na técnica podem ser necessárias ao realizar uma histerectomia abdominal para um útero muito volumoso, por causa dos miomas, principalmente quando situados lateralmente ou envolvendo o colo uterino. Nessas situações,

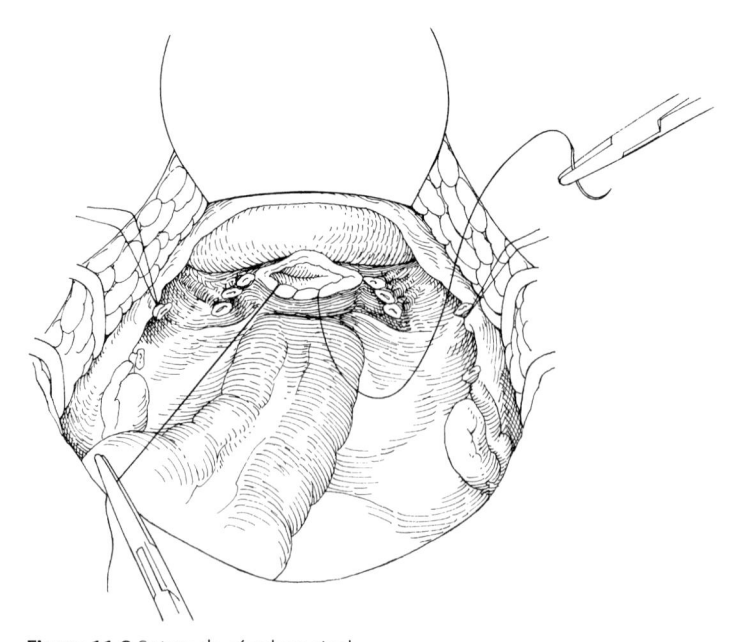

Figura 11.8 Sutura da cúpula vaginal.

o acesso à pelve é limitado, os ureteres estão deslocados, e os vasos podem estar dilatados e tortuosos. O conhecimento profundo da anatomia retroperitoneal pélvica é essencial para evitar complicações. As técnicas são discutidas no Capítulo 12.

HISTERECTOMIA PARA ÚTERO DUPLO

A técnica de histerectomia para útero duplo não difere substancialmente daquela do órgão único, com exceção em algumas particularidades. Quando dois órgãos completos estão presentes (útero didelfo), observa-se uma prega acentuada do peritônio (rafe mediana), que une a bexiga ao reto na linha média, separa os dois corpos e divide o saco uterorretal em dois compartimentos laterais. Essa prega deve ser dividida pela mesma incisão através do peritônio que delimita o retalho peritoneal anterior. A bexiga deve ser bem rebaixada, e o reto descolado bem para trás antes de prosseguir com a histerectomia (Figura 11.9).

Com o corpo duplo e um único colo uterino (o útero bicorno unicolo), a prega pode estar ausente. No útero didelfo, os dois colos uterinos, embora completos, são unidos por um bloco de tecido, que é contínuo como um septo vaginal mediano. Existe apenas uma artéria uterina para cada metade de um útero duplo.

É importante lembrar que as anormalidades uterinas estão associadas às anormalidades do trato urinário, e podem existir ureteres duplos ou ausência de ureteres em pelo menos um lado. Uma urografia intravenosa pré-operatória deve ser considerada antes da cirurgia.

HISTERECTOMIA SUBTOTAL

Houve um aumento na popularidade deste procedimento desencadeada por uma convicção equivocada de que esta técnica reduziria o risco de prolapso pós-histerectomia e facilitaria o orgasmo, mas as evidências não comprovaram esta teoria. Posteriormente, a técnica ressurgiu como um procedimento rápido para realizar a laparoscopia com uma alça monopolar e, mais recentemente, para a morcelação de um útero com miomas. Em todas essas situações, não existe clara indicação para deixar eletivamente o colo uterino, exceto em raras condições quando pode ser de interesse da paciente não o remover.

HISTERECTOMIA VAGINAL

Embora a principal indicação para histerectomia vaginal seja o tratamento de prolapso genital, é frequentemente uma alternativa utilizada para substituir a histerectomia abdominal em outras condições. As objeções ao procedimento na ausência de prolapso têm sido o acesso limitado, mas com boas técnicas, essa objeção pode ser superada. Contraindicações relativas mais práticas são:

- Tamanho uterino maior do que o equivalente a uma gestação de 12 semanas.
- História de endometriose significativa ou doença inflamatória pélvica.
- Um arco subpúbico estreito.
- Uma vagina estreita e longa.

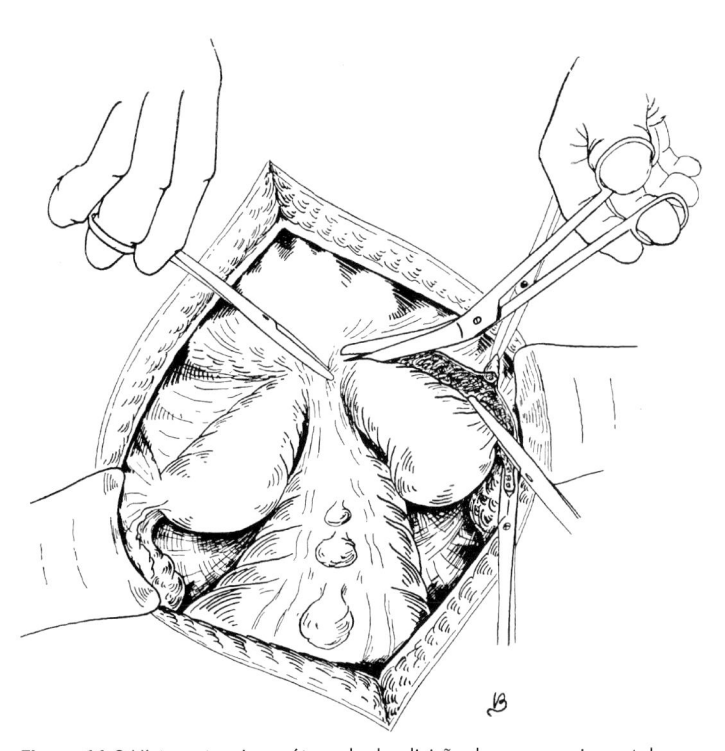

Figura 11.9 Histerectomia no útero duplo: divisão da prega vesicorretal ou rafe mediana.

- Quando é essencial que os ovários sejam removidos, como no tratamento do câncer do corpo uterino (embora a histerectomia vaginal possa ser o manejo de escolha em mulheres extremamente obesas).

Embora um útero aumentado possa ser removido pela via vaginal, tanto pela divisão em dois ou por fragmentação do útero (morcelação), é tratado de modo mais simples por via abdominal. É importante que a histerectomia vaginal seja alcançada simplesmente e facilmente sem trauma considerável ou a necessidade de força excessiva. A endometriose e a doença inflamatória pélvica são às vezes observadas durante o decurso de uma abordagem vaginal e podem ser normalmente resolvidas, mas se diagnosticadas no período pré-operatório, geralmente indicam a abordagem abdominal. Essas duas últimas contraindicações relativas (endometriose e doença inflamatória pélvica) restringem o acesso e tornam a rota vaginal potencialmente difícil e de maior risco.

As outras indicações para uma histerectomia vaginal, geralmente, são para condições benignas, como sangramento uterino disfuncional ou um pequeno mioma uterino. Condições pré-malignas do colo uterino podem, em circunstâncias relativamente raras, quando a histerectomia é indicada, ser preferencialmente tratadas utilizando-se a via vaginal. Isto é particularmente importante, quando a zona de transformação anormal é extensa, principalmente quando se estende aos fórnices vaginais ou naquelas condições em que o acesso abdominal pode ser difícil, assim aumentando o risco de deixar para trás o tecido pré-maligno. Condições malignas do colo uterino, quando o tratamento cirúrgico é escolhido, podem ser tratadas por procedimentos vaginais mais radicais. No entanto, a condição mais comum para a histerectomia vaginal ocorre em pacientes com obesidade abdominal, em que a ferida operatória pode causar uma recuperação complicada.

As vantagens da histerectomia vaginal em relação à abdominal são:

- Ausência de ferida abdominal.
- Ausência de transgressão do peritônio abdominal.
- Ausência de distúrbio significativo dos intestinos.
- Geralmente menos desconforto pós-operatório, mobilização mais fácil e, muito comumente, alta hospitalar mais precoce.
- Ausência de risco de infecção por ferida abdominal.
- Permanência hospitalar mais curta e custo menor.

Os Princípios do Procedimento

O procedimento é semelhante àqueles da histerectomia abdominal. Existem três principais pedículos em cada lado do útero a serem protegidos:

1. Os ligamentos cardinais e uterossacros.
2. Os vasos uterinos.
3. O tubo-ovariano, incluindo os ligamentos redondos.

O peritônio pélvico é aberto na parede anterior do útero e posteriormente no fundo de saco de Douglas. Embora no passado tenha sido reconstituído após remoção do útero, e tentativas extenuantes tenham sido feitas para assegurar que os pedículos sejam extraperitoneais, esse procedimento não é realizado normalmente na atualidade. Como na histerectomia abdominal, a bexiga deve ser manipulada com cuidado.

Instrumental

Operações vaginais são realizadas com mais facilidade com o auxílio de dois assistentes, mas isto nem é sempre possível. Um assistente e o auxílio de um instrumentador cirúrgico podem ser suficientes.

No passado, os afastadores vaginais com lâminas estreitas eram utilizados, mas os autores preferem usar um espéculo de Sims e um afastador de Landon de ângulo reto. Esses afastadores podem ser mobilizados facilmente. O afastador não deve ser colocado muito profundamente, pois pode empurrar o sítio operatório para longe do cirurgião.

O material usado para sutura é variado, mas os mais usados são o Vicryl® ou Dexon®. Podem ser usadas agulhas de ligadura de pedículos, ou os pedículos podem ser clampeados, e feita a ligadura. Os autores utilizam sempre agulhas de corte para as ligaduras, que alguns especialistas consideram muito ruins. Qualquer que seja o sistema empregado, a colocação precisa dos pontos é mais importante do que um determinado material ou sistema de pontos de sutura.

Preparo Pré-Operatório

O preparo é o mesmo indicado nas cirurgias ginecológicas. A paciente é encaminhada ao hospital, pouco antes da cirurgia, tendo realizado a avaliação pré-operatória apropriada. Atualmente é padrão utilizar antibióticos no período intraoperatório. O antibiótico de amplo espectro deve cobrir o período total do procedimento cirúrgico. Deve ser administrado por via intravenosa na indução anestésica. Não é necessário fazer a higienização da vagina e do colo uterino antes de a paciente ser encaminhada à sala de cirurgia.

Anestesia

A anestesia epidural ou caudal, combinada ou não à anestesia geral leve, reduz o sangramento e é frequentemente utilizada para aliviar a dor no pós-operatório imediato. Técnicas mais simples, como o uso de supositórios analgésicos retais no período pós-operatório, evitam a necessidade de manter os cateteres epidurais. A histerectomia vaginal, porém, pode ser realizada com anestesia regional o que é uma vantagem para a paciente com obesidade extrema ou com insuficiência pulmonar significativa.

Posição

A posição de litotomia normal, com as nádegas colocadas na extremidade da mesa, porém sem avançar demais, pois isso pode dificultar o desempenho do cirurgião. Em recente monografia, Shirith Sheth[2] descreveu a posição de 'superflexão' para realizar o exame especular. Sua proposição é de que este posicionamento, especialmente em pacientes pouco cooperativas ou com obesidade, facilite a visualização dos órgãos pélvicos.

A Cirurgia

As pacientes devem esvaziar a bexiga antes de serem encaminhadas à sala de cirurgia, evitando a cateterização no início do procedimento. O exame do colo uterino e da vagina deve ser feito, e deve-se confirmar que a bexiga esteja vazia. O tamanho e a mobilidade do útero devem ser avaliados por exame bimanual, pois, desta forma, pode-se confirmar que não existe nenhuma outra patologia que possa interferir durante o procedimento.

Em geral, é realizada a infiltração do tecido subepitelial, e os autores utilizam a bupivacaína com noradrenalina 1:200.000, 20 mL. É indispensável que o cirurgião verifique os medicamentos que estão sendo prescritos para minimizar a possibilidade ou erro de administração dos medicamentos. A infiltração auxilia a dissecção e reduz o sangramento. O colo uterino deve ser pinçado com duas pinças de colo ou com duas pinças de Littlewoods. Essas pinças tracionam o útero em direção caudal, colocando os tecidos vaginais sob tensão. É feita uma infiltração circular na cérvix, aproximadamente 2-3 cm acima do óstio cervical nos tecidos moles, na região anterior à bexiga e no fundo de saco posterior (Figura 11.10).

A Incisão

É feita uma incisão circular ao redor da cérvix sobre a área infiltrada (Figura 11.11). Nos casos de prolapso, pode ser necessário estender esta incisão anteriormente. A infiltração realizada no início do procedimento facilita a dissecção dos planos anatômicos, quando é feita a incisão. Com uma pinça, o epitélio pode ser facilmente elevado, e o tecido subcutâneo pode ser seccionado, com tesoura angulada, no sentido vertical, descendo até o nível da região anterior do colo uterino. É importante não orientar o ângulo da tesoura para cima, para evitar lesão na base da bexiga.

Abertura da Prega Uterovesical

O colo uterino deve ser tracionado para baixo. Os autores utilizam uma tesoura para empurrar delicadamente a bexiga para cima e afastando da região anterior do colo uterino. Geralmente, a prega peritoneal vesicouterina pode ser visualizada, mas pode ser necessário fazer uma dissecção digital para identificar a prega e depois fazer a sua secção. Sheth identificou um espaço no ligamento uterocervical, que se estende da área lateral para a central na região cervicovesical.[2] Este espaço, denominado por JMM como espaço de Sheth, continua lateralmente nos folhetos do ligamento largo e permite a dissecção segura das áreas de fibrose e aderências que podem ocorrer após uma cesariana. O espaço também pode ser facilmente acessado pela dissecção da bexiga durante as histerectomias abdominal e laparoscópica. Os ângulos da bexiga podem ser elevados cuidadosamente para permitir que os ureteres sejam empurrados para cima e para fora em segurança.

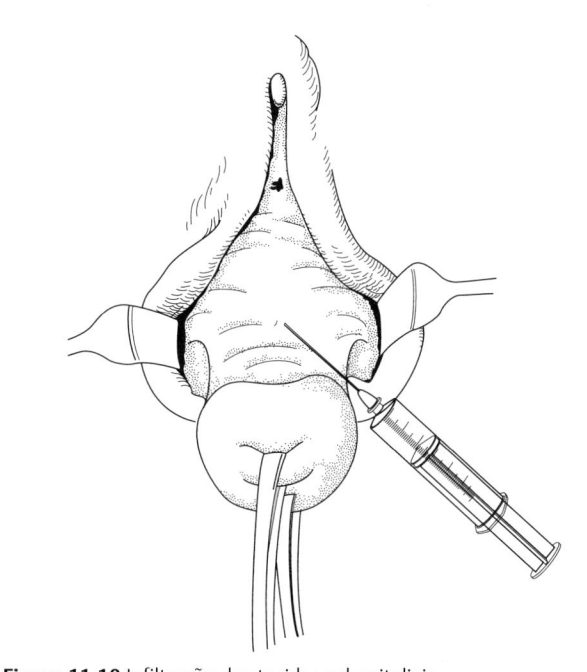

Figura 11.10 Infiltração dos tecidos subepiteliais.

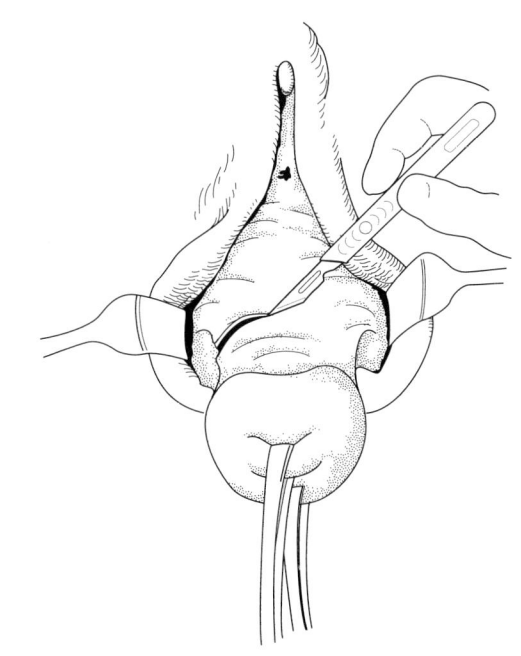

Figura 11.11 Incisão ao redor do colo uterino.

Abertura do Fundo de Saco de Douglas

O colo uterino deve ser elevado pelo assistente, e, com o auxílio de uma pinça o epitélio do fundo de saco posterior, pode ser puxado, colocando os tecidos atrás do colo uterino sob tensão, e, com uma incisão firme, o fundo de saco de Douglas é aberto (Figura 11.12).

Secção dos Ligamentos Cardinal e Uterossacro

O colo uterino deve ser tracionado para baixo e para o lado, e, com o dedo indicador da mão esquerda colocado no fundo de saco de Douglas, é possível identificar os ligamentos cardinais. Uma pinça forte deve ser colocada sobre esse pedículo (Figura 11.13). Essa primeira pinça deve incluir os ligamentos uterossacro e cardinal. A secção pode ser feita no lado medial da pinça. É importante não incluir tecido em excesso nessa pinça, pois o risco de deslizamento é considerável e acarreta complicações no pós-operatório. A ligadura deve ser feita com uma sutura, e o ponto deve ser fixado (Figura 11.14). O mesmo procedimento é realizado no lado oposto e, se o peritônio anterior ainda não foi aberto, é possível realizar facilmente esse procedimento (Figura 11.15).

Ocasionalmente, uma pinça adicional pode ser necessária para incluir a parte remanescente do ligamento cardinal, e o útero deve ser cuidadosamente puxado para o introito vaginal.

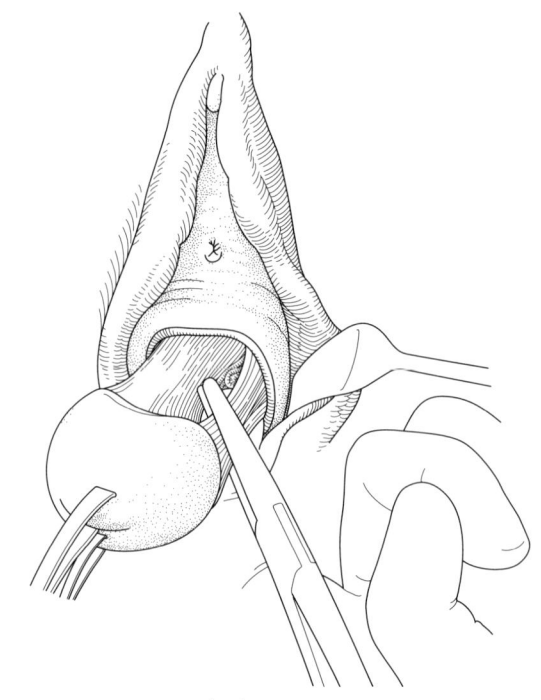

Figura 11.13 Pinçamento dos ligamentos.

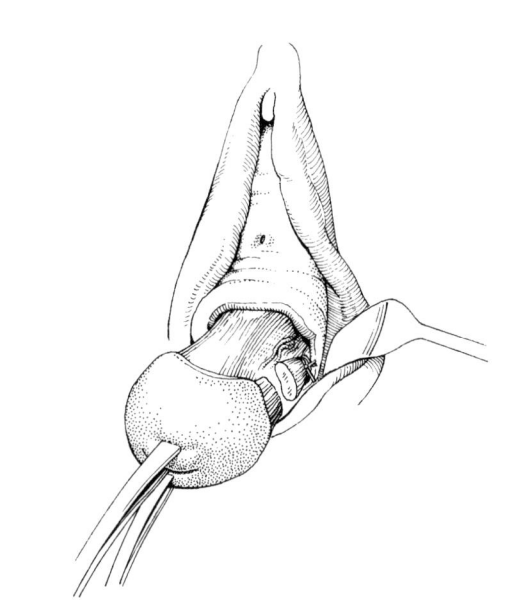

Figura 11.14 Ligadura do pedículo.

Secção dos Vasos Uterinos

Os vasos uterinos estão situados logo acima do último pedículo. Se o útero for pequeno, o ramo descendente da artéria uterina pode ser clampeado na última pinça. É importante assegurar que a próxima pinça localizada ao lado do útero inclua os vasos uterinos à medida que passam perpendicularmente em relação ao útero e então ramificam-se e correm ao lado do corpo uterino (Figura 11.16). Algumas vezes é útil colocar o dedo da mão esquerda atrás desse pedículo

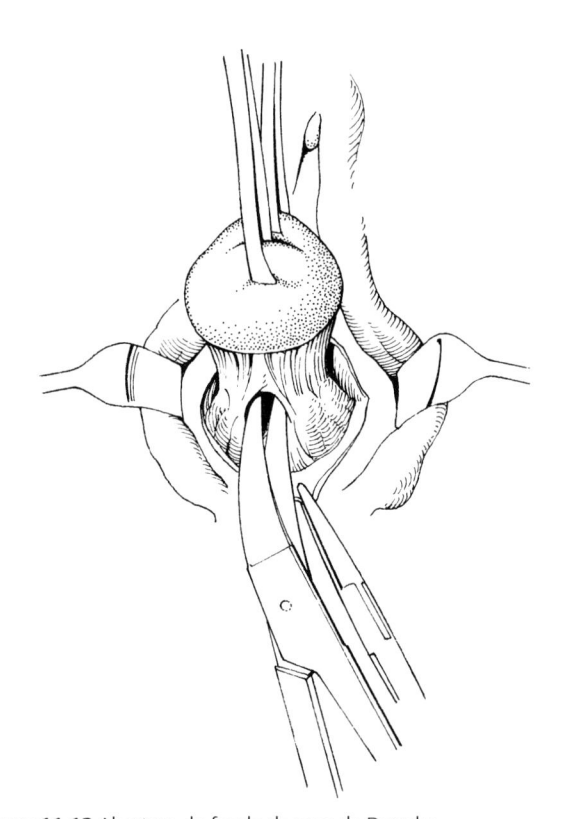

Figura 11.12 Abertura do fundo de saco de Douglas.

Cirurgia Uterina 111

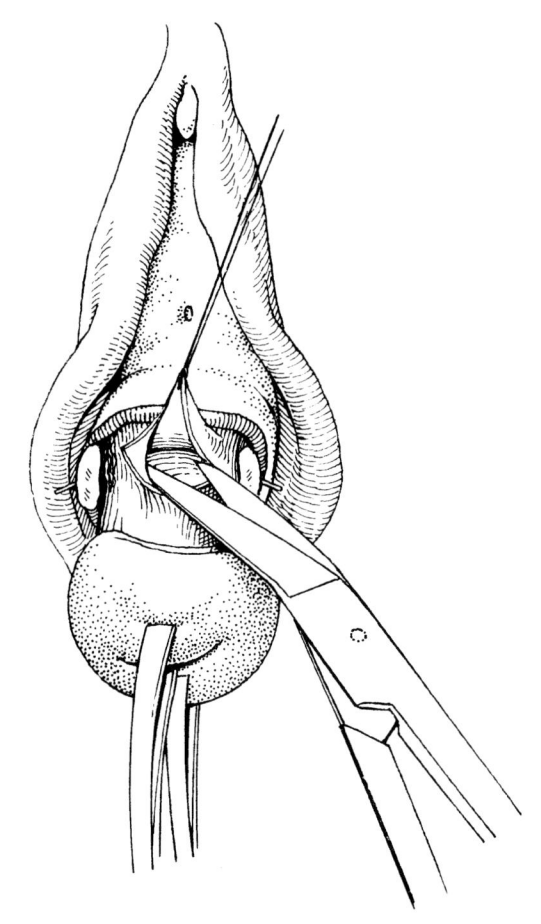

Figura 11.15 Abertura do peritônio uterovesical.

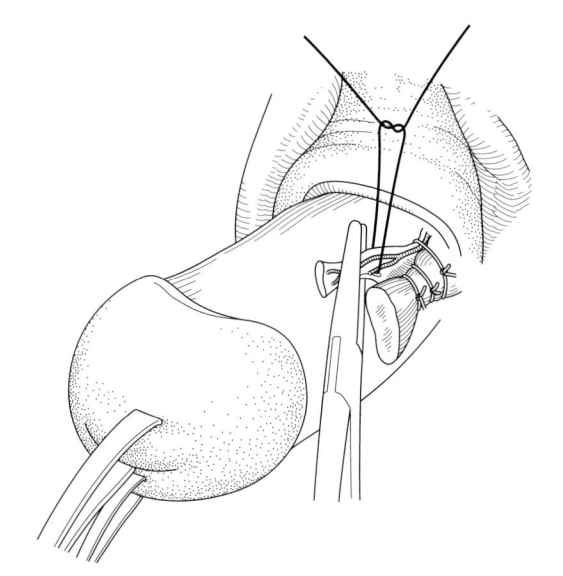

Figura 11.16 Ligadura dos vasos uterinos.

para garantir que seja bem identificado e a área mais mole do ligamento largo, observada acima da pinça.

Como mencionado anteriormente, se o tamanho do útero for normal, geralmente é possível pinçar os ligamentos uterossacros e cardinais em uma pinça, e os vasos uterinos em outra pinça. Embora não seja prática dos autores, após a secção os vasos uterinos podem ser ligados por uma sutura firme juntamente com os pedículos uterossacros e cardinais.

Secção dos Pedículos Tubo-Ovarianos

O útero permanece sustentado no abdome pelo peritônio do ligamento largo e pelos pedículos tubo-ovarianos, que incluem os ligamentos redondo e infundibulopélvico. Neste ponto, a região anterior do útero pode ser trazida para a vagina, deixando os pedículos visíveis; isto é conhecido como manobra de Doderlein. Uma pinça forte com sulcos longitudinais pode ser aplicada neste ponto (Figura 11.17). Após a secção neste ponto, a pinça do lado oposto pode ser facilmente aplicada sob visão direta. Em outras circunstâncias, com uma vagina estreita, o corpo do útero somente pode ser removido após a secção completa dos pedículos. Após a secção, o útero pode ser removido, deixando as pinças longas que estão colocadas nos ovários e ligamentos redondos. Alguns cirurgiões utilizam uma sutura de transfixação neste ponto, mas o risco de lesão em pequenos vasos é significativo, e os autores preferem simplesmente amarrar com um fio Vicryl®.

Fechamento da Vagina

No passado, era realizado o ligamento de todos os pedículos na parte superior da vagina a fim de reduzir o risco de prolapso. Mas não existem evidências para comprovar o valor dessa técnica. Da mesma forma, o fechamento do peritônio não é mais praticado atualmente. Apenas o fechamento da

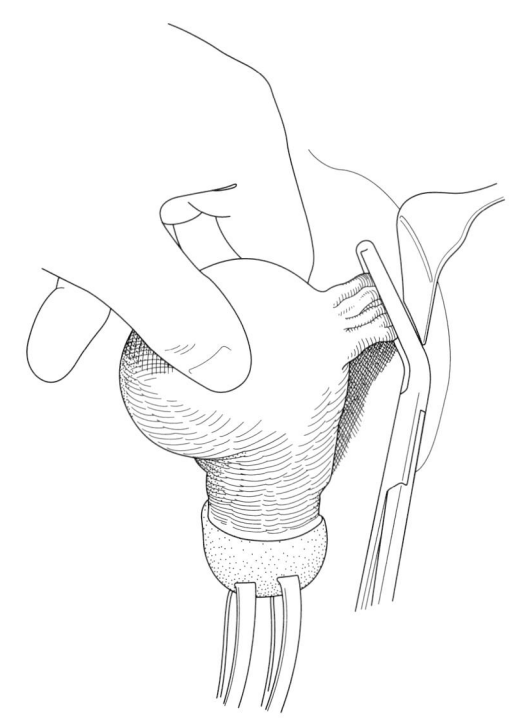

Figura 11.17 Pinçamento dos pedículos tubo-ovarianos.

cúpula vaginal deve ser feito. Em geral, a cúpula é fechada com uma série de pontos de colchoeiro, no sentido anteroposterior. Uma sutura contínua circunferencial deixando a cúpula aberta, como na histerectomia abdominal, também pode ser utilizada. É incomum drenar o espaço retroperitoneal.

HISTERECTOMIA VAGINAL ASSISTIDA POR LAPAROSCOPIA

A técnica de histerectomia vaginal assistida por laparoscopia (LAVH) descrita é aquela desenvolvida em Gateshead no início dos anos de 1990. O objetivo foi criar um procedimento simples que não levasse muito mais tempo do que a TAH e garantisse a remoção dos ovários, que não é sempre possível na histerectomia vaginal. A cirurgia era utilizada inicialmente para patologia benigna, mas tornou-se cada vez mais incorporada no manejo cirúrgico de malignidades ginecológicas, principalmente no câncer de endométrio, que está frequentemente associado à obesidade. Nos primeiros 300 casos, o tempo médio de cirurgia a partir do início da insuflação até o término da cirurgia era de 60 minutos, com um intervalo interquartil de 50-75 minutos e uma variação de 33-190 minutos.[3]

Abordagem

A cirurgia deve ser realizada com a mulher na posição de litotomia. Uma cateterização 'dentro e fora' deve ser realizada e, em pacientes com patologia benigna, um manipulador intrauterino é inserido. Um pneumoperitônio com a pressão intra-abdominal de 20-25 mmHg é criado após a inserção de uma agulha de Veress. Um trocarte descartável de 12 mm é inserido por uma incisão umbilical, seguido pela instalação da câmera. A avaliação da superfície hepática, órgãos pélvicos e parede abdominal deve ser realizada para identificar possíveis focos de disseminação do tumor, presença de aderência. São inseridos dois trocartes adicionais de 12 mm, um é colocado 2 cm abaixo e outro 8 cm lateral ao umbigo. O trajeto da artéria epigástrica inferior é visualizado antes da inserção do trocarte. Um trocarte adicional de 5 mm é inserido na linha média acima da sínfise púbica, se a dissecção dos linfonodos pélvicos for pretendida. Uma vez que as portas sejam inseridas, a pressão intra-abdominal é reduzida em 14-15 mmHg.

Procedimento Laparoscópico

Os lavados peritoneais são realizados, se necessário, pela instilação de 20 mL de solução salina fisiológica na cavidade peritoneal, e aspiração de fluido utilizando-se uma seringa de 20 mL.

A LAVH é realizada com o uso de um dispositivo endoscópico de grampeamento. Na maioria dos casos, dois grampos são utilizados em cada lado, com o ovário e a tuba uterina sendo puxados medialmente utilizando a pinça de apreensão tipo *grasper*. O primeiro dispositivo de grampeamento é aplicado no ligamento largo, lateral ao ovário e deve incluir o ligamento redondo.

O peritônio vesicouterino deve ser seccionado transversalmente, logo acima da borda superior da bexiga, empregando-se tesouras. A bexiga deve ser rebaixada e afastada do colo uterino por dissecção cortante e romba. O segundo conjunto de grampos é colocado de cada lado, logo acima do primeiro grampo, ao longo do corpo uterino. Com frequência, este grampo não inclui a artéria uterina.

Procedimento Vaginal

A excisão uterina é finalizada por via vaginal utilizando a técnica descrita para histerectomia vaginal. O colo uterino é apreendido com duas pinças de colo, e deve ser feita a infiltração com 20 mL de lidocaína com 1:200.000 de noradrenalina na região cervicovaginal. Uma incisão circular deve ser feita ao redor do colo uterino. A bexiga deve ser rebaixada por dissecção cortante e romba, até que a cavidade peritoneal seja identificada. O peritônio vesicouterino é aberto por laparoscopia. O colo uterino deve ser tracionado para frente, e o fundo de saco de Douglas é aberto. O ligamento cardinal e o ligamento uterossacro devem ser pinçados, seccionados e ligados. Uma pinça reta deve ser colocada no pedículo uterino até a altura do grampo, com o auxílio da palpação digital. Após a remoção do útero, tubas uterinas e dos ovários, a cúpula vaginal pode ser fechada com suturas interligadas ou mantida aberta com uma sutura contínua, como na histerectomia abdominal. Um cateter uretral e uma compressa vaginal embebida em proflavina podem ser utilizadas, se houver risco de exsudação.

Inspeção Laparoscópica

Uma inspeção final é realizada por laparoscopia para confirmar uma boa hemostasia.

HISTERECTOMIA LAPAROSCÓPICA TOTAL

Com o aperfeiçoamento laparoscópico o cirurgião deve aprender e realizar a histerectomia laparoscópica total. O desenvolvimento desta técnica capacita para a cirurgia minimamente invasiva na ginecologia. A endometriose grave, útero com miomatose volumosa ou doença inflamatória pélvica podem ser tratados utilizando-se técnicas minimamente invasivas.

Os componentes da histerectomia laparoscópica total que a diferenciam da LAVH são:

- Garantir o suprimento sanguíneo uterino na artéria uterina proximal à medida que ela se ramifica a partir da ilíaca interna e do ramo ascendente da artéria uterina após cruzamento sobre o ureter.
- Mobilização dos ureteres.
- Secção transversal dos ligamentos uterossacros e cardinais.

- Incisão circunferencial da cúpula vaginal.
- Fechamento da cúpula vaginal.

Essencial para completar este procedimento cirúrgico de forma bem-sucedida e com segurança é uma compreensão da anatomia retroperitoneal. Inicialmente, peritônio deve ser seccionado sobre o músculo psoas utilizando tesouras ou um dispositivo eletrocirúrgico. Deve-se ter cuidado para realizar essa incisão no ligamento redondo, logo acima do assoalho pélvico. Os espaços pararretais e paravesicais podem ser dissecados com uma sonda *probe* ou um coagulador com feixe de argônio. A dissecção deve ser feita com movimento do instrumento da direita para esquerda em ângulos retos e não paralelamente aos vasos. Esse movimento permite ao cirurgião identificar os vasos perfurantes que vêm dos vasos ilíacos para as estruturas na linha média. Também permite a fácil identificação dos ureteres.

O ureter deve ser afastado para trás dos vasos ovarianos, e estes vasos podem ser seccionados. O folheto medial do peritônio deve ser pinçado, e o ureter deve ser dissecado no seu trajeto até o ligamento uterossacro. Desta forma, pode-se identificar o ureter, quando cruza sob a artéria uterina. Neste ponto, a artéria uterina e/ou artéria hipogástrica podem ser clampeadas, garantindo o controle do sangramento pélvico. Desta forma, a probabilidade de perda significativa de sangue é drasticamente reduzida.

Utilizando a coagulação com feixe de argônio ou outras fontes de energia, o peritônio vesical pode agora ser seccionado, e o Gyne Tube (Paragon Imex Co., Menlo Park; CA; ver Figura 21.12) colocado na vagina. Este dispositivo serve para múltiplos propósitos, incluindo a distensão da vagina, o que tensiona a bexiga, que pode ser facilmente mobilizada (o autor (NS) prefere o uso de hidrodissecção e a coagulação com feixe de argônio), mantendo o pneumoperitônio após colpotomia anterior. A entrada na vagina é feita com coagulação com feixe de argônio, e o lábio anterior do colo uterino deve ser pinçado com uma pinça de dente único, colocada pela porta de entrada de 5 mm no quadrante inferior esquerdo. A contratração no colo uterino pode ser utilizada para expor a junção cervicovaginal, que pode agora ser seccionada circunferencialmente juntamente com os ligamentos cardinal e uterossacro, utilizando a coagulação com feixe de argônio. Os ramos ascendentes dos vasos uterinos estão liberados, e os ureteres estão afastados lateral e posteriormente. Os vasos podem ser clampeados com grampos Endo-GIA ou qualquer outra fonte de energia, incluindo o dispositivo Gyrus PK (Gyrus Inc., Southborough, MA). O útero é pinçado e entregue pela via vaginal com uma pinça de dente único, passando pelo diafragma do dispositivo Gyne Tube. A vagina é fechada com um dispositivo EndoStitch® com 0-Polysorb® (Covidien Inc., Boulder, CO), e os pontos são feitos na parede posterior da vagina em uma sutura contínua de trás para frente em duas camadas de fechamento. Com esse método de fechamento, não observamos a deiscência da cúpula vaginal, que tem sido relatada em outras técnicas de sutura endoscópica e mais especificamente aquelas realizadas com auxílio da robótica.

Métodos mais simples de realizar uma histerectomia laparoscópica total com ou sem remoção dos anexos podem ser empregados. No entanto, não asseguram a ligadura dos vasos próximo à sua origem, e, nos casos de endometriose grave, pode haver dificuldade para afastar os ureteres lateralmente aos ligamentos uterossacros.

Neste procedimento o retroperitônio não é aberto, e o ureter é identificado no folheto medial do peritônio quando cruza pelo assoalho pélvico, e, após a abertura do espaço avascular de Graves, os vasos ovarianos são clampeados com grampos ou com uma fonte de energia bipolar. Os ligamentos redondos devem ser seccionados transversalmente, e realizado o descolamento do peritônio vesical. Neste ponto, após a inserção do Gyne Tube, deve ser feita a colpotomia anterior e, utilizando tanto um dispositivo Gyrus PK® ou o Harmonic Scalpel® (Ethicon Endosurgery Inc., Cincinnati, OH), a vagina é seccionada de forma circunferencial. Os ramos ascendentes dos vasos uterinos devem ser ligados ou cauterizados e seccionados transversalmente, deixando o útero espécime sobre a cúpula vaginal fechada, como previamente descrito.

Uma palavra de cautela – se os ureteres não forem dissecados, como descrito previamente, é um erro aplicar qualquer grampo endoscópico paralelamente ao útero ou colo uterino para evitar um sangramento, pois a largura do grampo inevitavelmente levará à lesão ureteral. Neste caso é melhor usar um instrumento bipolar de menor diâmetro com dispersão térmica lateral mínima para coagular estes vasos. O Harmonic Scalpel® e o dispositivo Gyrus PK® são dois instrumentos que são apropriados para esse procedimento.

Manejo Pós-Operatório do Cateter

Os autores recomendam a remoção do cateter imediatamente após a cirurgia ou sua retirada entre 6-12 horas do pós-operatório nas histerectomias não complicadas, independentemente da via. Uma revisão sistemática de 2015, que analisou todas as vias operatórias, sugere que a remoção tardia do cateter (12-36 horas) após histerectomia não complicada aumenta a incidência de bacteriúria pós-operatória e infecção sintomática do trato urinário, mas reduz o risco de recateterização comparado à remoção pós-operatória imediata.[4] O início da deambulação também foi retardado com a remoção tardia do cateter. Nenhuma análise dos subgrupos foi realizada por abordagem cirúrgica.[4]

Um dos ensaios incluídos na revisão que analisou especificamente a TAH (histerectomia abdominal total) incluiu um terceiro braço com remoção do cateter após 6 horas e observou um número significativamente maior de episódios de retenção urinária que necessitaram de recateterização no grupo de remoção imediata e uma incidência mais elevada de infecções do trato urinário no grupo de remoção tardia do cateter urinário (24 horas).[5] Portanto, eles recomendam a remoção do cateter urinário de demora 6 horas depois da histerectomia abdominal não complicada.

COMPLICAÇÕES DA HISTERECTOMIA

Complicações são incomuns, se a técnica cirúrgica for cuidadosa. As complicações mais comuns são infecção, deiscência da cúpula vaginal, doença tromboembólica venosa (1% clinicamente), lesão do trato geniturinário (0,13-1,7%) e do trato gastrointestinal (0,1-1%) e sangramento.

Infecção

Em uma série de 13.822 mulheres, 1,6% desenvolveu infecção superficial (tecidos epitelial e subcutâneo) do sítio cirúrgico, 1,1% desenvolveu infecção profunda (fáscia e músculos) do sítio cirúrgico e infecção interna, e 2,7% desenvolveram infecção do trato urinário no pós-operatório após histerectomia.[6]

Lesão do Trato Geniturinário

Na Inglaterra, entre 2000 e 2008, a taxa de fístulas vesicovaginais e uretrovaginais após histerectomia foi de 1 em 788 (0,13%), sendo a taxa mais alta após histerectomia abdominal radical (1 em 87), mais baixa após histerectomia vaginal para prolapso (1 em 3.861) e de 1 em 540 com a TAH para indicações benignas.[7] Na mesma década, a frequência de lesão uretérica foi menor que 1% para condições benignas, com a histerectomia para endometriose apresentando o risco mais elevado (1,7%), e, para casos malignos, a incidência foi de 1,9-15,1%.[8]

Um achado preocupante nos estudos foi o aumento da incidência das fístulas e lesões uretéricas durante os períodos do estudo.

Deiscência da Cúpula Vaginal

A deiscência da cúpula vaginal e a evisceração intestinal associada são complicações raras, mas potencialmente graves da histerectomia. A incidência varia de 0,15% após a histerectomia vaginal para mais de 2,33% após a histerectomia laparoscópica total assistida por técnica robótica.[9]

REFERÊNCIAS

1. Aarts JWM, Nieboer TE, Johnson N, et al. Surgical approach to hysterectomy for benign gynaecological disease. Cochrane Database Syst Rev 2015;(8): CD003677. doi: 10.1002/14651858.CD003677.pub5.
2. Sheth SS. Observations from a FIGO Past President on vaginal hysterectomy and related surgery by the vaginal route. Int J Gynaecol Obstet 2016;135:1-4.
3. Bolger BS, Lopes T, Monaghan J. Laparoscopically assisted vaginal hysterectomy: a report of the first 300 completed procedures. Gynaecol Endosc 1997;6:77-81.
4. Zhang P, Hu WL, Cheng B et al. A systematic review and meta-analysis comparing immediate and delayed catheter removal following uncomplicated hysterectomy. Int Urogynecol J 2015;26:665-74.
5. Ahmed MR, Sayed Ahmed WA, Atwa KA, Metwally L. Timing of urinary catheter removal after uncomplicated total abdominal hysterectomy: a prospective randomized trial. Eur J Obstet Gynecol Reprod Biol 2014;176:60-3.
6. Lake AG, McPencow AM, Dick-Biascoechea MA, et al. Surgical site infection after hysterectomy. Am J Obstet Gynecol 2013;209:490.e1-9.
7. Hilton P, Cromwell D. The risk of vesicovaginal and urethrovaginal fistula after hysterectomy performed in the English National Health Service: a retrospective cohort study examining patterns of care between 2000 and 2008. BJOG 2012;119:1447-54.
8. Kiran A, Hilton P, Cromwell DA. The risk of ureteric injury associated with hysterectomy: a 10-year retrospective cohort study. BJOG 2016;123:1184-91.
9. Hur HC, Lightfoot M, McMillin MG, Kho KA. Vaginal cuff dehiscence and evisceration: a review of the literature. Curr Opin Obstet Gynecol 2016;28(4):297-303.

LEITURA ADICIONAL

Existem muitos livros-textos e artigos publicados descrevendo as técnicas cirúrgicas para histerectomia utilizando várias abordagens. Se existe um nome recomendado pelos editores para cada profissional médico em treinamento e cirurgião ginecologista, seria o de Joel-Cohen. Seus textos sempre estimulam e pode-se sentir o entusiasmo emanando da página:

Joel-Cohen SJ. Abdominal and Vaginal Hysterectomy. New Techniques Based on Time and Motion Studies. London: William Heinemann; 1972.

Lee J, Jennings K, Borahay M.A, et al. Trends in the national distribution of laparoscopic hysterectomies from 2003 to 2010, J Minim Invasive Gynecol 2014;21:656-61.

Royal College of Obstetricians and Gynaecologists. The Distal Fallopian Tube as the Origin of Non-uterine Pelvic High-grade Serous Carcinomas. Scientific Impact Paper No. 44. London: RCOG; 2014.

CAPÍTULO 12
Miomas Uterinos

Victor Bonney nunca teve filhos, sua esposa realizou uma histerectomia por miomas uterinos logo depois do casamento. Em sua vida profissional, ele era um defensor da cirurgia conservadora, apesar de sua reputação de cirurgia radical para o câncer do colo do útero. Ele era um decano de miomectomia para tratamento dos miomas uterinos, realizando mais de 700 casos em sua vida profissional. A edição original de seu livro, que pode ser baixado da internet, teve vários capítulos sobre miomectomia. Nesta edição, os editores consideraram mais apropriado descrever os princípios básicos da cirurgia dos miomas uterinos em vez de fornecer detalhes extensos sobre a cirurgia para cada variação anatômica dos miomas uterinos. O cirurgião que deseja maiores detalhes sobre esses procedimentos pode revisar as edições anteriores deste livro.

Os miomas uterinos são os tumores mais comuns nas mulheres, mas a prevalência real não é conhecida, pois a maioria dos miomas é assintomática. Em dois estudos clínicos randomizados de rastreamento ultrassonográfico, a prevalência foi de 8% em uma população sueca de 33 a 40 anos, e, em um estudo da população dos EUA, foi de 26% em mulheres brancas e 53% em mulheres negras.[2]

Miomas podem ocorrer como um tumor único, mas muitas vezes são múltiplos e, embora a maioria se localize no corpo do útero, eles também podem ser encontrados no colo do útero, ligamento largo e muito raramente podem apresentar metástases benignas em locais, como o pulmão, coração, veia cava inferior, linfonodos retroperitoneais e músculos.

CLASSIFICAÇÃO

Por causa da inconsistência geral na nomenclatura usada para descrever sangramento uterino anormal, a Federação Internacional de Ginecologia e Obstetrícia aceitou o sistema de classificação de causas potenciais de sangramento uterino anormal, resumido pelo acrônimo "PALM-COEIN" (L sendo para leiomiomas). Reconhecendo a necessidade de subclassificação de algumas das nove categorias no sistema, uma subclassificação foi produzida para miomas uterinos, que é uma extensão de um sistema para descrever miomas submucosos originários do Hospital Spaarne, Haarlem, Holanda (Tabela 12.1).[3]

SINTOMAS

A maioria dos miomas é pequena e assintomática. Os sintomas incluem fluxo menstrual intenso e doloroso, dor pélvica, aumento da frequência urinária e constipação. Também se observou que ocorrem com maior frequência em mulheres com infertilidade. Os miomas subserosos não parecem ter impacto na fertilidade, e o efeito dos miomas intramurais permanece incerto. O impacto dos miomas intramurais parece ser pequeno e ser ainda menos significativo, quando o endométrio não está envolvido. Em mulheres com infertilidade sem causa aparente, recomenda-se a ressecção dos miomas submucosos.[4]

EXAMES DE IMAGEM

O ultrassom é útil na detecção e avaliação de miomas uterinos. A ressonância magnética (MRI) tem um papel crescente na avaliação da anatomia uterina, no planejamento da miomectomia e, particularmente, no monitoramento da degeneração miomatosa e na identificação de alterações sarcomatosas.

MANEJO

Na maioria das mulheres com miomas assintomáticos, o manejo é conservador, sem necessidade de tratamento. Os tratamentos medicamentosos e radiológicos estão se desenvolvendo de modo crescente. O tratamento medicamentoso inclui o uso de análogos do hormônio liberador de gonadotrofina (GnRH), de moduladores seletivos do receptor de estrogênio, de moduladores seletivos do receptor de progesterona (SPRMs) e antagonistas de progesterona. Os tratamentos radiológicos incluem a embolização da artéria uterina e o

Tabela 12.1 Sistema de subclassificação dos miomas uterinos.[3]

	Grau	Definição
Submucoso (SM)	0	Intracavitário Pediculado
	1	< 50% intramural
	2	≥ 50% intramural
Outros (O)	3	Contato com endométrio; 100% intramural
	4	Intramural
	5	Subseroso ≥ 50% intramural
	6	Subseroso < 50% intramural
	7	Pediculado subseroso
	8	Outros (especificar, por exemplo, cervical, parasita)

ultrassom focado guiado por ressonância magnética, ambos cada vez mais utilizados, com resultados promissores, em mulheres que desejam permanecer férteis.

A cirurgia continua sendo o tratamento definitivo, especialmente quando as opções médicas e radiológicas falharam. A miomectomia histeroscópica tem sido cada vez mais realizada para tratamento dos miomas submucosos e, como na maioria das cirurgias ginecológicas, observa-se um desenvolvimento constante nas técnicas de miomectomia e histerectomia laparoscópica, embora haja restrições em relação ao uso de morceladores de energia, por causa do risco potencial de disseminação de sarcomas uterinos insuspeitados. Os ensaios clínicos recentes realizados para avaliar a ablação de miomas sintomáticos por radiofrequência, por laparoscopia guiada por ultrassonografia ou por via transcervical guiada por sonografia intrauterina, mostraram melhora dos sintomas.[5] Novamente, é importante uma seleção cuidadosa para excluir o diagnóstico de um sarcoma antes de realizar o procedimento.

MANEJO CIRÚRGICO

A histerectomia continua sendo o procedimento cirúrgico mais comum para tratamento dos miomas uterinos sintomáticos, quando a fertilidade não é uma questão desejada. Para as mulheres que desejam engravidar, a miomectomia é o tratamento de escolha, e a abordagem laparoscópica tem sido usada para miomas pediculados e subserosos, e a abordagem histeroscópica para miomas submucosos.

HISTERECTOMIA PARA TRATAMENTO DE MIOMAS UTERINOS

Abordagem

Um útero com menos de 12 semanas de tamanho pode ser removido por via vaginal, e um cirurgião experiente pode realizar o procedimento em úteros com volume entre 14 e 16 semanas. Acima de 12 semanas, a abordagem laparoscópica ou a cirurgia aberta é mais apropriada, mas para o manejo o laparoscópico é necessário realizar a morcelação do mioma e, se houver risco de um sarcoma, o procedimento deve ser feito pela cirurgia aberta.

Preparo da Paciente

Os autores não recomendam o uso rotineiro com agonistas de GnRH antes da cirurgia. No entanto, o uso por pouco tempo dos agonistas de GnRH ou SPRMs promove uma redução significativa do volume uterino, o que pode viabilizar a abordagem laparoscópica da histerectomia.

Histerectomia Abdominal

Incisão

Nos miomas grandes a incisão longitudinal na linha média é uma boa conduta. A cirurgia pode ser feita com segurança de forma direta. A exposição da cavidade pélvica é muito importante nestes casos, justificando uma incisão longitudinal.

Orientação

O útero pode estar acentuadamente distorcido pelos miomas, e o cirurgião precisa identificar as estruturas para ter uma orientação da posição dos órgãos. Os ligamentos redondos, tubas uterinas e ovários devem ser identificados. Esse comentário parece lógico, mas é surpreendente o quanto isso pode ser difícil às vezes.

Lado Saudável Primeiro

A cirurgia deve iniciar pela parede lateral pélvica mais facilmente acessada. Isto é especialmente importante no caso de miomas de ligamento largo que desviam lateralmente o útero.

Estruturas Vitais

Apesar da presença de miomas, a histerectomia pode ser direta, como descrito no Capítulo 11. Entretanto, especialmente com miomas de ligamentos cervical e largo, é improvável que se consiga realizar desta forma, e há um alto risco de lesão dos ureteres e das artérias uterinas e até mesmo da bexiga. É essencial que todo esforço seja feito para identificar essas estruturas durante o procedimento.

Ligamentos Redondos

Estes devem ser identificados e seccionados, facilitando o acesso às paredes pélvicas.

Reflexão da Bexiga
O peritônio vesicouterino deve ser aberto para permitir a reflexão da bexiga.

Ureteres
Os ureteres devem ser visualizados e, se necessário, devem ser afastados do mioma. Se a sua identificação não for possível neste estágio, deve-se tomar cuidado até que eles sejam localizados. Nos miomas do ligamento largo, o ureter pode estar em uma posição medial ao mioma em vez de passar lateralmente.

Vasos Ovarianos
Os vasos ovarianos devem ser pinçados e seccionados. Esta conduta reduz a perda de sangue, no caso de uma miomectomia, e facilita a identificação do ureter no seu trajeto, onde atravessa a bifurcação da artéria ilíaca comum.

Artérias Ilíacas Internas/Uterinas
O próximo passo é a secção da artéria uterina junto à parede do útero, mas isto muitas vezes não é possível pela dificuldade de acesso. Nessa situação, pode ser mais fácil ligar a artéria uterina em sua origem na artéria ilíaca interna ou pode ser necessário ligar a artéria ilíaca interna. Idealmente, os vasos arteriais que suprem o útero devem ser ligados antes da enucleação dos miomas, de forma a reduzir significativamente a perda de sangue. As artérias ilíacas internas podem ser embolizadas antes da cirurgia.

Ligamentos Uterossacros
Deve ser feito o clampeamento, secção e ligadura dos ligamentos uterossacros, após afastar o reto da parede posterior da vagina (dissecar o septo retovaginal), para liberar o útero para fora da pelve.

Redução Cirúrgica dos Miomas
No útero volumoso a redução do tamanho uterino pode ser feita por enucleação dos miomas, pela bissecção do útero ou por uma histerectomia subtotal inicial. Idealmente, os vasos uterinos e ovarianos foram ligados antes deste procedimento, mas frequentemente os vasos uterinos ainda não foram clampeados e ligados. A redução do volume uterino pela ressecção dos miomas tem como objetivo facilitar o acesso às paredes pélvicas e órgãos vitais. Se existir uma previsão de dificuldade no acesso pélvico e, portanto, a necessidade de remoção dos miomas, é útil infiltrar o colo do útero com cinco unidades de vasopressina (25 mL de uma solução de 20 unidades em 100 mL) antes da laparotomia e injetar uma solução semelhante dentro e ao redor de grandes miomas ou na junção uterocervical.

Enucleação
O procedimento de enucleação dos miomas deve iniciar pela ressecção dos maiores e mais acessíveis, o que resulta em maior exposição lateral. Estes, em geral, são centrais e com uma incisão vertical sobre o mioma pode-se identificar o plano entre o mioma e o miométrio. O uso de um dispositivo saca-mioma (um grande de saca-rolhas) é útil para segurar e retirar o fibroma. Se um acesso adequado não for conseguido, o segundo mioma maior deve ser removido.

Se as artérias uterinas não forem ligadas, o sangramento nesta etapa pode ser abundante. Quando é tomada a decisão de fazer a enucleação dos miomas, deve-se considerar que o procedimento deve ser rápido e direto. As artérias uterinas devem ser ligadas quando estiverem acessíveis.

Nesta fase, com razoável acesso e controle do sangramento, os ureteres devem ser identificados, se isso não foi possível antes, antes de realizar a ressecção de mioma dos ligamentos largos e completar a histerectomia.

Bissecção Uterina
Esta técnica é usada mais frequentemente com a abordagem vaginal da histerectomia, mas é útil para o acesso de miomas intramurais grandes localizado no segmento uterino inferior ou no colo uterino.

Excisão Supracervical Preliminar
Com grandes miomas envolvendo o corpo do útero, é simples remover o corpo do útero com os miomas, tornando muito mais simples a remoção do colo do útero.

Histerectomia Laparoscópica
Ao realizar uma histerectomia para tratamento de grandes leiomiomas, particularmente quando o útero tem 20 semanas ou mais, o passo mais crítico é identificar, proteger e transeccionar a artéria uterina em seu ponto de origem, como descrito no Capítulo 11. Quando o suprimento sanguíneo uterino está fora de risco, os vasos ovarianos são isolados, coagulados e transeccionados, os ligamentos uterossacros e cardinais são transeccionados, a bexiga é mobilizada anteriormente, e o manguito vaginal é incisado. O útero está liberado e pode ser removido em fragmentos.

Na maioria dos casos, esse processo era realizado usando um morcelador motorizado, como o produzido pela Gynecare Inc., e os fragmentos eram removidos por via vaginal ou laparoscópica. Era necessário ser cuidadoso para que todos os fragmentos dos miomas fossem removidos, para minimizar o risco de infecção, obstrução intestinal ou, em casos raros, a presença de múltiplos leiomiomas parasitários. O tubo de McCartney ou os dispositivos do tubo de gyne foram ideais para colocar os fragmentos de mioma, minimizando assim o número de vezes que o morcelador era passado para dentro e para fora do abdome.

Recentemente, tem sido relatada, por alguns autores, a disseminação de sarcoma uterino, na maioria das vezes leiomiossarcoma, em pacientes que realizaram morcelação associada à histerectomia ou miomectomia realizada com cirurgia minimamente invasiva. O sarcoma uterino é uma doença rara e agressiva, com disseminação generalizada e rápida e com uma sobrevida global ruim. Ocorre em menos de 1/250 a 1/500 mulheres submetidas à histerectomia. É difícil comprovar a associação entre a morcelação e os achados relatados. Na maioria das vezes, a hipótese é de que restos de fragmentos do mioma que ficaram no abdome são responsáveis pelos achados.

Em 2013, e, novamente, em 2014, a Administração de Alimentos e Medicamentos dos EUA (FDA) emitiu um aviso formal alertando as mulheres sobre o risco de realizar miomectomia ou histerectomia usando técnicas minimamente invasivas, durante as quais um morcelador deveria ser usado, pois este procedimento poderia causar a disseminação de um sarcoma uterino previamente não diagnosticado, o que poderia resultar em sua morte. Os fabricantes de tais equipamentos foram obrigados a colocar "avisos de caixa preta" sobre esses produtos, afirmando que seu uso era contraindicado em pacientes com cânceres conhecidos ou suspeitos. A FDA estimou que isso poderia afetar até 1/450 pacientes com diagnóstico pré-operatório de miomas uterinos benignos. Foi recomendado que tais morcelamentos fossem realizados em sacos especializados ou que os espécimes fossem recuperados por via vaginal ou por uma pequena minilaparotomia por incisão, o que eliminaria a necessidade de morcelação de energia intracorpórea.

A Sociedade de Oncologia Ginecológica, apesar de diferir na incidência de sarcomas encontrados em pacientes com diagnóstico pré-operatório de leiomioma benigno em comparação à estimativa da FDA (1/1.000 em comparação a 1/450), ofereceu um conjunto similar de recomendações a pacientes e médicos. Alguns fabricantes simplesmente retiraram seus morcelador do mercado, enquanto outros continuam a fabricá-los; a FDA continua a aprovar seu uso dentro do contexto de suas advertências oficiais.

É recomendação dos autores que, no atual clima e até que novas informações estejam disponíveis, o morcelamento do poder incorpóreo seja abandonado e os fragmentos sejam removidos por via vaginal ou por mini-laparotomia, evitando assim o risco de propagação intra-abdominal e minimizando a risco de morbidade cirúrgica adicional, certamente em comparação com aquela associada à histerectomia abdominal total.

Miomectomia

O nome de Victor Bonney estará sempre associado à miomectomia para preservar a função uterina. Ele demonstrou que os miomas poderiam ser removidos, o útero preservado, e que gestações bem-sucedidas podiam ser alcançadas. O único objetivo da miomectomia é preservar e melhorar a fertilidade; nunca deve ser feita como um exercício cirúrgico, nem preservar o útero na crença equivocada de que tal ato manterá a feminilidade ou a sexualidade da mulher.

Os miomas submucosos são idealmente retirados histeroscopicamente. Os miomas subserosos e pediculados são removidos por laparoscopia, mas os miomas intramurais invariavelmente requerem uma abordagem aberta.

Miomectomia Aberta
Preparo da Paciente

Assim como na histerectomia, o paciente pode ser pré-tratado com agonistas de GnRH antes da cirurgia para reduzir o tamanho dos miomas.

Incisão

O cirurgião deve avaliar a incisão mais adequada para o tamanho do útero e localização e tamanho dos miomas.

Hemostasia

Várias técnicas foram desenvolvidas para reduzir a perda de sangue durante o procedimento, que pode ser excessivo.

Mecânica

Torniquetes Uterino e Ovariano

O uso de torniquetes nos vasos ovarianos para depois realizar a ligadura dos vasos uterinos tem sido descrito.

Braçadeira Vascular Atraumática Temporária

Uma técnica simples usada pelos autores é abrir a parede pélvica e aplicar um grampo de buldogue vascular atraumático nas artérias ilíacas internas e nos vasos mediais aos ovários. No final do procedimento, os grampos podem ser removidos sem dano ao suprimento de sangue para o útero.

Braçadeira de Miomectomia de Bonney

Foi desenvolvida por Bonney uma pinça paracervical com a qual ele poderia interromper temporariamente o suprimento de sangue para o útero (Figura 12.1). Deve ser colocado na junção entre o corpo e o colo do útero, de forma a ocluir as artérias uterinas no seu trajeto pela parede lateral do útero.

Vasopressina e Outros Agentes

A injeção de vasopressina diluída (20 unidades em 50 a 100 mL de solução salina normal) no pedículo de um mioma pediculado ou no leito de um mioma subseroso diminui a perda de sangue durante o procedimento de miomectomia. Pequenos volumes dessa solução também podem ser injetados próximo à origem da artéria uterina ascendente bilateralmente, com cuidado para evitar a injeção intravascular

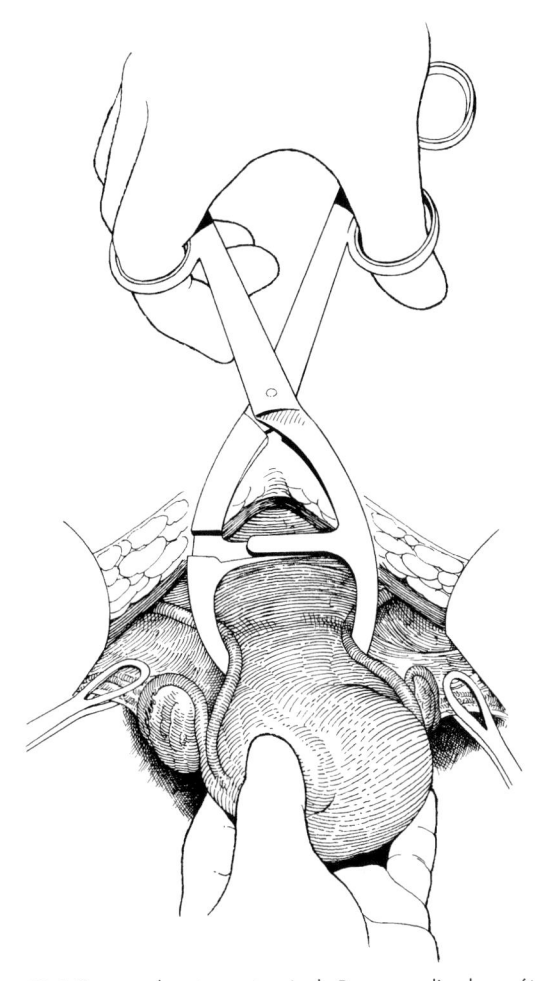

Figura 12.1 Grampo de miomectomia de Bonney aplicado no útero inferior.

ou podem ser aplicados no pré-operatório no colo do útero, conforme descrito anteriormente.

Uma revisão da Cochrane de 2014 concluiu que há evidências de qualidade moderada, mostrando que o misoprostol ou a vasopressina podem reduzir o sangramento durante a miomectomia, e evidências de baixa qualidade de que a bupivacaína mais epinefrina, ácido tranexâmico, matriz de gelatina, ácido ascórbico, dinoprostona, loop, um adesivo de selante de fibrina, um torniquete pericervical ou um torniquete amarrado ao redor do colo do útero e do ligamento infundibulopélvico pode reduzir o sangramento durante a miomectomia. Não há evidências de que a ocitocina, a morcelação e o clampeamento temporário da artéria uterina reduzam a perda de sangue.

Incisão do Útero

Quanto menor a incisão, melhor a qualidade da cicatriz subsequente. Uma única incisão na linha média deve ser usada sempre que possível, mas, invariavelmente, a melhor incisão para um mioma solitário é sobre a maior protuberância produzida por ele.

Removendo o Mioma

A "falsa cápsula", a junção entre o mioma e o miométrio normal, deve ser identificada e, com uma combinação de dissecção romba e cortante, o mioma pode ser "descascado". Ao remover vários miomas, o cirurgião deve evitar múltiplas incisões do útero e evitar a entrada na cavidade endometrial.

Fechamento do Defeito

A abertura deixada pela remoção dos miomas deve ser aproximada por uma sutura em camadas, com pontos separados e fio Vicryl, até que o espaço esteja fechado. A superfície serosa deve ser reparada com pontos separados.

Miomectomia Laparoscópica

O trocarte que será usado para a câmera deve ser colocado bem acima do ponto mais alto do mioma a ser removido. Isto pode ser facilitado usando-se inicialmente a câmera através de um trocarte de 5 mm colocado no quadrante superior esquerdo, enquanto o assistente eleva o útero até o seu ponto mais alto. É necessário colocar a porta da câmera de 10 mm aproximadamente 6 cm acima deste ponto. Um trocarte adicional de 12 mm deve ser colocado logo acima da sínfise púbica, na linha média ou ligeiramente lateral à linha média; os trocartes de 5 mm devem ser colocados lateralmente a um nível que permita aos cirurgiões apreender e manipular o mioma. Antes de iniciar este procedimento, recomendamos que cinco unidades de vasopressina em 20 mL de soro fisiológico sejam injetadas circunferencialmente no estroma do colo do útero. Depois que os trocartes e instrumentos são colocados, deve ser feita uma infiltração ao redor da base dos miomas ou na linha da incisão uterina proposta. Isto pode ser feito usando uma agulha espinhal de calibre 18 e puncionando diretamente a parede abdominal sobre a área de interesse. Pode ser feita, adicionalmente, a colocação de um endoclipe na artéria uterina para minimizar a perda de sangue. Isto é feito incisando o peritônio sobrejacente ao músculo psoas e, em seguida, dissecando os espaços perirretal e paravesical. Depois de assegurar que o ureter tenha sido mobilizado medialmente, os vasos uterinos proximais são facilmente identificados e isolados usando hidrodissecção. Os vasos são então ocluídos usando um dispositivo de clipe laparoscópico padrão. Uma vez que essas medidas tenham sido tomadas, não há muito o que fazer para minimizar a perda de sangue.

Os princípios não diferem daqueles descritos nas seções anteriores, descrevendo a miomectomia por incisões tradicionais de laparotomia. Usando eletrocautério, a incisão uterina é feita, com cuidado para evitar a cavidade endometrial e tentando incluir todos os miomas que serão ressecados em uma única incisão. A parede uterina pode ser infiltrada com a solução de vasopressina ao longo da extensão da(s) incisão(ões), e o paciente deve ser monitorado, observando-se alguma evidência de hipotensão; infarto do miocárdio ou edema pulmonar, cuja ocorrência é muito rara nesta situação. Os miomas devem ser apreendidos com uma pinça de Backhaus e enucleados. Os miomas podem então ser removidos individualmente ou juntos, usando-se várias técnicas diferentes. Antes que os miomas sejam removidos, a abertura da parede uterina deve ser fechada, e isto pode ser feito em camadas, usando-se a técnica de sutura de preferência do cirurgião.

Remoção dos Miomas

1. Pequenos miomas podem ser colocados em uma bolsa laparoscópica e trazidos por uma incisão suprapúbica, geralmente sem dificuldade. Esta incisão pode ser facilmente aumentada para 4 a 5 cm ou maior, se necessário.
2. A bolsa também pode ser usada para colocar o mioma e proceder com morcelamento, eliminando o risco de disseminação no caso de transformação sarcomatosa.
3. Os miomas maiores podem ser retirados diretamente pela incisão e após seccionados para visualização direta, o que elimina a chance de disseminação de um sarcoma não diagnosticado.
4. Uma técnica pouco utilizada é a mobilização do reto na região posterior da vagina, liberando o fundo de saco retovaginal, para que uma colpotomia possa ser feita. Esta colpotomia pode ter 8-9 cm e permite a retirada da grande maioria dos miomas. Os miomas muito grandes podem ser pinçados e seccionados em segmentos grandes, sem risco de deixar fragmentos espalhados pelo abdome. A colpotomia pode ser fechada com fio absorvível 2-0. O abdome deve ser reinspecionado, e qualquer mioma deve ser removido.

Se uma histerectomia subtotal for necessária, as mesmas técnicas podem ser usadas para retirar o útero, junto com os miomas.

REFERÊNCIAS

1. Borgfeldt C, Andolf E. Transvaginal ultrasonographic findings in the uterus and the endometrium: low prevalence of leiomyoma in a random sample of women age 25–40 years. Acta Obstet Gynecol Scand 2000; 79:202-7.
2. Baird DD, Dunson DB, Hill MC, Cousins D, Schectman JM. High cumulative incidence of uterine leiomyoma in black and white women: ultrasound evidence. Am J Obstet Gynecol 2003;188:100-7.
3. Munro MG, Critchley HOD, Broder MS, et al. FIGO classification system (PALM-COEIN) for causes of abnormal uterine bleeding in nongravid women of reproductive age. Int J Gynecol Obstet 2011;113:3-13.
4. Carranza-Mamane B, Havelock J, Hemmings R, et al. The management of uterine fibroids in women with otherwise unexplained infertility. J Obstet Gynaecol Can 2015;37(3):277-88.
5. Lee BB, Yu SP. Radiofrequency ablation of uterine fibroids: a review. Curr Obstet Gynecol Rep 2016;5(4):318-24.
6. Kongnyuy EJ, Wiysonge CS. Interventions to reduce haemorrhage during myomectomy for fibroids. Cochrane Database Syst Rev 2014(8):CD005355. doi: 10.1002/14651858.CD005355.pub5.

LEITURA ADICIONAL

Berkeley C, Bonney V. A Text-book of Gynaecological Surgery. London: Cassell; 1912. Available online at: www.archive.org/details/textbookofgynaec00berkuoft (accessed 29 September 2017).

Bonney V. The fruits of conservation. J Obstet Gynaecol Br Emp 1937;44:1-12.

Chamberlain G. The master of myomectomy. J R Soc Med 2003;96:302-4.

Metwally M, Cheong YC, Horne AW. Surgical treatment of fibroids for subfertility. Cochrane Database Syst Rev 2012;(11):CD003857. doi: 10.1002/14651858.CD003857.pub3.

Munro MG, Critchley HOD, Fraser IS. Research and clinical management for women with abnormal uterine bleeding in the reproductive years: more than PALMCOEIN. BJOG 2017;124:185-9.

US Food and Drug Administration. Updated Laparoscopic Uterine Power Morcellation in Hysterectomy and Myomectomy: FDA Safety Communication. Silver Spring, MD: 2014. Available at http://wayback.archive-it.org/7993/20170722215727/https://www.fda.gov/MedicalDevices/Safety/AlertsandNotices/ucm424443.htm (accessed 12 October 2017).

CAPÍTULO 13

Cirurgia Tubária

GESTAÇÃO EXTRAUTERINA

A incidência de gravidez ectópica é de aproximadamente 11/1.000, isto significa que em um ano quase 12.000 mulheres vão ter um diagnóstico gravidez ectópica no Reino Unido. No período de seis anos, entre 2009 e 2014, houve nove mortes de mulheres no Reino Unido, cuja causa direta da morte foi a gravidez ectópica, oito das quais apresentaram um estado de colapso hemodinâmico. Com essa consideração, o diagnóstico de gravidez ectópica deve ser excluído em toda mulher em idade reprodutiva que consulta na emergência em estado de choque hipovolêmico, com dor abdominal/pélvica aguda ou com sintomas gastrointestinais, particularmente diarreia, vômitos e tontura, independentemente de se saber se ela está ou não grávida. Um teste de gravidez deve sempre ser realizado nessas mulheres.

O manejo do paciente em choque hipovolêmico e gravidez ectópica rota deve ser imediato e depende da experiência da equipe, do ginecologista, anestesista e hematologista e de uma intervenção precoce por laparotomia. No entanto, a realização dos testes sorológicos sensíveis de gonadotrofina coriônica humana beta (hCG) e a ultrassonografia transvaginal melhoraram a possibilidade de diagnóstico precoce desta condição e o manejo medicamentoso ou laparoscópico.

Etiologia

A gravidez ectópica é uma condição que não possui um único fator etiológico. Mulheres em maior risco são aquelas que:

- Têm um histórico anterior de gravidez ectópica.
- Têm histórico prévio de infecção pélvica.
- Realizaram uma cirurgia tubária prévia, particularmente procedimentos de esterilização e cirurgia reconstrutiva.
- Realizaram técnicas reprodutivas assistidas.
- Estão usando um dispositivo contraceptivo intrauterino.
- Engravidaram em uso de progestogênios, como a pílula de progesterona ou a contracepção de emergência (Levonelle).
- Apresentam malformações congênitas das tubas uterinas ou do útero.

Sintomas

Trinta por cento dos casos de gravidez ectópica se apresentam antes do atraso menstrual. O primeiro sintoma, em geral, é a dor no baixo-ventre que pode ocorrer na fossa ilíaca ou na região central. O sangramento vaginal, se ocorrer, é geralmente leve. Pode haver um atraso menstrual e sinais de gravidez. A diarreia e vômitos são sintomas atípicos, que devem ser lembrados. Se houver ruptura da gravidez, o sangramento pode ser profuso com características de choque.

Sinais

Pode haver algum desconforto no abdome inferior e, se houver sangramento, pode haver sinais de peritonismo. O exame vaginal pode revelar dor à mobilização cervical ou distensão e dor em um anexo. No entanto, um exame vaginal não deve ser realizado, se a ultrassonografia transvaginal estiver disponível, pois nada acrescenta ao quadro clínico e pode agravar o sangramento.

Diagnóstico Diferencial

O diagnóstico na apresentação inicial pode ser confundido com ameaça de aborto, apendicite, salpingite ou com complicações de cistos ovarianos.

Investigação

A ultrassonografia transvaginal combinada com uma avaliação quantitativa dos níveis séricos de hCG é a investigação indicada.

Manejo

As opções de manejo incluem a conduta conservadora expectante, o tratamento farmacológico, geralmente com metotrexato e a cirurgia. A escolha depende da avaliação dos sintomas e sinais de apresentação em conjunto com os resultados séricos de hCG e ultrassonografia. Os critérios utilizados podem variar entre os centros e as diretrizes publicadas, e informações adicionais sobre esses recursos são listadas no final deste capítulo.

Manejo Cirúrgico

As indicações para cirurgia são:

- Paciente hemodinamicamente instável: cirurgia imediata indicada para interromper o sangramento intraperitoneal.
- Dor abdominal intensa: suspeita de ruptura tubária.
- Gravidez ectópica tubária com batimentos cardíacos presentes: alto risco de ruptura.
- Massa anexial grande e complexa: com fluido livre significativo e dor abdominal moderada a grave.
- Uma gravidez ectópica e um nível sérico de hCG de 5.000 iu/L ou superior.
- Paciente com contraindicação para o uso de metotrexato: testes anormais de função hepática, ureia e eletrólitos, doença pulmonar/hepática/renal ativa ou o paciente não pode retornar para a consulta de acompanhamento.
- Gravidez ectópica recorrente na mesma tuba: aumento do risco de recorrência de gravidez ectópica, embora não seja uma indicação absoluta.
- Escolha do paciente: por ex. família completa.
- Danos tubários graves conhecidos: alto risco de recorrência.

No paciente com choque, a cirurgia imediata por laparoscopia ou laparotomia, dependendo da habilidade do cirurgião, deve ser realizada para controlar o sangramento. A ressuscitação intravenosa é realizada ao mesmo tempo, mas não deve atrasar a cirurgia.

No paciente hemodinamicamente estável, a abordagem laparoscópica é a primeira escolha. Não há diferença significativa em relação ao desfecho futuro de uma nova gravidez bem-sucedida ou ectópica entre uma abordagem aberta ou laparoscópica, mas a abordagem laparoscópica resulta em menos perda de sangue e menor necessidade de analgésicos cirúrgicos e menor tempo de internação hospitalar. O período de recuperação é mais curto, e os custos são mais baixos. O manejo da gravidez intersticial ou não tubária pode ser por laparoscopia ou por cirurgia aberta, e a conduta depende da experiência do cirurgião.

Quando a tuba contralateral é saudável, uma salpingectomia deve ser realizada em detrimento de uma salpingotomia. A salpingotomia deve ser considerada o tratamento primário, quando existe o desejo de gravidez futura e a tuba contralateral está comprometida.

Existe um pequeno risco (3-20%) de atividade trofoblástica persistente após tratamento conservador da tuba (salpingotomia/ordenha) e o teste de acompanhamento do nível sérico de β-hCG deve ser realizado semanalmente até que seja menor que 25 iu/L.

Laparotomia de Emergência

Abertura do Abdome

O paciente deve ser anestesiado rapidamente. Deve ser feita higienização do abdome, e os campos estéreis devem ser colocados. Deve ser feita uma incisão infraumbilical na linha média. O peritônio geralmente apresenta uma coloração azulada, por causa do acúmulo de sangue na cavidade peritoneal. Quando o peritônio é incisado, pode haver saída de sangue e coágulos. Não deve perder tempo com a sua remoção.

Controle do Sangramento

Logo após a abertura do abdome o útero deve ser apreendido com a mão esquerda e deve ser tracionado para fora, se possível. O ligamento largo deve ser comprimido no lado afetado, de forma a ocluir o ramo ascendente da artéria uterina, desta forma reduzindo o sangramento.

Identificação da Fonte do Sangramento

Como o útero está elevado, geralmente é possível identificar a origem do sangramento. Se toda a tuba estiver envolvida, será necessária uma salpingectomia total. Raramente um aborto tubário causa um sangramento maciço, mas, se isso ocorrer, após a ordenha da tuba com retirada de todo conteúdo, pode ser possível preservar a tuba uterina. Se o sangramento for decorrente da ruptura na região cornual de implantação da tuba, pode ser necessário fazer uma sutura com pontos de colchoeiro, incluindo o músculo uterino, para interromper o fluxo de sangue.

Procedimento Cirúrgico

Os diferentes procedimentos cirúrgicos são descritos mais adiante neste capítulo.

Limpeza do Peritoneal

Depois de realizada a cirurgia tubária, é importante remover todo o sangue da cavidade peritoneal, especialmente o sangue acumulado nas goteiras paracólicas. A elevação da cabeça do paciente auxilia a drenagem de sangue coletado no abdome superior para a pelve para aspiração.

Fechamento do Abdome

O abdome é fechado conforme descrito no Capítulo 4, sem drenagem.

Salpingectomia

Após a identificação da fonte do sangramento, a tuba deve ser elevada e separada do ovário. A seguir é feito o pinçamento com várias pinças e ligadura do mesossalpinge, como mostrado na Figura 13.1. A remoção da tuba é feita por secção junto a cada pinça, com tesoura. Devem ser feitas a sutura e hemostasia. Uma salpingectomia total deve ser realizada para reduzir o pequeno, mas grave, risco de uma recidiva ectópica no remanescente tubário.

A salpingectomia laparoscópica pode ser realizada usando várias técnicas para seccionar o mesossalpinge, como diatermia mono ou bipolar, outras fontes de energia, grampos endoscópicos ou ligaduras pré-amarradas. Os grampos endoscópicos, embora mais caros, permitem a rápida excisão e controle de um sangramento ectópico.

Salpingostomia

Após liberar a tuba, ela deve ser suspensa e mantida estável com a mão esquerda e feita uma incisão linear na borda antimesentérica sobre a área de distensão tubária (Figura 13.2). O material contido no interior pode ser extrudado ou removido com o cabo de bisturi ou com irrigação salina. Os pontos de sangramento devem ser cuidadosamente ligados, pois a diatermia pode danificar o tubo. A infiltração da mesossalpinge com vasopressina antes do procedimento reduz a perda de sangue. Após a hemostasia, a tuba pode ser deixada aberta para cicatrizar por segunda intenção. O fechamento com pontos não parece oferecer vantagens.

A toalete da cavidade deve ser feita cuidadosamente, e depois o abdome deve ser fechado.

Quando é usada a via da laparoscopia, a incisão na borda antimesentérica pode ser feita com tesoura, diatermia por agulha ou outras fontes de energia.

Expressão das Fímbrias (Ordenha Tubária)

A ordenha do tuba pode ser feita somente se o tecido trofoblástico já estiver sendo eliminado pelas fímbrias. Este procedimento está associado a um risco aumentado de persistência de tecido trofoblástico e gravidez ectópica recorrente.

Tratamento Cirúrgico de uma Gravidez Extrauterina Intra-Abdominal

A gravidez extrauterina intra-abdominal é uma situação rara, e, quando é feito o diagnóstico de um quadro agudo nesta condição, é importante realizar uma laparotomia o mais breve possível, após preparo da paciente e da sala de cirurgia. Reserva de sangue ou recuperação intraoperatória de sangue devem estar prontamente disponíveis, a anestesia deve ser da mais alta qualidade e, se houver qualquer possibilidade de retirada de uma criança viável, uma equipe pediátrica completa é obrigatória.

A Cirurgia

O abdome deve ser aberto com cuidado, pois a placenta pode estar aderida a qualquer estrutura intra-abdominal. As aderências no omento são muito comuns. Uma grande incisão para dar um bom acesso é essencial, e a incisão da linha

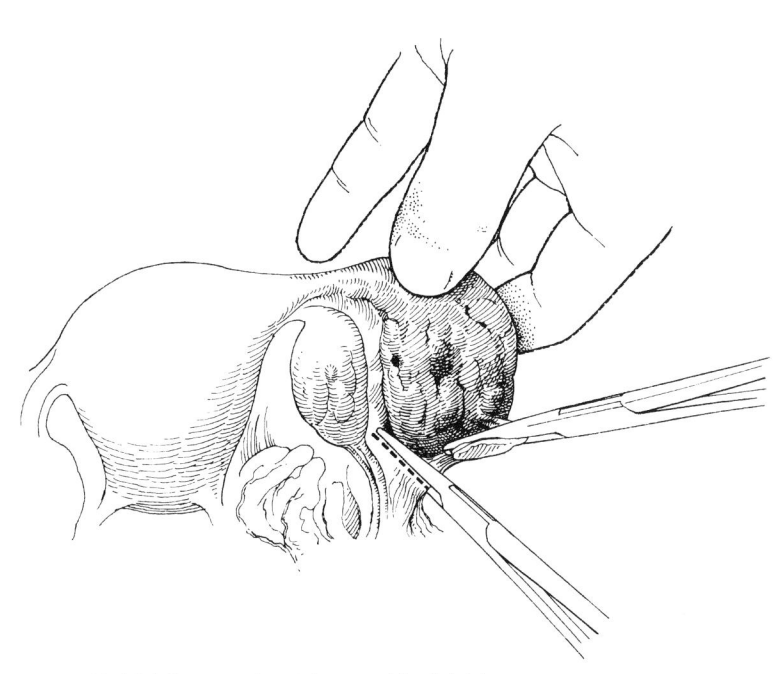

Figura 13.1 Salpingectomia total na gravidez tubária.

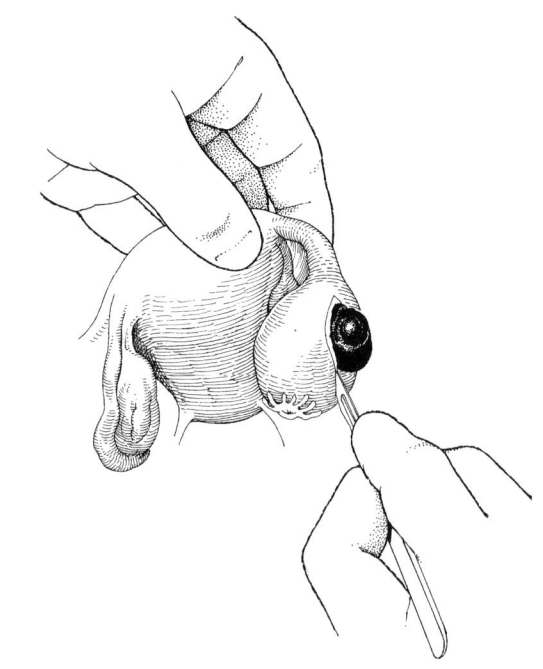

Figura 13.2 Remoção de uma gravidez tubária na ampola com conservação da tuba uterina.

média infraumbilical é recomendada. Se a placenta estiver aderida à parede abdominal anterior, é importante localizar e visualizar os vasos de grandes calibres, e que a abertura do peritônio deve ser feita em uma área relativamente avascular para ter acesso à cavidade abdominal. Deve ser feita a retirada do feto, e o cordão umbilical deve ser pinçado e cortado próximo à placenta. É importante resistir à tentação de tentar separar a placenta das estruturas onde está aderida, pois isso pode ser desastroso. A placenta será absorvida com o tempo.

CIRURGIAS NAS TUBAS UTERINAS PARA ESTERILIZAÇÃO FEMININA

Em muitas partes do mundo, é comum que homens e mulheres desejem uma forma permanente de contracepção, quando completam o tamanho ideal da família. O aconselhamento pré-operatório é de extrema importância, e a evidência das discussões realizadas com o paciente, destacando pontos relevantes, deve ser claramente documentada nas anotações do caso clínico. É também imperativo que os formulários de consentimento informado apresentem todos os detalhes e riscos do procedimento. Os autores também recomendam que sejam feitos registros fotográficos do procedimento com fotos da ligadura de cada tuba uterina, para uso no futuro, se necessário. Essas recomendações são importantes, pois os procedimentos de esterilização continuam sendo uma das principais causas de litígios médicos.

Nas mulheres, as técnicas para ocluir as tubas uterinas são as mais populares. O procedimento pode ser realizado por minilaparotomia, por laparoscopia e, mais recentemente, por histeroscopia. O procedimento mais comum realizado é a aplicação laparoscópica de clipes metálicos ou Silastic e anéis Silastic. Métodos disponíveis incluem:

- Salpingectomia total.
- Ligadura tubária.
- Diatermia controlada por laparoscopia e secção da tuba uterina.
- Aplicação controlada por laparoscopia de clipes de metal ou Silastic e anéis Silastic nos tubos.
- Inserção histeroscópica de *stents* flexíveis nas tubas uterinas.

RESSECÇÃO DA TUBA UTERINA

A ressecção da tuba uterina é raramente realizada, exceto quando há evidência de infecção tubária unilateral ou gravidez ectópica. Não é recomendada como técnica de esterilização.

Ligadura da Tuba Uterina

A ligadura da tuba uterina é um procedimento simples que consiste em pinçar a tuba, na região próxima ao seu ponto médio, elevando e fazendo uma ligadura, incluindo a tuba e a mesossalpinge (Figura 13.3). Uma variação da técnica é realizar a ressecção daquela parte da tuba contida dentro da ligadura, tomando cuidado para não cortar muito perto da ligadura. Esta técnica, que é a base da cirurgia de Pomeroy, tem a grande desvantagem de ter um risco de falha inaceitavelmente alto, uma vez que a tuba tende a recanalizar após a absorção dos fios.

Métodos Laparoscópicos

A técnica de laparoscopia é descrita no Capítulo 5. A facilidade para realizar o procedimento, com excelente visualização e manipulação, eliminou a necessidade de realizar procedimentos de ligadura tubária abertos.

Após a introdução do laparoscópio e de um trocarte de entrada adicional na cavidade abdominal, vários aparelhos podem ser usados para realizar o procedimento de oclusão tubária.

Logo após os primeiros usos da laparoscopia, ocorreu um aumento de indicações para a diatermia tubária e ressecção da área após. Embora esta técnica tenha sido utilizada com sucesso para esterilizar milhares de mulheres, é potencialmente perigosa e foi substituída pela aplicação de dispositivos de oclusão tubária, utilizando aplicadores especialmente concebidos para este fim. Estes dispositivos incluem o anel de tuba uterina, que é um anel Silastic pequeno que pode ser colocado nas tubas uterinas. A tuba deve ser levantada por um aplicador oco e, em seguida, o anel é liberado e ajusta-se firmemente ao redor da tuba. Essa técnica apresenta as mesmas desvantagens da cirurgia de Pomeroy.

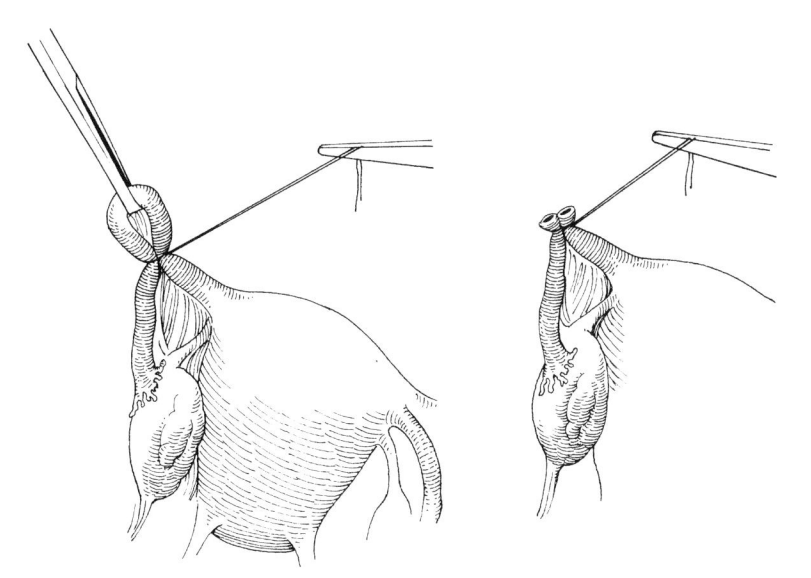

Figura 13.3 Ligadura e ressecção da tuba uterina.

Os clipes Hulka e Filshie são pequenos dispositivos de travamento que podem ser aplicados por aplicadores especiais. Quando o procedimento é realizado, a tuba fica completamente ocluída. Apesar da prática comum, não é recomendado que os clipes sejam aplicados em pares em cada tuba, por causa do risco potencial de formação de uma hidrossalpinge sintomática entre os dois clipes.

O material desses dispositivos é inerte, e os dispositivos são permanentes. No entanto, algumas vezes eles podem se soltar após o processo de fibrose e podem ser encontrados no fundo de saco de Douglas.

Diz-se que a vantagem desses dispositivos obstrutivos mecânicos é que eles danificam apenas uma pequena porção da tuba, de forma que é relativamente fácil reconstruí-las no futuro, dando uma perspectiva de gravidez. Os autores enfatizam que esta possibilidade de reversão da fertilidade não deve embasar o aconselhamento para as técnicas de esterilização. Todos os pacientes que desejam realizar a esterilização devem saber que o procedimento é permanente.

Métodos Histeroscópicos

A esterilização histeroscópica é realizada por canulação tubária e colocação de implante intratubário. Em geral, é um procedimento ambulatorial feito com anestesia local, com ou sem sedação intravenosa. Um histeroscópio é usado para colocar um microimplante flexível e expansível em cada uma das tubas uterinas, idealmente deve ficar localizado na junção uterotubária. Ele induz a formação de fibrose, que oclui as tubas uterinas. Um método de contracepção adicional deve ser mantido até que as imagens com ultrassonografia transvaginal ou histerossalpingografia modificada realizada três meses após o procedimento confirmem a colocação satisfatória dos microimplantes. No entanto, em 2016, a Food and Drug Administration dos EUA determinou a necessidade de um novo estudo pós-comercialização para confirmar a segurança e a eficácia do dispositivo e, em setembro de 2017, o seu uso foi suspenso temporariamente nos EUA.[1]

CIRURGIA PARA TRATAMENTO DE INFERTILIDADE

A doença tubária é responsável por 25 a 35% da infertilidade feminina. Avanços significativos com fertilização *in vitro* (IVF) deixaram, em grande parte, procedimentos de reconstrução tubária para os livros de história. Cirurgia tubária está retornando em popularidade, no entanto, em parte por causa dos riscos e custos relacionados com a fertilização *in vitro*. Infelizmente, não existem ensaios clínicos randomizados comparando a eficácia da cirurgia tubária em relação ao manejo expectante e IVF em termos de taxas de nascidos vivos para mulheres com infertilidade tubária. As indicações para cirurgia tubária incluem adesiólise de pequenas aderências, envolvendo o segmento distal e extremidade fimbrial da tuba e reversão da esterilização em mulheres em que a esterilização foi realizada utilizando técnicas que preservaram a maior parte da tuba (p. ex., clipes Filshie ou Hulka), como descrito anteriormente. A anastomose tubária para reversão da esterilização tubária tem uma taxa de gravidez cumulativa significativamente maior do que a fertilização *in vitro*.

A adesiólise muitas vezes pode ser realizada por laparoscopia, dependendo da gravidade da condição. As técnicas microcirúrgicas geralmente são realizadas com melhor resultado por uma incisão suprapúbica transversal. Se a fertilização *in vitro* for planejada, e houver um quadro de hidrossalpinge, as recomendações atuais são para realizar a salpingectomia, preferencialmente por laparoscopia. Alternativamente, a oclusão tubária proximal deve ser considerada.

Por causa do desenvolvimento da IVF, a cirurgia tubária não é mais um procedimento para todo ginecologista e está limitada a um número de especialistas em cirurgia tubária com o equipamento apropriado disponível para manter um serviço adequado. Uma descrição da avaliação e seleção dos pacientes, a cirurgia envolvida e os cuidados pós-operatórios podem ser obtidos nas edições anteriores deste livro.

REFERÊNCIA

1. US Food and Drug Administration. 522 Postmarket Surveillance Studies. Available at https://www.accessdata.fda.gov/scripts/cdrh/cfdocs/cfPMA/pss.cfm?t_id=356&c_id=3854 (accessed 18 October 2017).

LEITURA ADICIONAL

Chua SJ, Akande VA, Mol BWJ. Surgery for tubal infertility. Cochrane Database Syst Rev 2017;(1):CD006415. doi: 10.1002/14651858.CD006415.pub3.

Elson CJ, Salim R, Potdar N, et al. On behalf of the Royal College of Obstetricians and Gynaecologists. Diagnosis and management of ectopic pregnancy. BJOG 2016;123:e15-e55.

Knight M, Nair M, Tuffnell D, et al., eds. On behalf of MBRRACE-UK. Saving Lives, Improving Mothers' Care: Surveillance of Maternal Deaths in the UK 2012-14 and Lessons Learned to Inform Maternity Care from the UK and Ireland Confidential Enquiries into Maternal Deaths and Morbidity 2009-14. Oxford: National Perinatal Epidemiology Unit; 2016.

Practice Committee of the American Society for Reproductive Medicine. Role of tubal surgery in the era of assisted reproductive technology: a committee opinion. Fertil Steril 2015;103:e37-43.

CAPÍTULO 14
Cirurgia de Ovário

O rápido desenvolvimento da tecnologia de ultrassom e de seu uso crescente na prática médica de rotina levou a um aumento do diagnóstico de cistos ovarianos em mulheres de todas as faixas etárias. Cistos ovarianos simples podem ser encontrados na ultrassonografia transvaginal na maioria das mulheres na pré-menopausa e em cerca de 5 a 17% das mulheres na pós-menopausa. Massas ovarianas podem ser classificadas em:

- Cistos fisiológicos ou funcionais.
- Endometriomas.
- Tumores:
  - Benigno.
  - Limítrofe.
  - Maligno - primário ou metastático.

A incidência varia com a idade, mas, aproximadamente, é de:

- 25% são cistos funcionais.
- 40% são cistoadenomas benignos.
- 15% são cistos dermoides (benignos).
- 10% são cistos endometrióticos.
- 10% são cistoadenocarcinomas malignos.

DIAGNÓSTICO DE MASSA OVARIANA
O ovário normal é geralmente palpável no exame vaginal na mulher na pré-menopausa, mas pouco palpável na pós-menopausa. Consequentemente, quase todo aumento anexial deve ser visto com suspeita e justifica uma investigação mais aprofundada. A ultrassonografia transvaginal é a investigação de escolha não apenas na detecção do cisto ovariano, mas também na avaliação inicial do potencial de malignidade. Características como a presença de cisto multiloculado, de áreas sólidas, papilas, septos espessos e os cistos bilaterais são indicativas de potencial malignidade, assim como o aumento do fluxo sanguíneo nos estudos com Doppler. Nesses casos, uma ultrassonografia abdominal também deve ser realizada para avaliar a região superior do abdome (fígado, omento e linfonodos para-aórticos) quanto à evidência de disseminação maligna.

A determinação dos níveis séricos do marcador tumoral CA125 é útil na diferenciação de cistos benignos de malignos, especialmente na mulher na pós-menopausa. O Índice de Risco de Malignidade (RMI), que os autores usam, continua sendo o padrão ouro para tentar diferenciar lesões benignas de malignas. Os achados ultrassonográficos combinados com um nível sérico de CA125 e o *status* da menopausa resultam em um escore de RMI. Aqueles com um RMI elevado acima de 200 têm maior risco de malignidade (70% serão malignos) e são encaminhados a oncologistas ginecológicos, enquanto aqueles com um RMI menor ou igual a 200 podem ser tratados pelo ginecologista geral.[1] Noventa por cento das malignidades primárias do ovário podem ser identificadas usando este método simples. Outros sistemas de pontuação descritos, incluindo o teste de índice multivariado OVA1 (Aspira Labs) e o Algoritmo de Risco de Malignidade Ovariana (ROMA™), exigem testes específicos que atualmente tornam o uso de rotina impraticável. A classificação do International Ovarian Tumor Analysis Group (IOTA), com base em especialidade em ultrassonografia específica, tem sensibilidade e especificidade comparáveis à RMI e constitui uma alternativa para aqueles experientes nesta técnica.

MANEJO
Em mulheres na pré-menopausa, a maioria das massas ovarianas são cistos funcionais benignos que geralmente se resolvem no prazo de dois a três ciclos menstruais e podem ser tratados de maneira conservadora. Uma revisão da Cochrane de 2014 concluiu que a pílula contraceptiva oral combinada parece não ter nenhum benefício no tratamento de cistos ovarianos.[2] Os cistos ovarianos que persistem ou aumentam de tamanho após vários ciclos provavelmente não são funcionais e geralmente requerem remoção cirúrgica.

O diagnóstico de endometriomas ovarianos pode ser feito pela ultrassonografia transvaginal, embora pequenos endometriomas possam não ser identificados. A analgesia e a terapia hormonal podem ser eficazes na redução da dispareunia associada à endometriose, dismenorreia e dor não menstrual. Ao realizar a cirurgia para o endometrioma ovariano, uma cistectomia, em vez de drenagem e coagulação, deve ser realizada, pois a cistectomia reduz a dor associada à endometriose. As taxas de recorrência relatadas para excisão cirúrgica estão entre 6 e 67%, e a cirurgia repetida está associada a uma maior perda de tecido ovariano e de reserva ovariana avaliada pela contagem de folículos antrais e volume ovariano.[3] Por estas razões, há um crescente interesse na aplicação intracística de drogas hormonais e não hormonais para tratar endometriomas.

Mulheres na pós-menopausa com cistos ovarianos assintomáticos, simples, uniloculares, com menos de 5 cm de diâmetro e CA125 sérico normal podem ser manejadas conservadoramente, com avaliações repetidas em intervalos de quatro a seis meses e alta aos 12 meses, se não houver progressão. Se a cirurgia for indicada para cistos aparentemente benignos, a conduta indicada é a salpingo-ooforectomia bilateral, e não deve ser feita a cistectomia ovariana.

Massas ovarianas suspeitas de malignidade devem ser investigadas adequadamente e encaminhadas ao oncologista ginecológico.

CIRURGIA

Até 10% das mulheres sofrerão um procedimento cirúrgico durante a vida, por causa da presença de uma massa ovariana. O papel da cirurgia para um cisto ovariano é a sua remoção e diagnóstico histológico. Se houver dúvida sobre a natureza do cisto, o exame histológico de congelação deve ser feito. A paciente e seus familiares devem ser informados antes da cirurgia, que existe a possibilidade de remover o ovário afetado, seja como parte planejada ou inesperada da cirurgia. Os prós e contras da remoção eletiva do ovário afetado devem ser discutidos, levando em consideração a preferência da mulher e o cenário clínico específico.

A cirurgia laparoscópica tornou-se o padrão ouro no tratamento de massas ovarianas benignas em muitos centros, com a laparotomia sendo reservada para o tratamento de grandes massas ovarianas sólidas e tumores malignos avançados. Nos casos de um diagnóstico de câncer de ovário insuspeito, realizado durante uma laparoscopia, o procedimento definitivo de cirurgia/estadiamento deve ser realizado por um especialista em oncologia ginecológica dentro de duas a três semanas, e áreas de colocação do trocarte devem ser ressecadas como parte do procedimento, por causa do potencial de implantes no local de acesso. Com avaliação pré-operatória cuidadosa e seleção apropriada dos casos, a situação deve ocorrer com pouca frequência.

Os princípios da cirurgia laparoscópica para cistos ovarianos são semelhantes aos da cirurgia aberta, mas a abordagem e a técnica diferem e são descritas no Capítulo 5.

CISTECTOMIA OVARIANA

Victor Bonney deu o nome de "cistectomia ovariana" ao procedimento pelo qual o cisto é removido sem comprometer a função do ovário. Para que a cistectomia ovariana seja realizada com sucesso, a massa a ser enucleada deve ter uma cápsula, que é uma característica da maioria dos tumores benignos. O procedimento deve ser sempre considerado em mulheres jovens em que a preservação ovariana é desejável, particularmente quando os cistos são bilaterais, e a perda total dos ovários produziria um climatério prematuro.

A Cirurgia (Laparotomia)
Abertura da Cavidade Abdominal
A abertura da cavidade abdominal é descrita no Capítulo 4. A decisão de realizar uma incisão transversal ou longitudinal dependerá do tamanho do cisto ovariano e da probabilidade de lesão maligna. Se houver alguma probabilidade de que a massa seja maligna, uma incisão longitudinal deve ser realizada.

Exploração da Cavidade Abdominal
O exame de toda a cavidade abdominal é meticulosamente realizado como descrito no Capítulo 4, juntamente com a coleta de lavados da cavidade peritoneal. Se houver algum fluido livre no abdome, sua presença deve ser registrada e enviada à citologia. As lavagens são mais bem realizadas pela instilação de 50 mL de solução salina fisiológica na pelve e ao longo das goteiras parietocólicas, e o fluido deve ser aspirado com uma seringa grande. Não é incomum encontrar uma pequena quantidade (20 a 50 mL) de líquido na cavidade peritoneal nas lesões benignas.

Excisão do Ovário Aumentado
Se o cisto for grande, pode ser liberado de sua cápsula com facilidade. Se o cisto for relativamente pequeno ou se houver aderência tubária e dos ligamentos infundíbulo-pélvicos o procedimento pode ser realizado dentro do abdome, usando um afastador de autorretenção para ter um acesso adequado e protegendo as alças intestinais para evitar a contaminação em caso de ruptura do cisto.

Incisão no Ovário Sobre o Cisto
Muitas vezes, é possível identificar as bordas do tecido ovariano normal ao longo da região inferior do ovário. A incisão com bisturi deve ser executada ao longo desta linha (Figura 14.1), tornando aparente o plano de clivagem. A dissecção romba cuidadosa pode ser feita com o cabo do bisturi ou,

como os autores preferem, com a tesoura Monaghan, para descolar e cortar as aderências mais firmes.

Liberação do Cisto

O cisto é separado delicadamente do tecido ovariano normal (Figura 14.2) até restar apenas uma fina faixa de ovário normal, que é cortada com a tesoura.

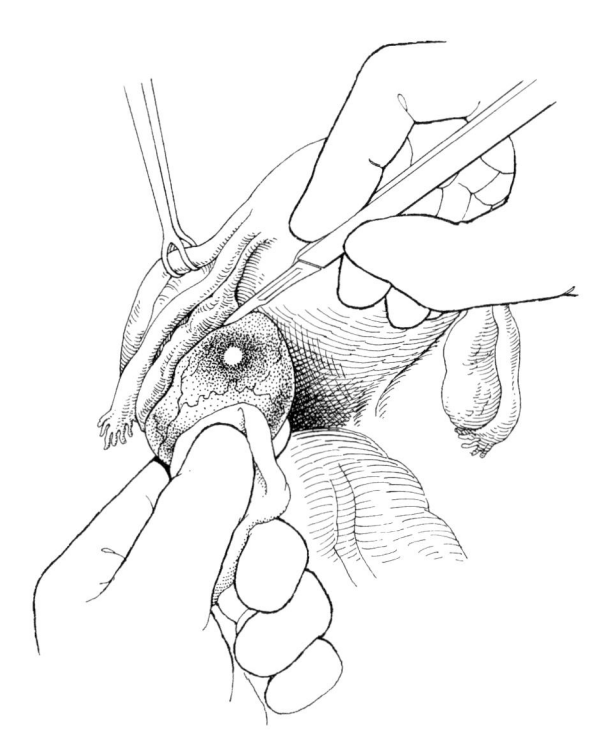

Figura 14.1 Incisão do ovário em um cisto ovariano.

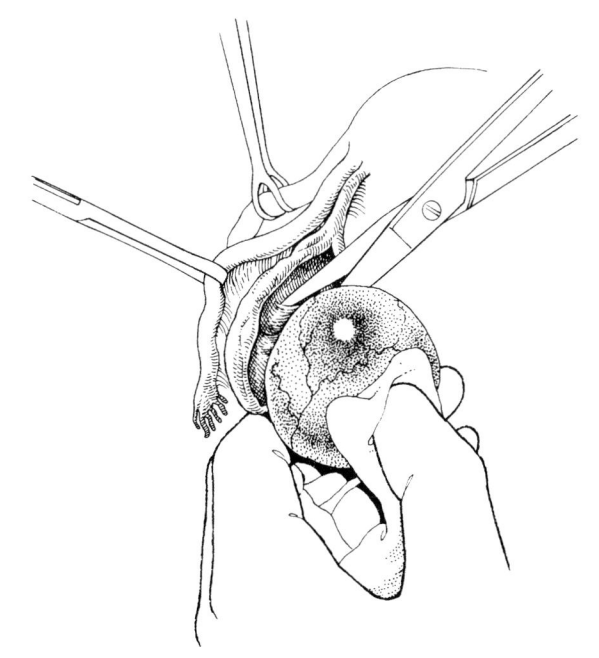

Figura 14.2 Remoção do cisto ovariano intacto.

Fechamento do Tecido Ovariano Remanescente

Geralmente, uma borda fina da cápsula do cisto deve ser ressecada do estroma ovariano normal. As bordas do tecido ovariano devem ser aproximadas com pontos separados e monofilamentar.

Uso de Agentes Antiadesivos

O uso de agentes antiadesivos é discutido no Capítulo 3.

Fechamento da Parede Abdominal

O ovário deve ser recolocado no abdome, e a ferida é fechada, conforme descrito no Capítulo 4.

A Cirurgia (Laparoscopia)

Inserção de Trocartes

A menos que seja contraindicado, um trocarte de 12 mm é inserido na cicatriz umbilical, após a insuflação com agulha de Veress ou por técnica aberta. O laparoscópio é inserido, e inspeção da pelve e abdome superior deve ser feita. Se a cirurgia laparoscópica for viável, dois trocartes adicionais de 5 mm são inseridos em ambos os lados do abdome inferior para instrumentação; ocasionalmente, um orifício suprapúbico adicional pode ser necessário. Usar um laparoscópio de 5 mm aumenta a flexibilidade, pois pode ser inserido em qualquer orifício.

Exploração da Cavidade do Abdome

A exploração é feita de modo similar ao da abordagem aberta. O lavado peritoneal e citologia também devem ser realizados. Se houver suspeita de malignidade, uma biópsia deve ser realizada, e uma biópsia de congelação deve ser aguardada. Se a massa for benigna, o procedimento pode continuar, mas se for maligna ou se não houver disponibilidade para a biópsia de congelação, a cirurgia deve ser interrompida, e a paciente dever ser encaminhada à avaliação com um oncologista ginecológico.

Incisão do Cisto Ovariano

Usando uma tesoura e uma pinça laparoscópica deve-se buscar um plano de clivagem para remover o cisto intacto. Para cistos grandes e onde há dificuldade em encontrar um plano, o cisto pode ser perfurado, e o fluido, aspirado. Isto deve ser realizado em uma bolsa coletora inserida pela porta de entrada na cicatriz umbilical para evitar vazamento na cavidade peritoneal. O revestimento do cisto é examinado, e, se não houver sinais de malignidade, pode ser feita a excisão da parede do cisto. A hemostasia pode ser obtida, e muitas vezes não há necessidade de reparar o ovário.

Remoção do Cisto Ovariano

O cisto ovariano é colocado em uma bolsa coletora e removido pelo orifício umbilical, que às vezes precisa ser ampliado ou o cisto aspirado na bolsa antes da remoção.

Fechamento do Orifício

Os locais dos orifícios são fechados em camadas.

SALPINGO-OOFORECTOMIA

Este procedimento era sempre realizado na histerectomia abdominal total. Nos últimos tempos, com o conhecimento da natureza genética do desenvolvimento do câncer, o procedimento tem sido indicado para as pacientes em que um risco genético familiar ao desenvolvimento de câncer foi identificado. Este procedimento é recomendado para pacientes portadoras do gene *BRCA1*, para as quais há um alto risco de desenvolvimento de câncer de ovário. A remoção dos ovários nestas circunstâncias é um dos procedimentos cirúrgicos indicado para reduzir o risco de desenvolvimento de câncer. A cirurgia é realizada usando técnicas laparoscópicas, como descrito anteriormente.

RESSECÇÃO DE UM CISTO RETROPERITONEAL

A maioria dos cistos retroperitoneais (ou de ligamento largo) são cistos ovarianos que se desenvolveram no retroperitônio. Esta situação é mais provável de ocorrer após a histerectomia com conservação ovariana, quando os ovários frequentemente se tornam estruturas retroperitoneais. Ocasionalmente, pode ocorrer a formação de pseudocisto, e nenhuma cápsula será identificada. Lesões do lado esquerdo podem ser particularmente complicadas, pois o ovário o e o cisto podem ser englobados pelo cólon sigmoide.

A posição exata do ureter pode variar, dependendo do tamanho e da extensão retroperitoneal do cisto, e, após a histerectomia, pode estar aderido ao ovário, sendo muito importante identificar o ureter em um estágio inicial do procedimento em todo seu trajeto. A identificação e o afastamento do ureter do campo cirúrgico eliminam o risco mais importante neste procedimento.

A Cirurgia

Tal como acontece com a cistectomia ovariana, o procedimento pode ser realizado por uma abordagem laparoscópica e por cirurgia aberta (como descrito aqui). Para realizar esta cirurgia é necessário o treinamento adequado em abordagem retroperitoneal e conhecer bem a anatomia da parede lateral pélvica para evitar lesões no ureter e nos vasos.

Identificação do Cisto

Tendo aberto o abdome, como descrito no Capítulo 4, o cisto é palpado, e seus limites definidos.

Abertura do Peritônio e Identificação do Ureter

A área mais segura para abrir o peritônio é entre os ligamentos infundibulopélvicos e redondos. É feita uma pequena incisão no peritônio, e as bordas são levantadas (Figura 14.3). A borda da incisão deve ser erguida posteriormente, e com o dedo é feita a separação entre o cisto e a parede lateral da pelve, então o ureter pode ser identificado em seu trajeto no peritônio. Normalmente, o plano de clivagem é facilmente encontrado, e o cisto é rapidamente enucleado.

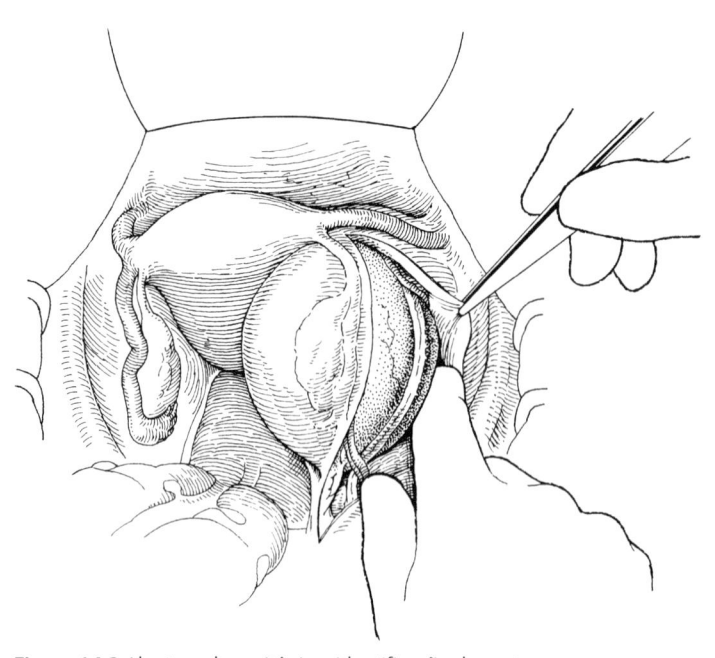

Figura 14.3 Abertura do peritônio e identificação do ureter.

Enucleação

Se o cisto não for de origem ovariana, a enucleação geralmente é fácil, mas, quando ele se localiza abaixo da artéria uterina, pode ser necessário fazer uma ligadura junto às pequenas veias que se encontram na mesma posição. Se ocorrer sangramento, a ligadura não pode ser feita às cegas. A melhor técnica é fazer uma compressão do espaço com um *swab* e aguardar dois minutos, tendo o cuidado de informar à enfermeira que um *swab* foi inserido. Após a remoção do *swab*, todo o campo deve ser seco, e os pequenos pontos de sangramento podem ser identificados e ligados ou coagulados. Se o cisto for de origem ovariana, pode-se realizar uma cistectomia ou ooforectomia.

Secção do Peritônio Redundante

Após o cisto ou ovário ter sido removido, e a hemóstase ter sido assegurada, o peritônio pélvico é deixado aberto.

Fechamento Abdominal

O abdome é fechado da maneira descrita no Capítulo 4.

REFERÊNCIAS

1. Jacobs I, Oram D, Fairbanks J, et al. A risk of malignancy index incorporating CA 125, ultrasound and menopausal status for the accurate preoperative diagnosis of ovarian cancer. Br J Obstet Gynaecol 1990;97:922-9.
2. Grimes DA, Jones LB, Lopez LM, Schulz KF. Oral contraceptives for functional ovarian cysts. Cochrane Database Syst Rev 2014;(4):CD006134. doi: 10.1002/14651858.CD006134.pub5.
3. Muzii L, Achilli C, Bergamini V, et al. Comparison between the stripping technique and the combined excisional/ablative technique for the treatment of bilateral ovarian endometriomas: a multicentre RCT. Hum Reprod 2016;31(2):339-44.

LEITURA ADICIONAL

Benagiano G, Petraglia F, Gordts S, Brosens I. A new approach to the management of ovarian endometrioma to prevent tissue damage and recurrence. Reprod Biomed 2016;32(6):556-62.

Brown J, Farquhar C. Endometriosis: an overview of Cochrane reviews. Cochrane Database Syst Rev 2014;(3):CD009590. doi: 10.1002/14651858.CD009590.pub2.

Royal College of Obstetricians and Gynaecologists. Management of Suspected Ovarian Masses in Premenopausal Women. Green-top Guideline No. 62. London: RCOG;2011 (reviewed 2014).

Royal College of Obstetricians and Gynaecologists. Ovarian Cysts in Postmenopausal Women. RCOG Green-top Guideline no. 34. London: RCOG, 2016 (minor amendments 2017).

CAPÍTULO 15

Cesariana

Apesar dos riscos adicionais sobre o parto vaginal, a incidência de cesariana aumentou dramaticamente nos últimos anos. De acordo com as estimativas mais recentes, a taxa média global de cesárea é de 18,6%, variando de 6,0% a 55,6%.[1] Em 2015-2016, a taxa de cesariana na Inglaterra aumentou ligeiramente para 27,1%, enquanto nos Estados Unidos a taxa declinou pelo terceiro ano consecutivo para 32,0%.[2] Apesar desse aumento, os estudos de base populacional não mostram redução nas taxas de mortalidade materna e neonatal. Os efeitos sobre a morbidade materna e perinatal, bem como os desfechos pediátricos, ainda não estão claros.

A cesariana é hoje o procedimento cirúrgico mais comumente realizado em mulheres em todo o mundo. Em 2014, a cesariana foi o terceiro procedimento cirúrgico mais comum realizado no Reino Unido, após cirurgia de catarata e colonoscopia. Com quase um em cada cinco partos sendo realizados por cesariana, é extremamente importante que todos os obstetras estudem cuidadosamente os detalhes do procedimento e suas variantes, particularmente as características que melhoram sua segurança, uma vez que a cesárea continua sendo importante causa de morbidade e mortalidade materna.

CESARIANA DE SEGMENTO INFERIOR

A cesariana de segmento inferior é o método padrão para a retirada cirúrgica do feto do útero. O segmento inferior do útero é a região inferior da parede uterina que é coberta pelo peritônio vesicouterino.

A incisão no segmento inferior tornou-se aceita como abordagem padrão, porque possui certas vantagens distintas sobre a operação clássica:

- O segmento inferior é menos vascularizado do que a parte superior do útero.
- O risco de ruptura da cicatriz uterina em gestações subsequentes é bastante reduzido.
- Complicações pós-operatórias como íleo e peritonite são muito reduzidas.
- O risco de aderências e obstruções pós-operatórias é bastante reduzido.
- Como a incisão é feita em uma parte relativamente inativa do útero, a hemostase é facilmente alcançada e a cicatrização ocorre prontamente.

Nos casos em que já existe infecção, a operação do segmento inferior reduz acentuadamente o risco de contaminação para o restante da cavidade peritoneal.

Pré-Operatório

Para cesariana eletiva, uma avaliação de obstetrícia e anestesia deve ser realizada na semana anterior ao procedimento. Na visita, deve ser feito o consentimento informado, a coleta de *swabs* para cultura de *Staphylococcus aureus* resistente à meticilina e um hemograma completo. Se houver um alto risco de sangramento, fazer a tipagem sanguínea e os procedimento para recuperação de células sanguíneas. Um antagonista do receptor H2 como ranitidina 150 mg pode ser prescrito para ser tomado por via oral na noite anterior à cirurgia. Para um procedimento de emergência, o consentimento é obtido e a coleta de sangue é feita como descrito acima. A tipagem sanguínea com reserva de sangue e o procedimento de recuperação de células sanguíneas deve ser feito nos casos de hemorragia anteparto, descolamento da placenta, placenta prévia, suspeita de placenta acreta, histórico de atonia uterina e mulheres em uso de anticoagulantes ou com distúrbios hemorrágicos conhecidos.

Anestesia

A anestesia geral para cesariana acarreta riscos consideráveis. Especialmente, o risco de aspiração e falha na intubação endotraqueal. Por esse motivo, a maioria das cesarianas é realizada com anestesia regional, geralmente espinhal, pois a anestesia regional tem a vantagem de ser mais fácil de realizar, exigindo menos tempo e sendo mais confiável do que a analgesia peridural.

Intervenções para Reduzir o Risco de Pneumonia por Aspiração e Vômitos

Para reduzir o risco de pneumonia por aspiração, o National Institute for Health and Care Excellence (NICE) recomenda que as mulheres recebam antiácidos e drogas (como antagonistas do receptor H2 ou inibidores da bomba de prótons) para reduzir o volume gástrico e a acidez antes da cesárea. Mulheres que fazem cesariana devem receber antieméticos (farmacológicos ou de acupressão) para reduzir náuseas e vômitos durante a cesariana.

Sala Cirúrgica

Lista de Verificação de Segurança Cirúrgica

No Reino Unido, segue-se uma lista de verificação de segurança cirúrgica da World Health Organization, específica da maternidade.

Antibióticos

Antibióticos profiláticos devem ser administrados antes da incisão da pele, pois isso reduz o risco de infecção materna em maior grau do que quando administrado após a incisão da pele.

Posicionamento Materno

A mesa cirúrgica para cesariana deve ter uma inclinação lateral de 15 graus, porque isso reduz a hipotensão materna.

Preparo Vaginal e Cateterismo

A vagina deve ser preparada com solução de iodopovidona imediatamente antes da cesárea, pois isso reduz o risco de endometrite pós-operatória, particularmente para mulheres já em trabalho de parto ou com membranas rotas.[3] A bexiga deve ser cateterizada e, para mulheres com anestesia regional, o cateter deve ser deixado para evitar a hipersensibilidade, pois o bloqueio anestésico pode interferir na função normal da bexiga.

Antissepsia da Pele

O uso de clorexidina-álcool para a antissepsia pré-operatória parece reduzir significativamente o risco de infecção do sítio cirúrgico em comparação com o uso de álcool-iodo.[4]

A Cirurgia

Instrumental

Os instrumentos incluídos no conjunto geral de ginecologia descrito no Capítulo 3 são necessários com a adição de um retrator curvado Doyen e quatro fórceps grandes de Green Armytage e uma pinça Wrigley em caso de dificuldade na retirada da cabeça fetal.

Abordagem Cirúrgica

Inúmeras abordagens são descritas para cesariana, invariavelmente nomeadas pelo nome dos cirurgiões ou dos hospitais. Estes incluem os métodos Pfannenstiel-Kerr, Joel-Cohen, Misgav Ladach, modificado Misgav Ladach e Pelosi, para citar apenas alguns. As diferenças nos "métodos" referem-se a modificações na abordagem através da pele, gordura subcutânea, fáscia, peritônio, entrada uterina, remoção da placenta e fechamento da parede uterina, peritônio, fáscia e pele. Em vez de descrever cada procedimento, é mais lógico discutir as variantes cirúrgicas usadas e as evidências para as três fases principais da cirurgia: entrada abdominal, entrada e reparo uterino e fechamento abdominal. Os obstetras devem modificar cada etapa de sua abordagem com base nas evidências atuais, conforme apresentadas, ou em suas preferências pessoais, quando faltam evidências.

Entrada Abdominal

A grande maioria das cesarianas é realizada através de uma incisão cutânea transversal baixa, sendo a incisão na linha média infraumbilical raramente utilizada. A abordagem transversal é essencialmente uma variação da abordagem de Pfannenstiel ou de Joel-Cohen (Capítulo 4). A incisão na pele é uma incisão reta ou levemente curva feita aproximadamente de 3 a 4 cm (largura de dois dedos) acima da sínfise púbica e de 10 a 12 cm de comprimento.

Independentemente da incisão na pele, o tecido subcutâneo é seccionado transversalmente por dissecção cortante ou digital. Isto é realizado antes ou depois de uma incisão na bainha do reto na linha média.

A bainha do reto é aberta transversalmente por dissecção cortante ou romba. Independentemente da técnica usada, o peritônio parietal pode ser aberto transversalmente (como por Joel-Cohen) ou verticalmente (como por Pfannenstiel). A abordagem mais popular parece ser a secção e abertura transversal realizada digitalmente. Em mulheres com uma cesariana anterior ou cirurgia pélvica, uma entrada romba do peritônio parietal deve ser evitada por causa do risco de lesão do intestino aderido ao peritônio.

Em 2013, uma revisão Cochrane que incluiu quatro estudos envolvendo 666 mulheres sugeriu que a abordagem de JoelCohen, comparada com uma abordagem de Pfannenstiel, estava associada a menor perda sanguínea e menor duração da cirurgia, bem como menor incidência de febre pós-operatória, dor, necessidade de analgesia e internação hospitalar.[5] No mesmo ano, no entanto, o ensaio clínico CORONIS, multicêntrico e fatorial, envolvendo 15.935 mulheres, das quais 9.381 foram randomizadas para dissecção romba *versus* cortante para entrada abdominal, não relataram diferenças estatisticamente significativas para inúmeros desfechos, incluindo transfusão sanguínea de mais de uma unidade, duração da operação, morbidade infecciosa materna, dor e tempo de internação hospitalar.⁶

A incisão na linha média infraumbilical, embora raramente utilizada, não deve ser totalmente descartada. É simples e rápido e com menos perda de sangue do que uma incisão transversal. A incisão não deve ser estendida para dentro da área dos pelos, pois isso não melhora o acesso, pode causar sangramento desnecessário e, muitas vezes é desconfortável durante o processo de cicatrização. O tamanho da incisão varia dependendo da indicação e da incisão uterina planejada.

Colocação de Compressas no Abdome

Com o aumento do uso de analgesia peridural e espinhal, a colocação de compressas ao redor do útero foi abandonada, pois causa desconforto. Qualquer fluido pode ser aspirado ou removido suavemente com *swabs* após o parto, quando o útero se contrai e o acesso à pelve e ao abdome é mais fácil. Se as compressas forem usadas, elas devem ser marcadas com uma grande pinça presa às fitas que saem do abdome. As compressas inseridas devem ser contadas e registradas juntamente com os swabs utilizados.

Abertura da Cavidade Uterina
Reflexão do Peritônio sobre o Segmento Inferior

A prática tradicional é incisar e refletir o peritônio e a bexiga para expor o segmento uterino inferior. Esta técnica é descrita abaixo. Vários autores descreveram a abertura do útero a 1 cm acima da prega peritoneal uterovesical, sem realizar a incisão e reflexão da bexiga. Um estudo de metanálise que incluiu quatro ensaios clínicos totalizando 581 mulheres submetidas a cesariana eletiva relatou uma redução de 87 segundos no tempo entre a incisão cutânea e a retirada do feto sem outras diferenças, incluindo incidência de lesão na bexiga.⁷ Entretanto, por definição anatômica, este não é um procedimento de segmento inferior, pois a incisão uterina é feita acima da prega vesicouterina e até o momento não há informações sobre o desfecho de gestações subsequentes.

O afastador curvo de Doyen é inserido na extremidade inferior da abertura para melhorar o acesso ao segmento inferior (Figura 15.1). É importante não pegar o peritônio sobrejacente ao segmento uterino, muito próximo à ligação uterina, pois o peritônio não se separa facilmente e poderão ocorrer problemas de sangramento. Se o peritônio é pinçado com pinças de dente no nível correto, o descolamento dos planos ocorre facilmente (Figura 15.2). A prega vesicouterina é incisada e aberta lateralmente. A bexiga pode ser empurrada para baixo com o auxílio dos dedos indicadores de cada mão colocados no plano fascial e a bexiga é completamente separada do segmento inferior nesse plano relativamente avascular (Figura 15.3). Os ângulos vesicouterinos são separados e deslocados lateralmente e para baixo, tornando a incisão segura no segmento inferior.

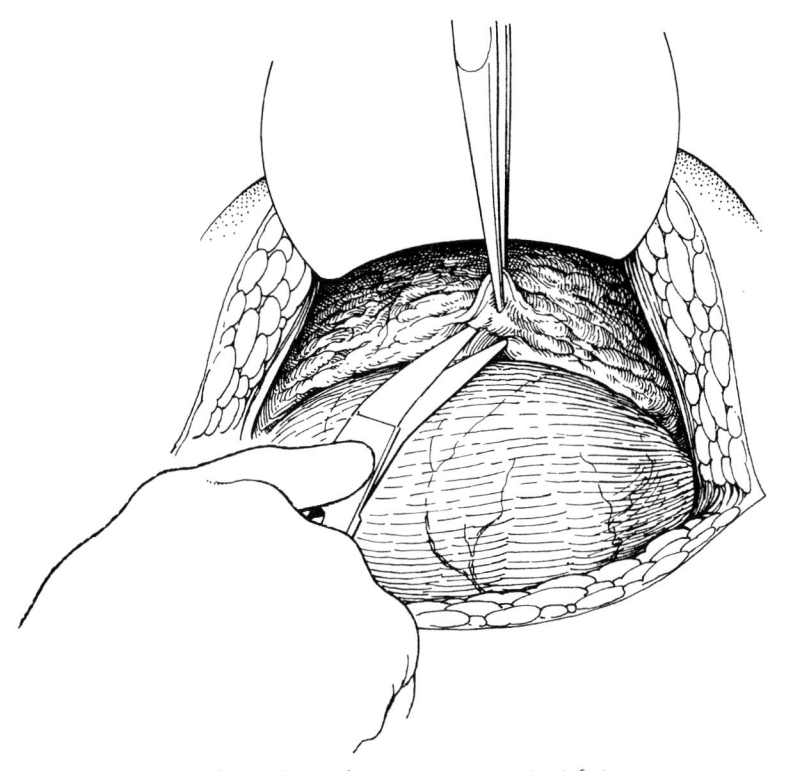

Figura 15.1 Reflexão do peritônio sobre o segmento uterino inferior.

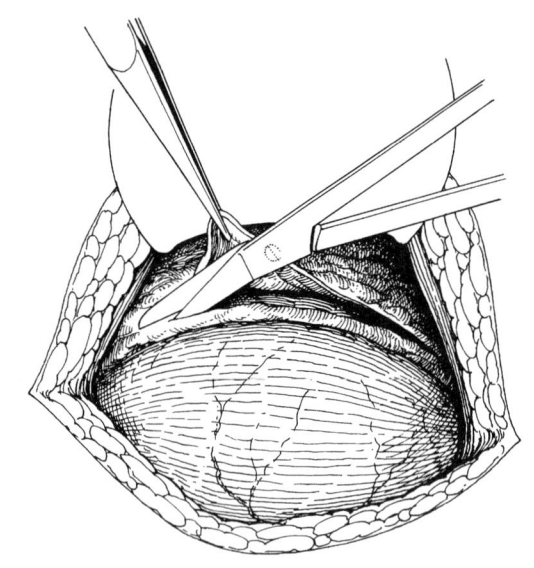

Figura 15.2 Incisão da prega vesicouterina.

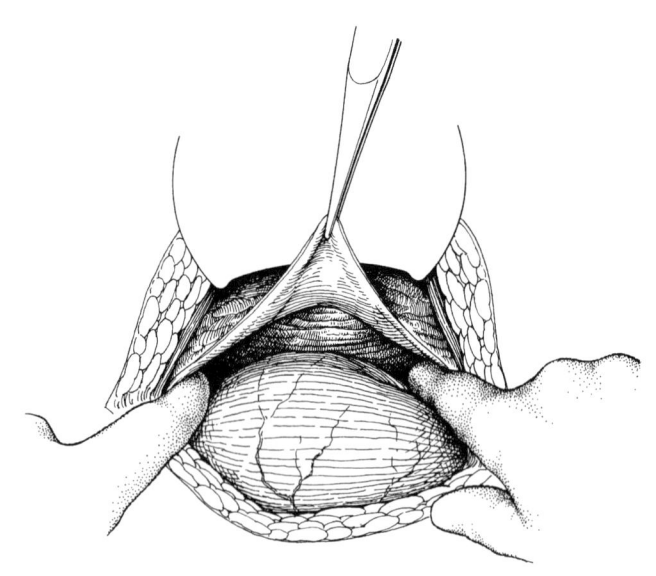

Figura 15.3 Descolamento da bexiga do segmento inferior.

Incisão do Segmento Inferior

O segmento inferior é agora incisado com o bisturi com pressão leve em uma extensão de aproximadamente 2 cm. O saco amniótico apresenta-se sob tensão e o líquido pode ser visualizado, se as membranas ainda estiverem intactas, ou os cabelos na cabeça do feto podem tornar-se visíveis à medida que o segmento inferior se afina.

O cirurgião insere os dedos indicadores na incisão e estende a abertura do útero em sentido cefalocaudal ao longo da linha média, de modo que a parte da apresentação possa ser liberada (Figura 15.4a). A extensão lateral da incisão uterina dessa forma está associada a menor risco de perda de sangue no pós-parto, de prolongamento não intencional, lesão de vasos uterinos e necessidade de pontos adicionais em comparação com afastamento lateral dos dedos (Figura 15.4b).

Parto da Apresentação

Quando a incisão no segmento inferior está completa, o cirurgião insere a mão dominante na cavidade uterina, abrindo suavemente o espaço entre o segmento inferior e a apresentação. Uma vez estabilizada a apresentação na palma da mão, o afastador Doyen é removido e feito o parto da apresentação. Com o auxílio do assistente que aplica pressão sobre o fundo do útero é feito o parto do bebê.

Após o nascimento, o cordão umbilical é clampeado e cortado e o anestesista pode aplicar lentamente um agente uterotônico por via endovenosa, como a ocitocina na dose de 5 UI ou seu análogo a carbetocina 100 µg. Este último resulta em redução significativa na necessidade de uterotônicos adicionais.

Remoção da Placenta

A placenta e as membranas agora são removidas. Se o útero estiver se contraindo normalmente após a injeção do agente uterotônico, a tração controlada no cordão com

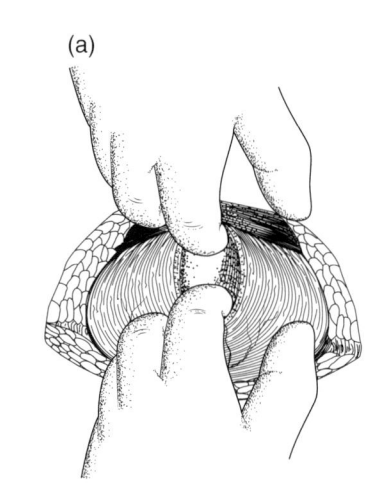

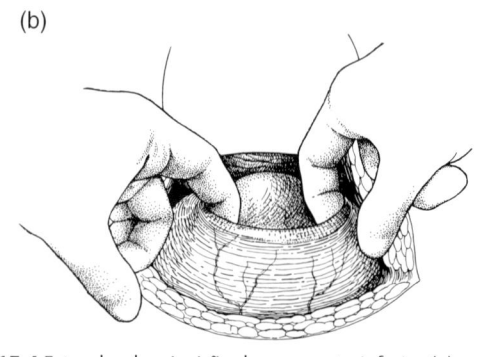

Figura 15.4 Estendendo a incisão do segmento inferior (a) em uma direção cefalocaudal; e (b) em uma direção transversal.

contrapressão no útero normalmente liberará a placenta. As membranas devem ser apreendidas com uma pinça de anel e cuidadosamente retiradas, tomando-se o cuidado para não as rasgar e deixar fragmentos dentro da cavidade uterina. A perda de sangue pode ser controlada com a aplicação das pinças de Green Armytage. Se o descolamento da placenta não ocorre rapidamente, a remoção manual pode ser necessária.

Exteriorização do Útero para Reparo

O resultado de um ensaio clínico realizado mostrou uma redução no número de casos de atonia uterina, menor tempo cirúrgico, retorno mais rápido da função intestinal, menor necessidade de analgésicos no pós-operatório e menores taxas de uso adicional de analgésicos no pós-operatório e menos infecções de feridas deixando o útero na cavidade.[8] No entanto, uma metanálise prévia e o estudo CORONIS não encontraram nenhuma diferença.[6] A recomendação da NICE é realizar o fechamento intraperitoneal do útero na cesariana.[9] A exteriorização do útero não é recomendada porque está associada a mais sintomas de dor, sem melhorar os resultados operatórios, como hemorragia e infecção.

Controle do Sangramento

O retrator Doyen é reinserido e a aspiração de líquido amniótico, sangue e coágulos deve ser realizada, permitindo a identificação das bordas do segmento inferior. O fórceps Green Armytage é então aplicado às bordas laterais da incisão dos segmentos es anterior e posterior, se isso ainda não tiver sido feito, para ocluir suavemente os locais mais comuns e significativos de sangramento (Figura 15.5).

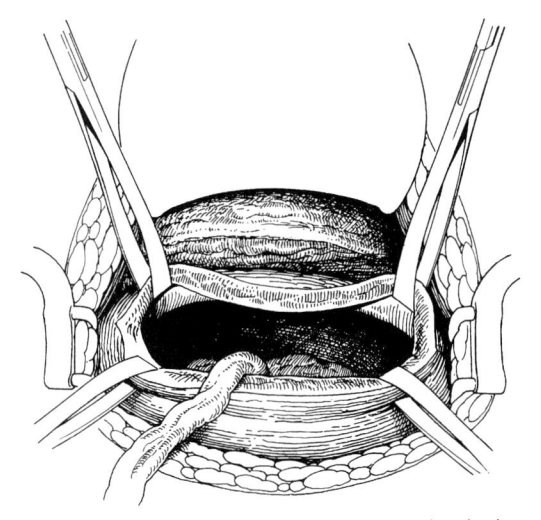

Figura 15.5 Fixação do fórceps Green Armytage nas bordas laterais da abertura do segmento inferior.

Sutura da Ferida Uterina

As pinças devem ser elevadas e os ângulos são identificados. O segmento inferior do útero é suturado em duas camadas com pontos contínuos e usando um material de sutura absorvível. É importante inserir o primeiro ponto a uma curta distância lateral do ângulo da incisão, no segmento inferior para garantir a hemostasia nos ângulos. Embora seja impossível identificar duas camadas separadas, o cirurgião deve fechar o segmento inferior (Figura 15.6a) e, em seguida, sobrepor a linha de suturas com um ponto contínuo (Figura 15.6b). Uma pequena quantidade de exsudado costuma responder à pressão por alguns minutos.

A prática atual é dividida entre aqueles que reparam a incisão uterina com uma sutura contínua em uma única camada e aqueles que usam uma técnica de duas camadas. O estudo CORONIS não encontrou diferenças no resultado de curto prazo dos desfechos primários e 16 desfechos secundários, nem nos desfechos de 3 anos. A única diferença potencial era o potencial tempo extra de operação e o custo de uma segunda sutura (se usada) no fechamento de duas camadas. Em 2016, o NICE recomendou que, como a segurança do fechamento de camada única da incisão uterina é incerta, exceto dentro de um contexto de pesquisa, a incisão uterina deve ser suturada com duas camadas.[8]

Embora Vicryl seja geralmente usado para o fechamento, não houve benefício sobre o categute cromado no estudo CORONIS, que recomendou que o categute cromado, que é a metade do preço, seja o material de sutura de escolha para o reparo uterino em contextos apropriados.[6]

Sutura do Peritônio do Segmento Inferior

Parece não haver valor em suturar o peritônio do segmento inferior, podendo, portanto, ser deixado para fechamento espontaneamente.

Limpeza Peritoneal

O abdome é inspecionado para garantir que todos os coágulos e líquido amniótico tenham sido removidos e que as vísceras pélvicas e abdominais, particularmente os ovários, sejam normais e que não haja sangramento anormal.

Fechando o Abdome

O tônus uterino é verificado antes do fechamento, para confirmar que está bem contraído. O fechamento da ferida abdominal é realizado conforme descrito no Capítulo 4. Não há evidências para o fechamento do peritônio ou para o uso de drenos.

Retirada do Sangue e de Coágulos da Vagina

A limpeza da vagina é importante após a cesárea, para controle posterior da perda de sangue que possa ocorrer no período pós-operatório. A limpeza pode ser feita com gaze

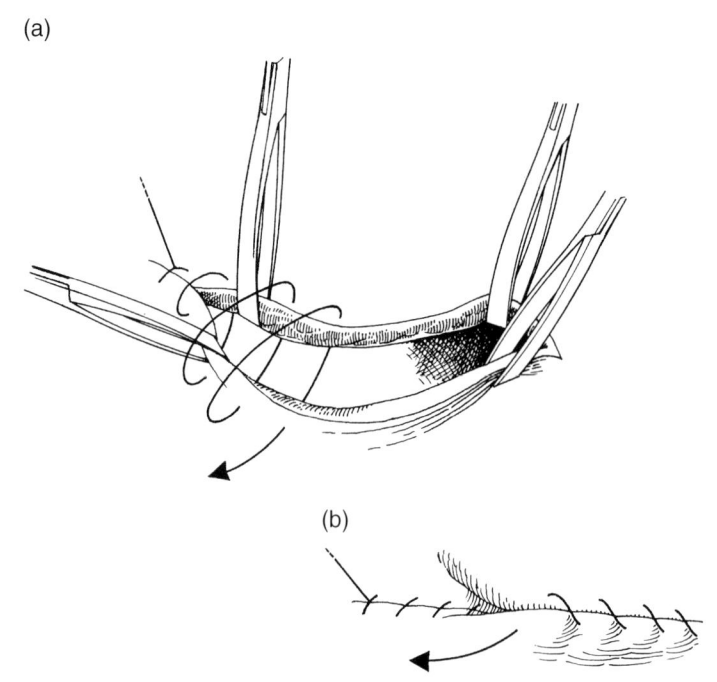

Figura 15.6 (a e b) Sutura do segmento inferior em duas camadas.

montada ou pela retirada digital dos coágulos. O fundo uterino também deve ser pressionado delicadamente para garantir que esteja contraído e para expelir os coágulos retidos, que são então removidos da vagina.

Conclusão

Com relação à abordagem abdominal, reparo uterino e fechamento abdominal, as evidências existentes sugerem que a prática atual é segura em relação à morbidade pós-operatória de curto prazo. No entanto, a avaliação de desfechos de longo prazo, como a integridade da cicatriz uterina durante gestações subsequentes, é necessária.

Complicações e Riscos da Cesárea de Segmento Inferior

Lesão na Bexiga

Se a identificação da junção vesicouterina não for feita, existe um risco considerável de lesão vesical. Manter a bexiga vazia e seguir as recomendações para identificar a prega vesicouterina são medidas de proteção que evitam esta complicação. Se necessário, uma incisão pode ser feita acima da dobra uterovesical presumida.

A maioria das lesões da bexiga que ocorrem na cúpula da bexiga podem ser manejadas com sucesso pelo obstetra com fechamento de dupla camada. Lesões extensas, com suspeita de envolvimento dos orifícios uretéricos, devem ser reparadas por um urologista ou uroginecologista.

Lesão da Artéria e Veias Uterinas

O risco de dano a artéria e veias uterinas é reduzido com a técnica cefalocaudal para estender a incisão uterina. A experiência e a prática permitirão ao cirurgião avaliar o comprimento ideal da incisão para o feto de tamanho médio. Ocasionalmente, algumas complicações podem ocorrer se a apresentação for incomumente grande. Nestas circunstâncias, o cirurgião deve estender cuidadosamente a incisão.

Sangramento Intenso

Na maioria das circunstâncias, uma incisão no segmento inferior realizada na paciente em trabalho de parto será praticamente sem sangue. No entanto, ocasionalmente, a hemorragia pode ser torrencial e fatal. Mesmo pequenas quantidades de sangramento podem impedir a visão do cirurgião e aumentar os riscos de danos ao feto e às vísceras. Se o cirurgião opera de forma suave e rápida, usando pinças hemostáticas grandes, como o Green Armytage, e toma cuidado para não danificar grandes vasos, a hemorragia pode ser mantida em um nível aceitável. Se vasos sanguíneos grandes e únicos estiverem isolados, recomenda-se o uso de suturas de colchoeiro, uma vez que são pontos contínuos, sendo um modo mais seguro de parar a hemorragia do que a sutura com pontos separados ou tentativas de ligadura.

As áreas de maior risco, quando se lida com hemorragia são os ângulos da incisão, a sutura cega nestes pontos irá colocar em risco os ureteres. É por essa razão que os autores recomendam a identificação precoce dos ângulos da incisão uterina e o pinçamento com as pinças hemostáticas do Green Armytage.

Se o sangramento persistir no local da placenta, o útero deve ser massageado e uma infusão de ocitocina deve ser considerada.

Em alguns departamentos, o "resgate celular" é usado rotineiramente para todas as cesarianas eletivas, pois os descartáveis são baratos e as transfusões heterólogas são evitadas.

Todas as unidades obstétricas devem ter diretrizes clínicas para o manejo da hemorragia obstétrica maciça.

Danos ao Feto
Danos ao feto ocorrem em aproximadamente 1-2% das cesarianas e geralmente são lesões causadas pela incisão acidental da pele do couro cabeludo ou das nádegas, quando o segmento inferior é aberto. O cirurgião deve ser cauteloso, fazendo uma pequena incisão no segmento inferior e depois estendendo a incisão com os dedos.

CESARIANA CLÁSSICA
Existem poucas indicações para o uso dessa técnica. Elas incluem:

- Situação transversa com membranas rotas e com o útero contraído ao redor do bebê.
- Cesariana prematura, especialmente com menos de 28 semanas, com um segmento inferior não formado.
- Como preliminar da histerectomia por cesariana.
- Como preliminar ao tratamento do carcinoma do colo do útero, seja por cirurgia ou por radioterapia.
- Quando houve uma abertura uterina clássica anterior e a cicatriz é perigosamente adelgaçada e seria mais bem tratada pela ressecção da cicatriz e ressutura.
- Quando um mioma cervical obstrui o acesso ao segmento inferior.
- Quando o cirurgião não tem experiência no manejo de uma placenta prévia situada no segmento inferior.

Preparação, anestesia, uterotônicos, instrumentos e posição do paciente são similares ao realizado para o procedimento no segmento inferior. No entanto, dependendo das circunstâncias, a tipagem sanguínea com teste cruzado deve estar disponível.

A Cirurgia
Abertura do Abdome
Uma incisão longitudinal, infraumbilical na linha média é usada; deve-se tomar cuidado para evitar a bexiga, que pode frequentemente estar logo abaixo da parede abdominal. Abrir o peritônio na parte superior da incisão evitará esse problema.

A Incisão
O útero deve ser avaliado com a identificação dos ligamentos redondos, para se ter certeza de que não está torcido; compressas podem ser colocadas na cavidade abdominal e marcadas com pinças. Uma incisão vertical de aproximadamente 10 a 12 cm é feita na superfície anterior do útero, verificando a posição da bexiga para ver se é necessário extensão até o segmento inferior. A incisão deve ser feita rapidamente, pois pode ocorrer hemorragia considerável do músculo uterino. O risco de lesão do tegumento fetal também deve ser considerado, pois o risco é maior.

O sangramento pode ser mais intenso se o local de inserção da placenta estiver abaixo da incisão. A estimativa cuidadosa da perda de sangue deve ser feita e o sangue deve ser substituído se a perda for excessiva.

Retirada do Feto
A retirada do feto deve ser feita por apreensão dos membros inferiores primeiramente para depois o corpo e a cabeça. O cordão umbilical é pinçado e cortado entre pinças de pressão.

Remoção da Placenta
A placenta é retirada conforme descrito no procedimento de segmento inferior.

Sutura do Útero
Após a retirada do feto e com o uso da ocitocina ou de seus análogos, o sangramento diminui. A parede uterina é fechada em duas camadas com uma sutura contínua usando Dexon ou Vicryl. Ocasionalmente, o exsudado continua dos orifícios da agulha mesmo quando são usadas agulhas atraumáticas modernas. A compressão por alguns minutos em geral resolve este sangramento.

Limpeza Peritoneal
As compressas devem ser removidas e o útero deve ser recolocado no abdome. Os coágulos e o líquido amniótico devem ser retirados e o abdome inspecionado, como descrito para cesariana de segmento inferior.

Fechamento do Abdome
O abdome deve ser fechado conforme descrito no Capítulo 4.

Limpeza da Vagina
A vagina é cuidadosamente limpa no final do procedimento, conforme descrito no procedimento do segmento inferior.

Complicações Gerais de Cesariana
Infecção
Há sempre um risco de infecção em qualquer procedimento abdominal. Se a cirurgia é realizada em circunstâncias de emergência, o risco aumenta. Um outro de risco é o tempo

de trabalho de parto antes da cirurgia. Muitas vezes a cesariana é indicada após um longo período de trabalho de parto. Em geral, há edema e lesão dos tecidos, vários exames de toque vaginal foram realizados, houve cateterismo vesical e ruptura prolongada das membranas. Assim, não é surpreendente que a morbidade infecciosa possa ocorrer no pós-operatório.

A profilaxia com antibióticos no intraoperatório deve ser padronizada em todas as cesarianas. A antissepsia não deve ser descuidada na cirurgia de emergência tanto no preparo quanto na realização do procedimento.

Trombose

No Reino Unido, a trombose venosa e o tromboembolismo (VTE) continuam a ser a principal causa direta de mortes materna ocorridas até 42 dias após o final da gestação. Em 2009-2013, houve 48 mortes por VTE durante a gravidez ou até 6 semanas após o final da gravidez. Em 24 mulheres (50% dos casos) a trombose ocorreu no período pós-natal e, destas, 50% ocorreram após cesariana (9 por emergência e 3 por cesariana eletiva).

O Royal College of Obstetricians and Gynaecologists (RCOG) recomenda que a tromboprofilaxia com heparina de baixo peso molecular (LMWH) seja indicada para todas as mulheres que realizarem uma cesariana. O uso deve ser mantido por 10 dias após o parto. As pacientes com cesariana eletiva, têm indicação para tromboprofilaxia com LMWH por 10 dias após o parto, se tiverem algum fator de risco adicional.

Ruptura de uma Cicatriz Uterina Anterior

A ruptura de uma cicatriz uterina prévia é uma complicação rara que ocorre com maior frequência em mulheres que tiveram cesáreas prévias, mas também pode ocorrer naquelas que tiveram uma histerotomia, procedimentos plásticos no útero ou miomectomia prévia.

O risco é muito maior após uma cesárea clássica, a relativa raridade desse procedimento é responsável pela raridade de ruptura no momento atual.

A ruptura pode ser aguda e catastrófica, apresentando-se com um quadro de uma mãe moribunda e um feto morto. Mais comumente, a ruptura pode ser relativamente silenciosa, sendo descoberta na segunda ou na cesariana subsequente como uma abertura na cicatriz anterior, com as membranas protruindo através da abertura. A cicatriz geralmente é avascular e em geral, não há sangramento.

Dor durante a gravidez ou no trabalho de parto é um sinal de risco e não deve ser ignorado. A dor durante o trabalho de parto que está se tornando resistente a uma analgesia epidural anteriormente eficaz é um sinal de gravidade e deve alertar sobre o risco de persistir na tentativa de um parto vaginal.

MANEJO DA HEMORRAGIA MACIÇA NO PÓS-PARTO

Todas as unidades obstétricas devem ter protocolos e procedimentos bem definidos para o manejo da hemorragia maciça no pós-parto, o que é uma emergência vital. Diretrizes foram produzidas pelo O RCOG e pelo American College of Obstetricians and Gynecologists, que desenvolveram protocolos com diretrizes para o controle desta condição. Essas recomendações não serão discutidas aqui.

Existem três componentes para o manejo: ressuscitação, medicamentoso e cirúrgico (Tabela 15.1).

A histerectomia para controle da hemorragia maciça deve ser o último recurso, mas não deve ser adiada em demasia para evitar o desenvolvimento de um quadro de coagulação intravascular disseminada. Além da sutura de B-Lynch e da ligadura da artéria ilíaca interna, essas técnicas não são descritas adiante neste texto; recomenda-se aos formandos e especialistas que se familiarizem com outros métodos para alcançar a hemostase e, em particular, devem assegurar uma relação de trabalho colaborativa com o radiologista intervencionista quando tais circunstâncias surgirem.

A Sutura de B-Lynch

A sutura de B-Lynch foi descrita por Christopher B-Lynch em 1997 e a técnica é brevemente descrita aqui; os leitores são encaminhados para a publicação original para uma descrição mais detalhada.

Com sangramento descontrolado na cesariana, o conteúdo do útero deve ser evacuado e uma compressão bimanual deve ser realizada para avaliar o potencial sucesso do

Tabela 15.1 Os três componentes do manejo da hemorragia maciça pós-parto.

Manejo	Componente
Reanimação	Via aérea Respiração Circulação Oxigênio Balanço de fluídos Transfusão de sangue (recuperação de células sanguíneas, O RhD-negativo ou sangue específico do grupo) Produtos do sangue Manter a paciente aquecida
Médica (pós-entrega)	Oxitocina, ergometrina-ocitocina e carbetocina Prostaglandinas Ácido tranexâmico intravenoso
Cirúrgico	Balão de Bakri Tampão vaginal Sutura vaginal B-Lynch Radiologia intervencionista Ligadura ilíaca interna/uterina Histerectomia

procedimento. Com um fio forte de Vicryl e com uma agulha cilíndrica, transfixa-se o útero 3 cm abaixo da borda inferior da incisão e a 4 cm da margem direita da incisão no segmento inferior. A agulha emerge 3 cm acima da margem superior e a 4 cm a direita da borda lateral da incisão e, em seguida, o fio percorre externamente o útero até o fundo, passando entre 3 e 4 cm do corno uterino descendo longitudinalmente até o nível da histerotomia. A agulha é reinserida na parede uterina posterior, no lado direita, na altura do primeiro ponto. O ponto emerge da cavidade uterina através da parede posterior em um nível correspondente no lado esquerdo, sobre o fundo uterino no lado esquerdo e reinsere no lado esquerdo do útero e para fora novamente, imitando o caminho da sutura no lado direito. Após compressão manual do útero, o fio é tracionado e realiza-se um nó. A incisão uterina é então fechada. A ligadura de vasos no leito uterino deve ser feita, se necessário, para hemostasia de vasos individuais antes da sutura B-Lynch.

Ligadura Ilíaca Interna

A pressão de pulso pélvico pode ser reduzida em até 85% com a ligadura bilateral da artéria ilíaca interna. O acesso às artérias ilíacas internas é descrito no Capítulo 21. A artéria ilíaca interna e seus ramos anteriores podem ser ligados na parede lateral pélvica. É preciso muito cuidado, pois o espaço atrás da artéria precisa ser dissecado e as veias ilíacas estão muito próximas. O espaço é dissecado com uma tesoura Monaghan ou com uma pinça Meigs-Navratil, usando uma técnica de abertura e fechamento, à medida que é levemente empurrada para abrir os planos. Uma laçada com o Vicryl é então colocada na extremidade aberta da pinça Meigs e puxada através e ao redor da artéria ilíaca de onde ela pode ser amarrada. A manobra é repetida no lado contralateral. A técnica raramente é associada à dor pélvica e à isquemia das nádegas.

REFERÊNCIAS

1. Betrán AP, Ye J, Moller A-B, et al. The increasing trend in caesarean section rates: global, regional and national estimates: 1990–2014. PLoS One 2016;11(2):e0148343.
2. Hamilton BE, Martin JA, Osterman MJK. Births: Preliminary Data for 2015. National Vital Statistics Reports vol. 65 no. 3. Hyattsville, MD: National Center for Health Statistics; 2016
3. Haas DM, Morgan S, Contreras K. Vaginal preparation with antiseptic solution before cesarean section for preventing postoperative infections. Cochrane Database Syst Rev 2014;(12):CD007892. doi: 10.1002/14651858. CD007892.pub5.
4. Tuuli MG, Liu J, Tout MJ, et al. A randomized trial comparing skin antiseptic agents at cesarean delivery. N Engl J Med 2016;374:647–55.
5. Mathai M, Hofmeyr GJ, Mathai NE. Abdominal surgical incisions for caesarean section. Cochrane Database Syst Rev 2013;(5):CD004453. doi: 10.1002/14651858. CD004453.pub3.
6. The CORONIS Collaborative Group. Caesarean section surgical techniques (CORONIS): a fractional, factorial, unmasked, randomised controlled trial. Lancet 2013;382: 234–48.
7. O'Neill HA, Egan G, Walsh CA, et al. Omission of the bladder flap at caesarean section reduces delivery time without increased morbidity: a meta-analysis of randomised controlled trials. Eur J Obstet Gynecol Reprod Biol 2014;174:20–6.
8. Doganay M, Tongue EA, Var T. Effects of method of uterine repair on surgical outcome of caesarean delivery. Int J Gynecol Obstet 2010;111:175–8.
9. National Institute for Health and Clinical Excellence. Caesarean Section. NICE Guideline 132. London: NICE; 2011 (updated August 2012).
10. B-Lynch C, Coker A, Lawal AH, et al. The B-Lynch surgical technique for the control of massive postpartum haemorrhage: an alternative to hysterectomy? Five cases reported. Br J Obstet Gynaecol 1997;104:372–5.

LEITURA ADICIONAL

The CORONIS Collaborative Group. Caesarean section surgical techniques: 3-year follow-up of the CORONIS fractional, factorial, unmasked, randomised controlled trial. Lancet 2016;388(10039):62–72.

Knight M, Tuffnell D, Kenyon S, et al., eds on behalf of MBRRACE-UK. Saving Lives, Improving Mothers' Care: Surveillance of Maternal Deaths in the UK 2011–13 and Lessons Learned to Inform Maternity Care from the UK and Ireland Confidential Enquiries into Maternal Deaths and Morbidity 2009–13. Oxford: National Perinatal Epidemiology Unit; 2015.

Mavrides E, Allard S, Chandraharan E, et al. on behalf of the Royal College of Obstetricians and Gynaecologists. Prevention and management of postpartum haemorrhage: Green-top Guideline No. 52. BJOG 2017;124(5): e106–49.

NHS. Hospital Maternity Activity 2015–16, http://www.content.digital.nhs.uk/catalogue/PUB22384 (accessed 2 October 2017).

World Health Organization. WHO Statement on Caesarean Section Rates. WHO/RHR/15.02. Geneva: WHO; 2015.

Xodo S, Saccone G, Cromi A, et al. Cephalad–caudad versus transverse blunt expansion of the low transverse uterine incision during cesarean delivery. Eur J Obstet Gynecol Reprod Biol 2016;202:75–80.

PARTE 3
Uroginecologia

CAPÍTULO 16

Cirurgia de Prolapso de Órgãos Pélvicos

Paul Hilton

CONSIDERAÇÕES GERAIS

A disfunção do assoalho pélvico é muito comum, afetando 50% de todas as mulheres quando atingem a meia-idade, e 50% das mulheres afetadas têm queixa de desconforto.[1] A etiologia é multifatorial e a gravidez, parto vaginal, idade avançada e obesidade estão entre os fatores de risco mais relatados. Existem estudos mostrando que cerca de 10% das mulheres realizam uma ou mais operações de prolapso de órgãos pélvicos ou de incontinência urinária durante a vida.[2,3] À medida que a população envelhece, uma proporção maior de idosos são mulheres; portanto, a prevalência de prolapso de órgãos pélvicos e a demanda por intervenção cirúrgica podem aumentar. No Reino Unido houve um aumento no número de operações quase duplicado desde o início do século atual.[4]

Todos os compartimentos pélvicos podem ser afetados por prolapso:

- Compartimento anterior: cistocele, cistouretrocele, defeito paravaginal.
- Compartimento central: útero, cúpula vaginal.
- Compartimento posterior: enterocele, retocele, insuficiência perineal.

As mulheres podem apresentar prolapso em um ou mais desses locais. Múltiplos locais podem ser afetados, quer concorrentemente (isto é, no momento da apresentação inicial) quer sequencialmente (isto é, reapresentação após tratamento anterior). Na experiência do autor, em apenas 20% das mulheres que solicitaram tratamento cirúrgico para prolapso havia um único compartimento envolvido, em 50% dois compartimentos estavam envolvidos e em 30% todos os três compartimentos estavam envolvidos.

Além disso, onde a reoperação era necessária, um terço envolvia o mesmo compartimento, um terço envolvia diferentes compartimentos e um terço envolvia os mesmos e outros compartimentos (auditoria pessoal não publicada do autor de 1.713 mulheres tratadas cirurgicamente durante um período de 20 anos).

Diversos sistemas foram descritos para a classificação do prolapso de órgãos pélvicos; nenhum é universalmente aceito, embora o sistema POP-Q tenha sido mais bem avaliado;[5] é, no entanto, mais apropriado na pesquisa do que na prática clínica rotineira. Todos os sistemas de classificação podem ser simplificados para:

- Primeiro grau – onde o elemento mais dependente do prolapso (seja anterior, médio ou posterior) desce, mas não até a vulva (ou o anel himenal).
- Segundo grau (também incluído no primeiro grau em alguns sistemas) – onde o elemento mais dependente do prolapso desce ao nível da vulva.
- Terceiro grau (segundo grau em alguns sistemas) – onde o elemento mais dependente do prolapso desce além do nível da vulva.
- Quarto grau (terceiro grau em alguns sistemas) – onde toda a vagina é evertida fora da vulva; em mulheres com útero, isso também é descrito como uma procidência.

Entre as mulheres que tiveram parto, 90% têm primeiro grau (ou maior) e 50% têm prolapso de segundo grau. Muitas dessas mulheres não experimentam sintomas relevantes e é apenas com o prolapso de terceiro ou quarto grau que os sintomas se tornam cada vez mais prováveis. Quando os sintomas são relatados, eles podem incluir:

- Efeitos do próprio prolapso (p. ex., uma tumoração, protuberância ou sensação de algo caindo na vagina, dor pélvica ou dor nas costas).
- Sintomas urinários (p. ex., frequência, urgência, urgência ou incontinência por estresse, hesitação, fluxo prejudicado ou esvaziamento incompleto).
- Sintomas intestinais (p. ex., dificuldade em evacuar ou a necessidade de digitalizar a vagina ou o reto para conseguir o esvaziamento intestinal).

- Sintomas sexuais (p. ex., desconforto ou dor durante a relação sexual, sensação de obstrução da vagina na penetração, falta de sensibilidade ou sensação de flacidez, qualquer um ou todos podem estar associados a uma diminuição da libido).

Embora a abordagem ginecológica tradicional à cirurgia de prolapso tenha sido restaurar a anatomia vaginal normal, o verdadeiro desafio é fazê-lo enquanto se mantém ou melhora as funções normais da bexiga, do intestino e do sexo. Ainda mais importante é definir os objetivos e expectativas da mulher em relação à cirurgia e conciliá-la com o que pode ser atingido e o que pode ser obtido cirurgicamente.[6] Somente com essa discussão, ela poderá fazer uma escolha informada sobre a necessidade de se submeter à cirurgia e quais opções disponíveis atendem a seus objetivos da melhor maneira possível.

Antes que qualquer discussão sobre cirurgia ocorra, deve sempre ser enfatizado aos pacientes que eles não precisam necessariamente passar por tratamento invasivo. A garantia de que eles poderiam viver com seus sintomas sem qualquer tratamento pode, por si só, ser um grande alívio para muitas mulheres. As opções não cirúrgicas podem fornecer controle satisfatório de sintomas para muitas pacientes. Essas opções permitem evitar a cirurgia ou pelo menos adiar a intervenção até um momento mais adequado para elas. A proporção de mulheres que consideram as opções não cirúrgicas aceitáveis é ilustrada pela auditoria pessoal mencionada anteriormente, na qual menos de uma em cada cinco mulheres que se apresentam em uma clínica de uroginecologia com prolapso de órgão pélvico foi tratada cirurgicamente.

Quando o tratamento cirúrgico é solicitado, a escolha da operação depende de vários fatores, incluindo:

- O(s) compartimento(s) pélvico(s) envolvido(s).
- O local exato do prolapso.
- A extensão do prolapso.
- Se há sintomas urinários, intestinais ou sexuais.
- Saúde geral da mulher e condicionamento físico para cirurgia e anestesia.
- Treinamento e experiência do cirurgião.
- Outros recursos cirúrgicos acessíveis.

ANESTESIA

Quando realizados isoladamente, alguns dos procedimentos menores (p. ex., colporrafia) podem ser realizados com anestesia local ou anestesia local suplementada por sedação. Outros procedimentos ou procedimentos realizados conjuntamente, envolvendo mais de um compartimento pélvico, requerem anestesia geral ou regional.

INSTRUMENTAL

A bandeja ginecológica geral apresentada no Capítulo 3 é apropriada para a maioria das cirurgias de prolapso genital. O autor usa também uma pinça de dissecação com dente, Gillies (ou Pinça DeBakey) e a tesoura Metzenbaum curva fina, e um afastador Lone Star® Scott (reutilizável ou descartável) para todos os procedimentos reconstrutivos vaginais. O afastador Lone Star fornece uma exposição máxima com sustentação em múltiplos níveis simultaneamente, otimizando o espaço disponível e reduzindo a necessidade de assistentes. Um foco cirúrgico, de preferência leve e operado por bateria, também é útil em muitos procedimentos pélvicos, particularmente nos locais de baixo recurso, onde não se pode contar com a iluminação da sala cirúrgica ou com as fontes de alimentação.

COLPORRAFIA ANTERIOR

A colporrafia anterior é realizada para o reparo de cistocele ou cistouretrocele. E feita para corrigir a herniação da parede vesical por deficiência na fáscia do compartimento anterior (pubocervical). O princípio do procedimento é reforçar a área de deficiência fascial, separando a pele vaginal da bexiga subjacente e identificando a camada fascial localizada entre elas. Em geral, há uma insuficiência completa da fáscia e, neste caso, deve ser feita uma plicatura da fáscia com pontos de suporte (colporrafia) para reforço da sustentação da bexiga. Se existe uma laceração específica na fáscia, deve ser feito o reparo, fechamento, desta lesão (reparo específico do local). A pele vaginal redundante após o procedimento, é frequentemente cortada antes do fechamento. No entanto, isso não é essencial para a integridade do reparo e deve ser realizado com cautela. Embora, historicamente, a colporrafia anterior também tenha sido realizada para o tratamento da incontinência urinária de esforço, há agora fortes evidências de que ela é muito menos eficaz do que outras abordagens.[7] Na presença de incontinência de estresse urodinâmica, a cirurgia adicional de incontinência pode ser considerada ao mesmo tempo ou planejada como um procedimento secundário. O leitor deve consultar as recomendações do Capítulo 17.

Preparo da Paciente

Nenhuma preparo pré-operatório específico é necessário, embora alguns cirurgiões ainda prefiram realizar um enema ou administrar supositórios se não houve evacuação nas últimas 24 horas. A paciente deve ser colocada em posição de litotomia com colocação adequada das nádegas na borda da mesa. Um pequeno grau de inclinação da cabeça para baixo pode melhorar o acesso à parede vaginal anterior e favorecer o direcionamento do foco de luz cirúrgico. Recomenda-se o uso de antibióticos de amplo espectro administrados por via intravenosa na indução anestésica. O esvaziamento vesical por cateterização antes da cirurgia é realizado por muito cirurgiões, mas não existem evidências para essa prática. O exame bimanual e com o espéculo de Sims deve ser feito para classificar o prolapso e avaliar a existência de outra patologia adicional.

A Cirurgia
Passo 1: A Incisão
Embora não seja essencial, a pinça de Allis ou Littlewood pode ser colocada na parede vaginal anterior para demarcar o local de reparo, uma pode ser colocada no colo vesical e duas são colocadas lateralmente no fundo-de-saco anterior, ao lado do colo do útero. Nos casos de histerectomia prévia as pinças devem ser colocadas nos ângulos da cúpula vaginal. A injeção de anestésico local com adrenalina (lidocaína a 1% ou bupivacaína a 0,5% com adrenalina 1:200.000) no espaço subepitelial pode ser útil para delinear os planos teciduais e reduzir o sangramento. Isso deve ser feito com cuidado para evitar uma laceração da fáscia pela hidrodissecção excessiva, e a preferência do autor é simplesmente infiltrar o limite superior da região planejada da dissecção, na prega vesicouterina ou na cúpula vaginal.

Uma incisão transversal inicial é feita no fundo-de-saco vaginal anterior. Está incisão deve ser estendida em forma de T usando o bisturi ou com uma tesoura Metzenbaum curva e fina, indo do fundo-de-saco anterior ou cúpula até o colo da bexiga. A segunda é a preferência do autor. Cuidados devem ser tomados para manter as pontas da tesoura para cima (contra a pele vaginal) para fazer o plano de dissecção entre a pele e a fáscia. (Figura 16.1).

Passo 2: Dissecção do Epitélio Vaginal com Descolamento da Bexiga e da Fáscia Pubocervical
As pinças de Allis ou uma pinça de Kocher são colocadas em cada lado da linha mediana na "junção em T" e em dois ou três pontos adicionais ao longo das bordas da incisão vaginal, e separados por uma tração suave. O plano subepitelial deve ser dissecado com uma tesoura Metzenbaum. Embora nem sempre seja possível, a fáscia pubocervical deve idealmente ser deixada na bexiga. Este plano é relativamente avascular e o sangramento só ocorre se houver laceração do plano ou se houve cirurgia anterior com fibrose cicatricial ou se varizes extensas. Uma vez definido, o plano é facilmente aberto por uma tração suave feita pelo assistente com a pinça de

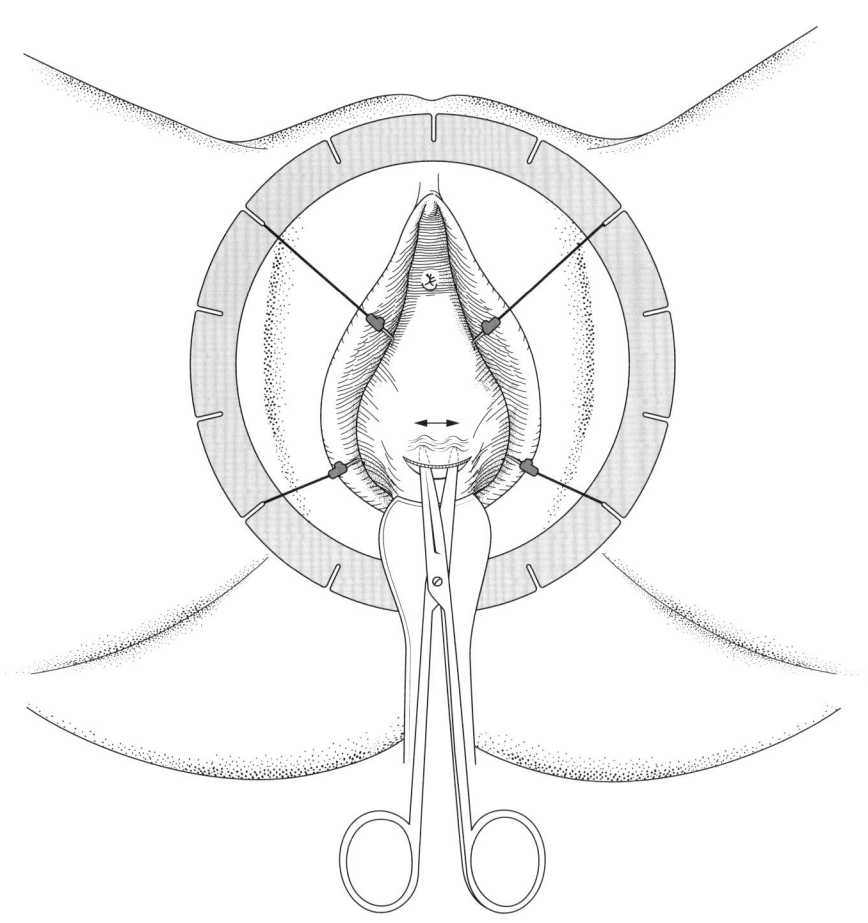

Figura 16.1 Incisão vaginal usando a técnica de 'tunelização'. Note que as pontas da tesoura devem ser mantidas contra a pele vaginal para manter o plano entre a pele e a fáscia.

dissecção na própria fáscia. Este é talvez o único passo em que um assistente pode ser requisitado durante a colporrafia (Figura 16.2). A dissecção continua até alcançar as paredes laterais da cistocele. Se houver suspeita de um defeito fascial paravaginal, a dissecção deve ser continuada para a parede lateral pélvica. O processo é então repetido no outro lado e o plano deve ser aberto na extremidade superior da incisão, até o colo do útero ou até a cúpula vaginal junto ao ligamento cardinal e o uterossacro (Figura 16.3).

Passo 3: O Reparo

Deve ser feita uma sutura com pontos separados na fáscia pubocervical para reduzir a cistocele. Considerando a cicatrização relativamente lenta dos tecidos conjuntivos e a deficiência inerente dos tecidos da paciente com prolapso, o autor usa um fio 3-0 de PDS (polidioxanona), embora outros fios absorvíveis como Maxon (poligliconato), Vicryl (poliglactina) ou Biosyn (glicólido, dioxanona e carbonato de trimetileno) também posam ser utilizados. Uma sutura com pontos separados comum é convencional, embora a preferência do autor seja usar uma sutura contínua de pontos sobrepostos de modo que cada seção da fáscia seja duplamente transpassada e não haja possibilidade de lacunas para hérnia posterior (Figura 16.4). O número de ponto separados necessários varia com o tamanho da cistocele.

Passo 4: Fechamento

Como acima, a excisão da pele vaginal redundante não é essencial para a integridade do reparo e deve ser realizada com cautela. As bordas da pele vaginal são então aproximadas começando na extremidade superior, usando um fio 2-0 Vicryl (poliglactina) e uma sutura contínua ancorada. A técnica do autor é incluir a fáscia subjacente em cada ponto, reaproximar a pele contra a fáscia subjacente, reduzir o espaço morto e limitar a chance de formação de hematoma (Figura 16.5).

Cuidados Pós-Operatórios

Embora no passado tenha sido amplamente utilizado o cateterismo suprapúbico após a cirurgia de prolapso de órgãos pélvicos e incontinência urinária de esforço, a preferência atual do autor é de manter um cateter uretral, durante a noite, no pós-operatório. As mulheres que têm experiência com a autocateterização intermitente podem usar essa alternativa.

As evidências que apoiam o uso rotineiro de compressas para tamponamento vaginal são inconsistentes e muitas mulheres têm medo de remover o tamponamento. Não há evidências que apoiem o uso do tamponamento vaginal como meio de reduzir aderências vaginais posteriores. Existe um risco aumentado de infecção associado ao tamponamento. É, portanto, preferível usar compressas vaginais apenas nas

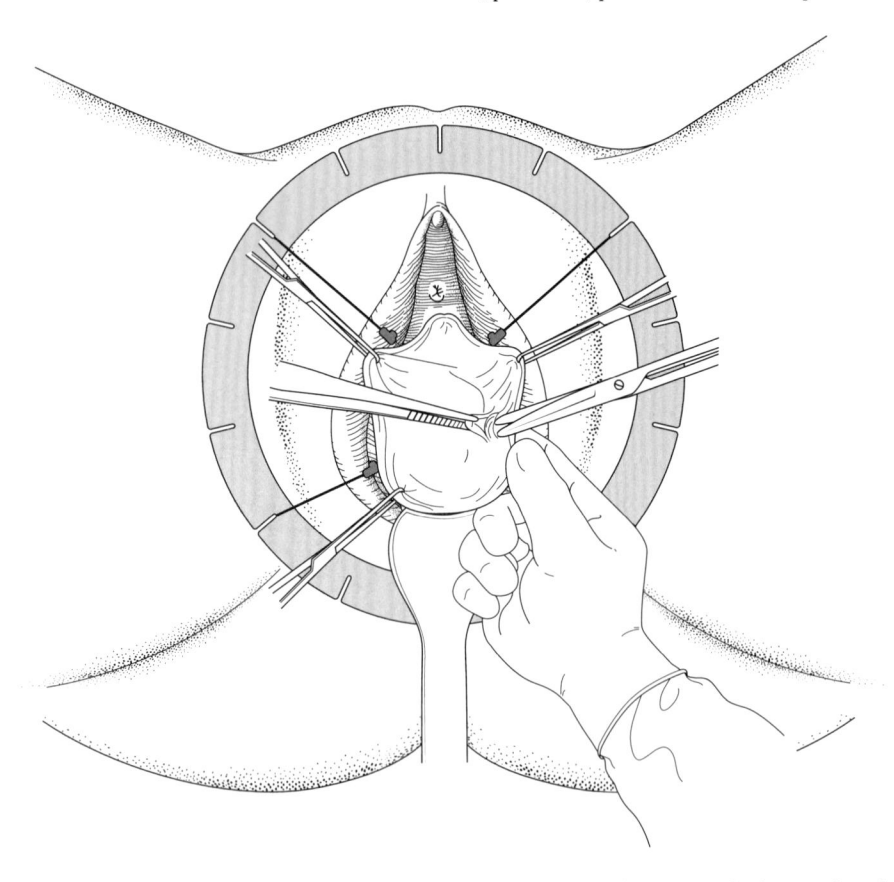

Figura 16.2 Dissecção da fáscia pubocervical da pele vaginal. Note que o plano é mais facilmente descolado por tração suave na própria fáscia.

Cirurgia de Prolapso de Órgãos Pélvicos **149**

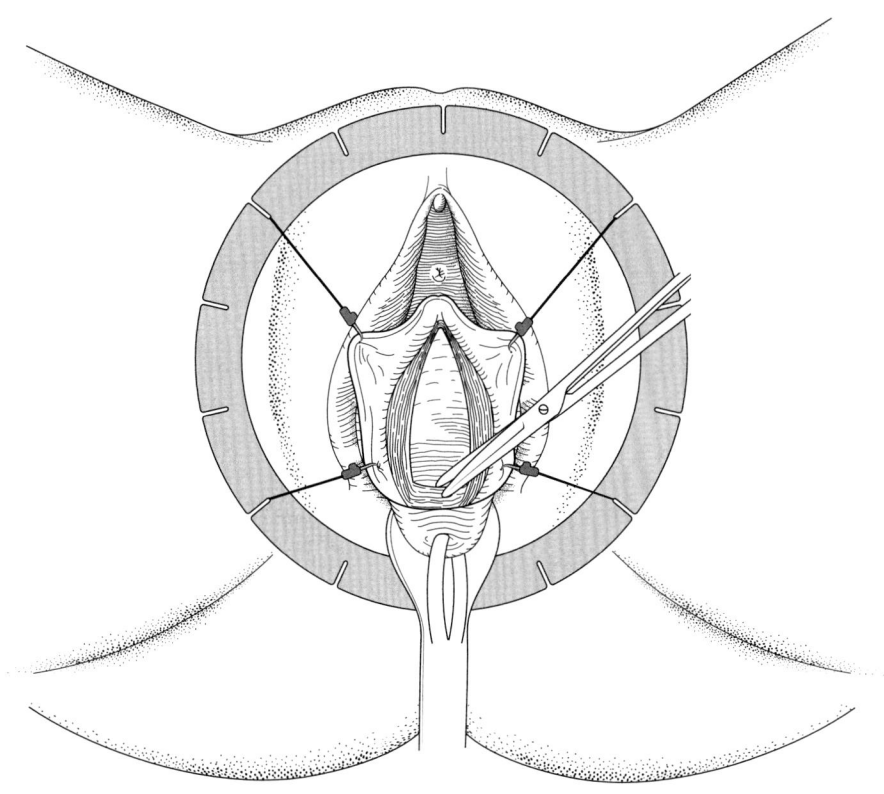

Figura 16.3 O plano de dissecção é desenvolvido para o colo do útero ou (cúpula vaginal).

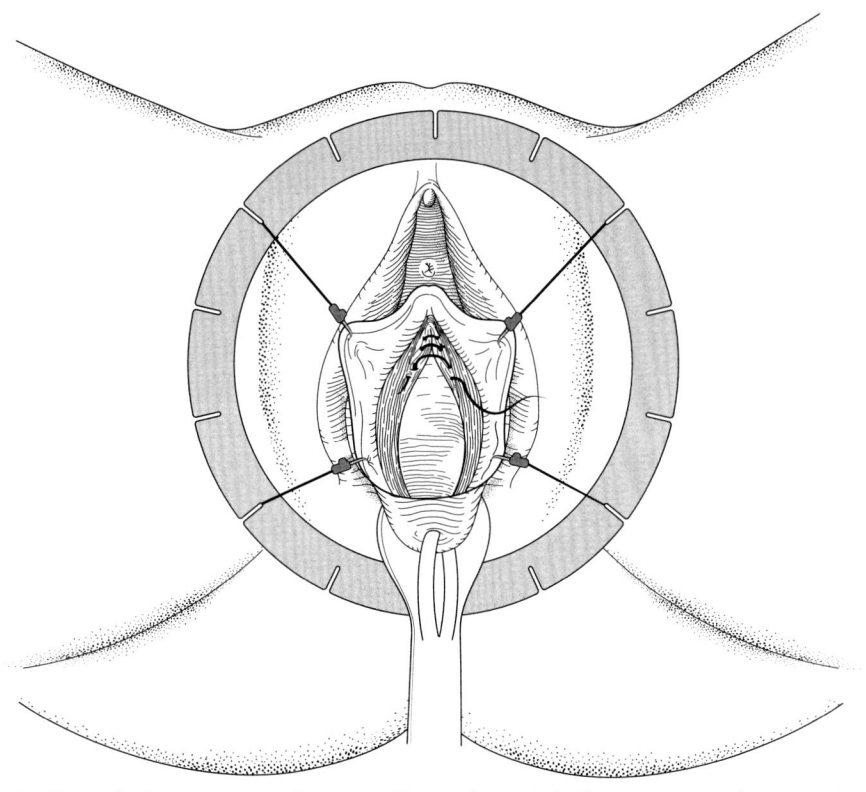

Figura 16.4 Inserção de suturas para plicatura na fáscia pubocervical. Observe que, usando suturas de caixa sobrepostas, não há possibilidade de lacunas para hérnia posterior.

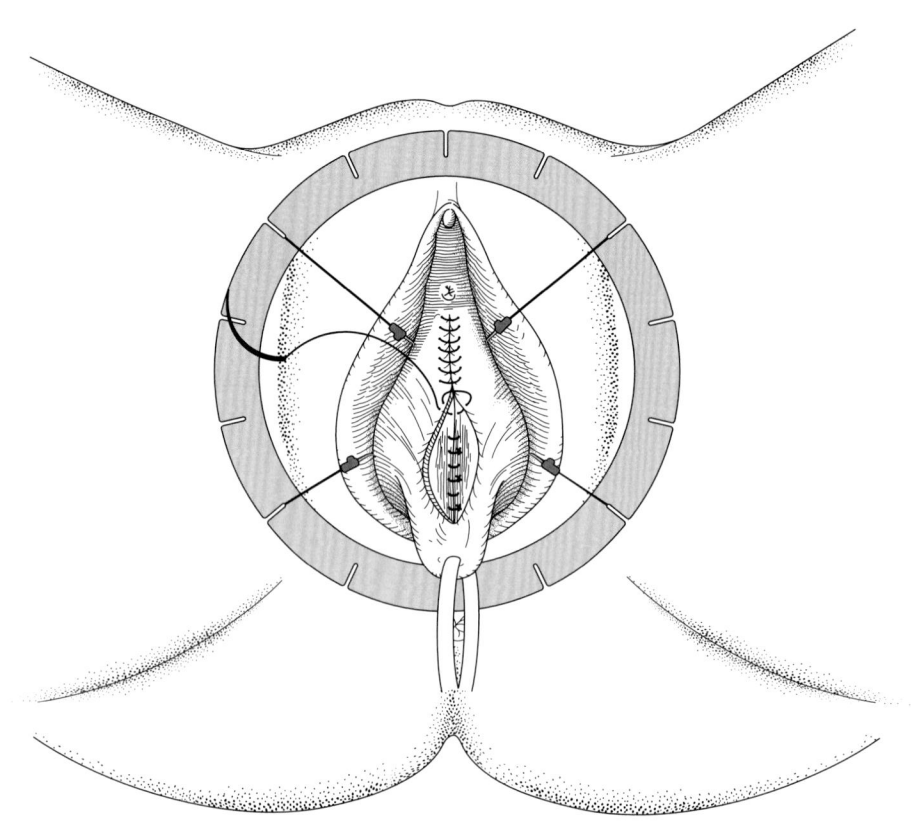

Figura 16.5 Fechamento da pele vaginal. Note que a inclusão da fáscia subjacente em cada ponto ajuda a reduzir o espaço morto e limita a chance de hematoma.

raras ocasiões em que há sangramento contínuo das bordas da pele vaginal, não controlado pelo fechamento das bordas do epitélio vaginal.

COLPORRAFIA POSTERIOR

A colporrafia posterior é realizada para o reparo de uma retocele sintomática. Para reduzir a herniação do reto por deficiência na fáscia do compartimento posterior (pré-retal). É tipicamente realizado juntamente com a perineorrafia, uma vez que a deficiência de reto e períneo comumente ocorre em conjunto; também pode ser realizado juntamente com procedimentos de reparo de enterocoele ou de compartimento intermediário.

O princípio do procedimento é reforçar a área de deficiência fascial, dissecando o plano entre a vagina e o reto subjacente e identificando a camada fascial perirretal ou retovaginal. Normalmente existe uma deficiência fascial generalizada. Nestes casos o prolapso retal pode ser reduzido com uma sutura de suporte (colporrafia). Se há uma laceração específica na fáscia, isso pode ser simplesmente reparado (um reparo específico do local).

Como observado acima, com colporrafia anterior, a pele vaginal redundante é frequentemente cortada antes do fechamento. No entanto, isso não é essencial para a integridade do reparo e deve ser realizado com cautela. De fato, isso é ainda mais importante no compartimento posterior, uma vez que o corte excessivo acarreta um risco maior de dificuldades sexuais subsequentes. Todas as mulheres devem estar cientes deste risco antes da cirurgia e aquelas que já experimentam dificuldades sexuais seriam bem aconselhados a evitar a cirurgia nesta área, a menos que seus outros sintomas sejam incontroláveis.

Preparo da Paciente

Nenhum preparo pré-operatório específico é necessário, embora seja aconselhável administrar um enema ou supositórios se não houve evacuação nas últimas 24 horas.

A paciente deve ser colocada em posição de litotomia com atenção para posicionar corretamente as nádegas na borda da mesa. Não é necessária uma inclinação baixa da cabeça. Recomenda-se o uso de antibióticos de amplo espectro administrados por via intravenosa na indução anestésica. Muitos cirurgiões esvaziam a bexiga por cateterismo vesical antes da cirurgia, embora não haja evidências para apoiar essa prática. O exame bimanual e o exame com espéculo de Sims é realizado para classificar o prolapso e avaliar se existe alguma outra patologia na pelve. É particularmente importante realizar o exame retal para excluir ou definir qualquer enterocele simultânea.

Se a perineorrafia for realizada concomitantemente, é imperativo que o cirurgião avalie a gravidade do defeito perineal antes de iniciar a cirurgia. Um planejamento cuidadoso é necessário para evitar constrição da vagina após a conclusão da operação. Para planejar o tamanho da abertura vaginal final, deve-se aproximar as bordas posteriores do hímen tracionando em direção medial com uma pinça de Allis ou com uma pinça de Kocher.

A Cirurgia
Passo 1: A Incisão
Uma pinça de Allis ou de Kocher pode ser usada para marcar o ápice da retocele. Essa pinça juntamente com as outras duas pinças laterais colocadas previamente definem a área de dissecção. A injeção de anestésico local e adrenalina (lidocaína a 1% ou bupivacaína a 0,5% com adrenalina a 1:200.000) no espaço subepitelial pode auxiliar na dissecção tecidual e na redução do sangramento. Como observado para a colporrafia anterior, deve-se tomar cuidado para evitar uma laceração da fáscia com hidrodissecção excessiva. A fáscia endopélvica posterior frequentemente é menos definida do que a anterior e o autor recomenda infiltrar apenas o limite inferior do plano de dissecção (ou seja, no nível perineal).

Se o plano cirúrgico inclui a perineorrafia, uma incisão transversal deve ser feita entre as duas pinças laterais usando um bisturi (Figura 16.6). Se a perineorrafia não for realizada, uma simples incisão na linha média deve ser feita.

As pinças de Allis ou de Kocher devem ser deslocadas e posicionadas de cada lado da linha média. A dissecção do plano subepitelial é feita com uma tesoura de Metzenbaum e com tração da borda inferior da parede vaginal para baixo com a pinça de tecido, e uma incisão na linha média deve ser feita até o ápice da retocele (Figura 16.7).

Passo 2: Dissecção da Fáscia Pré-Retal
As pinças de Allis ou de Kocher devem ser colocadas em dois ou três pontos ao longo das bordas da incisão, bilateralmente, para tracionar para baixo as bordas vaginais. A dissecção do plano subepitelial é feita com o auxílio da pinça de Allis que traciona a borda vaginal e com a tesoura de Metzenbaum o plano é aberto lateralmente à retocele e em direção cefálica até o ápice. Assim como na colporrafia anterior, quando o plano correto é encontrado, a dissecção do reto a partir da parede vaginal posterior é geralmente simples, embora a fáscia posterior possa estar menos definida do que a anterior e possa ter uma vascularização maior. Para auxiliar a dissecção dos planos é importante que o assistente aplique uma leve tração sobre a fáscia com a pinça (Figura 16.8). A dissecção deve ser feita do outro lado da mesma forma. Invariavelmente, a fáscia pré-retal

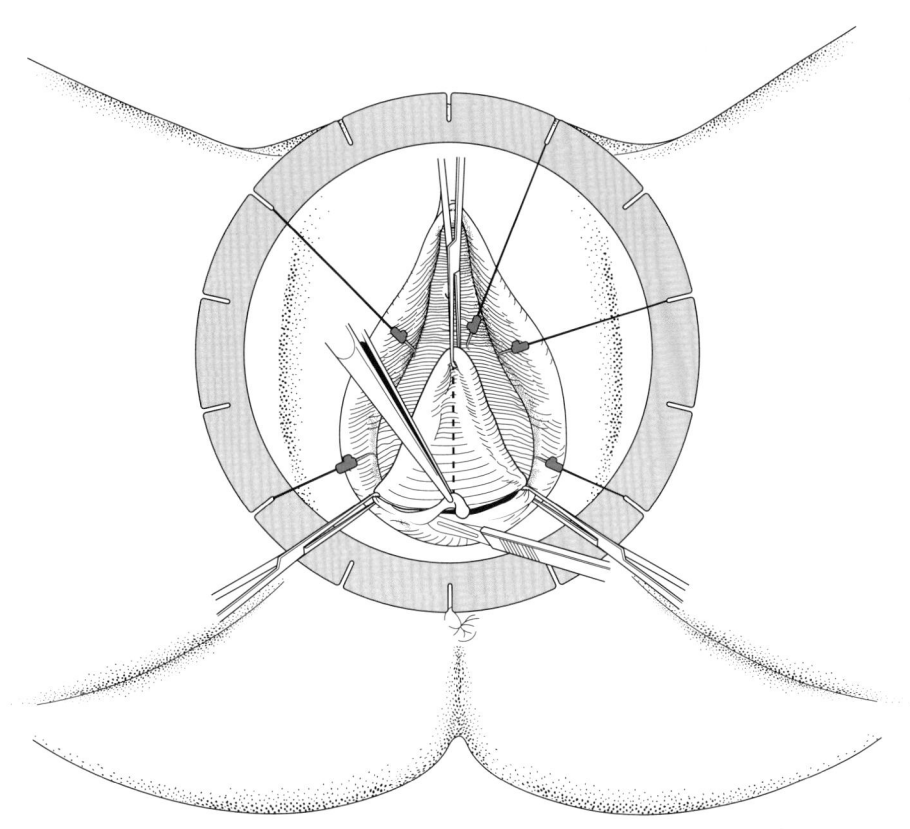

Figura 16.6 Incisão transversal no períneo. Observe que, se a perineorrafia for planejada, uma incisão transversal deve ser feita entre as duas pinças laterais, caso contrário, uma simples incisão na linha média é feita (linha pontilhada).

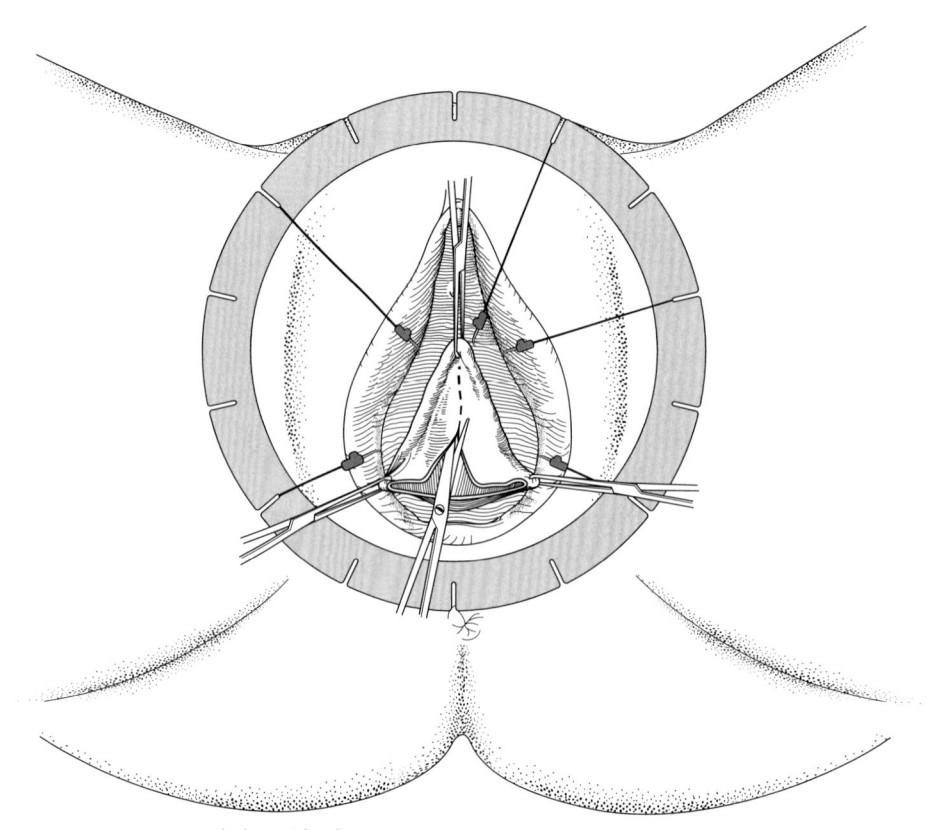

Figura 16.7 Incisão na linha média da vagina.

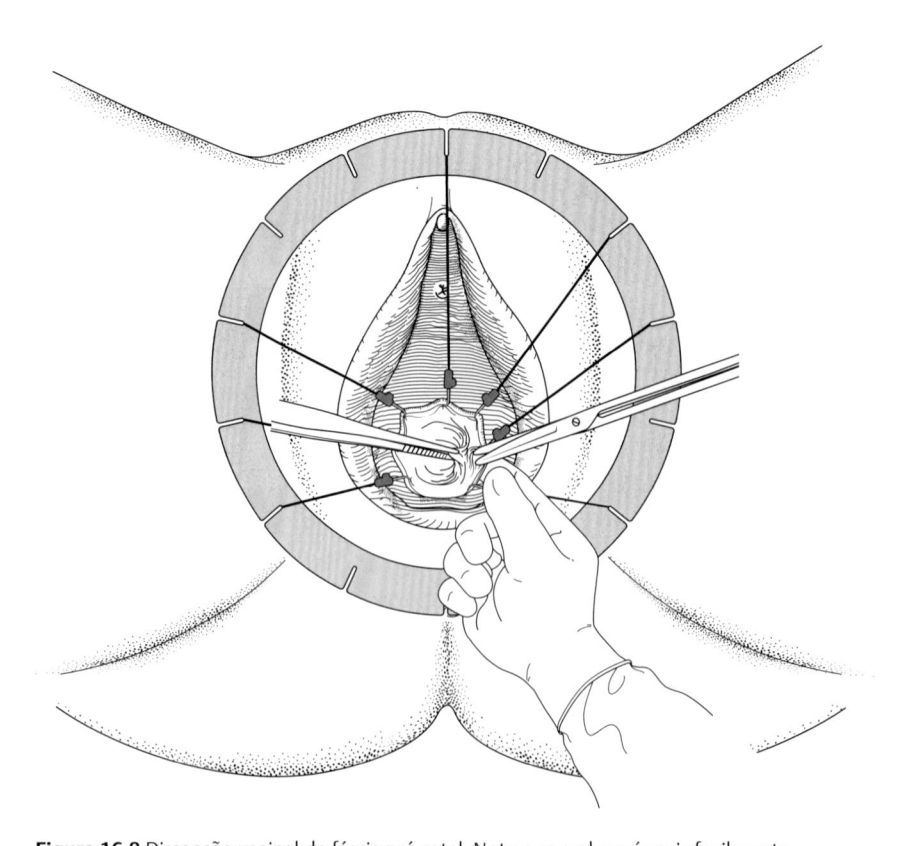

Figura 16.8 Dissecção vaginal da fáscia pré-retal. Note que o plano é mais facilmente descolado por tração suave na própria fáscia.

termina antes que a cúpula vaginal seja atingida, e qualquer volume acima desse nível é enterocele e não uma retocele alta (e deve ser tratado separadamente).

Passo 3: O Reparo

Como observado anteriormente, a inevitável deficiência dos tecidos em pacientes com prolapso exige o uso de um fio de lenta absorção como o 3-0 PDS (polidioxanona) (W9132 3-0 PDS e agulha redonda semi-circular de 31 mm) rotineiramente. Suturas com pontos separados devem ser colocadas na fáscia pré-retal para reduzir a retocele e aproximação dos tecidos deve ser livre de tensão (Figura 16.9). O risco de reduzir indevidamente a abertura da vagina deve ser considerado durante todo o procedimento, embora esse estreitamento seja mais frequente com a colocação dos pontos laterais nos elevadores ou por ressecção excessiva da pele vaginal, e não pela reconstrução da fáscia livre de tensão.

Alguns cirurgiões acham as suturas na fáscia mais fáceis e seguras de serem realizadas, operando com o dedo indicador de sua mão não dominante no reto, embora essa não seja a prática rotineira do autor.

Passo 4: Fechamento

Como acima, a excisão da pele vaginal redundante não é essencial para a integridade do reparo e deve ser realizada com cuidado. As bordas da pele vaginal devem ser aproximadas, iniciando a sutura pela extremidade superior, com pontos contínuos e fio Vicryl (poliglactina) (Vicryl W9350 2-0, agulha de corte de meio círculo com cone de 26 mm). Assim como na colporrafia anterior, a prática do autor é incluir a fáscia subjacente em cada inserção da agulha, para reaproximar a pele contra a fáscia subjacente, reduzir o espaço morto e limitar a chance de formação de hematoma (Figura 16.10). Se o fechamento da pele se estender para o períneo, pode ser preferível uma sutura com fio de absorção rápida, como o Vicryl Rapide 3-0 (poliglactina) (Vicryl Rapide W9927 3-0, com agulha de corte de meio círculo de 22 mm).

Cuidados Pós-Operatórios

Assim como na colporrafia anterior, a prática do autor é inserir um cateter uretral para retirada no dia seguinte e o tamponamento vaginal é raramente indicado.

REPARO DE RECTOCELE TRANSANAL

A abordagem transanal para correção de retocele tem sido indicada por alguns cirurgiões colorretais. O procedimento envolve a abertura do plano submucoso do reto anterior com plicatura do músculo retal subjacente e da fáscia pré-retal. O procedimento acarreta um risco de fístula retovaginal de cerca de 1% e os poucos estudos comparativos realizados sugerem menores taxas de sucesso a curto e longo prazos e maiores taxas de reoperação do que o reparo vaginal.[8]

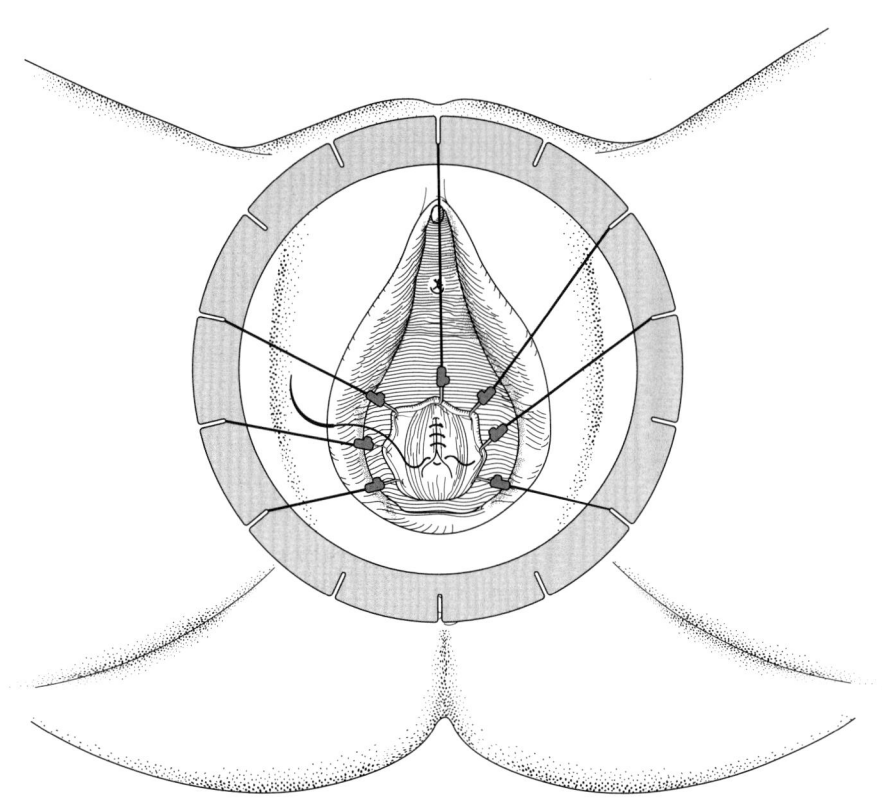

Figura 16.9 Suturas separadas são colocadas na fáscia pré-retal. Observe que as suturas não devem ser colocadas lateralmente demais para que um reparo sem tensão seja alcançado.

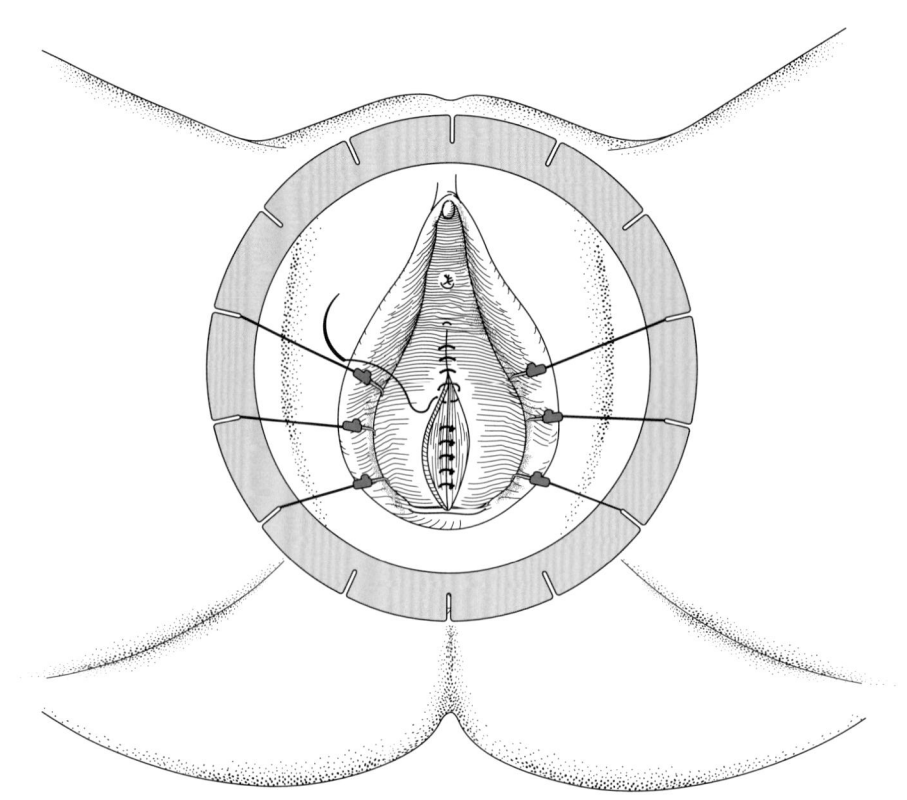

Figura 16.10 Fechamento da pele vaginal. Note que a inclusão da fáscia subjacente em cada ponto ajuda a reduzir o espaço morto e limita a chance de hematoma.

PERINEORRAFIA

Embora tradicionalmente seja realizada no momento da colporrafia posterior, a perineorrafia pode aumentar o risco de dispareunia superficial após a cirurgia, devendo, portanto, ser realizada apenas em mulheres com sintomas relacionados com a abertura no introito.

A Operação

Passo 1: A Incisão

Duas pinças de Allis ou de Kocher devem ser colocadas bilateralmente nas carúnculas hímenais na fúrcula posterior e uma incisão transversal deve ser feita entre elas usando-se um bisturi (Figura 16.6).

Passo 2: A Dissecção

Se a colporrafia posterior for realizada concomitantemente, a dissecção, conforme descrita acima, deve ser realizada. Se a colporrafia não for realizada, deve-se estender a incisão na linha média a partir do centro da incisão perineal. Os retalhos cutâneos vaginais são então dissecados dos músculos perineal transverso e do bulbocavernoso (Figura 16.11).

Passo 3: Reconstrução do Corpo Perineal

Os músculos perineais devem ser aproximados com não mais do que dois pontos separados. Se um número maior de pontos for realizado aumenta o risco de estreitamento vaginal, sem melhorar o resultado. Embora uma sutura com fio de absorção lenta possa ter algum benefício em tecidos de contração ativa, o risco extrusão de nós monofilamentares através da pele perineal deve ser evitado e a preferência do autor é usar um fio de absorção média de calibre relativamente grande como 0 ou 1 Vicryl (W9231 1 Vicryl, com agulha redonda de meio círculo de 40 mm). A direção ideal da colocação da agulha muitas vezes parece não ser intuitiva para aqueles que estão aprendendo o procedimento e é como ilustrado (Figura 16.12).

Passo 4: Fechamento

O períneo é fechado com pontos de colchoeiro separados ou com sutura subcuticular contínua; a preferência do autor é o usar o fio 3-0 Vicryl Rapide (poliglactina) em cada caso.

COLPORRAFIA POSTERIOR COM REPARO DE ENTEROCELE

Uma enterocele é geralmente encontrada na parede vaginal posterior, acima do nível de uma retocele. Deve-se reconhecer, entretanto, que, assim como uma retocele pode estender-se para cima, similarmente, uma enterocele pode, às vezes, estender-se até o nível do períneo. Na ausência de imagens detalhadas por tomografia computadorizada ou ressonância

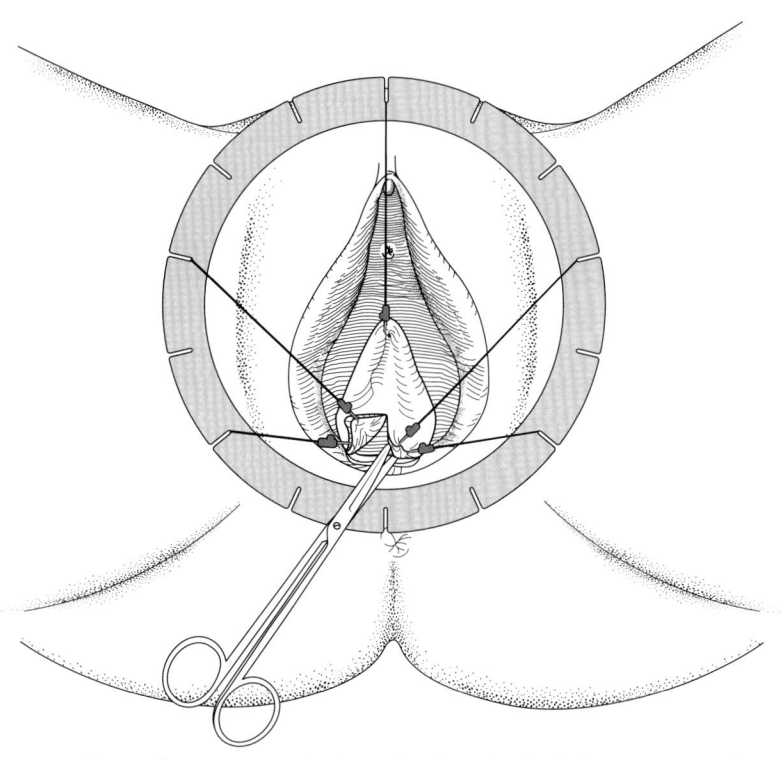

Figura 16.11 Os retalhos cutâneos vaginais são dissecados dos músculos bulbocavernosos subjacentes e dos músculos perineais transversos.

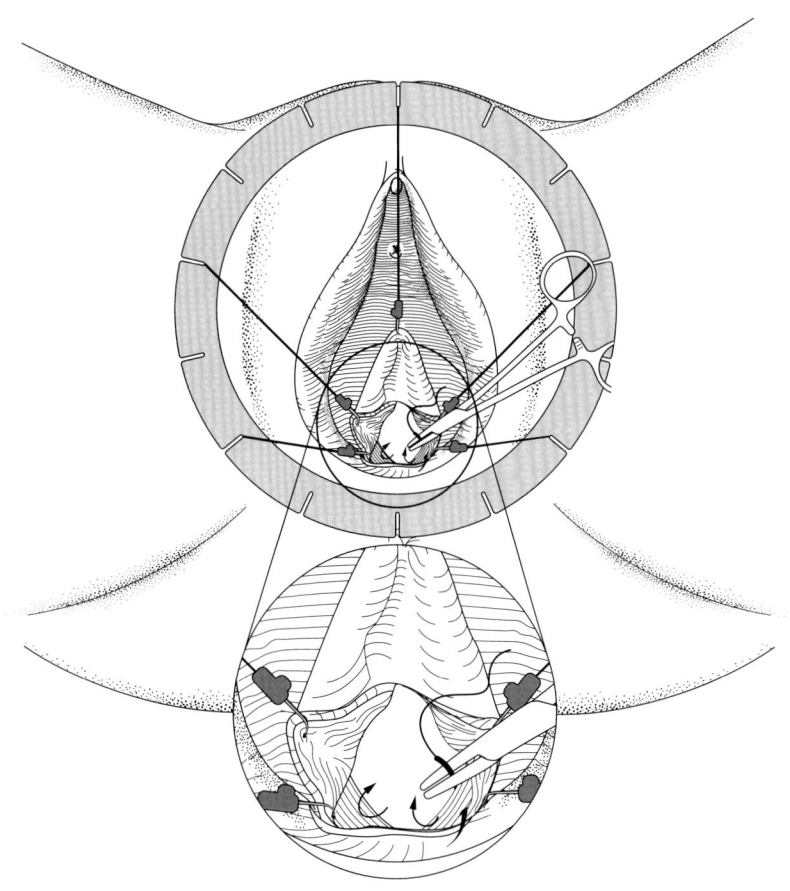

Figura 16.12 Reconstrução do corpo perineal. Observe que a direção ideal da colocação da agulha para segurar a maior parte dos músculos bulbocavernosos e transversos do períneo é mostrada na inserção aumentada.

magnética, o exame retal é a melhor maneira de distinguir entre enterocele e retocele.

O procedimento de colporrafia posterior descrito anteriormente é seguido. Após a dissecção do plano pré-retal é possível localizar a enterocele acima da borda superior da fáscia pré-retal. Uma vez identificada, o saco enterocele deve ser mobilizado por dissecção cortante e romba. A incisão do peritônio se abre para a enterocele. Neste ponto, deve-se ter cuidado para evitar lesões no intestino delgado, que podem estar dentro da enterocele. A inclinação da mesa cirúrgica, posicionando a paciente com a cabeça levemente para baixo pode ser interessante para esvaziar o saco da enterocele. O saco da enterocele deve ser fechado com um ou mais pontos em bolsa com fio 2-0 Vicryl; (Figura 16.13), o peritônio redundante deve ser ressecado e o procedimento continua como descrito para a colporrafia posterior.

PROCEDIMENTOS DO COMPARTIMENTO CENTRAL

Muitas vezes, pouca atenção é dada ao compartimento central da pélvis no manejo do prolapso dos órgãos pélvicos. O prolapso uterino e o prolapso da cúpula vaginal são subdiagnosticados e inadequadamente manejados. Como observado anteriormente neste capítulo, o prolapso frequentemente ocorre em mais de um compartimento pélvico. O número de casos vistos por clínicos individualmente pode variar na dependência de alguns fatores, entre os quais o nível de especialização, mas, na auditoria do autor, que incluiu os casos de prolapso tratados cirurgicamente, mais de 75% dos casos envolveram algum prolapso no compartimento central. A falha no manejo desta condição quase certamente contribui para os maus desfechos frequentemente relatados na cirurgia de prolapso. O manejo desta condição através de uma colporrafia não contribui para reduzir o prolapso e apenas causa um estreitamento da vagina, podendo tornar o coito praticamente impossível e as tentativas subsequentes tratar o prolapso mais difíceis. Quando o tratamento cirúrgico do prolapso é solicitado por um paciente, em geral é necessário realizar vários procedimentos concomitantemente e estes frequentemente incluem a correção do compartimento central, seja com uma histerectomia vaginal ou suporte de cúpula vaginal. Menos comumente, os chamados procedimentos de preservação do útero ou suporte uterino podem ser indicados.

HISTERECTOMIA VAGINAL COMBINADA COM COLPORRAFIA ANTERIOR E/OU POSTERIOR

A técnica para a histerectomia vaginal é descrita em detalhes no Capítulo 11. A técnica é a mesma, quando combinada com a cirurgia para correção de prolapso de órgãos pélvicos, embora alguns aspectos devam ser considerados.

Quando a histerectomia vaginal é associada a cirurgia para correção de prolapso, a preferência do autor é realizar a histerectomia vaginal primeiro. Se a colporrafia posterior ou a

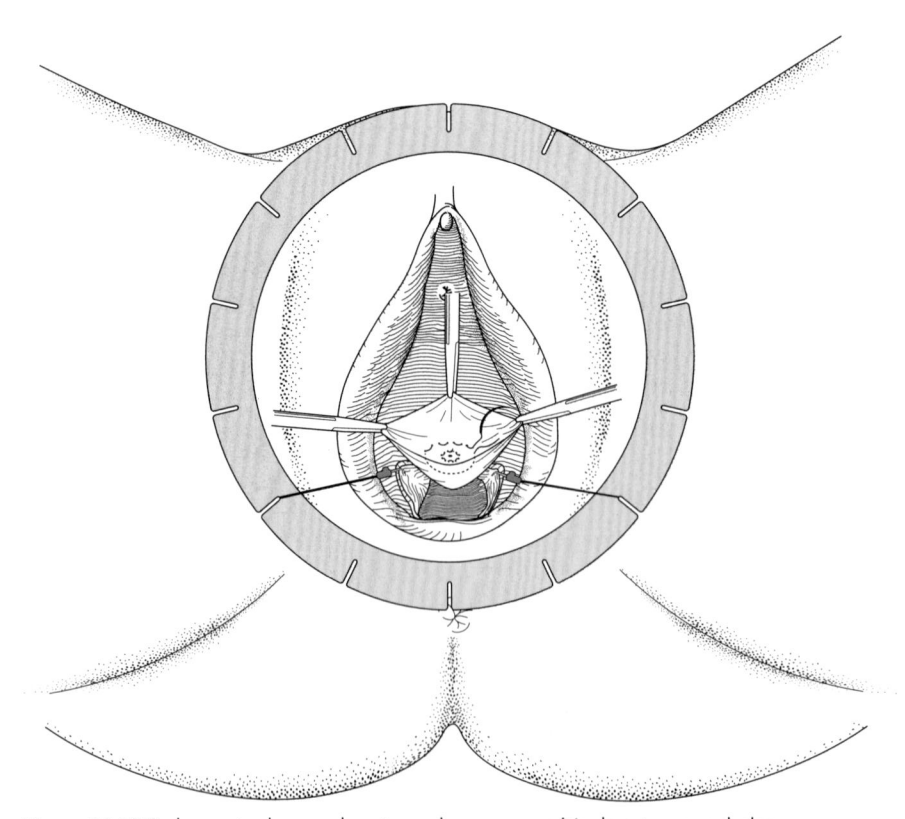

Figura 16.13 Fechamento do saco da enterocele com uma série de suturas em bolsa.

colpoperineorrafia também estiverem sendo consideradas, devem ser feitas após a realização dos outros procedimentos. A justificativa é manter o melhor acesso ao útero e à parte superior da vagina. Além disso, o resultado anatômico após a correção do prolapso da parede vaginal anterior e do prolapso uterino pode ser bom e a colporrafia posterior ou a perineorrafia podem não ser necessárias. Mas, eventualmente as queixas da paciente em relação a função intestinal exigem a correção.

O tamponamento vaginal no pós-operatório deve ser evitado, conforme foi explicado acima, e o exame vaginal antes da alta hospitalar não precisa ser realizado.

Histerectomia Vaginal e Culdoplastia de McCall

Várias técnicas têm sido utilizadas para minimizar o risco de prolapso da cúpula vaginal após a histerectomia. Em geral, a colpofixação dos ligamentos uterossacros é realizada e muitas vezes eles são fixados lateralmente ou fixados junto à linha média, para obter encurtamento. Como observado no Capítulo 11, as evidências não justificam o uso dessa técnica, embora ela pareça teoricamente adequada. A única técnica (em oposição à realização de um procedimento operacional adicional) para a qual há evidência de benefício nesse contexto é culdoplastia de McCall.[9]

O procedimento envolve a colocação de pontos de material não absorvível (como originalmente descrito) ou de absorção lenta (como agora é preferido) nos ligamentos uterossacros e no peritônio do fundo-de-saco de Douglas, para aproximação e fechamento do fundo-de-saco. O fio usado pode ser 2-0 PDS polidioxanona; W9133 2-0 PDS com uma agulha de 31 mm de meio círculo, Figura 16.14. Em geral, três pontos são colocados na borda da cúpula, progressivamente, em direção cefálica. Incialmente, são deixados soltos e devem ser passados pelo epitélio vaginal para serem amparradas após o fechamento (Figura 16.15). Se fio não absorvível for usado, uma série de suturas com fio absorvível deve ser inserida na parede vaginal, para fixar os ligamentos uterossacros na cúpula.

Fixação do Ligamento Sacroespinhoso na Histerectomia Vaginal

Na maioria dos casos, incluindo o prolapso uterino de terceiro e quarto grau, um resultado satisfatório é obtido com a histerectomia vaginal, combinada com sutura simples dos ligamentos uterossacros à cúpula ou com a culdoplastia de McCall. Ocasionalmente, esses procedimentos não resolvem e a cúpula vaginal permanece no introito ou além dele. Nesta situação, e provavelmente apenas nesta situação, é indicado usar outras técnicas para suporte da cúpula. A fixação do ligamento sacroespinhoso é a abordagem preferida nessa situação. A técnica utilizada é a descrita para a fixação do

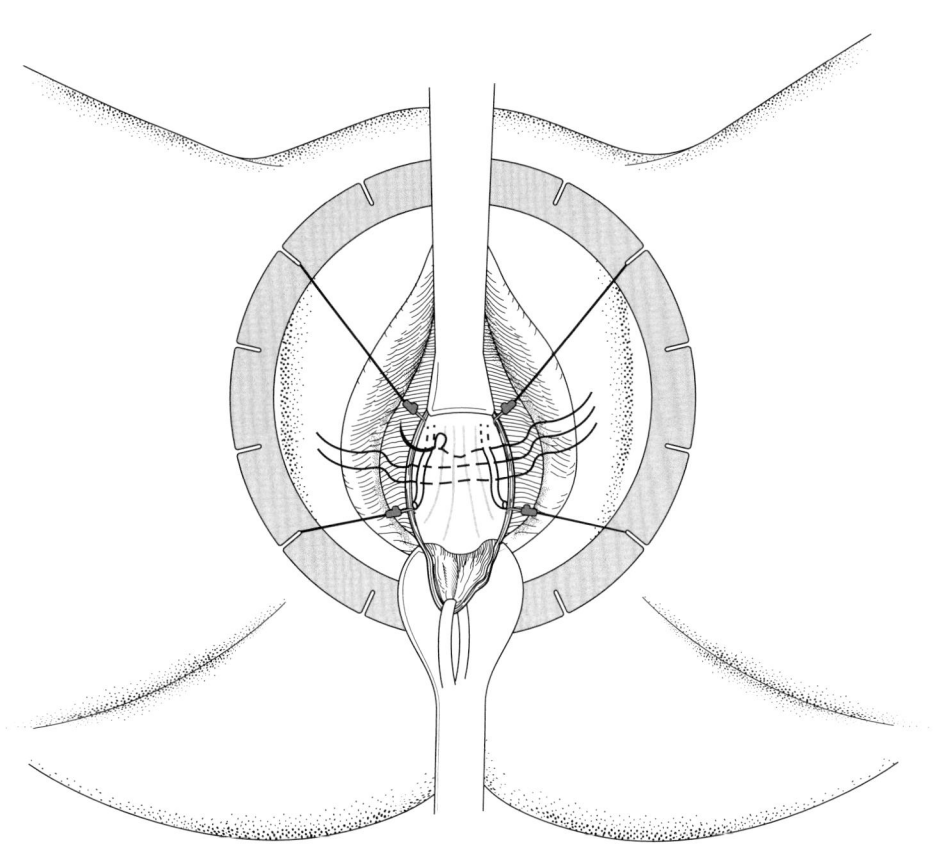

Figura 16.14 Pontos de plicatura colocadas nos ligamentos úterossacros e peritônio do fundo-de-saco de Douglas.

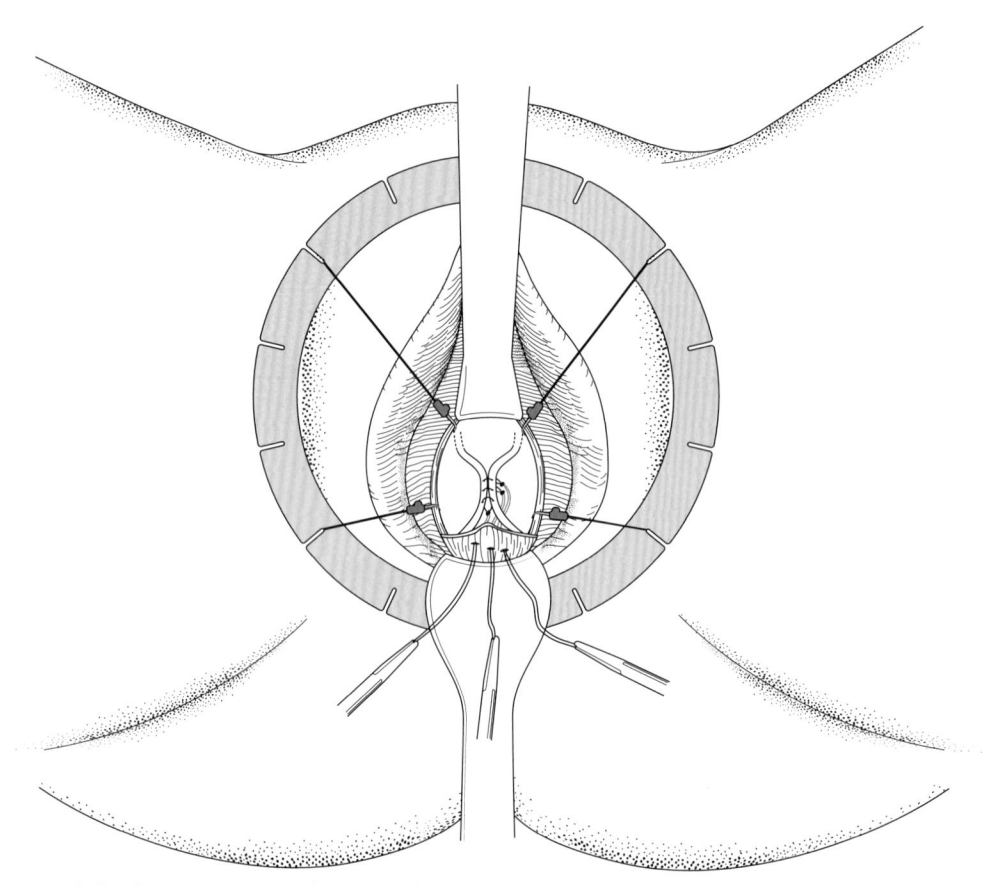

Figura 16.15 As extremidades dos pontos são trazidas através da pele vaginal atrás da cúpula, para serem amarradas após o fechamento da pele.

ligamento sacroespinhoso no prolapso da cúpula vaginal após a histerectomia (a seguir).

MANEJO CIRÚRGICO DO PROLAPSO DA CÚPULA VAGINAL APÓS HISTERECTOMIA

A abordagem cirúrgica do prolapso da cúpula vaginal pode ser vaginal ou abdominal. Uma revisão sistemática, com metanálise publicada em 2016, sugere que a abordagem abdominal para realizar uma sacrocolpopexia apresenta uma taxa marginalmente menor de sintomas de prolapso e necessidade de nova cirurgia do que o procedimento vaginal.[15]

Esses benefícios devem avaliados levando em consideração o tempo cirúrgico maior, um período de internação mais prolongado e uma demora maior para retornar às atividades diárias normais, juntamente com aumento de custos. A abordagem vaginal para fixação sacrospinhosa permite o reparo simultâneo do prolapso da parede anterior e/ou posterior e evita complicações relacionadas com a colocação da tela.

FIXAÇÃO DO LIGAMENTO SACROESPINHOSO

A técnica atual de fixação do ligamento sacroespinhoso é uma modificação da técnica descrita originalmente por Amreich e Richter,[10,11] e o princípio é a fixação do ligamento sacroespinhoso na cúpula vaginal para suspensão. A fixação é mais frequentemente realizada unilateralmente, à direita, embora também seja relatada como um procedimento bilateral. Não há evidências de que a fixação bilateral apresente melhores resultados e como os pontos de fixação são feitos na região posterior da pelve, pode acarretar risco de obstrução retal. Os pontos de suspensão devem ser colocados aproximadamente 2 cm medial à espinha isquiática e não tão profundos para evitar a inclusão de estruturas subjacentes e reduzir o risco de comprometimento do feixe neurovascular do pudendo. A dor unilateral transitória na região do glúteo tem sido relatada em até 25% dos casos. O mecanismo exato de sua ocorrência é desconhecido, mas pode ocorrer por tração no ligamento, pressão local por hematoma, lesão dos nervos adjacentes ao plexo sacral ou lesão do tronco principal do nervo pudendo atrás do ligamento, ou até um ramo anômalo do nervo pudendo no ligamento (presente em 10% dos indivíduos), ou por lesão em pequenas fibras nervosas intraligamentares.

O comprometimento do nervo pudendo pode manifestar-se com dor glútea ou genital que é agravada pela posição sentada, aliviada de pé e ausente quando em repouso ou sentado na toalete. Outros sintomas incluem dormência genital, incontinência fecal e incontinência urinária. Em raras ocasiões, pode ser necessário considerar a remoção ou reposicionamento das suturas de suspensão para aliviar esses sintomas.[12] Entretanto, é preciso considerar que a maioria dos casos se resolve espontaneamente e a dor persistente por mais de 6 semanas ocorre em menos de 1%.

Instrumental

Os instrumentos descritos anteriormente no capítulo são apropriados e em geral são suficientes para a realização da cirurgia. O acesso ao ligamento sacroespinhoso pode ser difícil e vários instrumentos têm sido utilizados para facilitar o acesso, incluindo o porta agulha para ligaduras de Deschamps (agulha aneurismática), o sistema de sutura Shutt, o Endostitch Autosuture, o acionador de agulha Laurus e o dispositivo de Capio Boston Scientific e o gancho Miya (Miyazaki); a preferência do autor é para o último.[13]

Uma bandeja com o instrumental específico para esse fim é aconselhável e deve conter:

- Dois afastadores Breisky – Navratil.
- Um espéculo de Sims de lâmina única.
- Um gancho Miya.
- Um gancho de nervos.

A Cirurgia

O paciente deve estar em posição de litotomia, com as nádegas na borda da mesa cirúrgica, evitando uma discreta inclinação para baixo da cabeça.

Passo 1: A Incisão

A fixação do ligamento sacroespinhoso é comumente combinada com uma colporrafia posterior e a incisão acima descrita pode ser usada e estendida em direção à cúpula vaginal. Se ela for realizada isoladamente, deve ser feita uma incisão na linha média de 4-5 cm ou uma incisão paramediana direita, começando logo abaixo da cúpula vaginal na parede vaginal posterior.

Passo 2: Identificação do Ligamento Sacroespinhal

A espinha isquiática direita deve ser palpada e a dissecção do espaço pararretal direito deve ser feita com dissecção romba, com o dedo indicador colocado na posição das 10 horas na margem superior da incisão. Se o procedimento for realizado concomitantemente com a colporrafia posterior, é necessário realizar a dissecção acima da borda superior da fáscia pré-retal. Se for realizado simultaneamente com a histerectomia vaginal, devem-se evitar lesões no intestino delgado, que pode descer e localizar-se na incisão se o peritônio não estiver fechado. Com movimentos de varredura em direção inferomedial, próximo ao reto, o ligamento sacroespinhoso pode ser palpado com mais facilidade, à medida que o reto e a gordura pararretal são afastados.

A técnica de suturar às cegas, quando se usa porta-agulhas descartáveis, pode ser empregada, mas é melhor realizar a sutura com visualização direta do ligamento. Dois afastadores de Breisky-Navratil são mantidos por um assistente, o primeiro, colocado lateralmente à espinha isquiática direita, proporciona um afastamento moderado em direção lateral e o segundo, colocado contra o reto, promove um afastamento medial suave. Finalmente, o operador segura o espéculo de Sims, colocado entre os dois afastadores na vagina posterior. Dessa forma, é possível visualizar o ligamento sacroespinhoso direito, no trajeto em direção inferomedial, dentro do músculo pubococcígeo, aproximadamente das 9 para as 5 horas no campo cirúrgico (Figura 16.16).

Passo 3: Inserção do Ponto Sacroespinhoso

Se o gancho Miya for usado, é importante que ele seja carregado pelo lado interno da curvatura, caso contrário, não será possível remover o gancho sem remover a agulha de sutura. O uso de fio número 1 PDS polidioxanona, W9374 1 PDS, e uma agulha de 40 mm de meio círculo é a preferência do autor; alguns defendem o uso de fio não absorvível como Ethibond (poliéster revestido), mas deve ser considerado o comentário abaixo intitulado "Fixação das suturas à vagina". Aproximando as alças do gancho de Miya e simultaneamente elevando todo o dispositivo, a sutura é colocada através (não ao redor) do ligamento, 2 cm medial à espinha isquiática direita (Figura 16.17). A ponta do gancho é passada através do espéculo de Sims, a sutura é puxada usando um gancho de nervo e o gancho de Miya, então, desengatado. Deve ser feita uma tração firme no fio para confirmar a colocação correta do ponto e toda a pélvis se move levemente sobre a mesa cirúrgica. Uma segunda sutura deve ser inserida, medialmente à primeira, para suporte adicional.

Se algum dos dispositivos alternativos listados acima for usado para a colocação da sutura, as instruções do fabricante para a montagem da sutura devem ser seguidas. Com a técnica de visualização direta descrita, o risco de lesão retal deve ser mínimo; se uma técnica cega for usada, o exame retal deve ser realizado antes que as suturas sejam amarradas.

Passo 4: Fixação das Suturas à Vagina

As duas suturas são então fixadas no epitélio vaginal aproximadamente 2 cm abaixo da cúpula, em ambos os lados da incisão. Um "ponto de polia" é formado com cada sutura, passando uma extremidade livremente pela pele enquanto segura a outra com um engate duplo ou nó de Aberdeen (Figura 16.18). A vantagem de usar um fio absorvível é que ele pode ser amarrado dentro da vagina. Se um fio não absorvível for usado, o nó deve ficar por baixo do epitélio para diminuir o risco de erosão da sutura, formação de fístulas e secreção vaginal persistente.

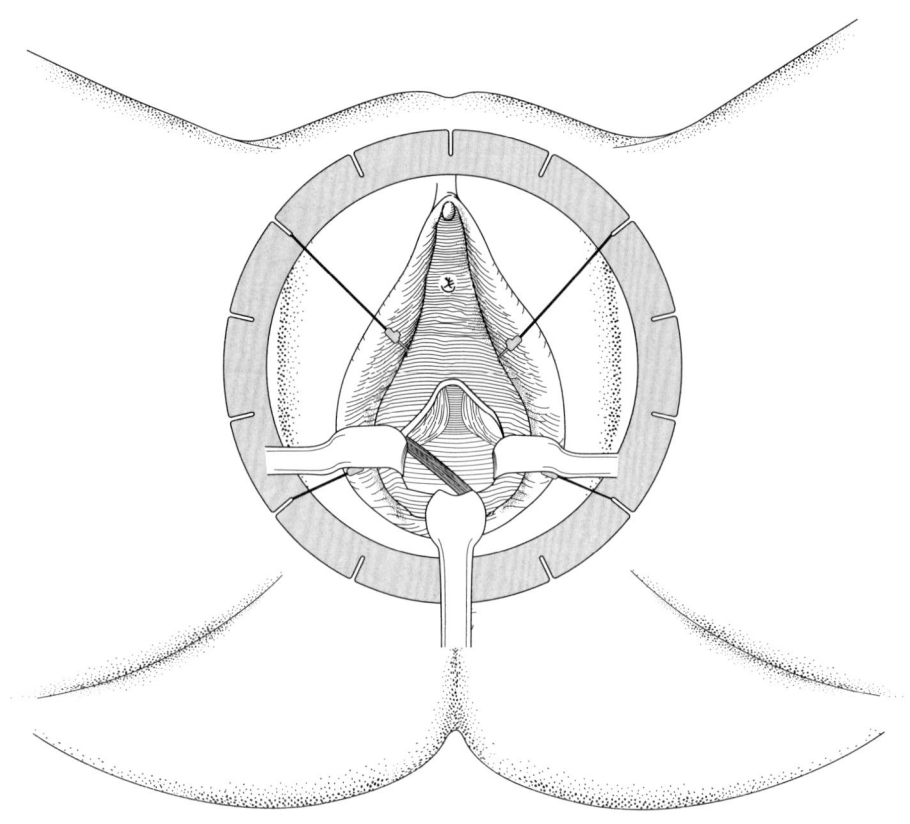

Figura 16.16 Visualização do ligamento sacroespinhoso direito. Observe que o afastador Breisky à direita do paciente deve estar apoiado na espinha isquiática (não mais profunda), com tração na direção lateral.

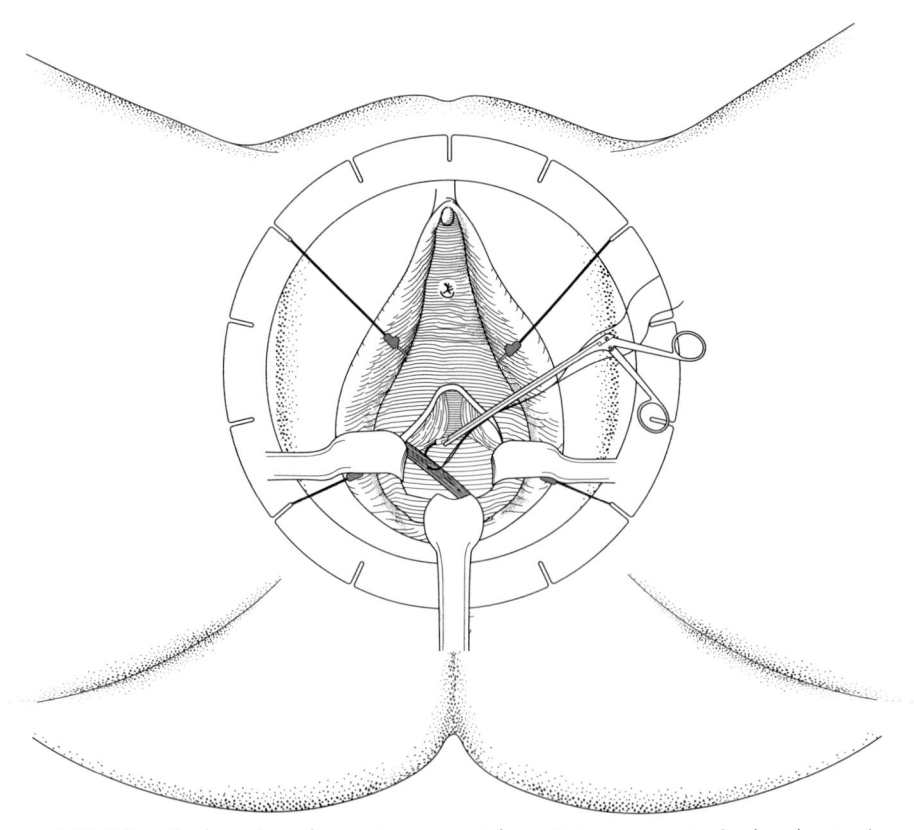

Figura 16.17 Colocação de ponto no ligamento sacroespinhoso. Note que o ponto é colocado através (não ao redor) do ligamento; o gancho é então manipulado no entalhe no espéculo dos Sims e a sutura é recuperada usando um gancho de nervo.

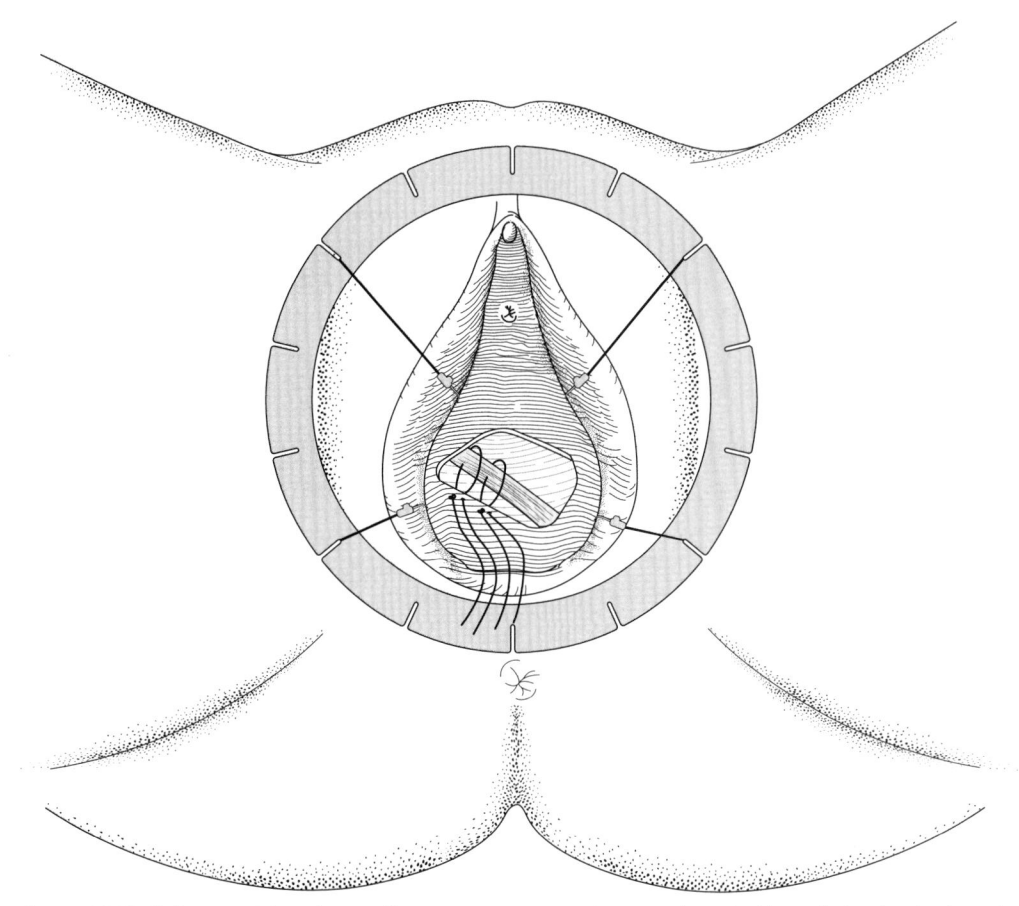

Figura 16.18 'Polia-ponto' é usado para fixar as suturas suspensivas na pele vaginal logo abaixo da cúpula vaginal.

Passo 5: Conclusão do Reparo Posterior

Se o reparo posterior for realizado simultaneamente, ele é completado nesse estágio e a parede vaginal posterior é então fechada, como descrito anteriormente. As suturas de suspensão devem ser amarradas empregando seu mecanismo de polia. A tração é aplicada na extremidade livre, o que permite que a extremidade fixa aproxime a cavidade vaginal do ligamento. Os fios devem ser cortados, deixando extremidades de pelo menos 2 cm de comprimento dentro da vagina.

Cuidados Pós-Operatórios

Manter a cateterização vesical durante a noite no pós-operatório. O tamponamento vaginal não é necessário. O manejo da dor pós-operatória é o mesmo de outros procedimentos. Os medicamentos anti-inflamatórios não esteroides podem ser usados por via oral ou retal para controle de dor na região glútea. As pacientes devem ser aconselhadas a evitar relações sexuais até a revisão pós-operatória. Se a sutura de suspensão é feita com PDS, a resistência à tração se mantém por até 8 semanas, mas ainda pode ter uma sensação de fragilidade dentro da vagina por consideravelmente mais tempo do que isso; isso pode ser uma causa de dispareunia para ambos os parceiros.

SUSPENSÃO DO LIGAMENTO UTEROSSACRO

O procedimento de suspensão do ligamento uterossacro pode ser realizado imediatamente após a histerectomia vaginal, da mesma forma como é feito para a fixação do ligamento sacroespinhoso. No entanto, este procedimento é mais comumente usado para o tratamento do prolapso da cúpula vaginal após a histerectomia.[14]

Passo 1: A Incisão

Se a colporrafia anterior e/ou posterior for realizada na mesma operação, esses procedimentos devem ser realizados primeiro. Deve ser feita uma única incisão na linha média entre o colo vesical e o corpo perineal, incluindo a parede anterior, a cúpula e a parede posterior. Após a conclusão da colporrafia, deve ser feito o pinçamento, com duas pinças de Allis ou Littlewood, a borda superior da fáscia, onde foi realizada a plicatura pubocervical e pré-retal.

Passo 2: Identificação dos Ligamentos Uterossacros

Se não for previamente aberto, o saco da enterocoele deve ser incisado e as alças intestinais devem ser protegidas com compressas e afastadas. A identificação dos ligamentos uterossacros pode ser difícil, mas podem ser vistos com indentações nos ângulos da cúpula; podem ser mais bem localizados após a abertura do peritônio, posterior e medial às espinhas isquiáticas nas posições de 4 e 8 horas. Uma pinça de Allis é usada para tracionar o ligamento e com o dedo indicador contralateral para palpar o ligamento tenso em direção ao sacro. Um afastador de Breisky-Navratil é usado para afastar o reto medialmente e um segundo afastador ou um afastador curvo de Deaver pode ser usado para manter afastadas as alças intestinais em direção cefálica.

Passo 3: Sutura dos Ligamentos Uterossacros

Um ponto com fio não absorvível, trançado, número 0 Ethibond (poliéster revestido; agulha de ponta cônica de 26 mm de Ethibond X524H 0) com agulha longa e reta e com laçada dupla deve ser colocado através do ligamento no lado sacral da espinha isquiática. Para minimizar o risco de lesão do ureter, a agulha deve ser passada na direção lateral para a medial, os pontos de entrada da agulha sempre sendo mediais e posteriores às espinhas isquiáticas. Duas suturas adicionais devem ser colocadas proximalmente ao longo do ligamento (isto é, no lado sacral). Os fios da sutura devem ficar pinçados com uma pequena pinça de artéria ou podem ser pinçados com uma pinça longa e colocados em ordem para serem identificados posteriormente pelo cirurgião (Figura 16.19). O mesmo procedimento é então realizado no lado oposto.

Após a colocação dos pontos de suspensão, as suturas de alça dupla devem ser passadas na margem superior das fáscias pubocervical e pré-retal (Figura 16.20). A sutura mais distal no ligamento uterossacro (isto é, mais próximos do cirurgião) é fixada mais lateralmente na fáscia. As suturas mais proximais são colocadas mais medialmente na fáscia.

Passo 4: Verificar a Cistoscopia

Antes de dar o nó nas suturas é preciso realizar uma cistoscopia para excluir a possibilidade de comprometimento ureteral. Pede-se ao anestesista para administrar 5 mL de corante índigo carmim por via intravenosa; se o corante não for visto nos orifícios uretéricos dentro de 10 minutos, a sutura mais distal no(s) lado(s) afetado(s) deve ser removida, em seguida, e assim por diante, até que o fluxo seja visto (Figura 16.21). Quando o corante é visto, deve ser tracionar o ponto mais distal e se isso diminuir ou interromper o fluxo de corante, novamente a sutura mais inferior deve ser removida. Se menos dois pontos de suspensão permanecem com fluxo ureteral bilateral, nenhuma ação adicional é necessária. Caso contrário, as suturas devem ser substituídas mais distalmente ao longo dos ligamentos uterossacros.

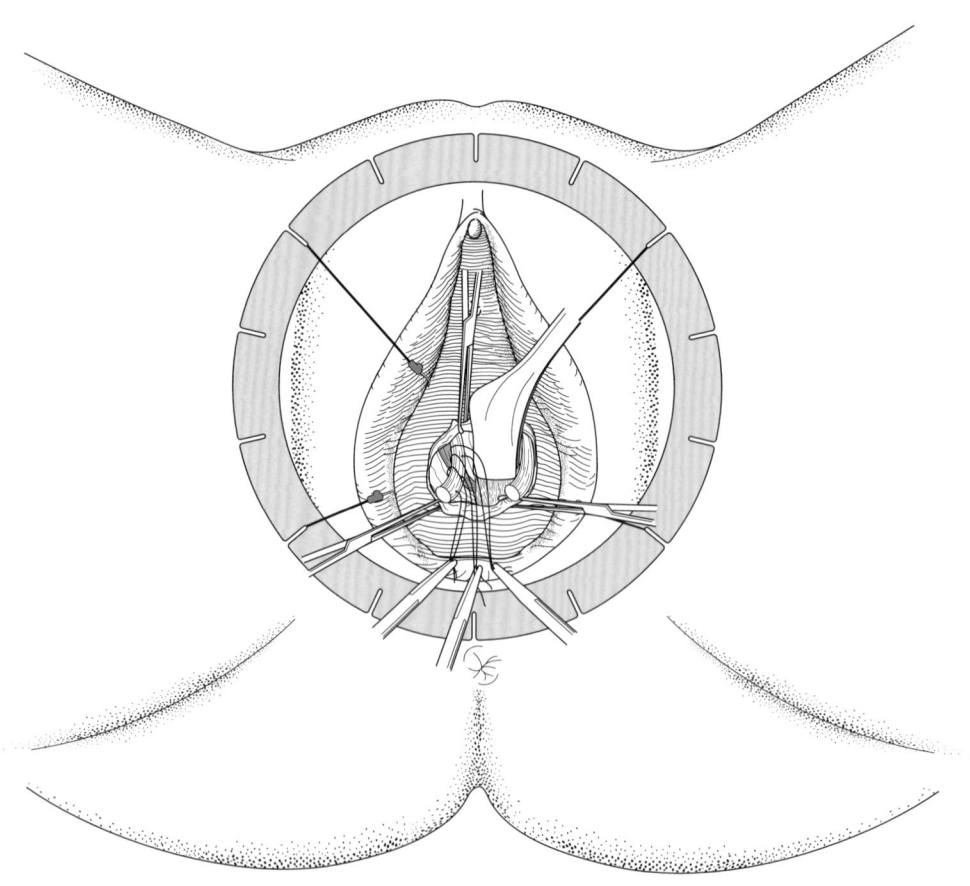

Figura 16.19 Três suturas colocadas através do ligamento uterossacro do lado direito.

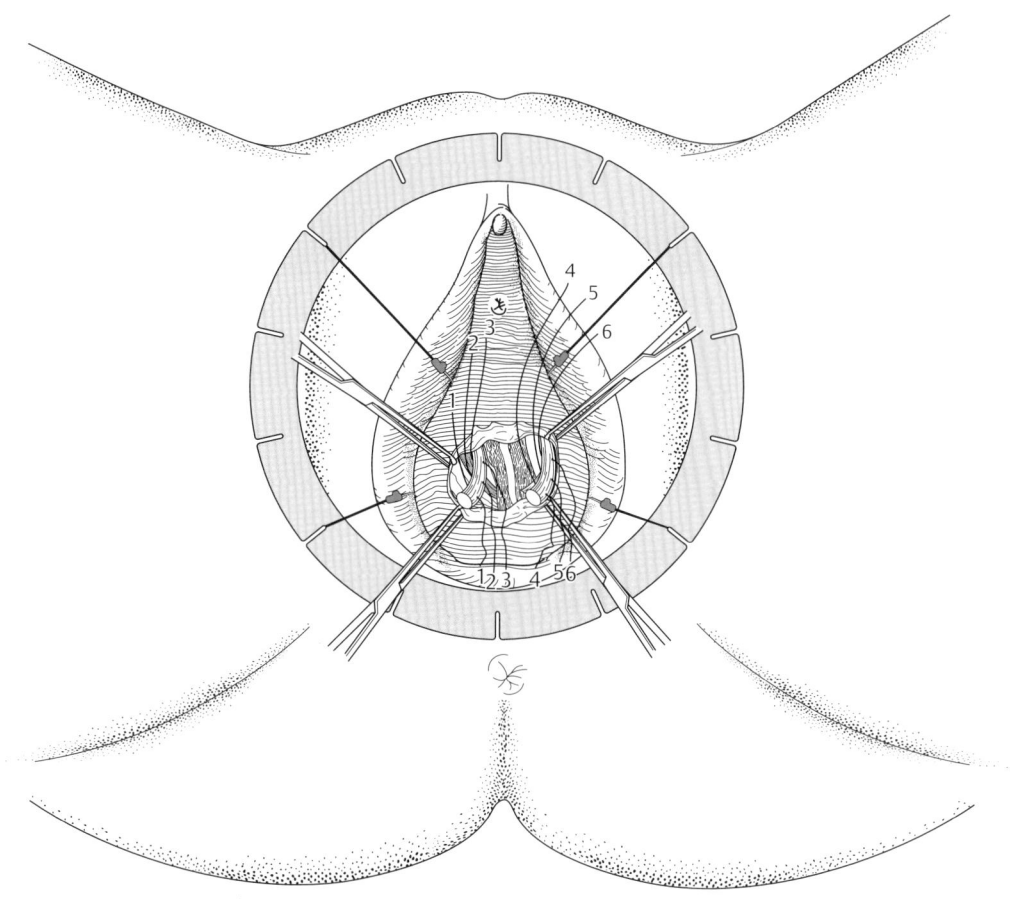

Figura 16.20 As suturas (de braços duplos), através do ligamento, são fixadas nas fáscias pubocervical e pré-retal.

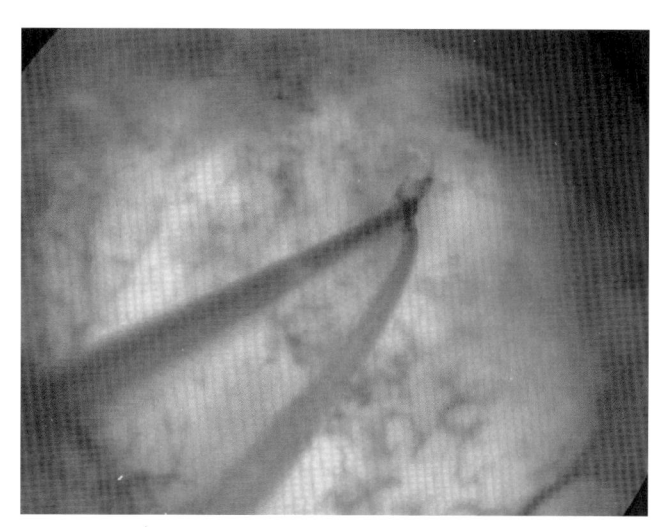

Figura 16.21 Índigo-carmim confirmando o efluxo do orifício uretérico.

Passo 5: Amarrando os Pontos de Suspensão

Após a confirmação de que os ureteres não estão comprometidos, as suturas são amarradas na sequência em que foram colocadas, aproximando as bordas superiores das fáscias pubocervical e pré-retal no ápice, próximo aos ligamentos uterossacros na cúpula vaginal (Figura 16.22).

Passo 6: Fechamento da Ferida

As bordas do epitélio vaginal anterior e posterior são então aproximadas, iniciando na cúpula e descendo pelo colo da bexiga e corpo perineal, respectivamente, com uma sutura contínua ancorada e usando um fio Vicryl (poliglactina) (Vicryl W9350 2-0, agulha forte de meio círculo de 26 mm). Como observado anteriormente, a inclusão da fáscia subjacente em cada ponto da sutura reduz o espaço morto e limita a chance de formação de hematoma.

Um método alternativo é primeiro aproximar o epitélio vaginal, deixando os pontos de suspensão na cúpula, para serem amarrados no final do procedimento. Isso melhora o acesso para fechar a incisão vaginal, mas pode aumentar o risco de formação de fístulas a partir do material de sutura não absorvível. Se esta técnica for escolhida, o nó deve ser cortado curto, evitando que a extremidade fique aparente na cúpula vaginal.

Cuidados Pós-Operatórios

Uma sonda vesical deve ser mantida durante a noite no pós-operatório. O tamponamento vaginal não é necessário rotineiramente.

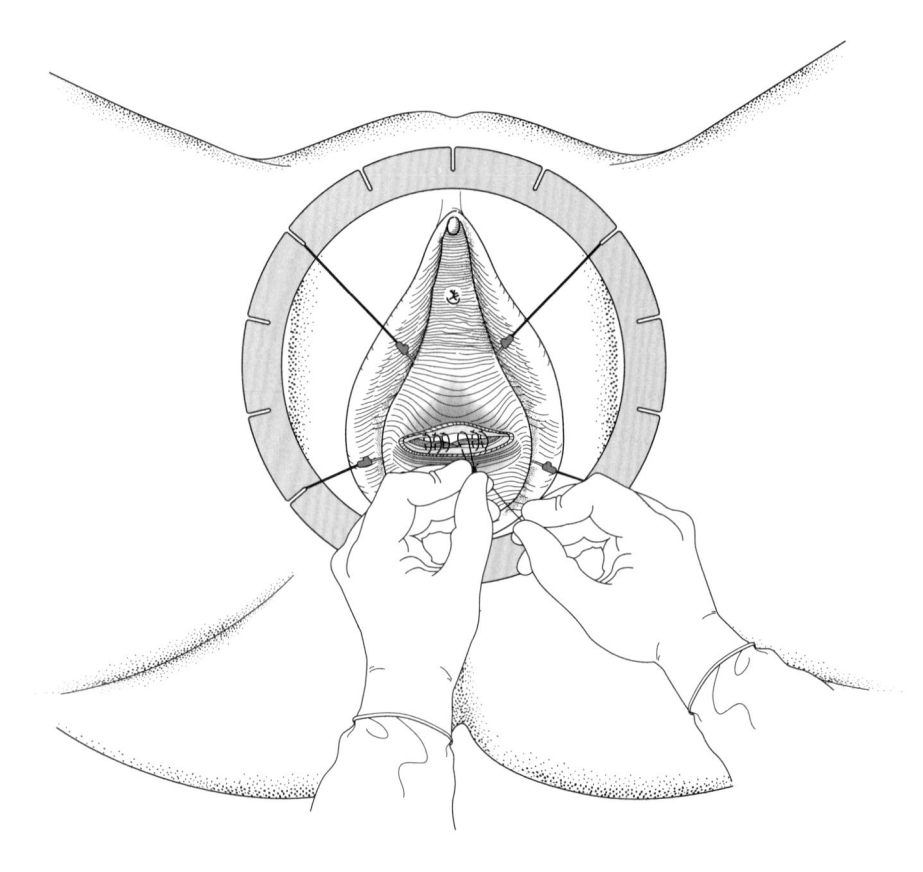

Figura 16.22 Amarrando as suturas de suspensão, aproximando as bordas superiores das fáscias pubocervical e pré-retal no ápice, próximo aos ligamentos da cúpula vaginal. Note que se as suturas foram amarradas após o fechamento da pele vaginal, elas devem ser cortadas curtas, assegurando que as extremidades não se projetem através da incisão da cúpula.

SACROCOLPOPEXIA ABDOMINAL

O princípio da sacrocolpopexia é o suporte da cúpula vaginal e a restauração do eixo vaginal com uso de uma tela ou suturas, colocadas entre a parte superior da vagina e o ligamento sacral anterior.

Anestesia

Anestesia regional ou geral é adequada para este procedimento abdominal.

Preparação da Paciente

A paciente deve estar em uma posição de litotomia modificada, com inclinação de Trendelemburg e com as pernas em perneiras ligeiramente afastadas, os quadris e joelhos levemente flexionados e os quadris abduzidos, de modo que um assistente possa ficar entre eles. Cuidados devem ser tomados para evitar pontos de pressão, particularmente no nervo peroneal. A preparação deve ser feita como para qualquer procedimento abdominal. Deve ser feita a antissepsia vaginal e um cateter uretral de demora deve ser inserido. O grau de prolapso deve ser avaliado para determinar a necessidade de reparos anteriores ou posteriores concomitantes. A preferência do autor é inserir um probe retal na vagina, que pode ser usado para manipular a cúpula durante o procedimento e auxiliar na dissecção do reto e da bexiga.

Instrumental

O conjunto geral ginecológico mostrado no Capítulo 3 é usado. Um lençol urológico adesivo (com um protetor para dedo anexado) permite a manipulação asséptica vaginal, enquanto o abdome está aberto; um probe retal também pode ajudar a manipular a cavidade vaginal.

Muitas malhas aloplásticas e alogênicas diferentes, seja como dispositivos pré-formados ou cortadas de folhas, têm sido empregadas para a sacrocolpopexia. A preferência do autor foi criar um tamanho e uma forma apropriados para cada paciente a partir de uma folha de prolene (polipropileno) ou UltraPro (Monocryl/Prolene, poliglecaprone/polipropileno).

A Cirurgia

Passo 1: A Incisão

A entrada através de uma incisão de Pfannenstiel é preferida; embora raramente seja necessário para a sacrocolpopexia, o acesso pode ser melhorado, modificando-o para uma incisão de Cherney, separando os músculos retos dos ossos púbicos.

Passo 2: Preparação da Cúpula Vaginal

As aderências prévias de cirurgia anterior devem ser desfeitas para dar acesso à cúpula vaginal. Usando uma leve pressão através da cortina urológica, a vagina invertida é reposicionada, o probe retal pode ser colocado na vagina, facilitando a palpação através do abdome. O peritônio que cobre a cúpula vaginal é incisado, tomando-se cuidado para evitar lesões na bexiga. O plano entre a parede vaginal posterior e o reto deve ser dissecado o mais baixo possível. Essa dissecção, em geral, é feita sem dificuldade, embora os vasos pararretais possam complicar o procedimento, quando o assoalho pélvico é abordado. A base da bexiga também pode ser dissecada da parte superior da parede vaginal anterior. Nesta área, pode ser necessário a dissecção cortante, por causa das aderências mais firmes.

Passo 3: Preparação do Promontório Sacral

O cólon sigmoide deve ser deslocado para o lado esquerdo da pélvis para permitir o acesso ao promontório sacral. O peritônio suprajacente deve ser incisado, expondo o ligamento longitudinal no nível do promontório. Deve-se ter cuidado para evitar os vasos sacrais medianos; o sangramento das veias, em particular, pode ser difícil de controlar. O retroperitônio deve ser aberto desde a incisão vaginal até a incisão sacral. Alternativamente, pode ser criado um túnel abaixo do peritônio entre as incisões sacral e vaginal.

Passo 4: Colocação da Malha

O comprimento e a largura apropriados da tela são medidos para alcançar o promontório sacral sem tensão, permitindo que a vagina se posicione anatomicamente contra o assoalho pélvico; a extensão abaixo da parede posterior precisa ser acomodada. Não tem sido prática do autor estender a tela para baixo da parede vaginal anterior rotineiramente, embora se essa extensão for planejada, deve ser permitido um comprimento adicional ou, alternativamente, um comprimento duplo de malha pode ser usado.

A malha pode ser presa no lugar a partir das extremidades superior ou inferior, dependendo do acesso, geralmente a extremidade inferior é a preferida. Começando nos aspectos inferiores da parede vaginal posterior, movendo-se progressivamente em direção à abóbada, a tela é suturada aos tecidos vaginais usando várias linhas de suturas de 3-0 PDS com pontos separados (polidioxanona; W9132 3-0 PDS, com agulha redonda semicircular de 31 mm; (suturas não absorvíveis são usadas por alguns cirurgiões, embora isso represente um risco de erosão da sutura e formação de fístulas). A extensão da tela na parede vaginal posterior dependerá da avaliação clínica no momento. A tela é anexada à cúpula vaginal e, se apropriado, à parede vaginal anterior superior (Figura 16.23). Deve ser evitado à extensão da malha na

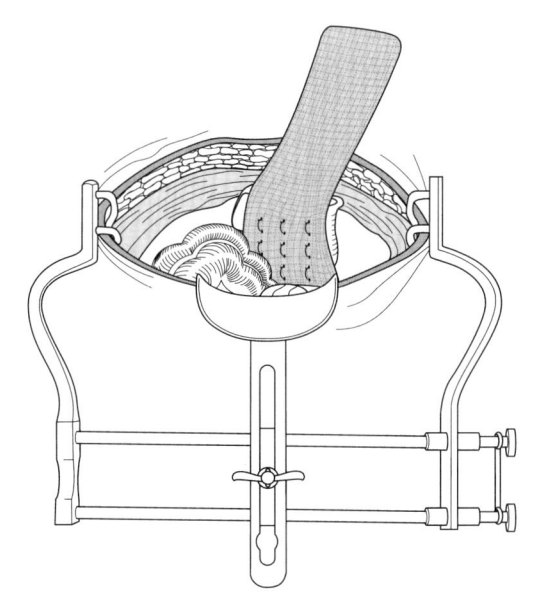

Figura 16.23 Fixação de tela à parede vaginal.

parede anterior, devido ao risco de exacerbar os sintomas do trato urinário inferior e devido ao risco da erosão da tela.

Neste ponto, a tela deve ser refletida em direção ao sacro. O comprimento da malha usada é medido como mencionado acima. A tela deve ser fixada ao ligamento sacro anterior com pontos separados e fio não absorvível Ethibond (poliéster revestido) ou com grampos (W975 0 Ethibond, agulha redonda semi-circular de 31 mm; Figura 16.24).

O posicionamento e a mobilidade da vagina devem ser confirmados. Se o resultado é satisfatório, o excesso da malha deve ser cortado e descartado. Se os tecidos devem ficar com maior mobilidade, deve ser feita uma "dobra" na malha com uma série de suturas interrompidas, sem cortar o material excedente. O autor recomenda fechar o peritônio, embora nem todos fechem o peritônio, para evitar uma hérnia de intestino através da malha.

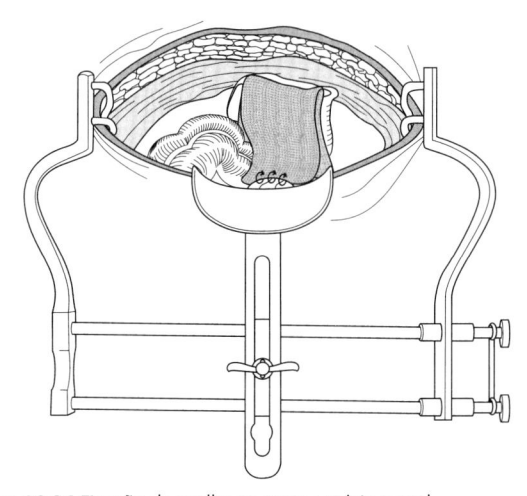

Figura 16.24 Fixação de malha ao promontório sacral.

Passo 5: Fechamento da Parede Abdominal

A parede abdominal é fechada como descrito no Capítulo 4. O exame vaginal é realizado para avaliar a necessidade de reparo adicional, embora isso raramente seja necessário. O reparo posterior deve ser evitado ao mesmo tempo, devido ao aumento do risco de erosão da tela.

SACROCOLPOPEXIA LAPAROSCÓPICA

A sacrocolpopexia abdominal também pode ser realizada por laparoscopia ou por cirurgia robótica, oferecendo uma abordagem de acesso mínimo à suspensão da cúpula. O procedimento segue os mesmos passos da sacrocolpopexia aberta, embora a fixação seja feita principalmente com o uso de grampos ou parafusos. A abordagem laparoscópica pode ter o benefício de uma recuperação rápida e a permanência hospitalar mais curta para o paciente e permite uma melhor visualização do assoalho pélvico. Esse benefício ocorre às custas de um tempo de operação mais longo e de maior custo. Evidências atuais sugerem que a eficácia da sacrocolpopexia realizada por abordagens aberta e laparoscópica são equivalentes. A abordagem laparoscópica exige um treinamento e habilidade avançada em uroginecologia e cirurgia laparoscópica.

CIRURGIA DE PROLAPSO UTERINO

Há um interesse crescente nos procedimentos de prolapso com preservação do útero. Especificamente, as técnicas de sacrocolpopexia e fixação sacroespinhal foram modificadas para permitir a preservação do útero pela sacro-histeropexia e cervicopexia sacroespinhal. Uma revisão da Cochrane de 2016 sobre cirurgia para prolapso vaginal apical não pode chegar a conclusões sobre o benefício da histerectomia vaginal comparado com a cirurgia conservadora, embora os autores tenham destacado um estudo que mostrou que a percepção do prolapso era menos provável após histerectomia do que após sacro-histeropexia abdominal.[15] No entanto, existem várias razões pelas quais as mulheres podem solicitar esses procedimentos e isto deve ser bem investigado. Em particular, o desejo de fertilidade e o risco de comprometimento do assoalho pélvico após gravidez e parto.

INSERÇÃO TRANSVAGINAL DE MALHA

O tratamento cirúrgico do prolapso está associado a um risco significativo de recorrência. Taxas de reoperação de até 30% têm sido relatadas,[3] embora a taxa tenha sido inferior a 2% na auditoria pessoal do autor mencionada acima. Um índice de recorrência de até 10% talvez seja realista.[16] O uso de tela para reforçar o reparo cirúrgico tornou-se padrão no tratamento da hérnia e uma indicação óbvia foi vista para seu uso na cirurgia de prolapso. No entanto, tornou-se claro que existem problemas particulares com o uso de malha na vagina em termos de função sexual, da bexiga e do intestino, além da preocupação com a erosão da tela ou infecção, devido ao campo operatório. Os materiais implantados utilizados têm sido mais comumente sintéticos (aloplásticos) ou biológicos (alógenos). O implante pode ser cortado em tamanho e forma a partir de uma folha de malha ou, alternativamente, pode ser escolhido um entre os vários *mesh kits* especificamente comercializados. O implante deve ser fixado à fáscia subjacente por uma série de suturas colocadas no ápice (na região do colo do útero ou na cúpula vaginal), lateralmente às paredes laterais pélvicas e aos ligamentos sacroespinhosos e inferiormente (na região do colo da bexiga). Com os *kits* de malha, o suporte adicional é fornecido por um número (dois ou quatro, dependendo do dispositivo usado) de membros de malha adicionais, semelhantes às estrias na uretra média, introduzidos por longas agulhas através do forame obturador ou do períneo. De acordo com o tipo e o grau de prolapso presente, toda a malha ou apenas parte dela pode ser inserida.

O uso de tela para a sacrocolpopexia para prolapso da cúpula vaginal (e fita uretral média para incontinência urinária de esforço) é apoiado por evidências de ensaios clínicos controlados e randomizados de boa qualidade. A evidência para apoiar o uso rotineiro de malha transvaginal, no entanto, é limitada. A ocorrência de eventos adversos resultou em muitos milhares de reclamações médico-legais e implementou a realização de várias revisões nacionais e internacionais nos Estados Unidos, Europa e Reino Unido. Embora as conclusões e recomendações não sejam inteiramente consistentes, a visão geral é de que há evidências mínimas de benefício[17] e crescente preocupação com eventos adversos,[17,18] por isso os acordos para tomar esta decisão devem estar muito bem embasados e sua indicação está restrita a casos complexos.[19-21]

Sem dúvida, a evidência mais robusta nesse contexto vem do estudo PROSPECT,[22] que concluiu que, nos primeiros 2 anos de cirurgia de um reparo vaginal com tela (sintética) ou material (biológico) de enxerto, não houve melhora nos desfechos das mulheres em termos de eficácia, qualidade de vida, efeitos adversos ou qualquer outro resultado a curto prazo, e mais de uma em cada dez mulheres tiveram uma complicação relacionada com a tela.[22]

TÉCNICAS OBLITERATIVAS

O objetivo da cirurgia do prolapso, como afirmado anteriormente, é restaurar a anatomia vaginal normal, mantendo ou melhorando as funções normais da bexiga, do intestino e da sexualidade. Os objetivos e expectativas da paciente em relação à cirurgia devem ser ponderados claramente em relação aos resultados que podem ser obtidos. Em alguns casos, a necessidade de alcançar o alívio dos sintomas de desconforto e incapacidade supera o risco mínimo de comprometimento da função sexual. Para essas mulheres, uma abordagem de obliteração pode ser apropriada.

Na auditoria pessoal do autor, entre as 1.713 mulheres com prolapso e tratamento cirúrgico mencionadas anteriormente, apenas 19 (1%) mulheres, com idades entre 60 e 84 anos, foram tratadas por colpocleisis. Os eventos adversos foram mínimos e todos ficaram felizes com o resultado de sua cirurgia.

Uma técnica de colpocleise parcial, o procedimento de Latzko, é usada no tratamento da fístula vesicovaginal; colpocleise completo (usado em mulheres com histerectomia prévia)[23] ou o procedimento de Le Fort (usado em mulheres que ainda têm útero), são opções no tratamento do prolapso.

COLPOCLEISE COMPLETA

Anestesia

Embora mais comumente realizada com anestesia geral ou regional, a colpocleise pode ser realizada sob anestesia local se outras formas de anestesia forem contraindicadas.

Preparo da Paciente

Nenhum preparo pré-operatório específico é necessário. Pode ser feito enema ou uso de supositórios se não houve evacuação nas últimas 24 horas.

A posição de litotomia padrão é empregada. A inclinação de cabeça para baixo não é necessária.

A Cirurgia

Passo 1: A Incisão

O epitélio vaginal será todo removido, e algumas descrições cirúrgicas descrevem este procedimento realizado em uma única etapa, trabalhando do vestíbulo até o fundo de saco. O autor recomeda a excisão do epitélio em tiras, trabalhando sequencialmente desde a cúpula até o intróito, isso reduz o potencial de perda de sangue dos tecidos subjacentes.

A maioria das pacientes, para as quais esse procedimento é indicado, são idosas, na pós-menopausa e muitas vezes apresentam o prolapso há muitos anos. Nesses casos, o plano correto para a dissecção pode ser difícil de definir. A injeção de anestésico local e adrenalina (lidocaína a 1% ou bupivacaína a 0,5% com adrenalina 1:200.000) no espaço subepitelial pode ser útil para delinear os planos teciduais e reduzir o sangramento. O sucesso do procedimento depende da espessura e da integridade da fáscia e deve-se tomar cuidado para não lacerar a camada fascial por meio de hidrodissecção excessiva.

A área a ser excisada deve ser inicialmente marcada com um bisturi e depois removida, deixando o máximo de tecido conjuntivo subjacente possível. Em geral, esse procedimento precisa ser feito com dissecção romba e cortante com um bisturi. Lâminas de Swann Morton 10, 12 ou 12D (Figura 16.25).

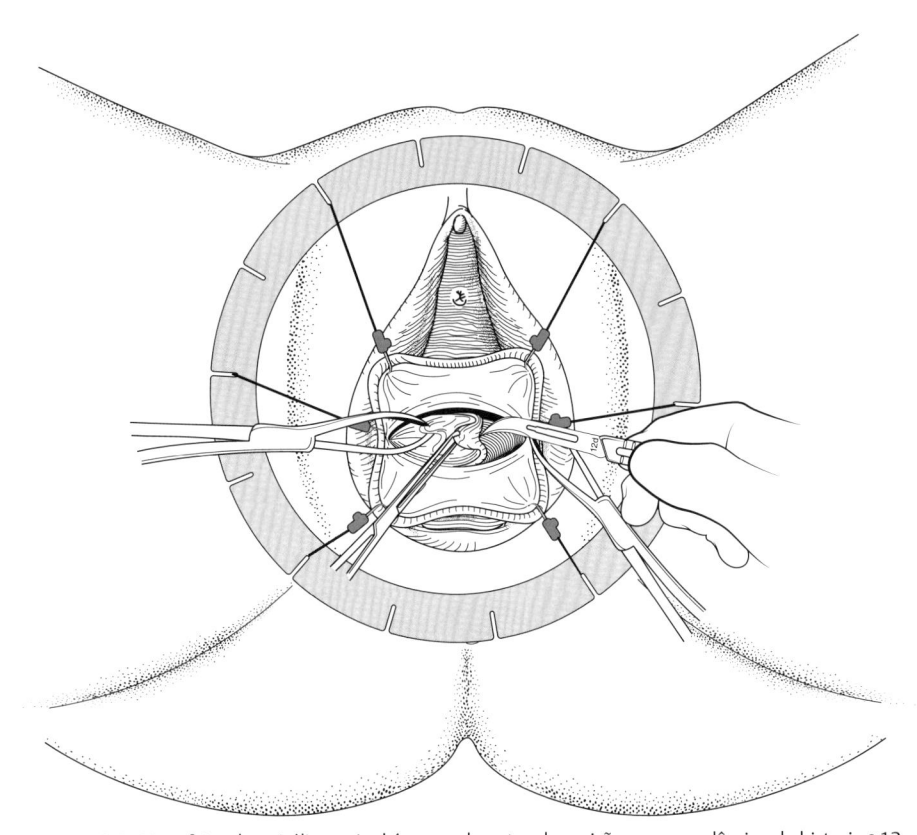

Figura 16.25 Uma faixa de epitélio vaginal é marcada antes da excisão com uma lâmina de bisturi nº 12.

Passo 2: O Fechamento Fascial

Embora alguns fechem a fáscia com uma série de suturas em bolsa (que, sem dúvida, economizam tempo), o autor recomenda uma sutura do tipo Lampert com pontos separados e invertidos, pois considera mais seguro do que o fechamento com um único nó. Tal como acontece com a colporrafia, é preferível 3-0 PDS (polidioxanona; W9132 3-0 PDS, com agulha redonda semicircular de 31 mm) (Figura 16.26).

Passo 3: Excisão e o Fechamento

Novas tiras de epitélio vaginal, com 3 a 4 cm de largura, são retiradas até atingir o colo vesical e o fundo-de-saco e a fáscia deve ser invertida. Neste ponto, os tecidos não devem ficar com tensão excessiva para evitar o risco de incontinência urinária de esforço (por tensão posterior do colo da bexiga) ou de dificuldade defecatória (tração da parede anterior do reto para frente). Se isso parece ser um risco real, um enxerto de interposição, como um enxerto de gordura labial de Martius modificado, pode ser considerado (ver Capítulo 18; Figura 16.27).

Passo 4: O Fechamento da Pele

Próximo ao introito vaginal as faixas de tecido vaginal devem ser descoladas e não excisadas. O introito é fechado com pontos de colchoeiro ou de Donatti com fio 2-0 Vicryl (poliglactina; Vicryl W9350 2-0, com agulha de corte de meio círculo com cone de 26 mm).

Cuidados Pós-Operatórios

O cateter vesical deve ser mantido durante a noite. A mobilização precoce é incentivada. A alta hospitalar é dada quando a paciente recupera a função urinária e intestinal normal.

COLPOCLEISE DE LE FORT

Nas mulheres com útero, onde existe risco de secreção vaginal ou de sangramento tardio, a colpocleise pode ser modificada com a criação de um canal de drenagem na vagina – o procedimento de Le Fort.[24]

A Cirurgia

Passo 1: A Incisão

Em vez de extirpar todo o epitélio vaginal, no procedimento de Le Fort, os retângulos são retirados das paredes anterior e posterior. Entretanto, em vez de medir o segmento a ser extirpado, é importante assegurar que uma quantidade adequada de pele seja deixada para modelar o canal. O canal deve ser permeável a uma sonda de Foley calibre[14-16] Foley, o que (permitindo a sutura) significa deixar uma faixa de pelo menos 3 cm de cada lado e sobre o topo da vagina (Figura 16.28). Uma vez marcada, a técnica de excisão é a mesma descrita acima para colpocleise completa.

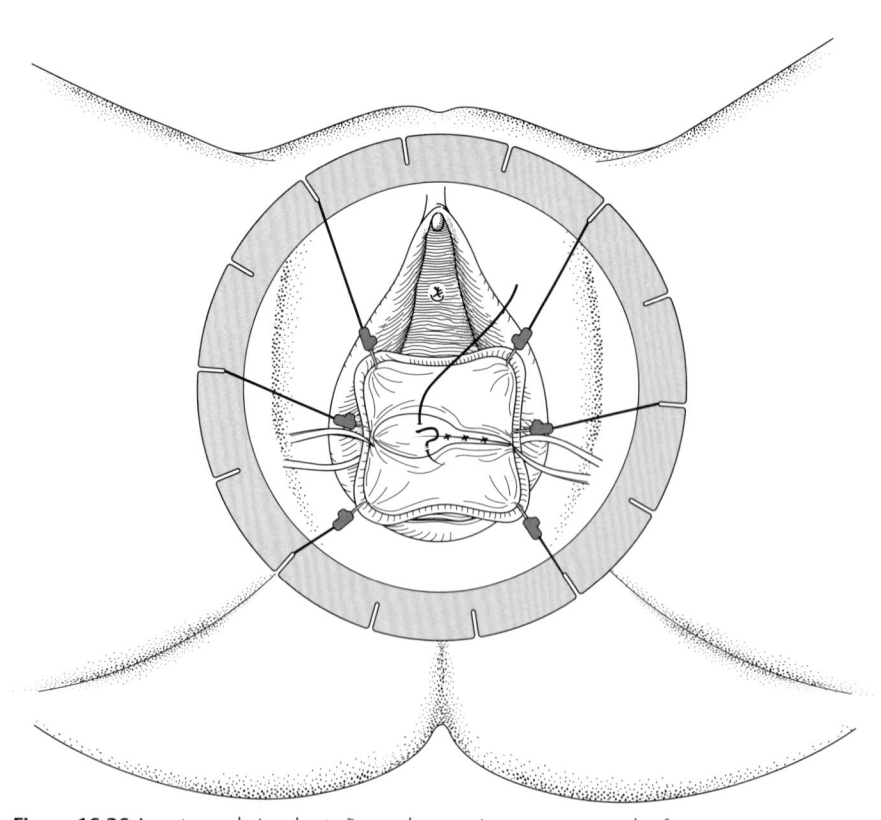

Figura 16.26 As suturas de Lembert são usadas para inverter as camadas fasciais.

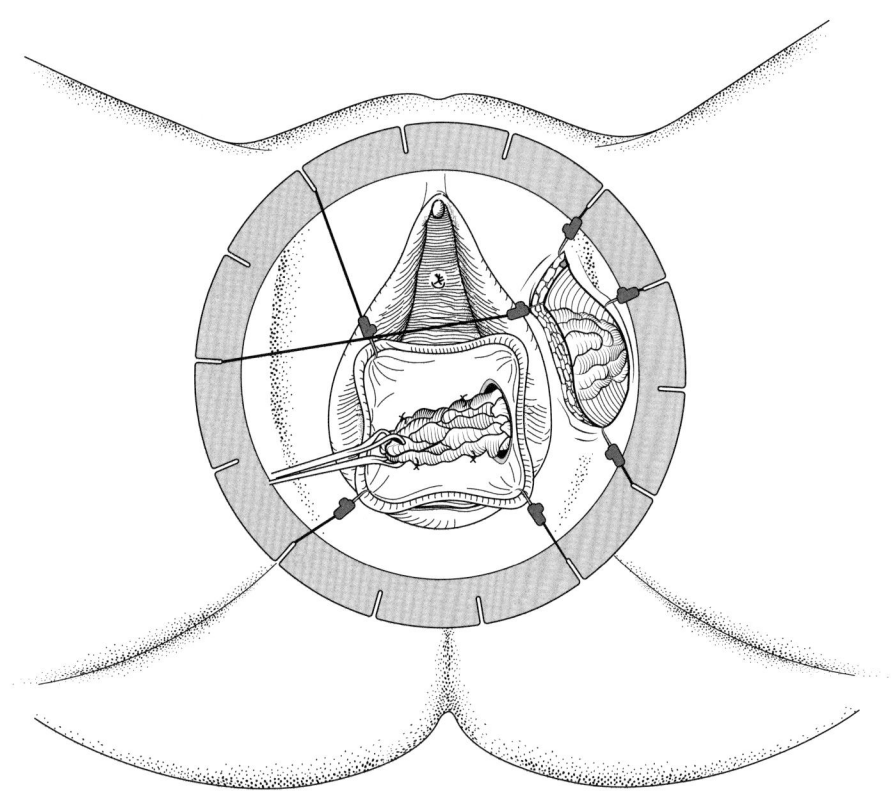

Figura 16.27 O enxerto de gordura labial de Martius modificado pode ser usado para preencher o espaço morto na vagina inferior.

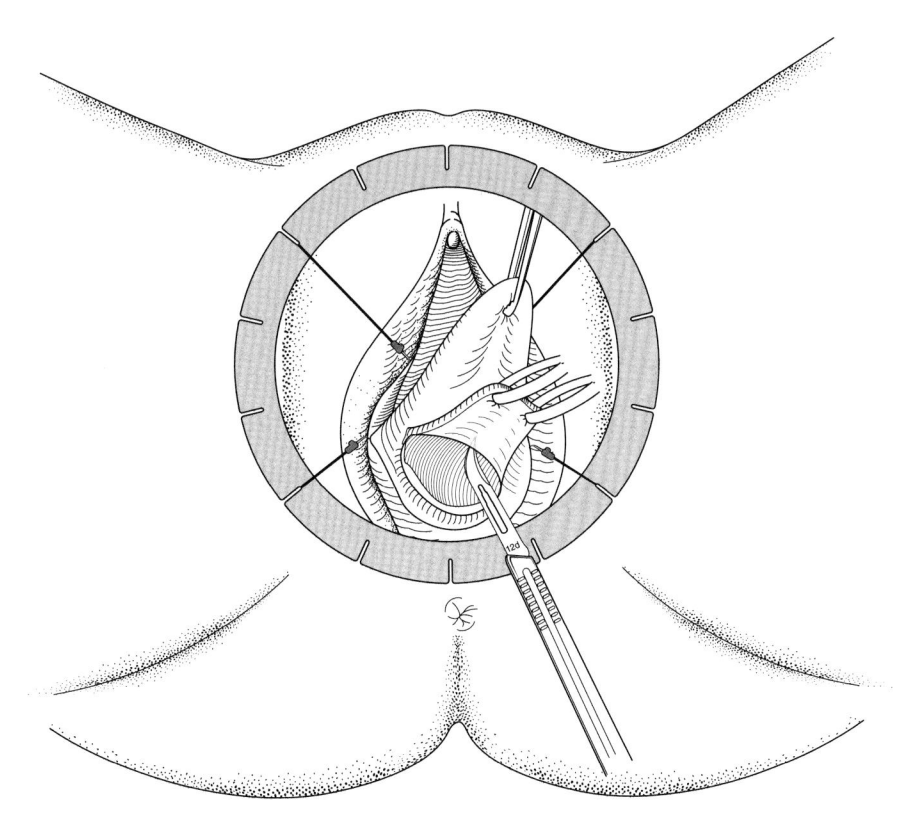

Figura 16.28 Epitélio vaginal retirado das paredes anterior e posterior antes do procedimento de Le Fort.

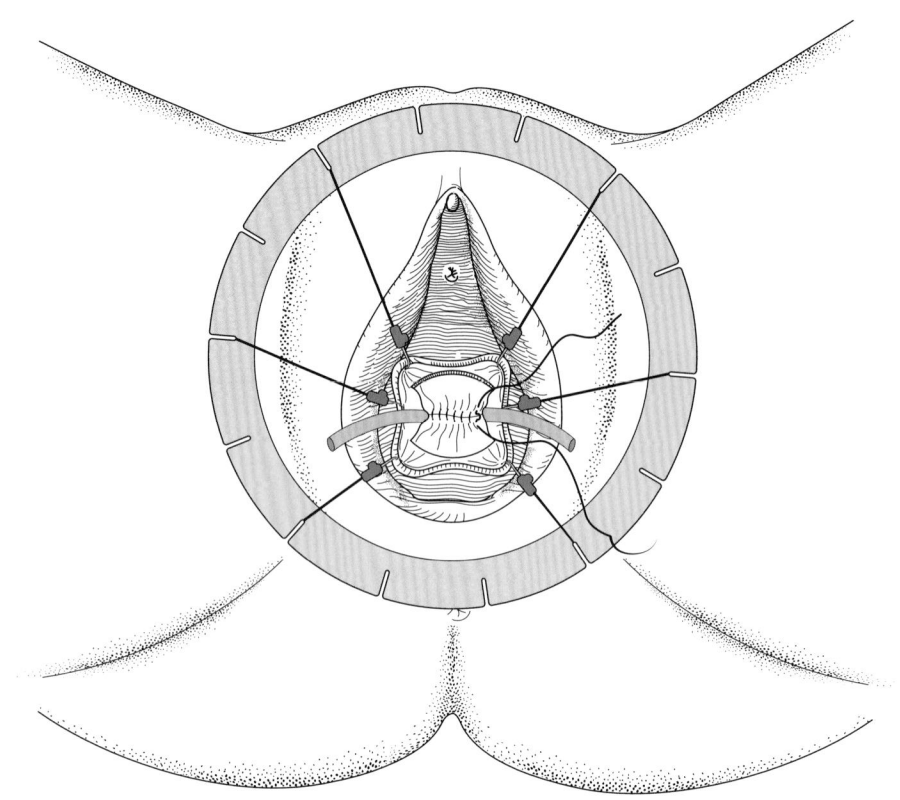

Figura 16.29 Depois de fechar a pele vaginal sobre a cúpula ao redor de um tubo de drenagem, as suturas de Lembert invertidas são usadas para aproximar a fáscia subjacente às paredes vaginais anteriores e posteriores.

Passo 2: Aproximação do Epitélio Vaginal

A primeira parte do fechamento no procedimento de Le Fort inclui o descolamento do epitélio que recobre a cérvice para depois cobrir o dreno e suturar com pontos separados. O fio usado é 2-0 Vicryl (poliglactina; Vicryl W9350 2-0, com agulha de corte de círculo semicircular de 26 mm).

Passo 3: O Fechamento da Fáscia

Deve ser feita a aproximação da fáscia cervical anteriormente e da fáscia perirretal posteriormente com uma sutura de Lambert invertida com pontos separados. O fio usado é o 3-0 PDS (polidioxanona; W9132-0 PDS, com agulha circular de meio círculo de 31 mm) (Figura 16.29). À medida que a vagina progressivamente se inverte, novas suturas são colocadas usando fio 2-0 (poliglactina) para o fechamento dos canais vaginais laterais.

Passo 4: O Fechamento do Introito

No introito devem ser criados retalhos de epitélio vaginal e o fechamento é feito com pontos separados de colchoeiro e fio 2-0 Vicryl (poliglactina; Vicryl W9350 2-0, com agulha de corte de meio círculo com cone de 26 mm).

Cuidados Pós-Operatórios

O cateter vesical deve ser mantido durante a noite no pós-operatório e a mobilização precoce é encorajada. Os pacientes podem ter alta quando a função urinária e intestinal estiver normalizada. O tubo de drenagem vaginal deve ser removido antes da alta.

REFERÊNCIAS

1. Dolan LM, Hilton P. Obstetric risk factors and pelvic floor dysfunction 20 years after first delivery. Int Urogynecol J Pelvic Floor Dysfunct 2010;21(5):535–44.
2. Mant J, Painter R, Vessey M. Epidemiology of genital prolapse: observations from the Oxford Family Planning Association Study. Br J Obstet Gynaecol 1997;104(5): 579–85.
3. Olsen AL, Smith VJ, Bergstrom JO, et al. Epidemiology of surgically managed pelvic organ prolapse and urinary incontinence. Obstet Gynecol 1997;89(4):501–6.
4. Hospital Episode Statistics. Department of Health. 2016. Available from: http://www.hesonline.nhs.uk (accessed 3 October 2017).
5. Bump RC, Mattiasson A, Bo K, et al. The standardization of terminology of female pelvic organ prolapse and pelvic floor dysfunction. Am J Obstet Gynecol 1996;175(1):10–17.
6. Hilton P, Robinson D. Defining cure. Neurourol Urodyn 2011;30(5):741–5.
7. Glazener CMA, Cooper K. Anterior vaginal repair for urinary incontinence in women (first published 2000; last updated

2009). Cochrane Database Syst Rev 2001;(1):CD001755. doi: 10.1002/14651858.CD001755.
8. Nieminen K, Hiltunen KM, Laitinen J, et al. Transanal or vaginal approach to rectocele repair: a prospective, randomized pilot study. Dis Colon Rectum 2004;47(10):1636–42.
9. McCall ML. Posterior culdeplasty; surgical correction of enterocele during vaginal hysterectomy; a preliminary report. Obstet Gynecol 1957;10(6):595–602.
10. Amreich J. [Etiology and surgery of vaginal stump prolapses]. Wien Klin Wochenschr. 1951;63(5):74–7.
11. Richter K. [The surgical treatment of the prolapsed vaginal fundus after uterine extirpation. A contribution on Amreich's the sacrotuberal vaginal fixation]. Geburtshilfe Frauenheilkd. 1967;27(10):941–54.
12. Alevizon SJ, Finan MA. Sacrospinous colpopexy: management of postoperative pudendal nerve entrapment. Obstet Gynecol 1996;88(4 II Suppl):713–15.
13. Miyazaki FS. Miya hook ligature carrier for sacrospinous ligament suspension. Obstet Gynecol 1987;70(2):286–8.
14. Shull BL, Bachofen C, Coates KW, Kuehl TJ. A transvaginal approach to repair of apical and other associated sites of pelvic organ prolapse with uterosacral ligaments. Am J Obstet Gynecol 2000;183(6):1365–73.
15. Maher C, Feiner B, Baessler K, et al. Surgery for women with apical vaginal prolapse. Cochrane Database Syst Rev 2016;(10):CD012376. doi: 10.1002/14651858.CD012376.
16. Clark AL, Gregory T, Smith VJ, Edwards R. Epidemiologic evaluation of reoperation for surgically treated pelvic organ prolapse and urinary incontinence. Am J Obstet Gynecol 2003;189(5):1261–7.
17. US Food and Drug Administration. Urogynecologic Surgical Mesh: Update on Safety and Effectiveness of Transvaginal Placement for Pelvic Organ Prolapse. Washington DC: FDA; 2011.
18. Medicines and Healthcare products Regulatory Agency. A Summary of the Evidence on the Benefits and Risks of vaginal Mesh Implants. London: MHRA; 2014.
19. European Commission Scientific Committee on Emerging and Newly Identified Health Risks. Opinion on the Safety of Surgical Meshes used in Urogynecological Surgery. Luxembourg: SCENIHR; 2015.
20. NHS England. Acute Care Policy and Strategy Unit. Mesh Working Group Interim Report. London: NHS; 2015.
21. Scottish Independent Review of the Use, Safety and Efficacy of Transvaginal Mesh Implants in the Treatment of Stress Urinary Incontinence and Pelvic Organ Prolapse in Women. Final Report. Edinburgh: Scottish Government; 2017.
22. Glazener C, Breeman S, Elders A, et al. Clinical effectiveness and cost-effectiveness of surgical options for the management of anterior and/or posterior vaginal wall prolapse: two randomised controlled trials within a comprehensive cohort study. Results from the PROSPECT study. Health Technol Assess 2016;20(95):1–452.
23. DeLancey JO, Morley GW. Total colpocleisis for vaginal eversion. Am J Obstet Gynecol 1997;176(6):1228–35.
24. Tauber R. The modern technic of the Le Fort operation. Ann Surg 1947;125(3):334–40.

LEITURA ADICIONAL

A literatura sobre a disfunção do assoalho pélvico e seu manejo cirúrgico está se expandindo rapidamente, mas até o momento é em grande parte de baixa qualidade. A lista acima inclui algumas das contribuições citadas neste capítulo. O leitor interessado também pode consultar as atualizações mais recentes de revisões Cochrane (www.cochranelibrary.com) e procedimentos de intervenção e orientação clínicas do National Institute for Health and Care Excellence (NICE; www.nice.org.uk/guidance) listados abaixo.

REVISÕES COCHRANE

Hagen S, Stark D. Conservative prevention and managementof pelvic organ prolapse in women. Cochrane Database Syst Rev 2011;(12):CD003882. doi: 10.1002/14651858.CD003882.pub4.
Maher C, Feiner B, Baessler K, et al. Surgery for women with anterior compartment prolapse. Cochrane Database Syst Rev 2016;11:CD004014. doi: 10.1002/14651858.CD004014.pub6.
Maher C, Feiner B, Baessler K, et al. Surgery for women with apical vaginal prolapse. Cochrane Database Syst Rev 2016;10:CD012376. doi: 10.1002/14651858.CD012376.
Maher C, Feiner B, Baessler K, et al. Transvaginal mesh or grafts compared with native tissue repair for vaginal prolapse. Cochrane Database Syst Rev 2016;2:CD012079. doi: 10.1002/14651858.CD012079.

GUIA DO NATIONAL INSTITUTE FOR HEALTH AND CARE EXCELLENCE

Embora as diretrizes citadas abaixo sejam as mais atualizadas no momento da impressão, as atualizações estão sempre em desenvolvimento.

Infracoccygeal Sacropexy Using Mesh for Uterine Prolapse Repair. Interventional Procedures Guidance IPG280. January 2009.
Infracoccygeal Sacropexy Using Mesh to Repair Vaginal Vault Prolapse. Interventional Procedures Guidance IPG581. June 2017.
Surgical Repair of Vaginal Wall Prolapse Using Mesh. Interventional Procedures Guidance IPG267. June 2008.
Sacrocolpopexy Using Mesh to Repair Vaginal Vault Prolapse. Interventional Procedures Guidance IPG583. June 2017.
Urinary Incontinence in Women: Management. Clinical Guideline CG171. September 2013; last updated November 2015.
Uterine Suspension Using Mesh (Including Sacrohysteropexyx to Repair Uterine Prolapse. Interventional Procedures Guidance IPG584. June 2017.

As diretrizes abaixo estão atualizadas, mas novas diretrizes estão sendo desenvolvidas em relação à incontinência urinária e ao prolapso de órgãos pélvicos.

National Collaborating Centre for Women's and Children's Health. Urinary Incontinence: The Management of Urinary Incontinence in Women. Commissioned by the National Institute for Health and Care Excellence. 2nd ed. London: RCOG; 2013.

CAPÍTULO 17
Cirurgia da Incontinência Urinária

Paul Hilton

A prevalência da incontinência urinária apresenta uma grande variação decorrente da diferença entre as populações estudadas, da variabilidade da definição e dos métodos de quantificação da incontinência urinária usados nos estudos. Algumas mulheres podem não ver sua incontinência urinária como um grande problema; enquanto outras, que a percebem como uma questão para a qual gostariam de ajuda, têm dificuldade em procurar ajuda clínica. Nos estudos em que as definições mais inclusivas foram utilizadas, as estimativas de prevalência na população geral variaram de 5 a 69% em mulheres de 15 anos ou mais, oscilando na maioria dos estudos entre 25-45%.[1]

A prevalência de qualquer tipo de incontinência urinária tende a aumentar conforme se atinge a meia-idade, e então se estabiliza ou cai entre 50 e 70 anos, com um aumento constante em idades mais avançadas. A incontinência leve a moderada é mais comum em mulheres mais jovens, enquanto a incontinência moderada a severa afeta mais frequentemente mulheres idosas.[2]

A incontinência urinária de esforço (SUI) é o tipo mais comum em termos sintomáticos. Um grande estudo epidemiológico mostrou que em 50% de todas as mulheres esse era seu único sintoma, 11% descreveram apenas incontinência urinária de urgência e 36% relataram sintomas mistos de incontinência. A variação da prevalência da incontinência urinária de acordo com a idade mostra uma redução das queixas de SUI em mulheres com 50 anos ou mais e um aumento da incontinência urinária de urgência e mista em mulheres com 60 anos ou mais.[2,3]

Há relativamente poucos dados epidemiológicos sobre a prevalência da síndrome da bexiga hiperativa, embora estudos dos Estados Unidos, Europa e Reino Unido reportem uma prevalência da incontinência urinária de urgência similar, em torno de 10% das mulheres em geral, crescendo a partir de 5% naquelas com menos de 45 anos até 20% naquelas acima de 65 anos de idade.[4-6]

Deve-se reconhecer que a maior parte dos casos de incontinência urinária pode ser tratada sem cirurgia, com adaptações no estilo de vida, modificações comportamentais, exercícios para os músculos do assoalho pélvico ou tratamentos medicamentosos. Nos casos em que estes métodos não são efetivos, ou não são aceitáveis para as pacientes, deve-se considerar a cirurgia.

CLASSIFICAÇÃO DOS PROCEDIMENTOS

Mais de 200 tipos de cirurgia e vários dispositivos utilizados no tratamento da SUI foram relatados ao longo do século passado, muitos com pouca ou nenhuma evidência que justificasse seu uso. Em um esforço para racionalizar o tratamento, um sistema de classificação foi proposto e publicado em 2005 (Tabela 17.1).[7] Este capítulo revisa os procedimentos (destacados em negrito na tabela) que estão atualmente em uso e têm seu valor comprovado.

Classificações alternativas incluem formas mais complicadas de problemas na uretra, incluindo trauma pós-cirúrgico, erosão do *sling*, outros traumas, estenose uretral, danos radiológicos e anormalidades congênitas, tais como epispádia feminina.[8] Muitas (mas não todas) dessas patologias podem ser tratadas com os procedimentos categorizados na tabela, portanto, eles não serão descritos separadamente aqui.

O PAPEL DA AVALIAÇÃO URODINÂMICA ANTES DA CIRURGIA PARA INCONTINÊNCIA URINÁRIA DE ESFORÇO

A avaliação urodinâmica tem sido um procedimento de investigação de rotina em pacientes com incontinência urinária nos últimos 40 anos, com a função de demonstrar o

Tabela 17.1 Classificação dos procedimentos para incontinência urinária de esforço.

Procedimento	Abordagem	Exemplos
Suporte à uretra/colo vesical		
Suspensão da parede vaginal	Vaginal	Colporrafia anterior com modificações de Kelly, Kennedy e Green
	Suspensão por agulhas	Stamey, Peyrera, Raz, Gittes
	Suprapúbica	**Colpossuspensão de Burch**, Marshall-Marchetti-Krantz, vagino-obturador
Slings do espaço retropúbico suburetral	**Fitas sintéticas**	Fita vaginal livre de tensão - TVT™
	Biológico: **autólogo**, aloenxerto, xenoenxerto – *slings* "tradicionais"	
Forame transobturador suburetral	**Fitas sintéticas**	Monarc®, Obtryx®
	Fitas biológicas	Bioarc®, Pelvilace®
Aumento do esfíncter uretral		
Terapia de injeção uretral intramural	**Agentes de volume**	Contigen®, Macroplastique®
Dispositivos extrauretrais	Dispositivos de compressão ajustável retropúbica não circunferencial	Balão ProACT™
	Dispositivos perineais de resistência fixa (em homens)	
	Dispositivos circunferenciais de resistência variável; ou seja, **esfíncter urinário artificial**	AMS 800™

escape de urina de modo objetivo e tornar possível a diferenciação entre os diversos tipos de incontinência, de modo a determinar o método mais efetivo de tratamento para cada paciente. Entretanto, há poucas evidências de que esta abordagem melhore os resultados clínicos das pacientes. Uma revisão da Cochrane sobre o tema encontrou algumas evidências de que a avaliação urodinâmica pode influenciar na tomada de decisão clínica, mas nenhuma evidência de que isso resultou em melhoras nas taxas de continência após o tratamento.[9] Apesar da publicação de dois grande ensaios clínicos sobre o assunto, um estudo de 2015 concluiu que ainda há necessidade de um estudo de ensaio clínico para oferecer uma resposta sobre o papel da avaliação urodinâmica em mulheres com incontinência urinária de esforço ou mista,[10] predominantemente de esforço, e o estudo deverá ter uma análise de custo × benefício e valor econômico para a saúde.[11] As recomendações atuais do National Institute for Health and Care Excellence (NICE) do Reino Unido a este respeito são de que, para uma mulher com SUI, a avaliação urodinâmica invasiva deve ser realizada nas seguintes situações:

- Quando ela sente que seus sintomas são incômodos o suficiente para realizar o tratamento.
- Quando os tratamentos conservadores (com exercícios para os músculos do assoalho pélvico) tiverem sido ineficientes.
- Quando ela deseja considerar uma cirurgia.
- Quando, além dos itens anteriores, esteja presente uma ou mais das seguintes situações:
  ○ Além da SUI:
    ▪ Há sintomas de frequência, urgência ou incontinência urinária de urgência (aumentando a possibilidade de hiperatividade do detrusor).
    ▪ Há sintomas de fluxo urinário fraco ou intermitente, ou a sensação de esvaziamento incompleto da bexiga (o que pode indicar disfunção no esvaziamento).
    ▪ Há evidência de prolapso da parede anterior da vagina.
  ○ Houve tentativa anterior de corrigir a incontinência cirurgicamente.
  ○ Há suspeita ou conhecimento de doença neurológica que pode contribuir para os sintomas urinários.[12]

A avaliação urodinâmica *não* é necessária na ausência dessas queixas adicionais; ou seja, se o único sintoma for de SUI em uma paciente que não tenha passado por cirurgia prévia.[12]

POSICIONAMENTO DO CISTOSCÓPIO DURANTE A CIRURGIA PARA INCONTINÊNCIA URINÁRIA

Ainda que a cistoscopia não seja tradicionalmente utilizada por ginecologistas sem especialização em urologia, o advento dos procedimentos de *sling* mediouretral retropúbico tornaram o manejo do cistoscópio uma habilidade essencial para realizar qualquer cirurgia de SUI. Posteriormente, com o desenvolvimento dos métodos de colocação de telas introduzidas através do forame obturador que tinham o objetivo de reduzir o risco de danos vesicais, a cistoscopia perdeu sua indicação. Ademais, algumas companhias comerciais encorajaram esta visão, de modo a tornar seus equipamentos acessíveis a uma faixa mais ampla de cirurgiões. Entretanto, o aumento nos relatos de danos à uretra levou a preocupações relativas a esta estratégia. Ainda que não tenha base em evidências, nem haja recomendações de outras diretrizes, a recomendação atual da American Urological Association (AUA) é que se deve realizar cistouretroscopia intraoperatória em todas as pacientes de cirurgia de *sling*.[13]

O USO DA SONDA VESICAL APÓS A CIRURGIA PARA INCONTINÊNCIA URINÁRIA DE ESFORÇO

Historicamente, a utilização do cateter de Foley na uretra foi o procedimento padrão para a drenagem da bexiga após a cirurgia de SUI. Com o advento dos procedimentos suprapúbicos para estabilizar a hipermobilidade da uretra, a cateterização suprapúbica ganhou popularidade. Ao longo dos últimos 20 anos, conforme os *slings* midouretrais foram se tornando o padrão, a maioria das pacientes não necessita drenagem pós-operatória da bexiga, exceto se utilizou anestesia regional ou se houve cirurgia concorrente para prolapso. Hoje, aquelas que experienciam dificuldades de esvaziamento da bexiga no pós-operatório se utilizam, mais comumente, da técnica do autocateterismo intermitente.[14,15]

Já foi demonstrado que o uso do autocateterismo intermitente uretral, após a cirurgia de assoalho pélvico está associado a períodos mais curtos de cateterização e de internação em relação à cateterização suprapúbica rotineira. No entanto, após operações suprapúbicas para SUI a cateterização suprapúbica continua sendo indicada, por ser mais confortável, menos propensa a infecções no trato urinário e mais rápida para a enfermagem.[16] Ainda que existam muitos tipos disponíveis, os cateteres Bonnano™ (BD Worldwide) e Stamey (Cook Medical) são os preferidos do autor. Alternativamente, um cateter de Foley pode ser inserido pela abertura da cistostomia ou com o uso do cistotrocarte de Robertson, ou introduzido na bexiga com uma pinça através da uretra.

Ainda que as práticas variem consideravelmente, o protocolo de manejo da cateterização suprapúbica pós-operatória pode ser o seguinte:

- O consumo de 1,5-2 litros/dia de líquido é encorajado e uma tabela estrita de líquidos é mantida.
- O tubo do cateter (e não o cateter em si) deve ter seu fluxo bloqueado na manhã do primeiro dia de pós-operatório (ou quando a paciente esteja apta a se mover até o banheiro).
- Se a paciente não conseguir urinar ou sentir incômodo com a sensação de bexiga cheia, o cateter deve ser desbloqueado para evitar a distensão exagerada da bexiga.
- Se a paciente conseguir urinar normalmente, o volume residual de urina deve ser checado em oito horas (após a micção mais recente).
  - A bolsa de drenagem deve ser esvaziada e, quando a paciente sentir desejo de urinar, o cateter deve ser aberto por 5-15 minutos (dependendo do calibre do cateter), logo depois o volume residual deve ser verificado.
  - A checagem do volume residual de urina não deve ser feita após cada micção, pois isso pode mascarar um possível acúmulo de volume residual.
  - Existe muita variação sobre qual a quantidade de volume residual aceitável. O autor, no entanto, adota como aceitável menos de 100 mL ou menos que 50% do volume eliminado, o que for atingido antes.
- Geralmente, o fluxo do cateter se mantém livre durante a noite, até que o volume residual de urina seja menor que 100 mL, com volumes expelidos maiores que 200 mL. Nesse estágio, o cateter é bloqueado durante a noite e o volume residual é checado pela manhã. Quando a paciente urina normalmente ao longo de um período de 24 horas, com volume residual abaixo de 100 mL, o cateter é removido.
- A terapia profilática antimicrobiana não é rotineira no pós-operatório.[17] A urocultura com antibiograma só está indicada em pacientes sintomáticos.

PROCEDIMENTOS DE SUPORTE À URETRA E AO COLO VESICAL

Colporrafia Anterior

A colporrafia anterior ou correção vaginal anterior é o procedimento padrão no tratamento do prolapso da parede vaginal anterior (ver Capítulo 16). Ela também foi utilizada historicamente no tratamento da SUI, onde são realizados pontos no músculo vesical ou na fáscia parauretral para elevação e suporte do colo vesical (suturas de Kelly). Atualmente as evidências mostram que a colporrafia anterior é menos eficaz do que as abordagens alternativas para tratamento da SUI e não é recomendada nem pela NICE, nem pela AUA.[12,13,18] Portanto, considerando o contexto, este procedimento não será discutido nesta edição.

Procedimentos de Suspensão do Colo Vesical por Agulhas

Assim como na colporrafia anterior os resultados da suspensão por agulhas se provaram inadequados a longo prazo e não são mais recomendados e não serão discutidos neste capítulo.[12]

Procedimentos Suprapúbicos

De modo similar, os resultados obtidos com os procedimentos de suspensão por via suprapúbica listados anteriormente se provaram inadequados a longo prazo, inclusive o procedimento de Marshall-Marchetti-Krantz, o procedimento vagino-obturador e a correção paravaginal, que não são mais recomendados e não serão considerados aqui.[12]

Colpossuspensão de Burch

Burch descreveu o procedimento de fixação uretrovaginal ao ligamento de Cooper em 1961.[19] Depois do relato dos primeiros 9 anos de suas experiências (embora o *follow-up* médio fosse de apenas cerca de 1 ano),[20] o procedimento tornou-se popular nos anos 1970 e permaneceu como o favorito de muitos ginecologistas e urologistas dos dois lados do Atlântico até meados dos anos 1990. Ainda que o epônimo seja bem estabelecido, o procedimento também é descrito simplesmente como "colpossuspensão" no Reino Unido ou "uretropexia retropúbica" nos Estados Unidos.

Embora descrito originalmente como um procedimento retropúbico aberto, a abordagem laparoscópica para a colpossuspensão foi descrita pela primeira vez em 1991[21] e, mais recentemente, relatou-se a abordagem pela cirurgia robótica. Os resultados são semelhantes aos do procedimento aberto, quando comparados após 6 meses e após 5 anos.[22,23] Existem relatos de alta hospitalar mais precoce, após procedimentos laparoscópicos, mas é um desfecho não confirmado no estudo UK COLPO.[23] O procedimento laparoscópico só deve ser oferecido se houver capacitação em uroginecologia e em cirurgia laparoscópica.[23] Se esta condição não pode ser atendida o procedimento aberto é o mais indicado, e será descrito a seguir.

Indicações

Os objetivos da colpossuspensão são aliviar a SUI e elevar não apenas o colo vesical, mas também a base da bexiga, o que a torna uma opção viável quando há coexistência de SUI e prolapso da parede vaginal anterior. O procedimento, no entanto, exige elasticidade vaginal considerável para que haja uma elevação satisfatória dos fundos de saco laterais da vagina. Portanto, o procedimento é menos efetivo quando existe aderências e fibrose de cirurgias anteriores ou atrofia causada pela menopausa ou uma deficiência intrínseca do esfíncter da uretra, ou seja, se houver pouca força de fechamento da uretra sem hipermobilidade.

Instrumental

O *kit* ginecológico apresentado no Capítulo 3 é adequado para a maioria das cirurgias de SUI. Adicionalmente, o autor costuma usar pinças de dissecção Gillies do tipo dente de rato (ou pinças DeBakey) e tesouras Metzenbaum curvas.

Muitos cirurgiões defendem o uso do afastador Denis Browne de quatro válvulas, mas o autor prefere utilizar o afastador Millin de três válvulas para prostatectomia/bexiga. Ele ocupa menos espaço e permite que o procedimento seja realizado com uma incisão menor.

O porta-agulha de Turner-Warwick é particularmente útil para a cirurgia vaginal, pois seu cabo curvo permite que a mão do operador fique fora do campo de visão. A versão de ponta curva também é útil para lidar com a agulha em espaços menores ou em ângulos complicados, tais como o do ligamento ileo-pectíneo.

Os campos cirúrgicos adesivos com dedeira da urologia (ressecção transuretral), permitem a manipulação vaginal asséptica, quando o abdome está aberto.

Anestesia

Tanto a anestesia geral como a local são utilizadas. Antibióticos profiláticos devem ser administrados na indução anestésica. A tromboprofilaxia deve ser feita com base na avaliação pré-operatória dos riscos.

A Cirurgia

Passo 1: Preparação

A posição da paciente é de litotomia horizontal, com as pernas em apoios Lloyd-Davies, quadris e joelhos levemente flexionados (Figura 17.1). O preparo deve ser como a de qualquer procedimento abdominal. Adicionalmente, deve-se realizar a assepsia da vagina, uma sonda uretral deve ser inserida e seu balão inflado para facilitar a identificação do colo vesical. Os campos urológicos devem colocados no períneo.

Passo 2: Incisão

A incisão deve ser suprapúbica transversa (Pfannenstiel), longa o suficiente para acessar o espaço retropúbico, em geral com uma extensão de 6 a 8 cm. Após a incisão na pele e na bainha do reto, o afastador Millin é inserido.

Passo 3: Abertura do Espaço Retropúbico

A bexiga e a uretra devem ser delicadamente dissecadas do aspecto posterior da sínfise para abertura do espaço retropúbico (Figura 17.2). Isso geralmente se faz com dissecação romba, entretanto, se já houve cirurgia retropúbica anterior, será necessária dissecção cortante com tesoura de Metzenbaum.

Passo 4: Identificação da Fáscia Paravaginal

A bexiga deve ser rebaixada mediamente com gaze montada. O cirurgião destro (considerando que ele está do lado

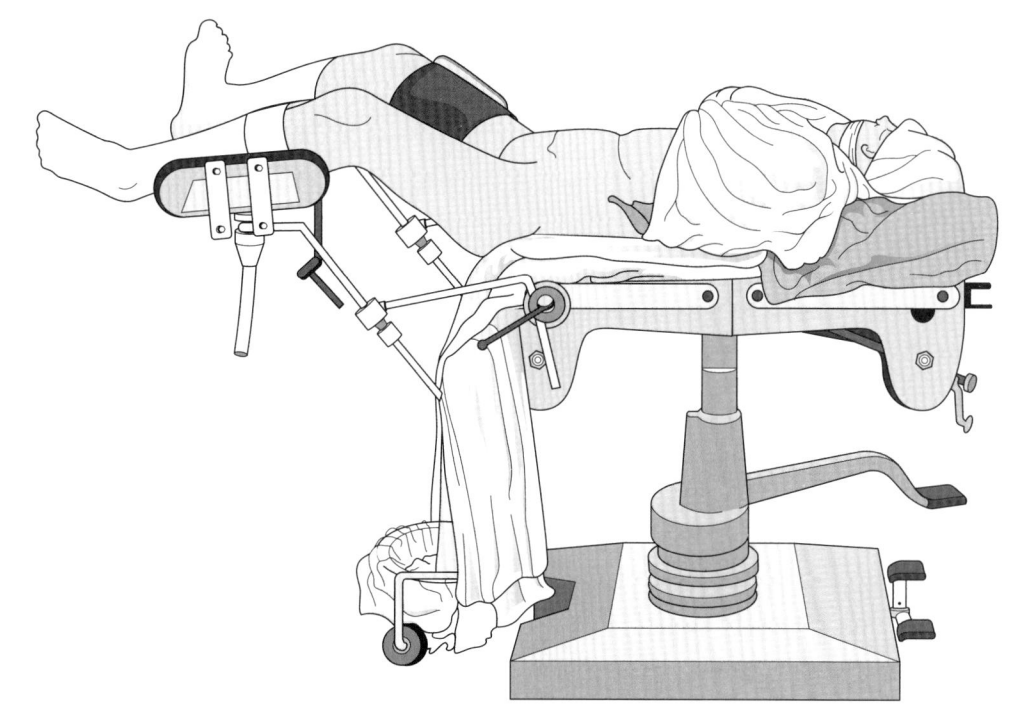

Figura 17.1 Paciente em posição de litotomia horizontal, com as pernas em perneiras de Lloyd-Davies.

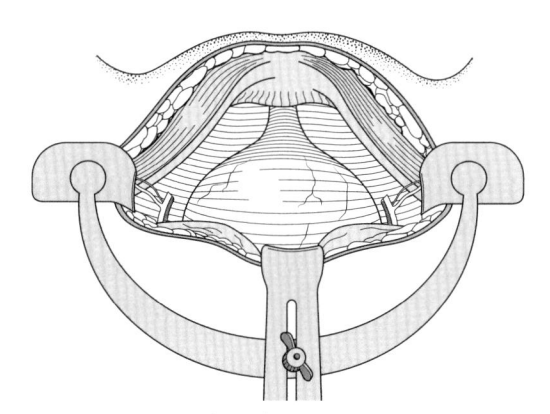

Figura 17.2 Espaço retropúbico aberto.

esquerdo do paciente) vai usar seu dedo indicador na vagina – protegido pela dedeira – para aplicar pressão para cima e para o lado, no nível do colo vesical (não no fundo-de-saco vaginal lateral, como geralmente descrito; Figura 17.3).

A pressão de baixo para cima, com o afastamento medial já descrito, é geralmente suficiente para expor a camada branca e brilhante da fáscia paravaginal. Se necessário, pode-se utilizar gaze montada ou com dissector de Kittner para ampliar o espaço, mas uma tesoura Metzenbaum pode ser melhor para realizar essa dissecção pois está associada a menos trauma tecidual e sangramento (Figura 17.4).

Diversos seios venosos podem ser encontrados nessa área, e devem ser evitados. A coagulação com diatermia nesses vasos pode exacerbar o sangramento e no caso de sangramento o mais indicado é realizar suturas hemostáticas.

Passo 5: Inserindo os Pontos de Suspensão

Quando houver exposição adequada da fáscia, duas ou três suturas de Ethibond 0 (poliéster encapado; Ethibond W975 0, com agulha semicircular de 31 mm) ou de 0-PDS (polidioxanona; CT2 0 PDS, agulha semicircular de 26 mm com ponta cônica) são inseridas dentro da fáscia de cada lado. Se forem utilizados fios não absorvíveis, deve-se tomar cuidado para não transfixar a vagina. É aconselhável revisar, após cada inserção da agulha, se a cobertura vaginal não foi atingida.

A primeira sutura deve começar no colo vesical e alcançar a fáscia. Esse ponto já deve ter uma ação hemostática, mas tem a função de uma "polia" (ponto *pulley*) para facilitar as amarrações seguintes. Então, a sutura é passada através do ponto mais proximal do ligamento ileopectíneo ipsolateral (Figura 17.5). As duas pontas são fixadas com uma pinça pequena até que todas as suturas estejam feitas.

O segundo e o terceiro ponto devem ser feitos a aproximadamente 1 cm de distância no sentido cefálico e levemente mais laterais do que o primeiro. As suturas não devem ser feitas abaixo do nível do colo vesical, pois isso pode levar a

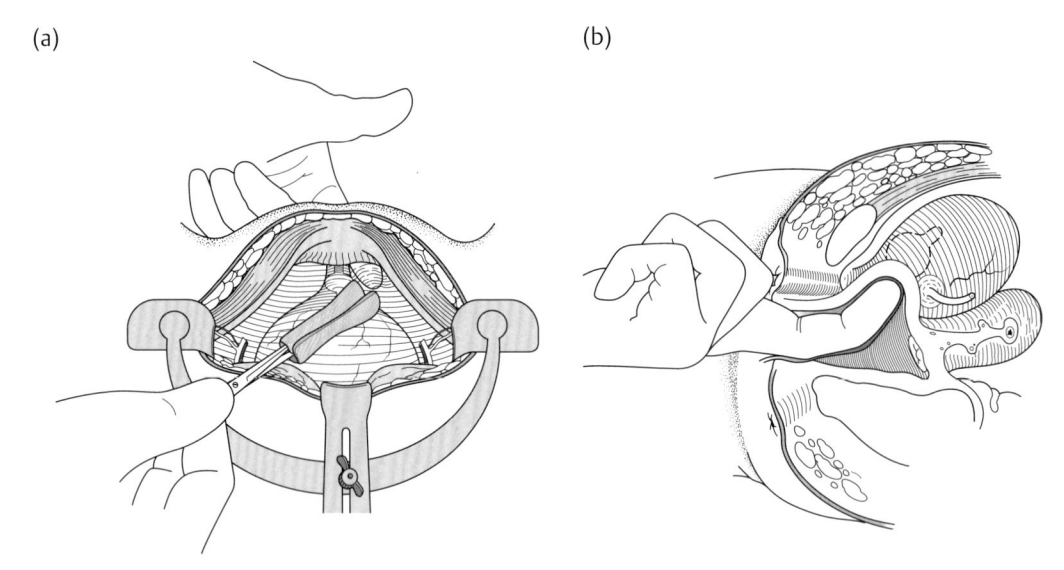

Figura 17.3 Pressão digital para cima e lateral com o dedo indicador da mão dominante do cirurgião, no nível do colo vesical; (a) vista cirúrgica; (b) corte sagital.

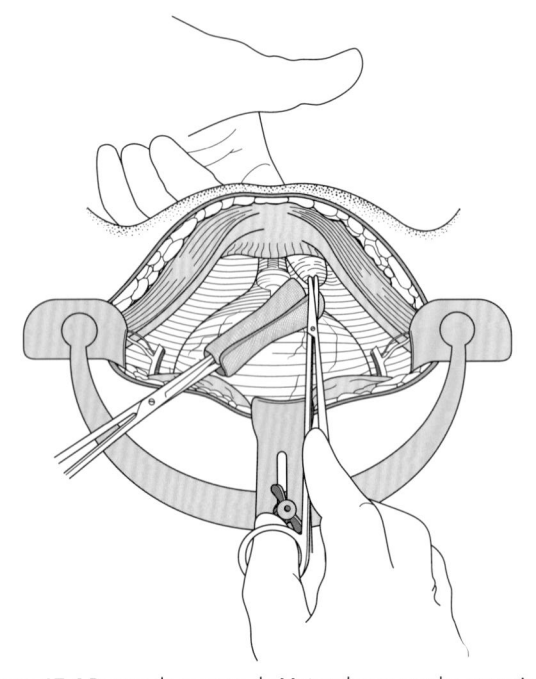

Figura 17.4 Pontas da tesoura de Metzenbaum usadas para ajudar na dissecção da fáscia paravaginal.

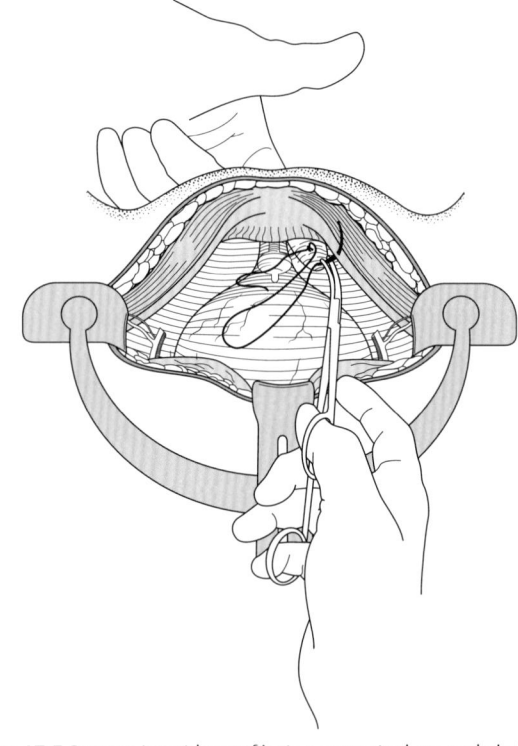

Figura 17.5 Suturas inseridas na fáscia paravaginal em cada lado, usando o porta-agulha de Turner-Warwick.

dificuldades de micção no pós-operatório. Essas suturas são igualmente amarradas à fáscia e então passadas através do ligamento ileopectíneo, separadas por aproximadamente 1 cm ao longo do ligamento (Figura 17.6). Um ramo púbico dos vasos epigástricos inferiores invariavelmente atravessa o ligamento ileopectíneo e deve ser visto como o ponto de referência superior para a inserção da sutura no ligamento, mas em 30% das pessoas um ramo pubiano dos vasos epigástricos inferiores pode ser encontrado.

Quando três suturas tiverem sido feitas de um dos lados, os passos 4 e 5 devem ser repetidos do outro lado.

Passo 6: O Papel da Cistoscopia

Alguns profissionais utilizam o cistoscópio nesta fase para verificar se existe dano às paredes vesicais, penetração das suturas ou qualquer outra possível patologia intravesical; entretanto, esta não tem sido a prática de rotina do autor.

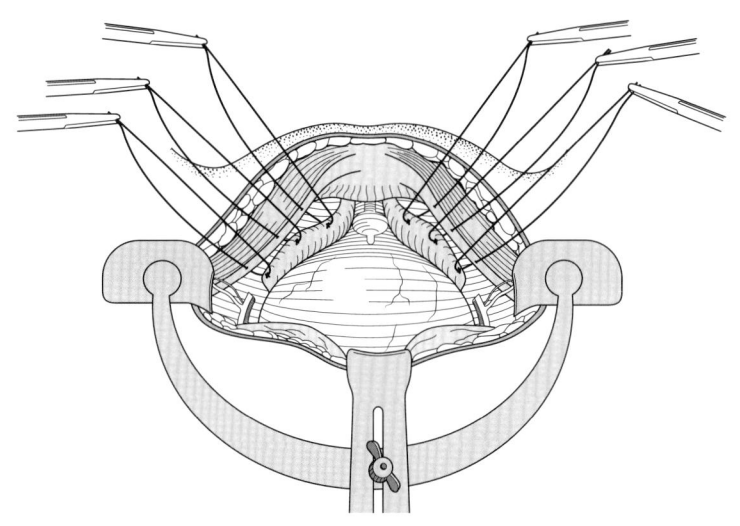

Figura 17.6 Duas ou três suturas são inseridas de cada lado, amarradas na fáscia paravaginal, e passadas pelo ligamento ileopectíneo.

Passo 7: Amarração das Suturas

Quando todas as suturas estiverem corretamente posicionadas, elas devem ser amarradas. Elas devem ser amarradas de forma alternada, começando com a sutura mais caudal de um lado, depois do outro lado, seguindo progressivamente em direção cefálica até que todas estejam amarradas. Em descrições mais antigas, a prática padrão era aproximar a fáscia vaginal diretamente do ligamento ileopectíneo com a ajuda de um assistente que aplicava pressão na vagina; mas esta não é a prática do autor. Utilizando os pontos *pulley* descritos anteriormente, a aplicação de uma tração delicada à sutura passada através do ligamento ileopectíneo traz a fáscia vaginal para perto da parede lateral pélvica (não o ligamento ileopectíneo), onde ela se pode fixar. Algum grau de retesamento das suturas é inevitável, mas não tira a efetividade do procedimento, pois a ênfase é conseguir um suporte adequado sem a necessidade de tensão e elevação extremas (Figura 17.7).

Passo 8: Hemostase e Drenagem da Ferida

O sangramento no espaço retropúbico é invariavelmente venoso, e a amarração dos pontos de suspensão na fáscia (como no Passo 5) ou ligamento (como no Passo 7) geralmente promovem a hemostase adequada. Entretanto, é prudente manter um dreno de aspiração a vácuo no espaço retropúbico durante a noite no pós-operatório.

Passo 9: Fechamento da Ferida

A preferência do autor é pela utilização do Vicryl 1 (poliglactina; W9231 1Vicryl, com agulha curva cilíndrica de 40 mm) para fechar a bainha do reto, e Prolene 2-0 (polipropileno;

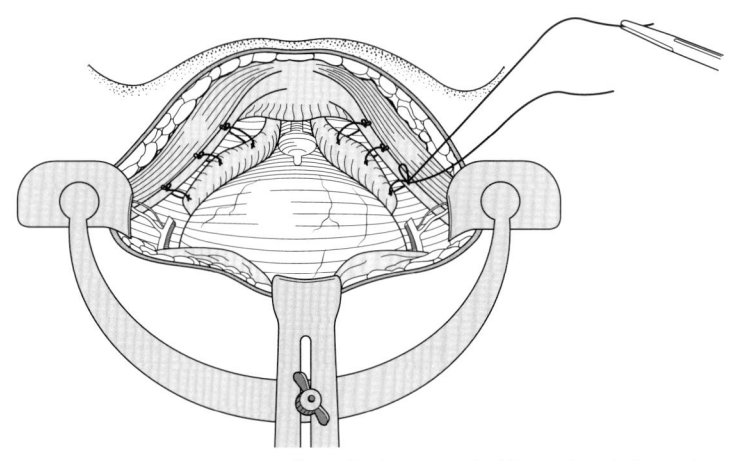

Figura 17.7 Ao usar o ponto *pulley*, a fáscia paravaginal é aproximada à parede lateral pélvica, mas não diretamente sobre o ligamento ileopectíneo; a tensão dos tecidos não diminui a eficácia do procedimento.

W631 2-0 Prolene, com agulha reta de corte reverso de 65 mm) para o fechamento subcutâneo da pele.

Outras Cirurgias Simultâneas

Histerectomia

Embora não haja benefícios em realizar histerectomia simultânea, nos casos em que ela for indicada por outros motivos, é melhor realizá-la primeiro, fechando o peritônio parietal antes de abrir o espaço retropúbico para a colpossuspensão.

Prolapso do Canal Vaginal ou Enterocele

Há muito se reconhece que mulheres que passaram por colpossuspensão apresentam risco subsequente de prolapso do canal vaginal ou da parede posterior.[20] Isso normalmente se atribui ao fato de que o prolapso do órgão pélvico reflete uma fraqueza sistêmica do tecido conectivo e, portanto, inevitavelmente ocorre em mais de uma região na mesma paciente.[24] As evidências encontradas em estudos controlados e randomizados (RCT), entretanto, sugerem que a colpossuspensão pode ser um fator de risco mais específico, provavelmente relacionado com a angulação alterada da vagina e com a transmissão de pressão no interior da pélvis.[25]

Por esta razão, diversas autoridades na área sugeriram que se a enterocele está presente, ela deve ser corrigida, independentemente de haver sintomas. O procedimento de Moschowitz tem sido recomendado neste contexto e foi incluído em edições anteriores desta obra. Este procedimento foi descrito pela primeira vez como um método para fechar o prolapso do fundo de saco em conjunto com o prolapso do reto.[26] Mais recentemente, este procedimento tem sido usado para fechar o fundo-de-saco durante o curso de diversos procedimentos abdominais.

Utiliza-se material de sutura não absorvível para fazer dois ou três pontos do tipo bolsa-de-tabaco em volta do peritônio retrouterino no fundo-de-saco e para fechar o espaço entre os ligamentos uterossacros, cuidando para evitar o ureter (Figura 17.8).

Do ponto de vista do autor, um simples ponto de bolsa de tabaco ou mesmo uma série deles no peritônio é insuficiente para que se consiga suporte a longo prazo, não havendo indicação para o procedimento de Moschowitz. A recomendação do autor é de realizar uma sacrocolpopexia abdominal (descrita no Capítulo 16) e não uma colpossuspensão em pacientes com prolapso do canal vaginal sintomático ou enterocele.

Em pacientes com evidência de enterocele, mas sem sintomas relevantes, a recomendação do autor é por realizar apenas a colpossuspensão, e então reexaminar os sinais e sintomas subsequentes. Ainda que 1/4 a 1/3 das pacientes possam experimentar piora ou aparecimento de sintomas, isso não ocorrerá com até 3/4 delas.

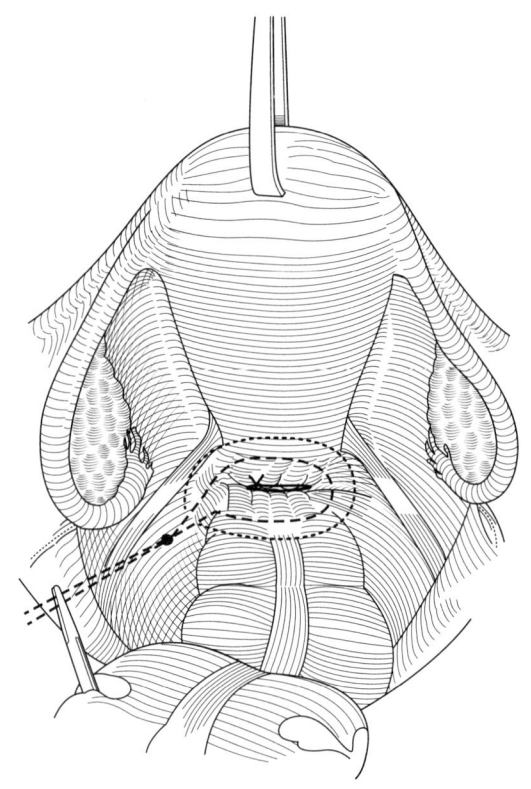

Figura 17.8 Procedimento de Moschowitz para fechamento da enterocele; ponto mais inferior já atado, segundo no local, e posição do terceiro (incorporando os ligamentos uterossacros) mostrados como linhas pontilhadas.

Retocele

As mulheres que realizaram colpossuspensão apresentam um risco de prolapso da parede posterior subsequente e diversos autores recomendam a correção concomitante da retocele se ela está presente, independentemente de haver sintomas. Essa abordagem foi defendida na edição anterior desta obra. O ponto de vista atual do autor, no entanto, é que a retocele só deve ser tratada se estiver causando sintomas significativos (ver Capítulo 16), assim, seu tratamento profilático não se justifica.

Mesmo quando a retocele é sintomática antes da colpossuspensão, realizar uma correção posterior concorrente pode ser bastante difícil, por conta da extensão da elevação vaginal anterior. Atualmente, o autor prefere, como já dito, realizar apenas a colpossuspensão e então acompanhar os sinais e sintomas subsequentes, realizando uma colporrafia secundária posterior apenas se necessário.

Manejo Pós-Operatório

A drenagem pós-operatória da bexiga pode ser feita com cateter suprapúbico. É melhor inserir esse tipo de cateter depois do fechamento da ferida (ver seção anterior sobre drenagem vesical). Pacientes para as quais se prevê dificuldade no esvaziamento pós-operatório devem ser ensinadas a fazer a autocateterização antes da operação; neste caso, um cateter Foley deve ser inserido para passar a noite, e elas podem realizar a autocateterização quando se sentirem confortáveis para fazê-lo.

O dreno da ferida operatória normalmente pode ser removido no primeiro dia do pós-operatório e a paciente já deve conseguir se movimentar e se alimentar normalmente. Ela pode receber alta quando o esvaziamento vesical estiver normalizado ou quando ela estiver apta a operar o cateter de modo independente.

Complicações da Operação
Dano Vesical ou Uretral
O dano na bexiga foi relatado em 3% dos casos em um grande estudo clínico randomizado controlado (RCT).[27] Os danos reconhecidos à bexiga ou à uretra devem ser corrigidos com Vicryl 2-0 ou 3-0 (poliglactina; Vicryl 2-0 W9350, com agulha curva de 26 mm com ponta triangular ou Vicryl 3-0 W9122, com agulha curva de 22 mm com ponta triangular); uma única camada normalmente é suficiente, dado que a correção é à prova d'água e livre de tensão. A cateterização deve ser continuada por 5 dias ou por 10–12 dias se houve histerectomia simultânea.

Obstrução Uretérica
O dano aos ureteres é incomum, ainda que possa ocorrer se a identificação da fáscia paravaginal não for feita claramente. Neste caso, especialmente na presença de uma cistocele grande e suturas adicionais, a distorção da base da bexiga na região da junção ureterovesical pode resultar na torção dos ureteres com consequente obstrução unilateral ou bilateral (Figura 17.9).

Se houver suspeita durante a operação, deve-se realizar o teste com índigo-carmim e cistoscópio. Se não for observado um fluxo livre do corante, as suturas de suspensão devem ser removidas em sequência, até que o fluxo se confirme. É prudente manter um *stent* em J duplo no local, mas as suturas podem ser refeitas mais lateralmente.

Quando a suspeita de obstrução uretérica se dá no pós-operatório, por conta de dor lombar, náusea persistente ou, mais raramente, oligúria, a investigação deve ser realizada em caráter de urgência, com urograma por tomografia computadorizada e urografia com isótopo para avaliar a função relativa. Se o *stenting* uretérico puder ser atingido retrogradamente ou via nefrostomia percutânea, a drenagem por um período de alguns meses pode permitir a remissão completa; do contrário, deve-se realizar laparotomia e reimplante uretérico (ver Capítulo 26).

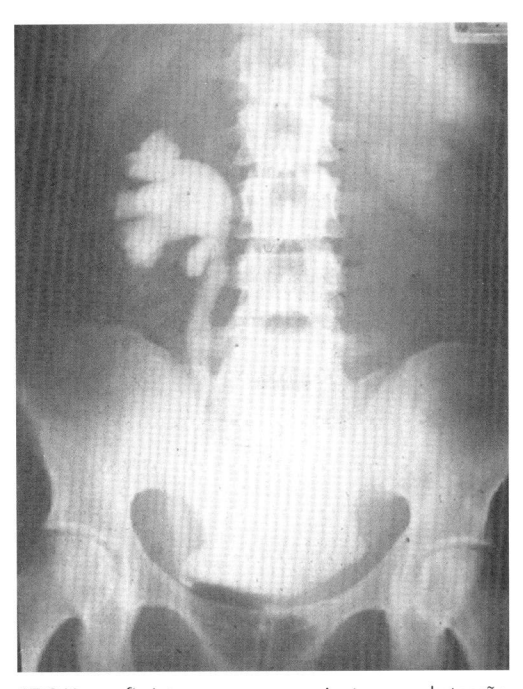

Figura 17.9 Urografia intravenosa em paciente com obstrução uretérica bilateral após a colpossuspensão; ponto de obstrução visível, com hidroureter e hidronefrose no lado direito; função mínima visível como nefrografia sutil apenas no lado esquerdo.

Complicações no Pós-Operatório
Disfunção de Esvaziamento Vesical
O retardo da função de micção espontânea pode ocorrer em até 25% das pacientes, ainda que a maioria desses casos se resolva automaticamente com o manejo do cateter já descrito. Se o retorno da micção está atrasado em mais de 5 dias, as pacientes devem receber alta com autocateterismo suprapúbico ou intermitente.

A disfunção no esvaziamento também é uma das complicações mais comuns a longo prazo na colpossuspensão. Ela é vista em 20% das pacientes, ainda que as pacientes com disfunção precoce não necessariamente sejam as que terão problemas em longo prazo. Esta complicação foi mais comum no passado, quando a fáscia vaginal era elevada diretamente até o ligamento ileopectíneo, e a técnica descrita anteriormente certamente minimiza o problema. Ainda que algumas estratégias operatórias e farmacológicas tenham sido tentadas no passado, a melhor maneira de lidar com a disfunção é pela instituição da técnica de autocateterismo intermitente.

Bexiga Hiperativa
Já é reconhecido há muito tempo que mulheres com hiperatividade pré-operatória do detrusor têm uma probabilidade menor de bom resultado na cirurgia de SUI do que aquelas com incontinência urodinâmica de esforço pura. No entanto, a resolução dos sintomas de SUI em mulheres com incontinência urodinâmica de esforço mista e hiperatividade

do detrusor não é significativamente diferente da observada em mulheres com incontinência de esforço pura. As taxas de resolução dos sintomas de bexiga hiperativa ficam entre 24% e 90%.[27] Ainda que uma certa porcentagem de mulheres possa desenvolver novos sintomas de bexiga hiperativa ou de hiperatividade do detrusor após a cirurgia de incontinência urodinâmica de esforço, particularmente por colpossuspensão, tal cirurgia não deve ser considerada uma contraindicação em mulheres com sintomas mistos de SUI e de bexiga ou com achados urodinâmicos mistos de SUI e hiperatividade do detrusor, desde que um aconselhamento detalhado com informações claras sobre os resultados seja feito.

"Síndrome Pós-Colpossuspensão"

Em 1987, Galloway *et al.* cunharam o termo "síndrome pós-colpossuspensão" para descrever a ocorrência de dor na região inguinal, no local da sutura. A resolução dos sintomas em dois terços das participantes de seu pequeno grupo foi alcançada com a liberação dos pontos no lado afetado, sem comprometimento da continência. A prevalência relatada da síndrome foi 12% entre as participantes do grupo, no período de observação entre 1 a 6 anos do pós-operatório.[28] Na experiência do autor, esta situação ocorre com muito menos frequência e pode refletir uma tendência à elevação exagerada nos casos relatados.

SLINGS SUBURETRAIS RETROPÚBICOS: *SLINGS* SINTÉTICOS PARA A PORÇÃO MÉDIA DA URETRA

A descrição da slingplastia intravaginal feita por Ulmsten *et al.* em 1994 e a subsequente modificação do procedimento que levou à criação da Tension-free Vaginal Tape (TVT™) em 1996 resultaram numa mudança de paradigma na prática da cirurgia de SUI.[29] Enquanto a colpossuspensão representava mais de 70% das cirurgias para SUI na Inglaterra em meados dos anos 1990, ao longo da década seguinte essa porcentagem caiu para apenas 1%, com cirurgias de faixa suburetral perfazendo mais de 85% dos procedimentos.[30] Muitos estudos científicos foram realizados e foi descrito como o tratamento cirúrgico mais amplamente pesquisado para SUI em mulheres,[31] contando com RCTs com *follow-up* de até 5 anos[25] e estudos de coorte de até 17 anos,[32] confirmando a eficácia do procedimento a curto e médio prazos, e com um bom acúmulo de evidências demonstrando sua eficácia em longo prazo.

Indicações

Slings sintéticos para a uretra média têm sido utilizados principalmente na situação de SUI por hipermobilidade uretral. Ainda que não haja dados de alta qualidade disponíveis para apoiar seu uso em SUI recorrente ou em deficiência intrínseca do esfíncter,[31] muitos profissionais também defendem seu uso em situações mais complexas.[33]

Instrumental

O procedimento pode ser realizado usando uma cinta de polipropileno recortada de uma tela, no entanto existe uma grande variedade dispositivos desenhados para esse propósito. Cada um tem suas pequenas modificações e as instruções dos fabricantes devem ser seguidas. A preferência do autor é pelo Gynecare TVT original e por sua técnica, descrita adiante. A cinta vem embalada com uma agulha em cada extremidade, acompanhada por um revestimento de poliuretano, com um corte no meio e uma aba central de 4 cm para facilitar sua remoção.

Uma agulha reutilizável e um cateter rígido também são disponibilizados pelos fabricantes. Nenhum outro material é necessário para o procedimento.

Anestesia

A referência original ao TVT™ o descreve como um procedimento ambulatorial conduzido sob anestesia local.[29] Muitos cirurgiões continuam utilizando essa abordagem, quando a TVT™ é o único procedimento realizado, outros preferem fazer uso de anestesia regional ou geral. Os benefícios da técnica com anestesia local incluem recuperação mais rápida e alta precoce do hospital. No RCT que examinou diferentes técnicas anestésicas, a taxa de cura não foi melhor do que nos procedimentos com anestesia local, ainda que o tempo de cateterização necessário no pós-operatório tenha sido reduzido.[34]

Diversas técnicas de sedação anestésica foram utilizadas. O princípio básico é garantir que a paciente permaneça confortável, com o menor nível de sedação possível para uma anestesia adequada. A técnica preferida do autor é demonstrada na Tabela 17.2.

A OPERAÇÃO

Passo 1: Incisões

A paciente deve ficar em posição de litotomia na mesa de operação. Após ter feito a anestesia local, o local de saída da agulha na região suprapúbica é marcado com caneta ou com duas pequenas incisões. Esses pontos se localizam acima da sínfise pubiana, entre 2 a 2,5 cm afastados da linha média, e têm 0,5 cm de largura.

Deve ser feita uma incisão na parede vaginal anterior, de 1 cm de comprimento, no ponto médio da uretra. O epitélio deve ser segurado em cada lado da linha média com duas pinças de Allis ou de Littlewodd para facilitar a incisão. A dissecção deve ser feita com uma tesoura Metzenbaum em cada lado para abrir o plano parauretral, para inserção da agulha TVT™ com segurança (Figura 17.10).

Tabela 17.2 A técnica preferida do autor para sedação com analgesia.

Procedimento	Técnica
Monitorização	Fluidoterapia intravenosa com 1 litro de solução de Hartmann Oxigênio 4 litros/minuto via uma máscara de Hudson ou cânula nasal durante a sedação Eletrocardiografia contínua, pressão arterial e oximetria de pulso
Sedação	Fentanil 50 µg (administrado preferencialmente na sala de anestesia, e certamente antes da anestesia local) Midazolam 1 mg, com incrementos lentos até um máximo de 3 mg Propofol 10-40 mg, com incrementos lentos titulados; infusão contínua pode ser usada como alternativa
Anestesia local	80 mL de bupivacaína 0,25% ou 160 mL de prilocaína ou lignocaína 0,25%; cada uma delas pode ser usada pura ou com adrenalina 1:200.000. O anestésico é injetado Um cateter de Foley 18 Fr é inserido por via uretral e o balão é insuflado para definir o colo vesical. O anestésico local é administrado para anestesiar o trajeto através do qual a fita será passada. Isto envolve o uso de aproximadamente 25% da solução por via suprapúbica, e 25% por via vaginal, nos lados direito e esquerdo. Uma seringa de 50-60 mL é usada, com uma agulha 23 Fr para elevar uma pápula cutânea, seguida por uma agulha espinal 20 Fr para infiltrar o caminho por via retropúbica

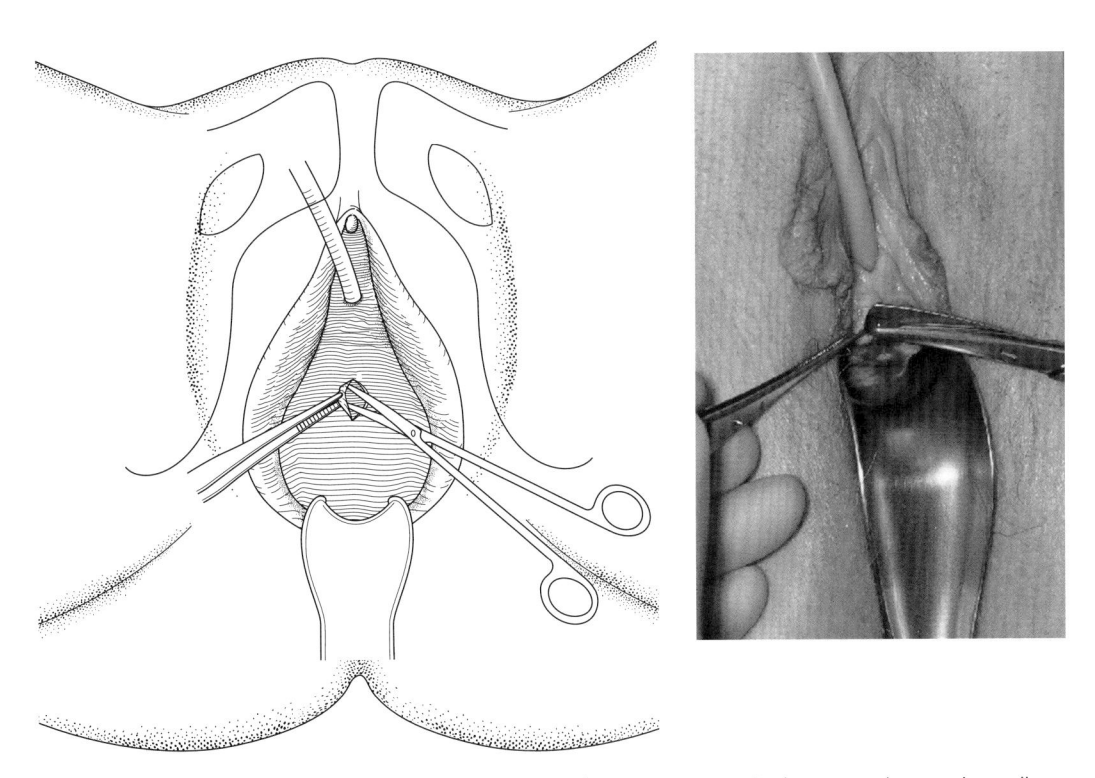

Figura 17.10 Dissecção usando tesouras delicadas de Metzenbaum para criar o túnel parauretral, no qual a agulha TVT™ pode ser introduzida com segurança.

Passo 2: Inserção da Cinta

No início do treinamento para realizar o procedimento é indicado o uso de um cateter guia rígido para afastar o colo vesical da agulha, como na descrição original. Depois, com experiência, isso não será mais necessário. A margem do epitélio vaginal deve ser pinçada com uma pinça fina de dissecção e a ponta da agulha TVT™ é inserida no espaço parauretral. A agulha deve ser introduzida com a mão esquerda e o cirurgião usa o dedo indicador colocado ao longo da agulha para posicioná-la no plano entre a vagina e a uretra, até que ela atinja a borda inferior do ramo inferior do arco púbico (Figura 17.11). A orientação pode ser descrita como indo em direção ao ombro ipsolateral da paciente. A fáscia endopélvica é então perfurada, para levar a ponta da agulha até o espaço retropúbico, e a orientação da agulha é então ajustada para deixar sua ponta num

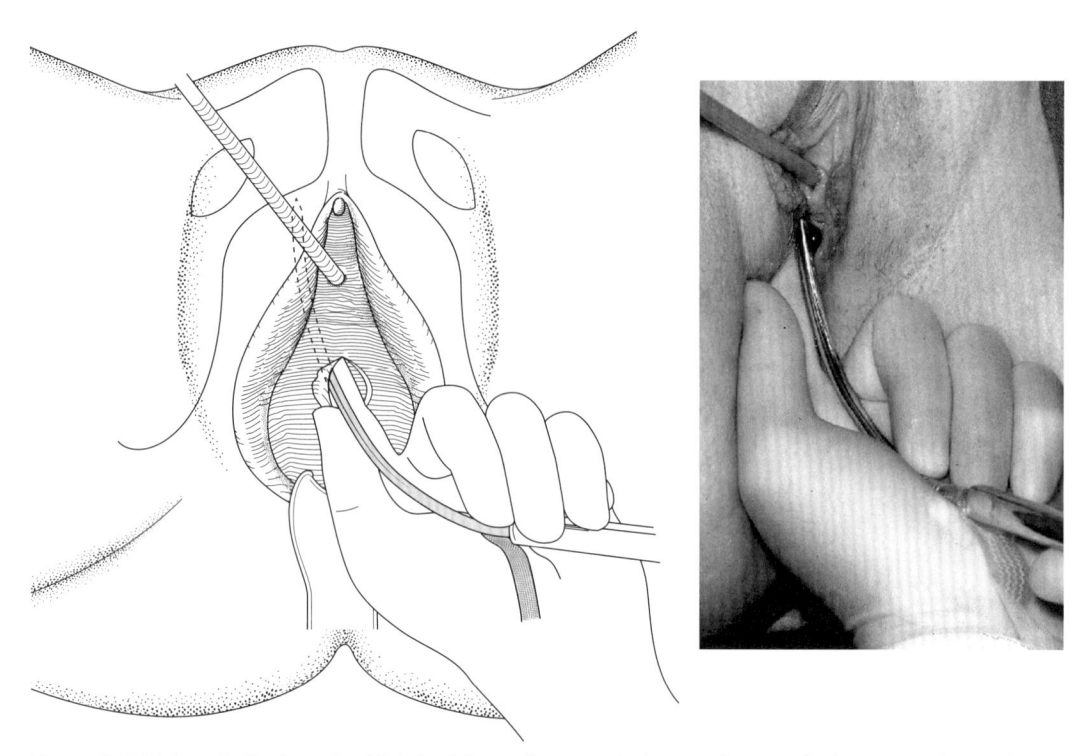

Figura 17.11 A introdução da agulha é "abrigada" na mão esquerda do operador, para facilitar a inserção no plano entre a vagina e a uretra.

sentido mais vertical. A haste da TVT™ é então abaixada (comparar a posição da haste nas Figuras 17.11 e 17.12) e então, sempre mantendo a ponta da agulha contra a sínfise, a agulha é empurrada através do espaço retropúbico até transfixar a bainha do reto e emergir na incisão suprapúbica (Figura 17.12).

Passo 3: Cistoscopia

A cistoscopia pode ser feita após a passagem de ambas as agulhas, mas no início do treinamento recomenda-se a cistoscopia após a passagem de cada uma delas. Toda a cavidade vesical deve ser cuidadosamente inspecionada com uma ótica de 70 graus, com atenção particular à área em volta do colo vesical. A uretra deve ser avaliada com uma ótica de 0 ou 12 graus para excluir a possibilidade de perfuração pela agulha.

Se alguma perfuração for identificada (Figura 17.13), a agulha deve ser retirada e reinserida, tomando-se ainda mais cuidado para manter a agulha contra a púbis. Uma abordagem mais lateral é indicada em certos casos, por oferecer menor risco de perfuração da bexiga, mas em nossa opinião essa abordagem aumenta o risco de dano vascular, e deve ser evitada.

Quando um posicionamento satisfatório for confirmado, a agulha é retirada da incisão suprapúbica. A passagem da segunda agulha é feita da mesma maneira, e uma segunda checagem por cistouretroscopia deve ser feita (Figura 17.14). Deve ser feita a tração nas extremidades da cinta (incluindo seu revestimento), até ficar posicionada a poucos milímetros da uretra.

Passo 4: "Teste da Tosse"

As agulhas TVT™ devem ser removidas da cinta com tesouras de sutura e as bordas da capa de poliuretano (mas não a própria faixa) devem ser pinçadas com uma pinça arterial pequena. Se o procedimento for realizado sob anestesia local, um "teste de tosse" pode ser realizado. Deixa-se a bexiga com cerca de 300 mL, após a cistouretroscopia final, e pede-se que a paciente force a tosse algumas vezes. Se não for observada perda urinária, a faixa pode ser puxada um pouco mais para baixo com uma tesoura fina. Deve-se distender um pouco mais a bexiga e a cabeceira da paciente deve ser elevada um pouco ou pode-se esperar mais alguns momentos para a sedação passar e observar se ocorre alguma perda. A faixa deve ser progressivamente ajustada, até que se observe apenas uma sutil perda de urina. É melhor que ocorra um pequeno vazamento do que alcançar uma completa continência pré-operatória. Algumas vezes não é possível avaliar a perda urinária, mesmo com estas manobras. Neste caso, a posição da faixa deve ser decidida empiricamente. É

(a)

(b)

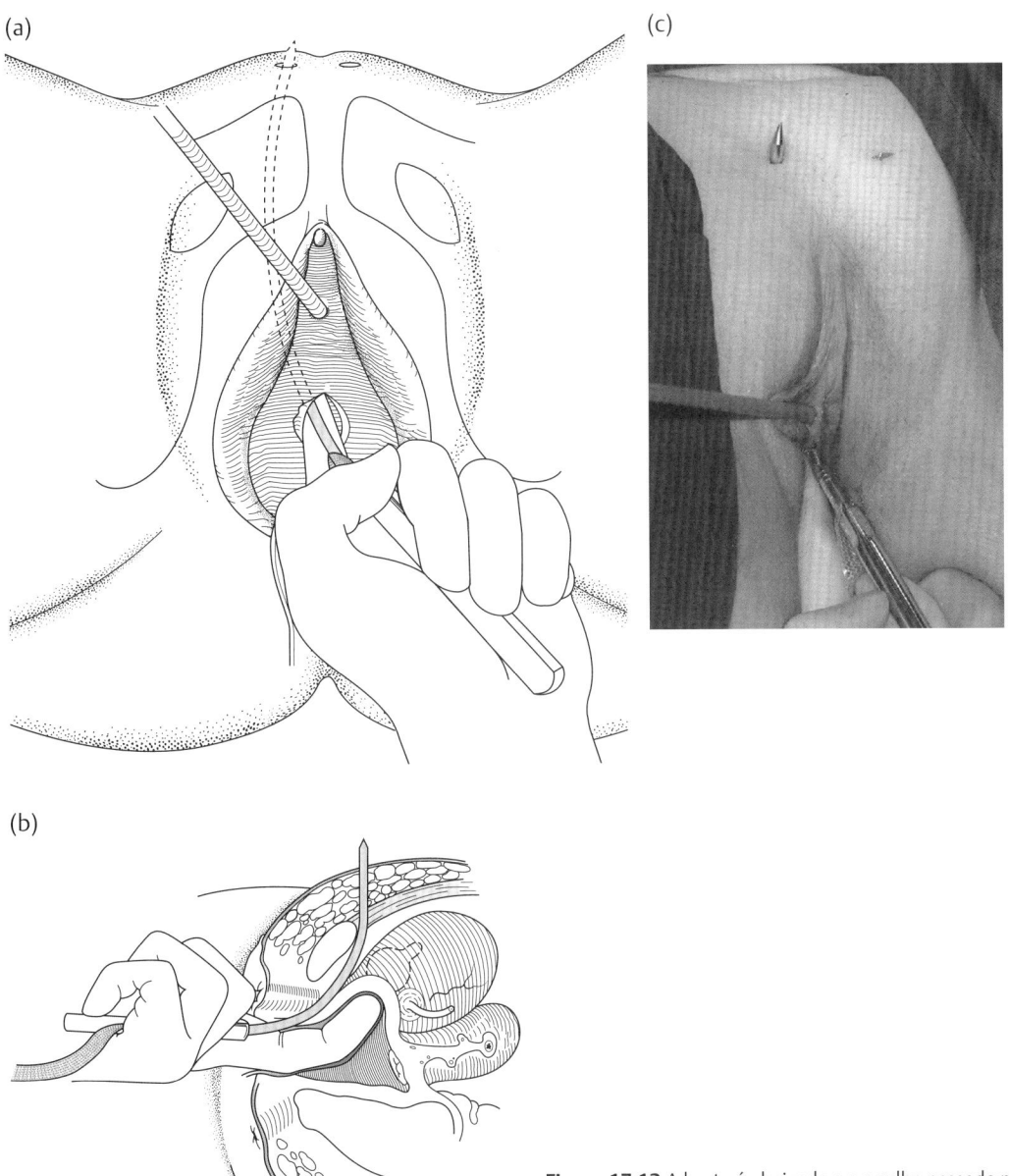

(c)

Figura 17.12 A haste é abaixada e a agulha passada pelo espaço retropúbico até sair pela incisão suprapúbica. (a, c) mostram a agulha passada no lado direito do paciente (no plano coronal), e (b) no lado esquerdo (no plano sagital).

importante notar que sempre que se fizerem ajustes no posicionamento da faixa, algum instrumento (p. ex., tesouras finas) deve ser mantido entre a faixa e a uretra, para impedir um aperto posterior (Figura 17.15a, b).

Quando a tensão estiver adequada, a bainha de poliuretano deve ser removida, tracionando a pinça. As duas bainhas podem ser removidas simultaneamente, mas o autor prefere remover primeiro um dos lados, para então realizar uma última checagem de continência, e só depois remover o outro lado, pois ajustes finos no posicionamento da faixa ainda são possíveis nessa etapa.

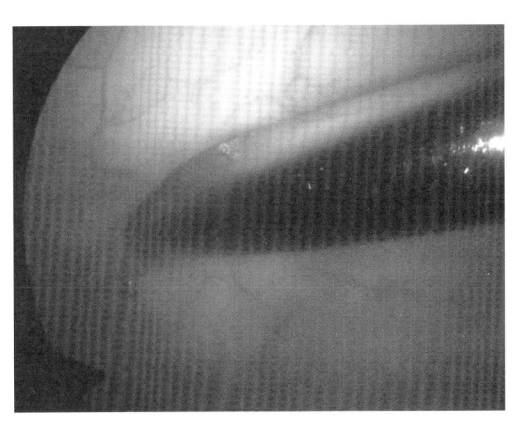

Figura 17.13 Fotografia cistoscópica, mostrando perfuração da bexiga pela introdução da agulha.

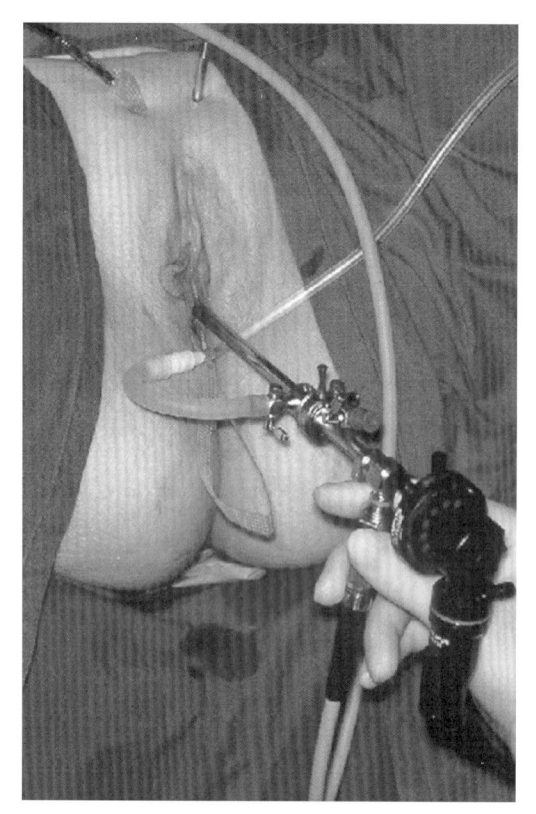

Figura 17.14 A checagem da cistoscopia pode ser realizada após cada passagem de agulha, mas no mínimo deve ser feita após a passagem da agulha final, antes do ajuste da fita (como nesta imagem).

Em pacientes sob anestesia regional, o teste de tosse não é adequado, pois a função pélvica não pode ser adequadamente avaliada e isso pode levar a um excesso de ajuste. Igualmente, para pacientes sob anestesia geral, avaliar a tensão com uma manobra de Crede tem grande probabilidade de resultar em supercorreção e em risco aumentado de dificuldade de micção no pós-operatório.

Passo 5: Fechamento da Ferida

Após os ajustes, a faixa deve ser cortada. Com uma leve tração, a cinta é seccionada abaixo do nível da pele. Não são necessários pontos para sua fixação.

A pele do abdome pode ser aproximada por curativos adesivos (p. ex., 3M Steri-Strips) ou por uma sutura intradérmica com fio fino e absorvível (p. ex., Vicryl Rapide poliglactina; 3-0 Vicryl Rapide W9927, agulha curva de 22 mm com ponta cilíndrica); uma sutura contínua com Vicryl 2-0 (poliglactina) é usada para fechamento do epitélio vaginal (Vicryl 2-0 W9350, agulha curva de 26 mm com ponta triangular). Um dilatador pode ser passado pela uretra com tração suave em sentido contrário ao púbis para assegurar que não houve elevação. A bexiga deve ser drenada antes de a paciente deixar a sala.

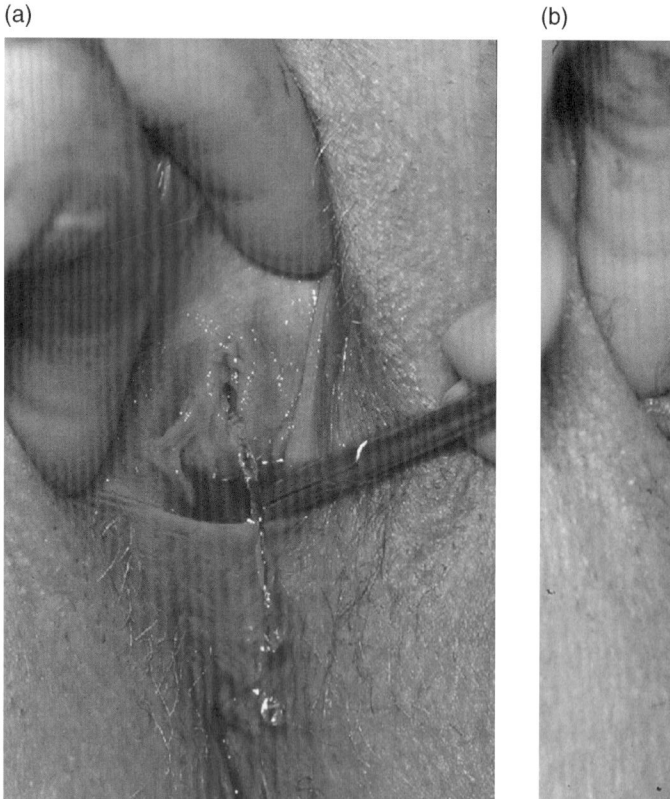

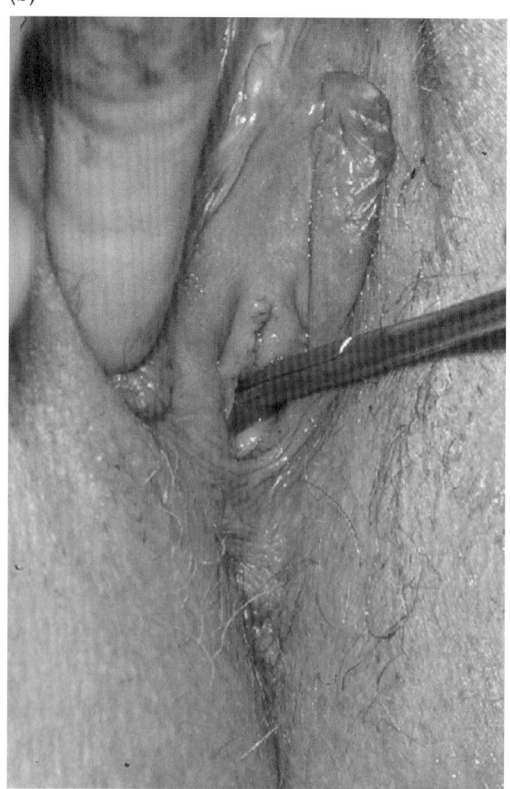

(a) (b)

Figura 17.15 Tesoura de Metzenbaum posicionada abaixo da fita quando ajustes estão sendo feitos: (a) fístula aparente; (b) fístula resolvida.

Manejo Pós-Operatório

Se o procedimento foi realizado sob anestesia regional, um cateter de Foley deve ser mantido no local até que a sensibilidade retorne. Em outras pacientes, a cateterização no pós-operatório é geralmente desnecessária. As pacientes devem ser encorajadas a urinar normalmente e, se não conseguirem, deve-se fazer cateterização intermitente até que a micção normal ocorra. Se houver qualquer dúvida quanto ao esvaziamento, o volume residual de urina deve ser checado por ultrassonografia ou cateterização. A maioria das pacientes poderá receber alta no dia da cirurgia ou no primeiro dia do pós-operatório. Por causa da sedação, as pacientes são aconselhadas a não dirigir pelas 24 horas subsequentes.

Não há evidências comprovando que a restrição das atividades no pós-operatório altera o seu resultado. Alguns profissionais aconselham as pacientes a não carregar peso e a evitar esportes e relações sexuais por 4 a 6 semanas após a cirurgia, outros não impõem restrições específicas e encorajam as pacientes a retornar a suas atividades normais assim que se sentirem aptas. Um estudo realizado no Reino Unido demonstrou que as pacientes retornam a suas atividades normais em casa dentro de 2 a 3 semanas, embora o retorno ao trabalho tenha levado 3 a 4 semanas em média.[35] A expectativa da paciente em relação ao resultado da cirurgia provavelmente tem muito a ver com essa variação.

Complicações da Operação

Sangramento

Apesar de a dissecção vaginal ser limitada se comparada a outros procedimentos de continência, o plexo venoso no espaço retropúbico é vulnerável a sangramento durante a passagem cega do introdutor. O sangramento vindo do espaço retropúbico pode apresentar-se como uma perda de sangue no período intraoperatório (vaginal ou suprapúbica) ou após a cirurgia, como uma equimose ou como um hematoma retropúbico. Os sintomas do hematoma retropúbico incluem dor, dificuldade de micção, massa pélvica ou queda na hemoglobina. Clinicamente aparentes, os hematomas retropúbicos foram reportados em 0,4 a 2,3% das mulheres, porém, como muitos deles são assintomáticos, a verdadeira incidência é desconhecida.[36]

Um dano vascular extenso durante os procedimentos retropúbicos cegos é raro, mas potencialmente fatal. Existem relatos de lesão da artéria obturadora, ilíaca externa, femoral e epigástrica inferior. A frequência real dessas ocorrências é desconhecida, embora estimativas de 0,01% a 0,6% tenham sido relatadas.[36] As estimativas mais baixas, vindo de estudos com mais participantes, provavelmente são mais confiáveis.

Danos à Bexiga ou à Uretra

A perfuração da bexiga é um risco bem conhecido dos procedimentos de *sling* mediouretral retropúbico, relatada em 15% dos casos. Estudos realizados na Áustria mostram uma frequência de perfuração da bexiga mais alta em pacientes com cirurgias anteriores para incontinência ou prolapso, mas esses achados não foram encontrados em todos os estudos. A perfuração vesical tem sido considerada uma evidência do grau de treinamento em procedimentos de *sling* mediouretral.[37] Em um estudo, a frequência de perfurações entre profissionais em treinamento foi de até o nível máximo de 10%. Entre aqueles que realizaram mais de 20 procedimentos no treinamento, o índice de perfuração foi de 5% ou menos. Nenhum dos profissionais em treinamento com menos casos atingiu essa faixa-alvo tão baixa.[38]

É importante reconhecer que o dano à bexiga identificado pelo cistoscópio no momento da cirurgia (Figura 17.13) e manejado como descrito anteriormente não causa sequelas em longo prazo. A perfuração não reconhecida da bexiga pode levar à perda urinária pós-cirúrgica suprapúbica ou vaginal imediata e a edema na vulva, conforme descrito. Em longo prazo, pode causar dores, infecção urinária recorrente, sintomas de urgência e formação de cálculos vesicais (Figura 17.16).

Os danos uretrais ocorrem com menos frequência que os vesicais, durante os procedimentos de *sling* mediouretral retropúbico, mas foram relatados em uma das revisões, em cerca de 0,1% dos procedimentos.[36] É possível que certa proporção das mulheres que os apresentam tardiamente, com aparente erosão uretral da faixa, na verdade, tenham uma perfuração não diagnosticada na cirurgia, particularmente quando sintomas de dor e retenção urinária estiverem presentes desde a colocação da faixa (Figura 17.17).

Lesão das Alças Intestinais

O trauma intestinal é raro, mas é a complicação mais grave associada aos procedimentos de *sling* mediouretral retropúbico. É pouco provável que a perfuração intestinal seja reconhecida durante a cirurgia, e o diagnóstico tardio pode levar a morbidade significativa. Muitas das mortes associadas ao procedimento são atribuídas à perfuração intestinal. A prevalência é difícil de estimar, mas considera-se que ela deve ser da ordem de 0,01%. Tanto perfurações do íleo quanto do cólon já ocorreram, assim como a perfuração do mesentério do intestino delgado, ocasionando obstrução intestinal. Em geral, o dano intestinal ocorre em pacientes com cirurgia pélvica ou do abdome inferior prévias.

A lesão intestinal pode ocasionar febre, dor abdominal ou obstrução intestinal. Existem relatos de vazamento de conteúdo intestinal pelas incisões suprapúbicas, após perfuração do íleo.

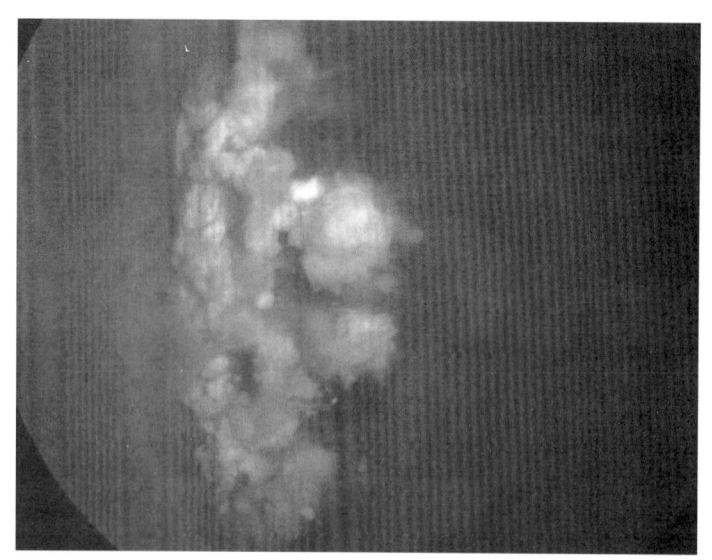

Figura 17.16 Fotografia cistoscópica, mostrando perfuração pela fita, com encrustamento sobrejacente.

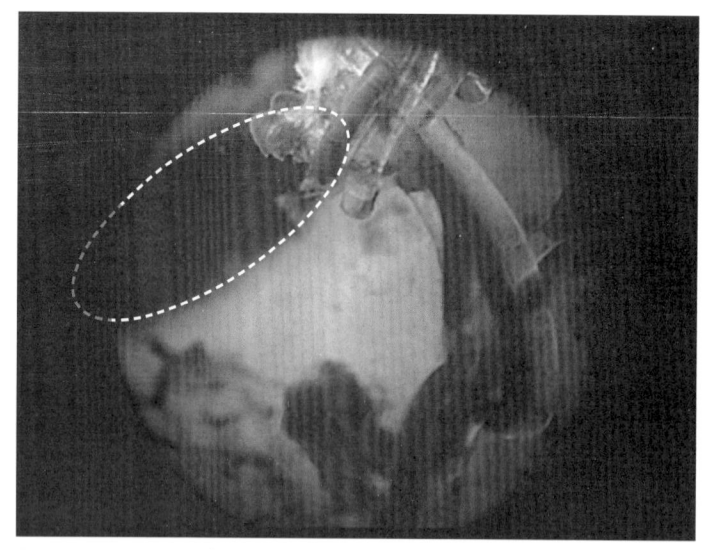

Figura 17.17 Fotografia cistoscópica, mostrando perfuração uretral pela fita. O colo vesical aberto pode ser visto a uma certa distância (contornado por uma linha pontilhada) na parte esquerda superior da imagem; fibras da fita são vistas no lado direito da imagem.

Danos Neurais

Lesão dos nervos ilioinguinal, obturador e femoral foram descritos após procedimentos de *sling* mediouretral retropúbico. A lesão do nervo ilioinguinal é um risco reconhecido associado à incisão abdominal tranversa e os sintomas são presença de dor com queimação e sensibilidade alterada na região inguinal, parte interna da coxa e grandes lábios. Em alguns casos ocorre a resolução espontânea, enquanto outros podem requerer bloqueio com anestesia local ou injeções locais de esteroide.

O dano ao nervo obturador é uma complicação rara, porém grave que pode ocorrer após a inserção lateral inadequada da faixa. Entre os casos descritos na literatura, alguns se resolveram espontaneamente, enquanto outros exigiram a remoção ou a secção da cinta.

Complicações no Pós-Operatório
Disfunção no Esvaziamento

Em um dos primeiros estudos foi descrito que 5% das mulheres desenvolveram disfunção urinária transitória posterior ao procedimento de *sling* mediouretral retropúbico, requerendo autocateterismo intermitente por períodos que chegaram a até 1 mês. Alguns recomendam a revisão cirúrgica esticando ou tracionando para baixo a cinta ou seccionando a cinta para correção da tensão nos casos de retenção urinária grave e relatam que a maioria das pacientes (variação de 61-94%) permanecem continentes. No entanto, como a maioria dessas queixas se resolvem espontaneamente, o aconselhamento adequado das pacientes é importante antes de decidir pela intervenção.

Hiperatividade Vesical

Dependendo da definição utilizada, a urgência urinária tem sido relatada em até 25% das mulheres submetidas a procedimentos de *sling* retropúbio mediouretral. No entanto, a redução na incontinência urinária de urgência e no grau de urgência foi de 93% no pré-operatório para 44% nos 5 anos pós-cirurgia em um dos estudos, com apenas 1% das pacientes desenvolvendo incontinência urinária pós-operatória.[25]

Dor

Como notado anteriormente, a dor crônica na região inguinal é descrita após a colpossuspensão e é geralmente aliviada, cortando-se o ponto no lado afetado. Ocorrência similar foi descrita após procedimentos de *sling* retropúbico mediouretral em cerca de 1,3% dos casos.[31]

Disfunções Sexuais

Há dados conflitantes a respeito do efeito dos procedimentos de *sling* retropúbico mediouretral na função sexual. Ainda que uma deterioração na função sexual tenha sido relatada em até 20% das mulheres, um estudo de seguimento longitudinal encontrou resultados que sugerem uma melhora significativa, como a redução no número de mulheres cuja vida sexual era prejudicada pela incontinência, redução no número de mulheres que apresentavam incontinência pós-intercurso e redução das queixas de dispareunia.[31,35]

Exposição ou Extrusão da Faixa

Uma das maiores preocupações com *slings* de material sintético é seu potencial de extrusão (o termo "erosão" deve ser evitado) para dentro do trato urinário e da vagina. Essas complicações podem estar relacionadas com a técnica cirúrgica ou características da paciente, cicatrização da ferida, infecção ou propriedades físicas do material implantado, como tamanho dos poros ou material multifilamentar. A exposição precoce está provavelmente associada a uma falha no processo de cicatrização do tecido vaginal e não a uma extrusão verdadeira. Esta é geralmente observada como um processo mais gradual e sua ocorrência foi relatada até 5 anos após a cirurgia. Qualquer que seja o mecanismo, a exposição da faixa para dentro da vagina já foi observada em todos os tipos de procedimentos de *sling* mediouretral, ocorrendo em até 2% das pacientes que realizaram o procedimento.[31]

A exposição precoce ou a cicatrização inadequada da vagina são usualmente tratadas pela reaproximação do epitélio sobre a faixa, ou pelo recorte da parte exposta de faixa e posterior fechamento da pele.

Existem alguns relatos de extrusão uretral pós-procedimento de *sling* retropúbico mediouretral, mas a incidência com base em dados do Reino Unido parece ser menor que 1%. Em muitos casos, a extrusão estava associada a uma dificuldade grave de micção, geralmente a partir da cirurgia, com ou sem incontinência de urgência, hematúria e dor. O tempo de surgimento dos sintomas em relação à data da cirurgia levanta a hipótese de que essa complicação possa representar uma perfuração uretral ocorrida no transoperatório e não diagnosticada.

A excisão da faixa intrauretral com o reparo da uretra (feito com ou sem enxerto de Martius) foi reportada com consequências variáveis sobre a continência. Fístulas uretrovaginais foram observadas tanto em associação com a extrusão do *sling* mediouretral como após a excisão da cinta.

SLINGS SUBURETRAIS DO FORAME TRANSOBTURATÓRIO

A abordagem via forame transobturatório para a inserção de *sling* suburetral foi descrita por Delorme em 2001, inicialmente planejada para reduzir o risco de dano à bexiga, à uretra e aos intestinos, associada à via retropúbica.[39] A técnica de Delorme utiliza uma abordagem "de fora para dentro", a passagem da agulha de introdução é feita através da dobra genitofemoral para a vagina. Ainda que os dispositivos utilizados no início (Mentor-Porges UraTape® e ObTape®) tenham sido descontinuados por complicações relacionadas com a cinta, o método em si continua em uso, e é exemplificado pelos sistemas AMS Monarc® e Boston Scientific Obtryx®, como descrito abaixo.

Embora tenha havido muitas modificações de *design* desde então (talvez mais impulsionadas pelo interesse em estabelecer um nicho de mercado do que por realmente abordar algum problema clínico específico), a única mudança notável foi o desenvolvimento da abordagem "de dentro para fora" (ou seja, com a passagem da agulha do aspecto vaginal para o genitofemoral) exemplificada pelo dispositivo Gynecare TVT-O®.[40] A revisão da Cochrane sobre operações com *sling* mediouretral não encontrou evidências para apoiar o uso de uma abordagem em detrimento da outra.[31] O relatório da NICE sobre incontinência urinária apresenta uma recomendação, onde simplesmente enfatiza a necessidade de usar faixas de eficácia comprovada ou com boa relação entre custo e benefício, com base em evidências robustas (atuais ou futuras) provindas de RCTs.[12] Ainda que a abordagem via forame transobturatório tenha variado em diferentes áreas, dois terços dos procedimentos de *sling* mediouretral realizados na Inglaterra ainda são feitos por via retropúbica.[30]

Em 2001, deu-se o início do desenvolvimento de novas modificações nas faixas para produzir um *sling* de incisão única,[41] que potencialmente reduziria as complicações mais comuns vistas nas abordagens retropúbica e obturatória. Uma metanálise de avaliação dos diversos dispositivos demonstrou que um deles (desde que retirado) foi inferior aos procedimentos padrão de *sling* mediouretral, e os dados analisados não foram suficientes para concluir sobre os outros *slings* de incisão única não permitindo comparações confiáveis.[42] As evidências encontradas no NICE endossaram que o procedimento era inadequado e, atualmente, dão uma recomendação bastante conservadora de que ele não deve ser utilizado sem um aconselhamento específico com consentimento, auditoria e pesquisas clínicas, e as pacientes devem compreender a incerteza quanto à segurança e à eficácia do procedimento, incluindo suas potenciais complicações em longo prazo.[43]

Indicações

Mesmo que o *sling* mediouretral via forame transobturatório geralmente seja indicado nas mesmas situações que o *sling* mediouretral retropúbico descrito anteriormente, a incidência mais baixa de perfuração vesical o tornam mais indicado em circunstâncias com risco aumentado de perfuração. Entretanto, na opinião do autor, há poucas situações, ou mesmo nenhuma, em que isso realmente se aplique. O procedimento certamente não pode ser recomendado para SUI recorrente ou deficiência uretral intrínseca.

Anestesia

Anestesias geral, regional e local ou sedação com analgesia podem ser utilizadas como descrito para o procedimento com *sling* sintético mediouretral retropúbico.

Operação

Passo 1: Incisões

Com a paciente na posição de litotomia horizontal na mesa de operação, os pontos de referência são confirmados e os pontos para inserção da agulha são marcados com uma caneta. Eles devem ficar a 1 cm lateral ao ramo isquiopúbico, logo abaixo do tendão do músculo adutor longo, alinhado horizontalmente com o clitóris (Figura 17.18). Anestesia local (como descrito anteriormente para o *sling* sintético mediouretral retropúbico é aplicada subcutaneamente e ao longo do caminho da agulha em ambos os lados. A parede vaginal anterior deve ser infiltrada no nível da uretra média.

Uma incisão é feita na parede anterior da vagina, com 1 cm de comprimento, na altura da uretra média, e a apreensão do epitélio com pinças de Allis ou de Littlewood pode ser feita para facilitar a incisão. O plano subfascial é então dissecado no sentido do ramo isquiopúbico com uma tesoura Metzenbaum fina. Pequenas incisões são feitas nos pontos previamente marcados em cada lado da região inguinal.

Passo 2: Inserção do Introdutor da Cinta

Cada um dos diferentes equipamentos vem com uma ou mais agulhas de introdução específicas, e as instruções do fabricante devem sempre ser seguidas. A maioria dos equipamentos tem introdutores direito e esquerdo em forma de halo, modelados de acordo com o lado correspondente da pélvis, enquanto outros têm um introdutor curvo que serve a ambos os lados; como regra geral, entretanto, os passos a seguir são comuns a todos.

O introdutor esquerdo (lado esquerdo do paciente) é segurado pelo operador com sua mão direita quando operando

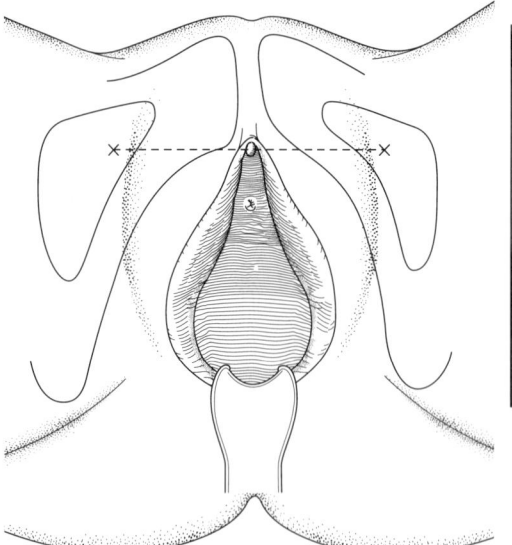

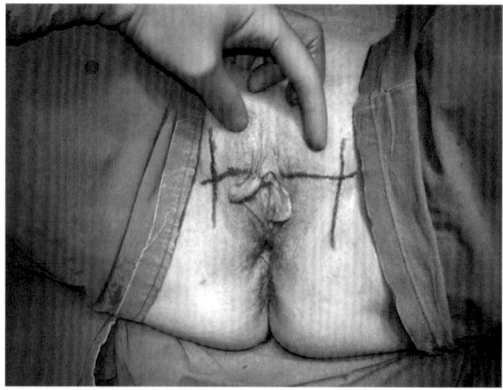

Figura 17.18 Os pontos para inserção da agulha marcados, 1 cm lateral ao ramo isquiopúbico, imediatamente abaixo do tendão do músculo adutor longo, em uma linha horizontal com o clitóris.

ao lado esquerdo do paciente; do mesmo modo, o introdutor direito é segurado pelo operador com sua mão esquerda quando operando ao lado direito do paciente. O introdutor é empunhado verticalmente, com o cabo para baixo, conforme é introduzido através da incisão cutânea (Figura 17.19). Ele deve ser passado através fáscia do obturador e quando ela é transfixada sente-se uma súbita perda da resistência.

O introdutor é colocado com movimento de rotação para cima, no plano do períneo, em um ângulo de 45 graus com a linha horizontal e a ponta com uma orientação ligeiramente perpendicular ao ramo isquiopúbico. O introdutor é então passado em volta do ramo, com sua ponta sempre em contato com o osso, por meio da rotação do pulso do operador (Figura 17.20). O dedo indicador da mão contralateral do operador é posicionado na incisão vaginal para ajudar a manter a direção correta da passagem do introdutor. O indicador deve proteger a uretra de dano e assegurar, ao mesmo tempo, que o introdutor passe acima do sulco vaginal lateral e não penetre a parede vaginal, sendo guiado, portanto, para dentro da incisão vaginal.

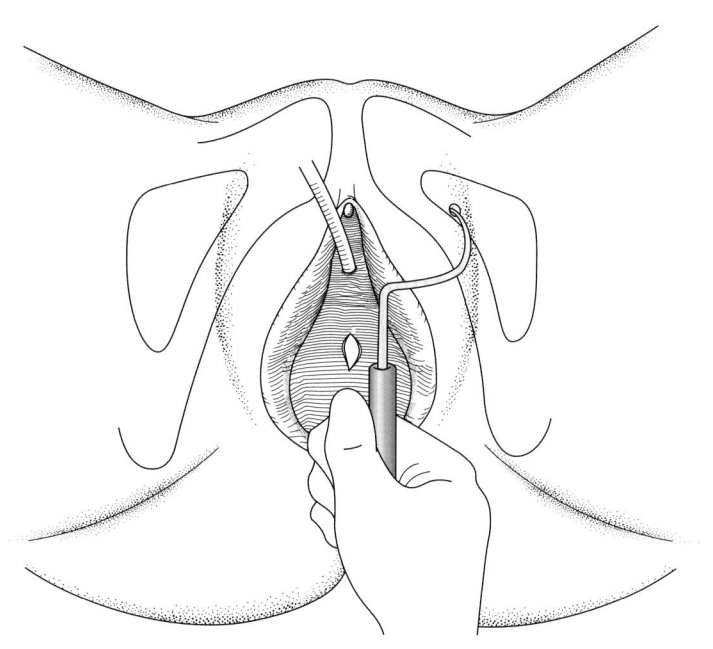

Figura 17.19 O introdutor é segurado na posição vertical e inclinado para baixo à medida que é introduzido através da incisão cutânea.

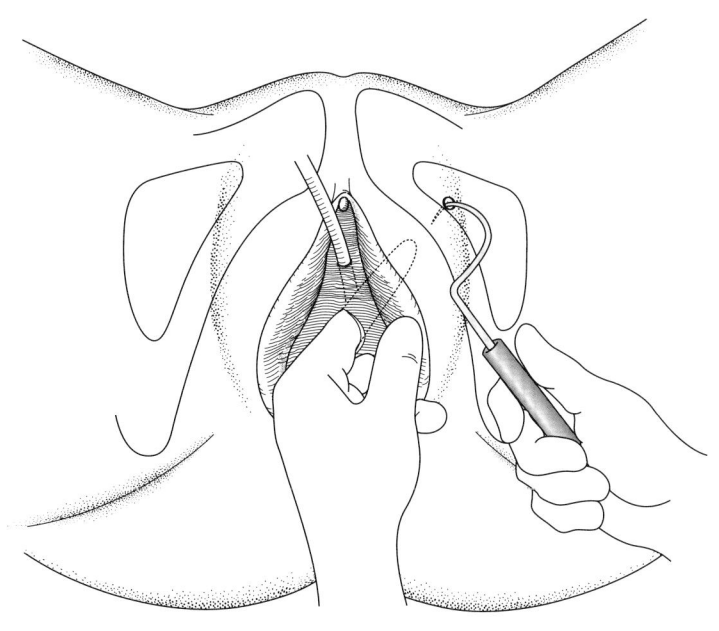

Figura 17.20 O introdutor é passado ao redor do ramo pela rotação do punho do operador.

Passo 3: Inserção da Faixa

Após passar o introdutor por um dos lados, é prudente confirmar que a vagina e a uretra não tenham sido perfuradas. Uma ponta da faixa é então conectada à ponta do introdutor; os diferentes equipamentos possuem diferentes modos de fazer isto: alguns requerem que a faixa seja passada através de um buraco na ponta do introdutor, outros enganchan ou se encaixam à ponta do instrumento. Uma vez que ambos estejam conectados de modo seguro, a faixa é inserida e colocada em sua posição correta por tração e, mais particularmente, pela rotação do introdutor na direção reversa (Figura 17.21). Algumas faixas, feitas de polipropileno termoligado, possuem pouca elasticidade e podem ser puxadas diretamente através dos tecidos sem risco de deformação; outras se esticam com a tração. Dois mecanismos foram desenvolvidos para lidar com essa questão: um é abrigar a faixa dentro de uma bainha de poliuretano, que é removida após a inserção; o outro é o uso de suturas de tensionamento passadas através da faixa.

Os equipamentos desenvolvidos para uma inserção "de dentro para fora" vêm já acoplados ao introdutor, de modo que eles seguem o introdutor para ficar na posição correta e não requerem um segundo passo. A faixa é, portanto, inserida do mesmo modo do outro lado, e as agulhas de introdução podem ser removidas.

Passo 4: Posicionamento da Faixa

A cinta deve ficar posicionada abaixo da uretra média, sob tensão mínima. A paciente pode ficar em posição de litotomia horizontal ou com a cabeça levemente mais elevada que o corpo. Deve ficar um espaço de 2-3 mm entre a faixa e a uretra. Pode ser feito sob visão direta posicionando as lâminas da tesoura de Metzenbaum por baixo da cinta. O revestimento da cinta deve ser puxado através das incisões na região inguinal e é importante que a faixa não se mova nesta etapa. Isso é mais bem alcançado pela contratração com a tesoura Metzenbaum abaixo da cinta.

Passo 5: Fechamento das Incisões

Após a remoção da bainha, o excesso de cinta deve ser cortado e ela deve ficar bem abaixo da superfície da pele. As incisões na região inguinal devem ser aproximadas com curativo adesivo (p. ex., Steri-Strips da 3M) ou com uma sutura subcutânea com fio absorvível, fino (p. ex., Vicryl Rapide 3-0, poliglactina; Vicryl Rapide W9927 3-0, agulha semicircular de 22 mm com ponta triangular). O epitélio vaginal pode ser fechado com pontos contínuos, com Vicryl 2-0 (poliglactina; Vicryl W9350 2-0, agulha forte, semicircular de 26 mm com ponta triangular).

Manejo Pós-Operatório

O manejo pós-operatório é o mesmo descrito anteriormente, no procedimento com o *sling* sintético retropúbico mediouretral.

Complicações
Danos aos Órgãos Vizinhos

A perfuração na bexiga é um evento mais raro com a técnica do Forame transobturatório e se espera, igualmente, que lesões intestinais sejam menos comuns, mas a lesão de uretra é mais frequente, sendo relatada em até 3% dos casos.[36,44] A dificuldade de micção e esvaziamento no pós-operatório

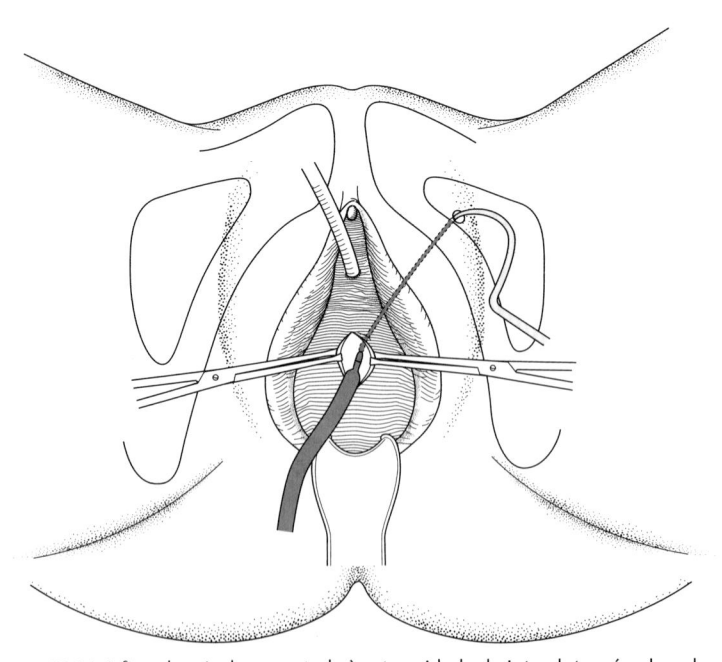

Figura 17.21 A fita, depois de conectada à extremidade do introdutor, é colocada na posição por um movimento reverso de tração e rotação do introdutor.

também parece ser menos comum após este procedimento do que após o *sling* mediouretral retropúbico.[31]

Dores

A dor crônica na região inguinal é significativamente mais comum após a inserção da faixa pela via do forame transobturatório. A revisão da Cochrane sobre *slings* mediouretral encontrou uma incidência de 6,4% – quatro a cinco vezes mais alta que a incidência pela via retropúbica.[31] Este último sintoma é, certamente, uma razão cada vez mais comum para que as pacientes peçam a remoção da faixa e para reclamações médico-legais.

Exposição ou Extrusão da Faixa

Ainda que alguns estudos relatem uma taxa de exposição/extrusão da faixa mais alta após a inserção da faixa pelo forame transobturatório do que pela rota retropúbica,[45] os dados do estudo clínico sugerem taxas similares, em torno de 2%.[31]

SLING SUBURETRAL RETROPÚBICO: OPERAÇÕES DE SLING TRADICIONAIS

O termo *sling* "tradicional" é usado aqui de modo alinhado à revisão Cochrane sobre esses procedimentos,[46] para diferenciar entre os procedimentos abertos de *sling*, posicionados na região do colo vesical, e os procedimentos mais atuais, com *slings* mediouretrais de acesso minimamente invasivo. Nos Estados Unidos, são denominados como procedimentos de *sling* pubovaginal. As primeiras operações de *sling* para SUI utilizavam o músculo piramidal e/ou da bainha do reto, e foram descritos na Alemanha no início de 1900 (Goebel-Frangenheim-Stoeckel); posteriormente, elas se tornaram mais conhecidas após o estudo de Aldridge nos EUA em 1942,[47] ainda que nunca tenham sido utilizadas amplamente no Reino Unido, onde atualmente elas representam apenas 1% das cirurgias de SUI.[30]

Diversas variações da Técnica têm sido descritas, e diferentes materiais têm sido utilizados. Os *slings* podem ser compostos de:

- Materiais autólogos (tecidos provenientes do próprio paciente; por exemplo: fáscia do reto, fáscia lata).
- Materiais alógenos (tecidos humanos/cadavéricos não provenientes do próprio paciente; por exemplo: dura-máter liofilizada, fáscia lata).
- Materiais xenógenos (tecidos orgânicos não humanos; por exemplo: derme suína ou submucosa do intestino delgado).
- Materiais aloplásticos (sintéticos; por exemplo: Prolene, polipropileno; Silastic, Dácron coberto de silicone; Mersilene, poliéster; Marlex, polipropileno e polietileno de alta densidade; Gore-Tex, *nylon*, politetrafluoroetileno e poliuretano).

Ainda que o risco de doenças priônicas tenha sido mitigado pela remoção de matéria celular dos *slings* alógenos e xenógenos, sua durabilidade permanece incerta. A morbidade associada aos *slings* aloplásticos tradicionais torna seu uso obsoleto. Outros materiais ainda estão disponíveis, mas na opinião do autor, em procedimentos com *sling* deve-se utilizar apenas materiais autólogos (bainha do reto e fáscia lata) ou aloplásticos (polipropileno).

Indicações

Os procedimentos de *sling* tradicionais podem ser utilizados:

- Para tratamento secundário de SUI após falha de uma cirurgia.
- Se o acesso vaginal for limitado ou se houver uma redução significativa da distensibilidade e da mobilidade vaginais, tornando muito difícil ou impossível a colpossuspensão.
- Se houver suspeita de uma deficiência intrínseca do esfíncter (p. ex., baixa pressão de fechamento da uretra) e não uma hipermobilidade uretral.
- Para tratamento primário de SUI, se a paciente escolher este procedimento em detrimento de um *sling* sintético retropúbico suburetral ou de uma colpossuspensão, e aceite a morbidade associada, que é mais alta.

Anestesia

Anestesia geral ou regional é necessária.

Procedimento de *Sling* a Partir da Aponeurose do Reto (Depois de Aldridge)

Passo 1: Preparo

São necessários tromboprofilaxia e antibiótico profilático, como descrito para o procedimento de colpossuspensão de Burch.

Assim como na colpossuspensão, a posição é de litotomia horizontal, com as pernas colocadas em perneiras, quadris e joelhos levemente flexionados (Figura 17.1). A preparação deve ser semelhante à de qualquer procedimento abdominal. A antissepsia da vagina deve ser feita e uma sonda ureteral com cateter deve ser inserida e o balão inflado para facilitar a identificação da base da bexiga.

Duas incisões são necessárias: uma incisão suprapúbica transversa (Pfannenstiel), para criar o *sling* e uma incisão em forma de U na parede vaginal anterior, para fixar o *sling* na região suburetral.

Passo 2: Exposição do Músculo Retoabdominal e Preparação para a Tira de Sling

Através de uma incisão de Pfannenstiel, expõe-se a aponeurose do reto abdominal. O *sling* pode ser feito como duas tiras ou em forma de T. No primeiro caso, duas tiras são cortadas transversalmente da aponeurose, cada uma com cerca de

7-8 cm de comprimento e 1,5 cm de largura, começando da lateral e terminando a 2 cm da linha média, onde o *sling* é mantido preso (Figura 17.22a). A desvantagem desta abordagem é o comprimento da incisão, que pode chegar a 15-16 cm. A alternativa é estender as tiras para baixo na linha média, na direção da sínfise púbica, criando uma forma em T, cuja haste se divide na linha média (Figura 17.22b). Isso rende alguns centímetros adicionais de comprimento, apesar da incisão abdominal ser menor, mas gera um risco maior de formação de hérnia por incisão na linha média. Pode-se utilizar o bisturi ou a diatermia para a dissecção. Uma sutura de fixação é passada através da ponta de cada "perna" do *sling*.

Passo 3: Abertura do Espaço Retropúbico

A bexiga e a uretra são afastadas da parede posterior da sínfise para a abertura do espaço retropúbico (Figura 17.2). A dissecção pode ser digital, mas se houve alguma cirurgia prévia deve-se realizar a dissecção com tesoura Metzenbaum delicada.

Passo 4: Exposição da Base da Bexiga a Partir da Incisão Vaginal

Com a sonda uretral posicionada, apalpa-se a base da bexiga por via vaginal. A parede vaginal anterior é infiltrada com bupivacaína 0,5% e adrenalina 1:200 000 para auxiliar na hemostasia e definir as camadas anatômicas. Uma incisão proximal

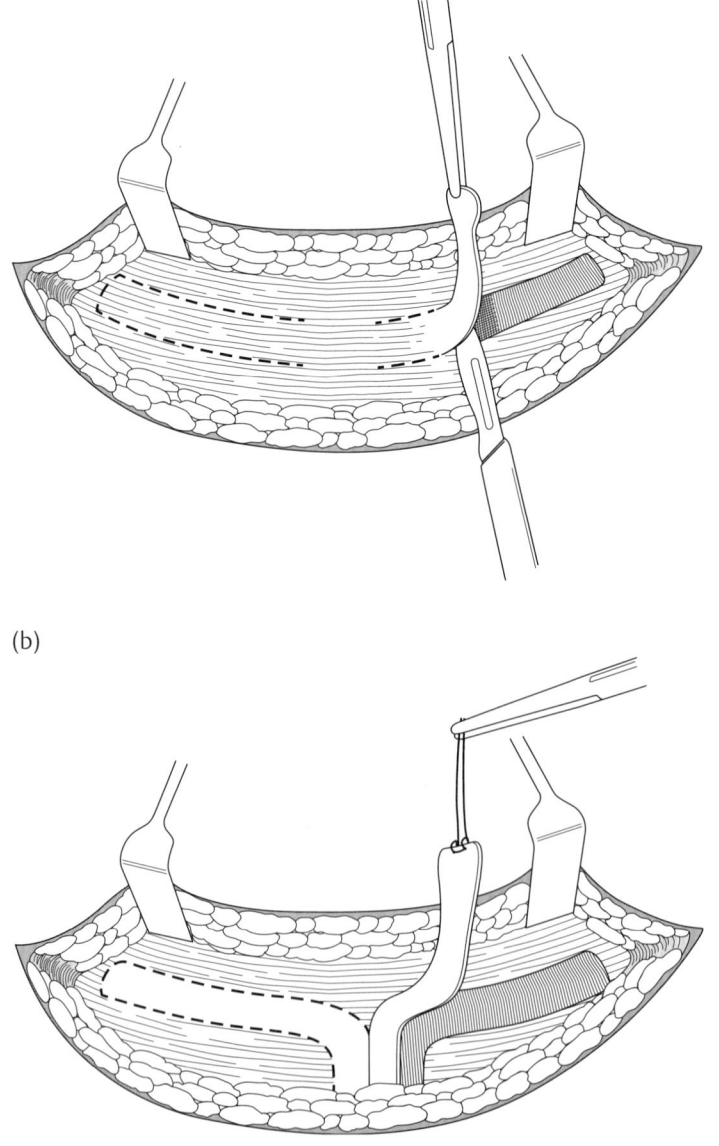

Figura 17.22 *Sling* na bainha do retoabdominal marcado e cortado da aponeurose: (a) duas tiras cortadas transversalmente; (b) as incisões se estendem para baixo na linha média, formando uma forma de T.

em U é feita na parede vaginal anterior a cerca de 1 cm do meato uretral externo, estendendo-se em 1 cm no sentido da base da bexiga. O epitélio é mobilizado para expor a área de fáscia pubocervical sobre a uretra proximal (Figura 17.23).

Uma alternativa é realizar uma incisão simples na linha média sobre a uretra proximal, mas desta forma a área para fixação do *sling* é menor.

Passo 5: Túnel Uretral

A dissecção é feita lateralmente, entre a parede vaginal e a base da bexiga, com tesoura Metzenbaum delicada. A fáscia endopélvica é então perfurada com a tesoura ou com o dedo para entrar no espaço retropúbico (Figura 17.24).

Passo 6: Posicionando o Sling Fascial

Uma pinça curva ou uma pinça de anel deve ser passada através da incisão vaginal até o espaço retropúbico para apreender a sutura de fixação em uma das pontas do *sling* e puxar trazendo o *sling* para baixo e para dentro da dissecção vaginal. Este procedimento é repetido do outro lado (Figura 17.25). O autor prefere fazer as suturas no *sling* com pontos em jaquetão ou em oito. Se o comprimento do *sling* não for suficiente, pode-se aumentar sua extensão pela mobilização da gordura subcutânea ou por uma dissecção adicional no sentido da sínfise púbica.

Passo 7: Fechamento da Incisão Abdominal

A incisão abdominal deve ser fechada antes do posicionamento e da sutura finais do *sling* na base da bexiga. Se o *sling* for tipo faixa, fecha-se a bainha do reto com Vicryl 1(poliglactina; Vicryl W9231 1, agulha semicircular de 40 mm com ponta cônica). Se foi feita a dissecção em T da bainha, o autor prefere realizar um fechamento com fio não absorvível, Ethibond 0 (poliéster coberto; Ethibond W975 0, com agulha semicircular cônica de 31 mm). Um dreno a vácuo deve ser mantido no espaço retropúbico durante a noite.

A pele pode ser fechada com Prolene 2-0 (polipropileno; Prolene W631 2-0, agulha reta de 65 mm de corte reverso) com a colocação de uma sutura subcutânea e a inserção de um cateter suprapúbico.

Passo 8: Realizando as Suturas do Sling e Fechando a Incisão Vaginal

As duas pontas do *sling* devem ser colocadas posicionadas em torno da base da bexiga com a mínima tensão possível. Uma das pontas é levada no sentido da fáscia pubocervical subjacente, com quatro ou seis pontos separados com fio Vicryl 2-0 (poliglactina; Vicryl W9350 2-0, agulha forte semicircular de 26 mm com ponta triangular). A outra ponta é fixada por cima desta, com um ponto em oito, com um número similar de pontos, cada um pegando tanto a fáscia quanto a outra perna do *sling* (Figura 17.26). O epitélio vaginal é fechado com sutura contínua do mesmo fio 2-0 Vicryl (poliglactina).

Variações na Técnica
Sling *de Fáscia Lata*

A fáscia lata da coxa pode ser usada como alternativa à aponeurose do reto para criar uma faixa de *sling*. Nessa técnica pode ser feita uma longa incisão na coxa. Entretanto, considerando que pode ser necessário que ela tenha até 20 cm de comprimento, o procedimento será doloroso e desfigurante. Uma alternativa é usar uma variação da técnica a *fascial stripper*, mas até isso pode requerer duas ou três incisões.[48] A técnica preferida do autor para obter um *sling* a partir da fáscia lata é utilizar um enxerto fascial muito menor, utilizando a técnica *sling-on-a-string*.

Técnica Sling-On-a-String

Está técnica pode ser usada para obter um *sling* da bainha do reto e da fáscia lata para os fazer os procedimentos modificados de suspensão com agulhas do colo da bexiga.[49] Pequenos retalhos de aproximadamente 1,5 cm × 4 cm são usados nesta técnica. O autor prefere o uso desta técnica para obter o sling da fáscia lata, pois a bainha do reto geralmente se separa lateralmente em três camadas, o que dificulta o manejo, enquanto a fáscia lata invariavelmente é uma estrutura firme e de camada única. A incisão da pele deve ter 2-3 cm de comprimento e deve ser feita aproximadamente 5-6 cm acima do epicôndilo femoral lateral.

Após a retirado do retalho, a fáscia lata não precisa ser reparada. O fechamento da pele pode ser feito com uma sutura intradérmica contínua e fio Vicryl Rapide 3-0 (poliglactina; Vicryl Rapide W9927 3-0, com agulha semicircular de 22 mm) ou pode ser feita uma sutura com pontos separados. Após a incisão vaginal (semelhante à do passo 4 já descrito), são realizadas duas suturas para fixar as extremidades do retalho com Ethilon 1 (*nylon*; Ethilon CTX 1, agulha semicircular de 48 mm com ponta triangular). As suturas são, então, passadas para cima, através do espaço retropúbico. O melhor modo de realizar esse procedimento é com uma agulha do tipo Stamey. Alternativamente, pode-se utilizar uma pinça fina e curva (Figura 17.27). As suturas são, então, fixadas à bainha do reto, de ambos os lados da linha média, sob tensão mínima.

Ainda que não se tenha relatos dos resultados em longo prazo, há dados de estudos de alta qualidade que apoiam o uso desta técnica.[49]

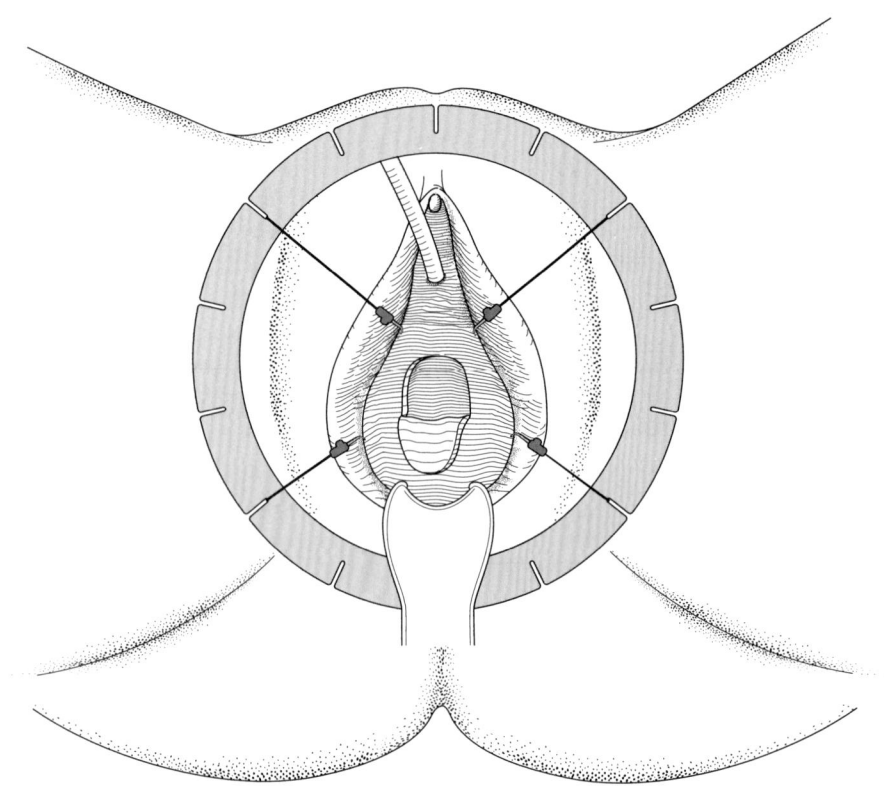

Figura 17.23 Incisão vaginal para o *sling* da bainha do reto abdominal.

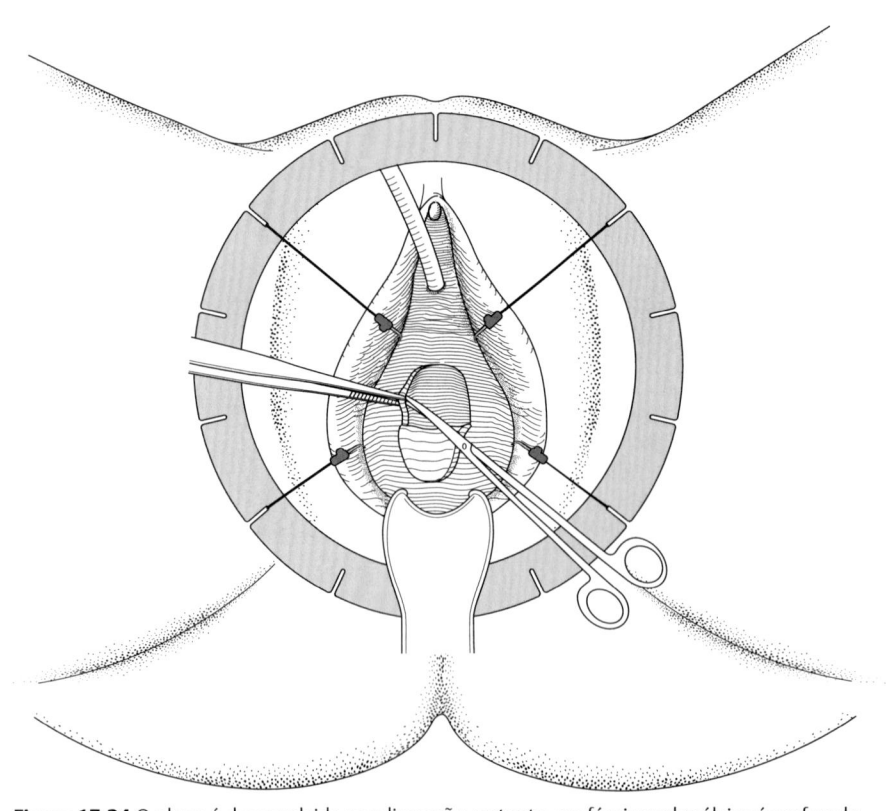

Figura 17.24 O plano é desenvolvido por dissecção cortante, e a fáscia endopélvica é perfurada com tesoura ou um dedo, para entrar no espaço retropúbico.

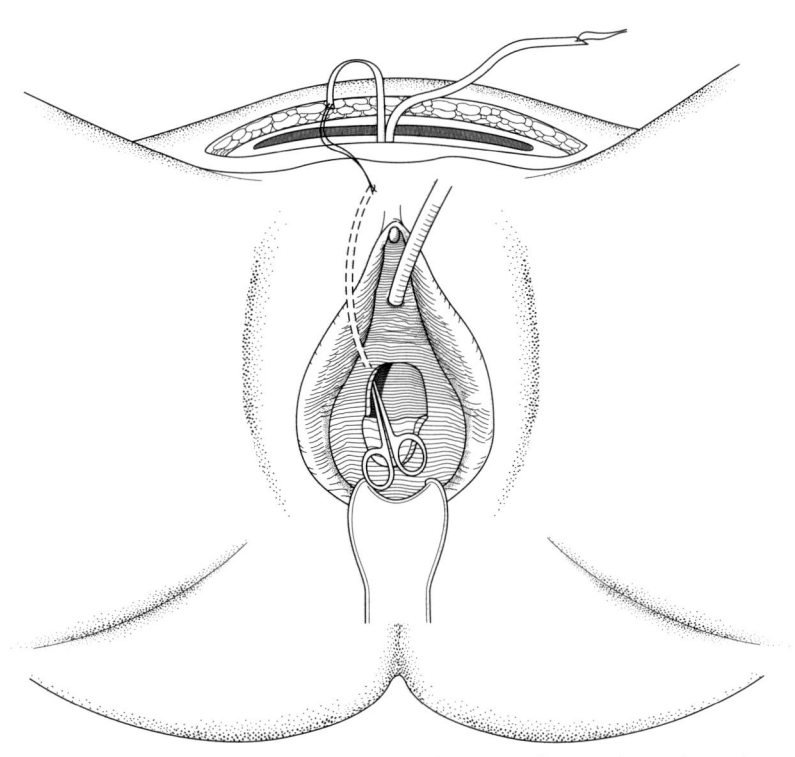

Figura 17.25 Uma pinça de tamponamento uterino é passada em sentido ascendente, da incisão vaginal até o espaço retropúbico para pinçar a extremidade do *sling* e tracionar, o *sling* para dentro da dissecção vaginal.

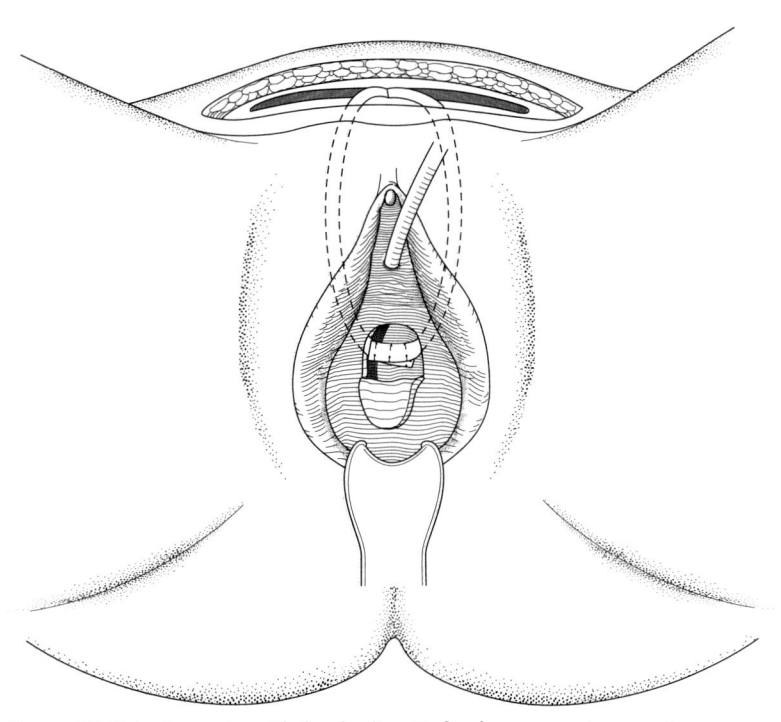

Figura 17.26 As duas extremidades do *sling* são fixadas com pontos em oito.

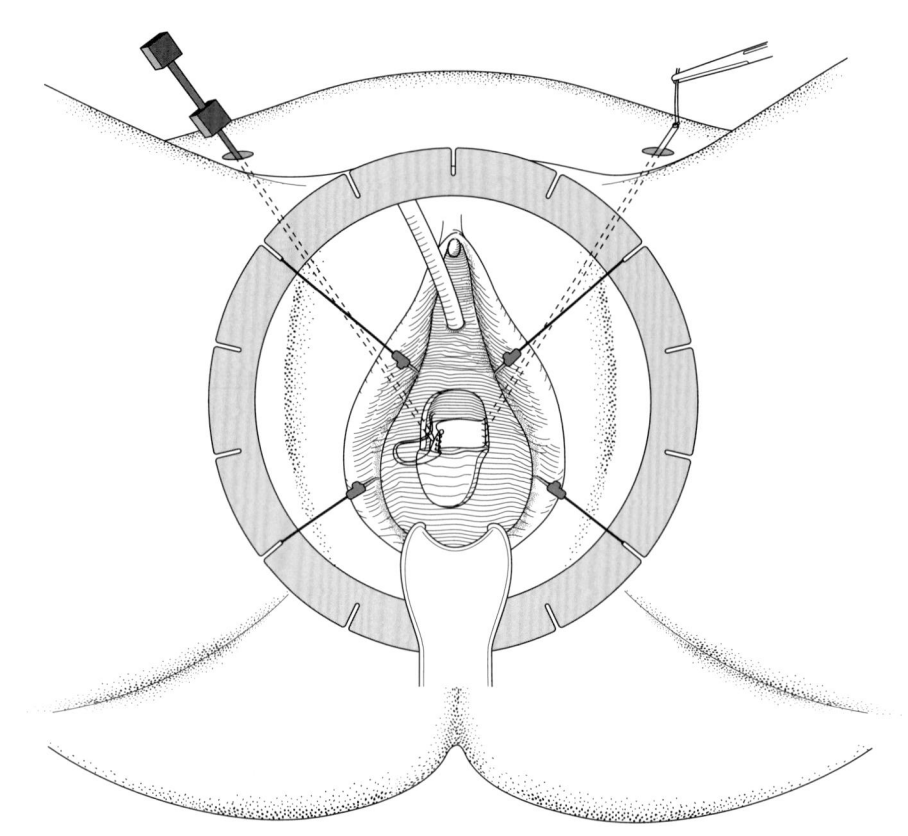

Figura 17.27 Uma agulha "Stamey" traciona as suturas para cima através do espaço retropúbico.

Sling *Aloplástico – Inserção Abdominal*

Os *slings* sintéticos podem ser inseridos por meio de uma abordagem abdominovaginal, como descrito anteriormente, mas a abordagem puramente abdominal pode reduzir o risco de infecções no pós-operatório, especialmente do próprio *sling*, ao se evitar uma incisão vaginal.[50] Se esta abordagem for utilizada, o *sling* pode ser suturado aos ligamentos ileopectíneos ou à bainha do reto (Figura 17.28a, b).

Esta técnica tem valor histórico, porém, a morbidade associada aos *slings* aloplásticos tradicionais (em oposição aos mais recentes, minimamente invasivos descritos anteriormente) torna esta abordagem obsoleta.

Manejo Pós-Operatório

É o mesmo que foi descrito anteriormente para a colpossuspensão de Burch.

Complicações

As complicações cirúrgicas associadas aos procedimentos com *slings* tradicionais são semelhantes àquelas descritas na colpossuspensão de Burch. O campo de dissecção maior e a abordagem abdominovaginal provavelmente contribuem para uma morbidades maior, um período mais longo de sondagem vesical e mais dificuldades de micção em longo prazo.[46] Pode haver, também, um risco maior de hérnia associada ao tipo de incisão com *slings* da bainha do reto, especialmente se for utilizada a técnica de "prender" o *sling*.

AUMENTO DE VOLUME DO ESFÍNCTER URETRAL
Terapia de Injeção Uretral

Agentes de aumento do volume da uretra estão disponíveis desde a década de 1930. O sucesso desta abordagem depende do material utilizado e da facilidade na preparação e infusão e das condições do paciente (imunológicas, hormonais e anatômicas). As propriedades ótimas para agentes de aumento do volume incluem a biocompatibilidade, a imunogenicidade mínima, a integridade do material e as características reológicas (p. ex., deformações dentro dos tecidos). Muitas substâncias injetáveis foram desenvolvidas para uso como agentes de aumento de volume, mas ainda não existe um material ideal.[51] Os materiais mais recentes são sintéticos, ainda que já tenham sido utilizados materiais autólogos e alógenos, incluindo aqueles demonstrados na Tabela 17.3.

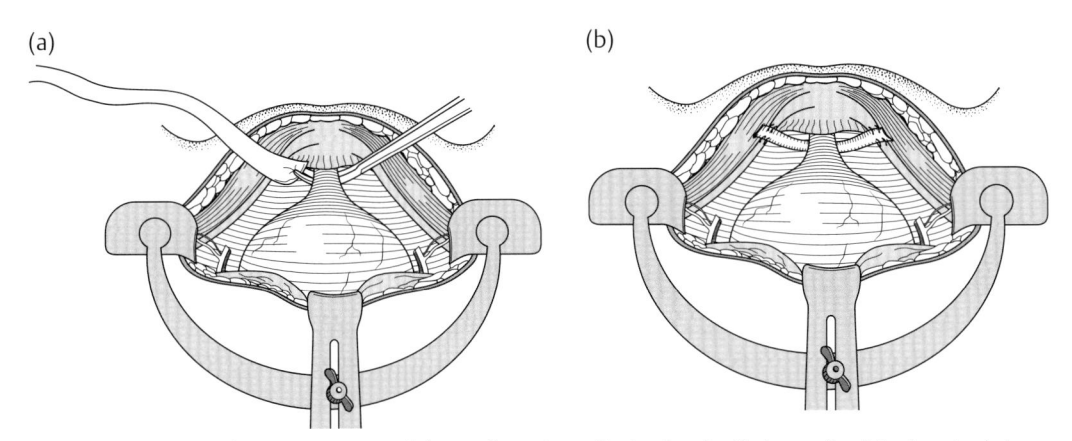

Figura 17.28 (a) Abordagem puramente abdominal para inserção de *sling* aloplástico; o *sling* foi colocado abaixo do colo vesical. (b) Abordagem puramente abdominal para inserção de *sling* aloplástico; aqui o *sling* está colocado nos ligamentos ileopectíneos.

Tabela 17.3 Substâncias injetáveis desenvolvidas para uso como agentes de volume uretral.

Tipo de material	Exemplos
Autólogo A	Gordura autóloga[a]
Alógeno	Contingen®, colágeno bovino reticulado com glutaraldeído
Aloplástico	Macroplastique®, partículas de silicone de grau médico (elastômero de polidimetilsiloxano) suspensas em um carreador de hidrogel de polivinilpirrolidona Durasphere®, esferas de óxido de zircônio revestidas por carbono pirolítico Uryx®, copolímero de etileno-vinil álcool em carreador de dimetilsulfóxido Coaptite®, hidroxiapatita de cálcio em carboximetilcelulose sódica [Zuidex®, microesferas de dextranomero em um veículo de ácido hialurônico][a] [Uretina®, politetrafluoretileno (PTFE), polissorbato 20 e glicerina][a] Bulkamid®, policrilamida e água (97,5%)

[a]Partículas PTFE podem migrar e o uso de gordura foi associado a embolia e relato de um caso de morte; formação de "abscesso estéril" ou de pseudocisto foi descrita com diversos materiais e com o copolímero ácido hialurônico/dextranomero. Estas complicações no sítio de injeção são vistas em até um entre quatro casos. Estes últimos materiais NÃO devem ser usados.

Anestesia

Podem-se usar anestesias geral, regional ou local.

Instrumental

As injeções podem ser realizadas pela abordagem paurauretral e pela transuretral. Em ambos os casos, realiza-se a visualização endoscópica com um cistoscópio 20 Fr ou com um uretroscópio e com uma ótica de 0, 12 ou 30 graus. Um "sistema de implantação" – uma cânula que se encaixa à uretra, com uma série de canais guiados por agulha – foi descrito para uso de partículas de silicone. Esse sistema foi desenvolvido para permitir que o procedimento seja realizado sem controle do cistoscópio. O comprimento e o calibre da agulha dependem de qual técnica de injeção é proposta e da viscosidade do material escolhido. Alguns dos materiais mais viscosos requerem o uso de uma pistola de injeção.

Injeção Parauretral

No caso da injeção parauretral, devem-se criar pequenas protuberâncias com lignocaína a 1% em dois ou três pontos (tipicamente, nas posições 2-3 horas, 6 horas e 9-10 horas), distantes 3 a 4 mm lateralmente ao meato uretral. O gel de lignocaína tópico é inserido na própria uretra e então o uretroscópio é introduzido. A agulha parauretral é introduzida e avança paralelamente à bainha do endoscópio, até que sua posição seja visível pelo cistoscópio, logo abaixo da base da bexiga, dentro da mucosa (Figura 17.29). Deve-se tomar cuidado para evitar que a agulha se aproxime demais ou passe para dentro do lúmen uretral, para evitar ruptura da mucosa e extravasamento. Ao mover a agulha lateralmente, a posição de sua ponta pode ser confirmada endoscopicamente. Se ocorrer penetração da mucosa, a agulha deverá ser removida e reposicionada. A substância é injetada em um ou dois pontos, com o objetivo de criar a aparência de "lobos prostáticos" ao cistoscópio; o volume requerido pode variar para diferentes materiais (Figura 17.30). Para todas as substâncias, as injeções devem ser aplicadas muito lentamente, para minimizar o risco de causar trauma à mucosa e de perder o agente utilizado pelo lúmen uretral. Se uma pistola de

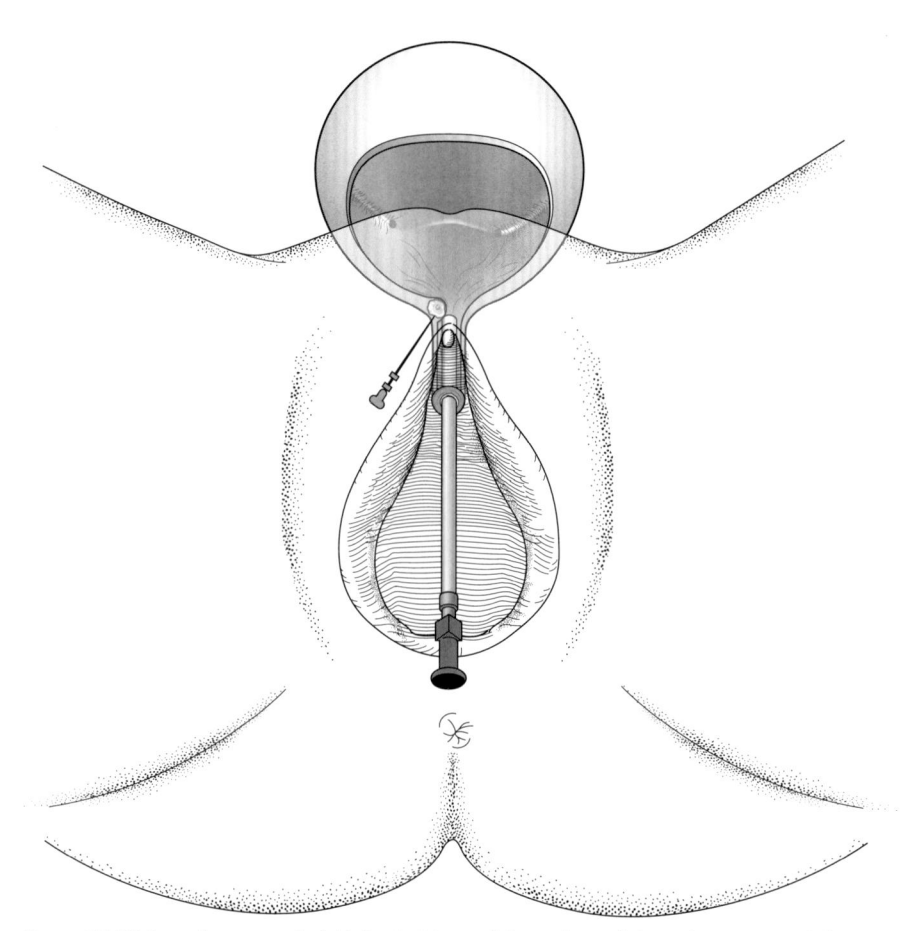

Figura 17.29 A agulha parauretral é introduzida paralela ao cistoscópio, até que sua posição possa ser observada imediatamente abaixo do colo vesical, na mucosa.

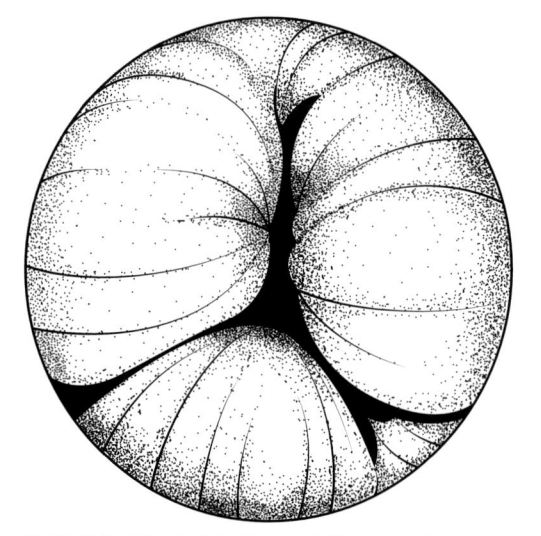

Figura 17.30 Três sítios de injeção concluídos, criando um aspecto cistoscópico de "lobos prostáticos".

injeção for utilizada, ela deve avançar um "clique" por vez na engrenagem, pelo mesmo motivo.

Se for utilizada anestesia local, pode-se pedir à paciente que force a tosse ou que contraia os músculos para testar a competência uretral, quando a aparência estiver satisfatória. Se a perda urinária persistir, pode-se aplicar mais agente; se houver pouca ou nenhuma perda, o procedimento estará completo.

Injeção Transuretral

A injeção transuretral parece ser a técnica mais comumente aplicada. Ela requer uma agulha de injeção cistoscópica de calibre apropriado para o material escolhido. Após a inserção do gel tópico de lidocaína na uretra, insere-se o uretroscópio, com a agulha previamente instalada no canal do instrumento. Com a visualização da base da bexiga, a agulha avança 1 cm através da mucosa no nível uretral médio, em um ângulo de aproximadamente 45 graus, no primeiro local escolhido (2-3 horas, 6 horas ou 9-10 horas). Ajustando ligeiramente o ângulo do uretroscópio, o ângulo de agulha deve ficar o mais próximo possível do eixo da uretra e então a agulha

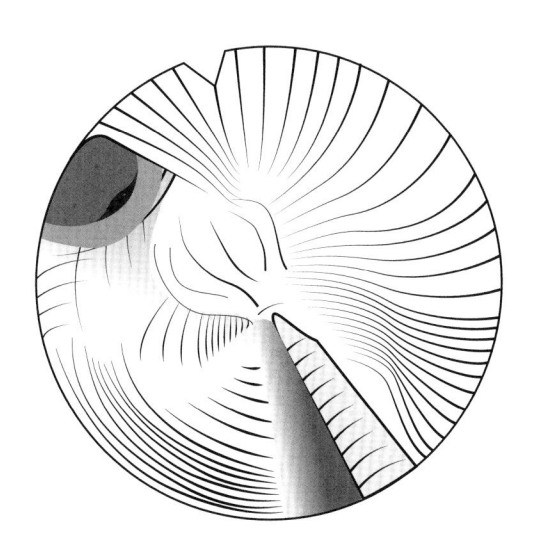

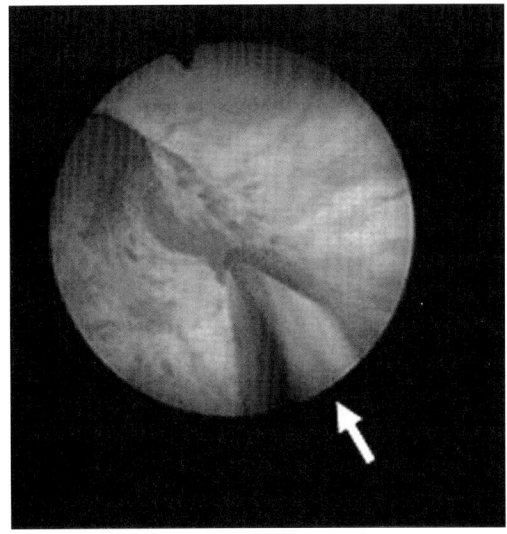

Figura 17.31 Abordagem transuretral para injeção uretral; agulha endoscópica (seta) posicionada imediatamente abaixo do colo vesical.

deve avançar mais 1 cm no sentido da base da bexiga. A primeira injeção é, então, aplicada como descrito anteriormente (Figura 17.31). As injeções são repetidas nos outros dois pontos para que se consiga um resultado semelhante ao descrito anteriormente. Novamente, o volume necessário para se alcançar o fechamento adequado da uretra varia de acordo com os diferentes materiais disponíveis.

Manejo Pós-Operatório

A paciente pode receber alta assim que conseguir urinar. Se for necessário, pode-se utilizar um cateter não maior que 8-10 Fr para drenagem intermitente da bexiga se houver dificuldade de micção pós-operatória.

Complicações

Apesar de sua invasividade relativamente baixa, a terapia de injeção uretral não é livre de complicações. Dificuldade na micção e infecções do trato urinário são comuns e, de modo geral, relata-se taxa de morbidade de cerca de 1 para 3.[52]

Reações de Hipersensibilidade

O colágeno bovino com glutaraldeído como agente de reticulação pode estar associado a reações de hipersensibilidade. Um teste cutâneo deve ser realizado antes da injeção terapêutica. Apesar desta precaução, complicações incluem reações tardias e artralgia, assim como outras complicações mais sérias, como embolia pulmonar e osteíte púbica.

Complicações no Local da Injeção

Como citado anteriormente, já foram descritas a formação de abscesso estéril e de pseudocisto com alguns materiais. Essas condições podem exigir cirurgia para a remoção do material e tratamento posterior da SUI.

ESFÍNCTER URINÁRIO ARTIFICIAL

O conceito de um esfíncter urinário artificial remonta à década de 1940, ainda que a opção prática de um dispositivo totalmente implantável, mas externamente controlável seja atribuída a Scott *et al.* nos anos 1970.[53] O *design* do dispositivo se aprimorou muito desde então, e o dispositivo utilizado atualmente, o AMS 800™ (Boston Scientific) está bem estabelecido. Ele sempre foi, entretanto, muito mais utilizado em crianças com incontinência urinária resultante de mielodisplasia e em homens com incontinência pós-prostatectomia do que em mulheres com SUI. No Reino Unido, 95% dos procedimentos de esfíncter urinário artificial são realizados em homens. Menos de 0,2% são realizados em mulheres em cirurgias de SUI.[30]

A diretriz atual do NICE para o Reino Unido recomenda que o uso de um esfíncter urinário artificial deve ser considerado para o tratamento de SUI em mulheres apenas se cirurgias prévias falharem, devido à morbidade associada.[12] Outros descrevem uma aplicação mais específica e sugerem que seu uso deve ser limitado a mulheres que apresentam SUI por deficiência intrínseca no esfíncter, mulheres sem mobilidade uretral ou se todas as outras opções houverem falhado ou apresentarem probabilidade de falhar,[8] e o procedimento possa ser uma alternativa ao uso de sonda permanente ou de diversão urinária.

O dispositivo tem três componentes: um anel inflável (diversos tamanhos disponíveis), um balão de regulagem de pressão e uma bomba hidráulica, todos feitos de silicone testados para uso médico (Figura 17.32). O anel é colocado em volta da base da bexiga ou da uretra proximal e pode ser suplementado com faixa de omento (Figura 17.33). O balão é posicionado extraperitonealmente, na fossa ilíaca direita ou ao lado direito do espaço retropúbico, e a bomba

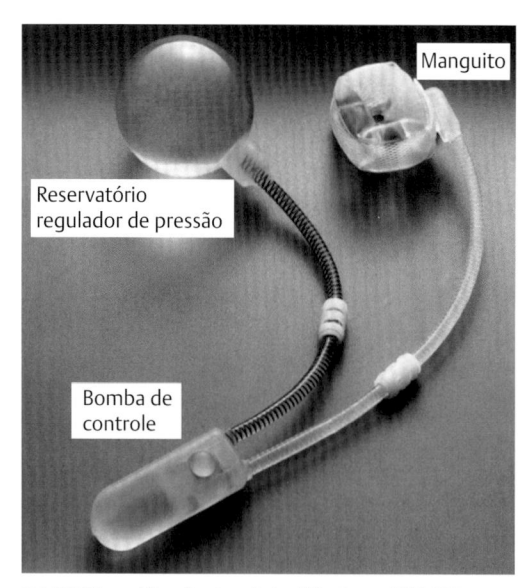

Figura 17.32 Dispositivo Boston Scientific Corp AMS 800™.

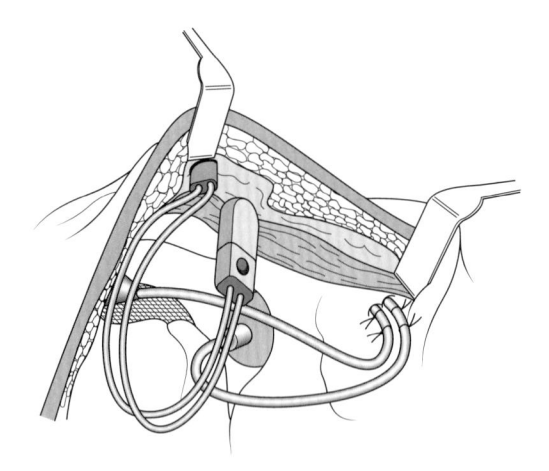

Figura 17.33 O anel inflável é colocado em volta do colo vesical – este pode ser suplementado com envoltório de omento (não demonstrado); o balão de regulagem de pressão é posicionado no lado direito da bexiga urinária; a bomba de controle é mostrada aqui prestes a ser passada no grande lábio direito.

é posicionada na camada adiposa do grande lábio direito (se a paciente for destra). Os componentes são conectados por tubos de silicone e preenchidos com contraste radiológico isotônico, para excluir o máximo possível de ar, e facilitar a visualização pós-operatória. Uma descrição mais completa do procedimento pode ser encontrada na referência.[8]

OPERAÇÕES PARA HIPERATIVIDADE DO DETRUSOR

Reconhecendo que os resultados da cirurgia convencional de SUI em pacientes com sintomas de incontinência urinária de urgência ou evidências urodinâmicas de hiperatividade do detrusor são menos que ótimas, tornou-se aceito o fato de que essa cirurgia só deve ser realizada em pacientes quando todas as abordagens conservadoras possíveis tiverem se tornado inaceitáveis, inefetivas ou associadas a efeitos adversos intoleráveis. As opções de tratamento não cirúrgico apresentadas na Tabela 17.4 devem ser consideradas.

É possível que uma paciente que não responda a essas medidas seja encaminhada para cirurgia. Os procedimentos a seguir só devem ser realizados por especialistas em uroginecologia ou em urologia feminina. Informações gerais podem ser encontradas aqui, mas leitores interessados nas técnicas cirúrgicas devem buscar livros-textos especializados no tema.

Injeções de Neurotoxina Botulínica

A neurotoxina botulínica (Botox) inibe a liberação de acetilcolina do terminal pré-sináptico na junção neuromuscular, que resulta em relaxamento muscular. Há também uma ação adicional nas fibras C aferentes, que resulta numa redução da sensação de urgência. Atualmente há duas formas de Botox, ainda que apenas o Botox-A seja recomendado para a injeção no detrusor, pois foi comprovado que seu efeito é mais duradouro do que o Botox-B. Também há duas formas de Botox-A: o onabotulinumA, comercializado como Botox®, e o abobotulinumA, comercializado como Dysport®, NICE, AUA e a European Association of Urology (EAU) recomendam a injeção na parede da bexiga com onabotulinumA em mulheres com hiperatividade idiopática do detrusor que não responderam ao tratamento conservador e estão dispostas a fazer o autocateterismo. O onabotulinumA foi usado por alguns anos no tratamento das disfunções do trato urinário inferior, ainda que apenas em 2013 tenha sido aprovado pela Food and Drug Administration nos EUA e pela Healthcare Products Regulatory Agency no Reino Unido. Neste, a NICE atualmente recomenda 200 unidades de onabotulinumA, com a consideração de uma dose mais baixa, de 100 unidades, para mulheres que preferem uma dosagem em que terão menos probabilidade de necessitar de sonda, mas que aceitam uma chance reduzida de sucesso. Entretanto, a AUA e a EAU atualmente recomendam 100 unidades de onabotulinumA como dose inicial. O onabotulinumA pode ser injetado na parede da bexiga via cistoscópio rígido ou flexível sob anestesia geral ou local. Ele é injetado sistematicamente em 10-30 locais na parede da bexiga, dependendo da dose empregada (10 unidades por local), evitando o trígono (Figura 17.34). A injeção intradetrusor de onabotulinumA é um procedimento relativamente mais simples e geralmente é realizado com alta no mesmo dia. Assim, ele é uma alternativa minimamente invasiva viável a intervenções cirúrgicas grandes para bexiga hiperativa. Entretanto, os efeitos de um tratamento individual com onabotulinumA têm duração limitada e as pacientes geralmente necessitam de tratamentos repetidos. Há poucos dados de longo prazo disponíveis, ainda que, na experiência do autor em pacientes que demonstram

Tabela 17.4 Opções não cirúrgicas para hiperatividade do detrusor.

Estratégia	Opções
Medidas de estilo de vida e estratégias de enfrentamento	Controle de fluidos Evitar ou modificar os esquemas medicamentosos Micção programada Mecanismos de prevenção Proteção vestuário/sanitária Desodorantes urinários
Modificação do comportamento	Retreinamento da bexiga/hábito Exercício para o músculo do assoalho pélvico *Biofeedback* Hipnose Acupuntura Reflexologia
Farmacoterapia	Relaxantes musculares brandos: ■ Agentes atualmente recomendados incluem oxibutinina ou tolterodina (liberação imediata), e darifenacina (antagonista M-3; uma vez ao dia) [12] ■ Mirabegron (agonista β-3) é recomendado apenas para pessoas em que drogas antimuscarínicas sejam contraindicadas, ineficazes ou forneçam efeitos adversos inaceitáveis Desmopressina

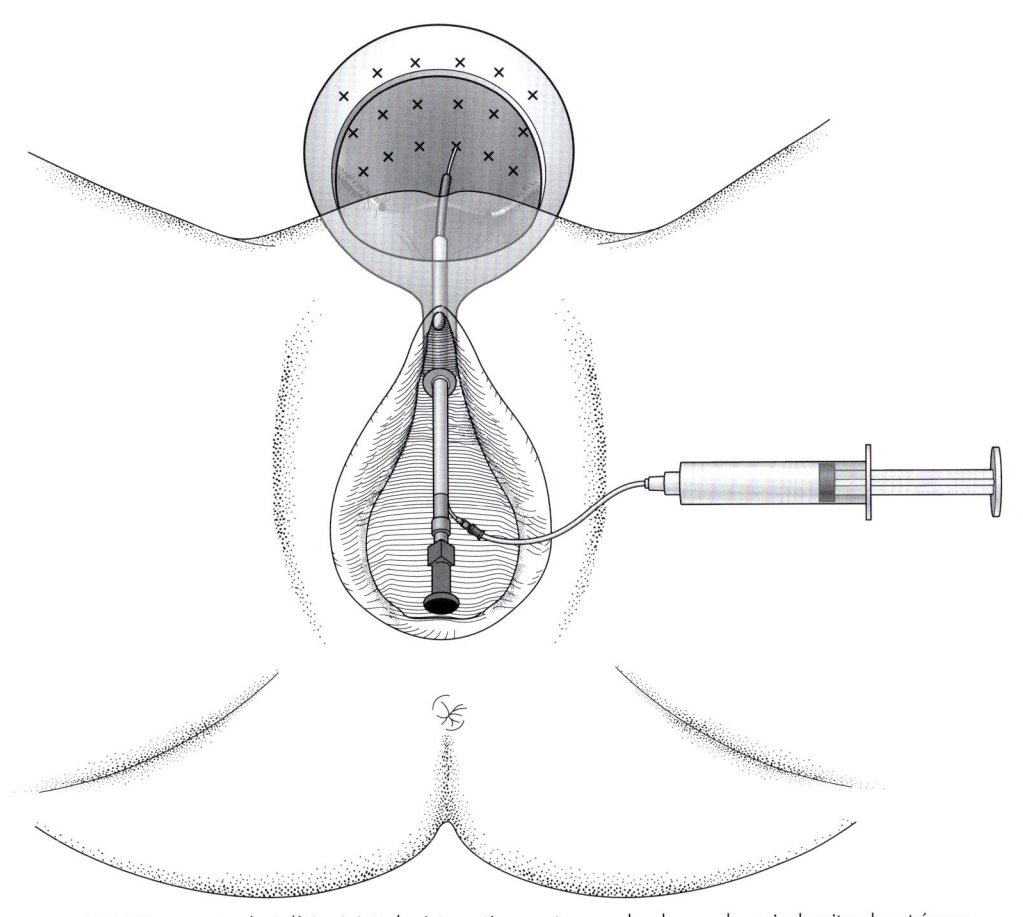

Figura 17.34 Neurotoxina botulínica injetada sistematicamente ao redor da parede vesical, evitando o trígono.

uma resposta ao tratamento com onabotulinumA, a duração da resposta costume diminuir após o quinto tratamento, sugerindo um possível efeito de tolerância com declínio em sua eficácia.[54] Algumas pacientes continuam obtendo um nível aceitável de melhora mesmo após 10 anos e 15 tratamentos.

Neuromodulação Sacral

O princípio da neuromodulação sacral é que a estimulação elétrica do caminho de reflexo sacral vai inibir o comportamento reflexo da bexiga e reduzir a hiperatividade do detrusor. Algumas técnicas têm sido usadas para modular a atividade dos nervos sacrais, incluindo a estimulação sacral transcutânea (T-SNS) ou percutânea (P-SNS) e a estimulação do nervo tibial posterior transcutânea (T-PTNS) ou percutânea (P-PTNS). Os relatos iniciais sobre estas técnicas, a T-SNS e T-PTNS foram encorajadores, mas a NICE considera que as evidências ainda são insuficientes para apoiar seu uso ou o uso de rotina da P-PTNS, para bexiga hiperativa.[12]

Foram desenvolvidos estimuladores do nervo sacral implantáveis e permanentes para estimulação direta às raízes dos nervos S2–4 (tipicamente S3). As pacientes devem fazer, inicialmente, uma avaliação neural ou percutânea em que uma agulha é inserida através do forame sacral, sob anestesia local. Essa agulha se conecta a uma fonte externa de estimulação e é mantida no local por até 2 semanas. Pacientes que apresentam respostas satisfatórias (normalmente, uma melhora de 50% nos sintomas) à estimulação-teste podem realizar o procedimento de implante permanente.

Os recentes RCT realizados apresentam resultados limitados e de baixa qualidade sobre a P-SNS. Cerca de 50% das pacientes apresentaram remissão das perdas após 3 anos e 25% delas apresentam 50% ou mais de melhora em seus sintomas. Efeitos adversos foram comuns, incluindo dor no local do implante, dor na perna, alterações nas funções intestinais, retenção urinária, cólicas vaginais, dores anais e irritação da pele no local do implante. Cerca de um terço das pacientes necessitaram de revisão cirúrgica.

Segundo as diretrizes atuais da NICE, a P-SNS pode ser oferecida a mulheres com bexiga hiperativa, após uma avaliação feita por uma equipe multidisciplinar, se elas não tiverem respondido ao tratamento conservador, incluindo fármacos e se forem incapazes de realizar a autocateterização intermitente. As implicações de longo prazo do procedimento devem ser discutidas, incluindo a necessidade da estimulação teste e sua probabilidade de sucesso, o risco de falha no tratamento, o comprometimento com um *follow-up* de longo prazo, a possível necessidade de revisão cirúrgica e os efeitos adversos. Deve-se enfatizar que estas recomendações também estão baseadas em considerações econômicas. De acordo com a NICE, para mulheres que podiam se autocateterizar, não foi vantajoso, do ponto de vista do custo, oferecer a P-SNS como um tratamento de segunda linha; enquanto para mulheres que não se podiam autocateterizar (e, portanto, não podiam passar por injeções de Botox), seu modelo econômico sugere que a P-SNS é uma boa opção do ponto de vista do custo, em comparação a não fazer nenhum tratamento mesmo com alto custo (£ 30,000 por ano de vida pós-procedimento).[12]

Cistoplastia de Aumento

O aumento da bexiga com retalho de por íleo ou cecocistoplastia (geralmente descrita como cistoplastia *clam*) pode ser apropriado em pacientes com sintomas graves de bexiga hiperativa, incluindo incontinência urinária de urgência, para as pacientes que não responderam ao tratamento não cirúrgico como as injeções de Botox e a neuromodulação sacral, para aquelas com capacidade vesical inadequada e para aquelas que têm armazenamento urinário de alta pressão, com risco para o trato urinário.

A melhora nos sintomas foi vista em 80-90% das pacientes, o que torna este procedimento favorável em comparação com reconstruções cirúrgicas de grande porte, tais como transecção da bexiga ou miectomia do detrusor.[54]

Disfunções na micção no pós-operatório são muito comuns, e quanto maior a taxa de sucesso, maior a probabilidade de a paciente precisar se autocateterizar após a cirurgia. Com efeito, seria apropriado considerar esta opção apenas para pacientes com capacidade de se autocateterizar e dispostas a encarar este fato como um padrão normal de micção para o resto da vida.

A produção de muco pelo segmento intestinal implantado é comum e pode ser um problema para algumas pacientes. Pode haver um aumento do risco de infecção do trato urinário e de formação de cálculos. Este risco pode ser reduzido com o aumento do consumo de suco de *cranberry*, que reduz a viscosidade do muco, mas podem ser necessárias lavagens durante a autocateterização intermitente.

A malignidade, tipicamente na anastomose enterourinária, também foi relatada em certo número de casos. Em geral, ocorreu muitos anos (latência média de 19 anos) após a cirurgia original uma revisão sistemática de 2016 identificou relatos de 64 casos.[56] Esta associação foi relacionada com os efeitos carcinogênicos dos nitritos e das nitrosaminas presentes no intestino. Muitos autores recomendam realizar uma cistoscopia anual, 5 a 10 anos após o aumento, mas esta abordagem tem sido questionada como uma estratégia ineficiente.[56]

Derivação Urinária

A derivação urinária por conduto ileal ou pela Técnica de Mitrofanoff (conduto continente), raramente é necessária no manejo das anormalidades funcionais do trato urinário inferior. Entretanto, se todas as outras tentativas tiverem falhado ou forem inaceitáveis para o caso, ela pode, ocasionalmente, ser a opção preferida. Isso será mais provável em pacientes com disfunção vesical neurogênica (p. ex., causada por esclerose múltipla) do que naqueles com hiperatividade do detrusor idiopática. Ela também pode ser adequada para pacientes que seriam mais aptas a uma cistoplastia de aumento, mas que não podem realizar a cateterização intermitente.

A técnica de derivação urinária por conduto ileal é descrita no Capítulo 26.

PASSAR POR UMA CIRURGIA? QUANDO E QUAL?

A abordagem geralmente tida como tradicional para SUI, "faça um reparo vaginal primeiro, e, se isso falhar, vá mais longe" é falha em muitos aspectos, mas, felizmente, ainda que tenhamos muito a aprender sobre este tópico, avançamos com o estabelecimento de uma base de evidências que segue aumentando. Atualmente, reconhecemos que a cirurgia vaginal é relativamente ineficiente, mas também que a primeira cirurgia é a que oferece as melhores chances de sucesso. Alguns métodos algorítmicos para a escolha do tipo de cirurgia foram desenvolvidos no passado,[57] apesar de enfatizarem uma abordagem mecanicista, sem considerar as escolhas da paciente. Ao decidir sobre realizar ou não cirurgia para incontinência, quando o fazer e por qual procedimento, deve-se dar ênfase ao compartilhamento do processo de tomada de decisão entre uma paciente informada e um cirurgião experiente e apropriadamente treinado. Ambos devem ser assistidos por uma equipe multidisciplinar capaz de fornecer todas as opções de tratamento possíveis para que a paciente tenha acesso por redes de colaboração clínica locais, regionais ou nacionais.

REFERÊNCIAS

1. Milsom I, Altman D, Cartright R, et al. Epidemiology of urinary incontinence (UI) and other lower urinary tract symptoms (LUTS), pelvic organ prolapse (POP) and anal incontinence (AI). In: Abrams P, Khoury S, Cardozo L, Wein A, eds. Incontinence: 5th International Consultation on Incontinence, Paris, 2012. Arnhem, Netherlands: ICUD-EAU; 2013. pp. 15–108.
2. Hannestad YS, Rortveit G, Sandvik H, Hunskaar S. A community-based epidemiological survey of female urinary incontinence: the Norwegian EPINCONT study. Epidemiology of Incontinence in the County of Nord-Trondelag. J Clin Epidemiol 2000;53(11):1150–7.
3. Minassian VA, Drutz HP, Al-Badr A. Urinary incontinence as a worldwide problem. Int J Gynaecol Obstet 2003;82(3):327–38.
4. Stewart WF, Van Rooyen JB, Cundiff GW, et al. Prevalence and burden of overactive bladder in the United States. World J Urol 2003;20(6):327–36.
5. Milsom I, Abrams P, Cardozo L, et al. How widespread are the symptoms of an overactive bladder and how are they managed? A population-based prevalence study [erratum appears in BJU Int 2001 Nov;88(7):807]. BJU Int 2001;87(9):760–6.
6. McGrother CW, Donaldson MM, Shaw C, et al. Storage symptoms of the bladder: prevalence, incidence and need for services in the UK. BJU Int 2004;93(6):763–9.
7. Abrams P, Hilton P, Lucas M, Smith ARB. A proposal for a new classification for operative procedures for stress urinary incontinence. Br J Urol Int 2005;96(3):232–3.
8. Mundy AR. Urodynamic and Reconstructive Surgery of the Lower Urinary Tract. Edinburgh: Churchill Livingstone; 1993.
9. Clement KD, Burden H, Warren K, et al. Invasive urodynamic studies for the management of lower urinary tract symptoms (LUTS) in men with voiding dysfunction. Cochrane Database Syst Rev 2015(4):CD011179. doi: 10.1002/14651858. CD011179.pub2.
10. Hilton P, Armstrong N, Brennand C, et al. INVESTIGATE-I (INVasive Evaluation before Surgical Treatment of Incontinence Gives Added Therapeutic Effect?): a mixed methods study to assess the feasibility of a future randomised controlled trial of invasive urodynamic testing prior to surgery for stress urinary incontinence in women. Health Technol Assess 2015;19(15):1–273.
11. Homer T, Vale L, Shen J, Hilton P. Cost-utility analysis and value of information analysis on the feasibility of a future randomised control trial (RCT) on invasive urodynamic testing prior to surgery for stress urinary incontinence in women. Value Health 2014;17(7):A468.
12. National Institute for Health and Care Excellence. Urinary Incontinence in Women: Management. Clinical Guideline CG171. London: NICE; 2013.
13. Dmochowski RR, Blaivas JM, Gormley EA, et al. Update of AUA guideline on the surgical management of female stress urinary incontinence. J Urol 2010;183(5):1906–14.
14. Hilton P. Catheters and drains. In: Stanton S, ed. Principles of Gynaecological Surgery. Berlin: Springer-Verlag; 1987. pp. 257–83.
15. Hilton P. Bladder drainage. In: Stanton S, Monga A, eds. Clinical Urogynaecology. 2nd ed. London: Churchill Livingstone; 2000. pp. 541–50.
16. Dixon WE, Dolan LM, Brown K, Hilton P. RCT of urethral versus suprapubic catheterization. Br J Nurs 2010;19(17):1100–4.
17. Lusardi G, Lipp A, Shaw C. Antibiotic prophylaxis for short-term catheter bladder drainage in adults. Cochrane Database Syst Rev 2013(7):CD005428. doi: 10.1002/14651858. CD005428.pub2.
18. Glazener CMA, Cooper K, Mashayekhi A. Anterior vaginal repair for urinary incontinence in women. Cochrane Database Syst Rev 2017(7):CD001755. doi: 10.1002/14651858. CD001755.pub2.
19. Burch JC. Urethrovaginal fixation to Cooper's ligament for correction of stress incontinence, cystocele, and prolapse. Am J Obstet Gynecol 1961;81:281–90.
20. Burch JC. Cooper's ligament urethrovesical suspension for stress incontinence. Nine years' experience: results, complications, technique. Am J Obstet Gynecol 1968;100(6):764–74.
21. Vancaillie TG, Schuessler W. Laparoscopic bladderneck suspension. J Laparoendosc Surg 1991;1(3):169–73.
22. Barr S, Reid FM, North CE, et al. The long-term outcome of laparoscopic colposuspension: a 10-year cohort study. Int Urogynecol J Pelvic Floor Dysfunct 2009;20(4):443–5.
23. Kitchener HC, Dunn G, Lawton V, et al. Laparoscopic versus open colposuspension: results of a prospective randomised controlled trial. BJOG 2006;113(9):1007–13.
24. Morrill MY, Luber KM. Abdominal and transvaginal colpourethropexies for stress urinary incontinence. In: Cardozo LD, Staskin D, editors. Textbook of Female Urology and Urogynecology. 4th ed. Abingdon: Informa Healthcare; 2006. pp. 865–78.

25. Ward KL, Hilton P. Tension-free Vaginal Tape versus colposuspension for primary urodynamic stress incontinence: 5-year follow-up. BJOG 2008;115(2):226–33.
26. Moschcowitz AV. The pathogenesis, anatomy, and cure of prolapse of the rectum. Surg Gynecol Obstet 1912;15:7–21.
27. Smith ARB, Chang D, Dmochowski R, et al. Surgery for urinary incontinence in women. In: Abrams P, Cardozo LD, Khoury S, Wein A, eds. Incontinence: ICUD 4th International Consultation on Incontinence. 4th ed. Plymouth: Health Publications; 2009. pp. 1191–272.
28. Galloway NT, Davies N, Stephenson TP. The complications of colposuspension. BJU Int 1987;60(2):122–4.
29. Ulmsten U, Henriksson L, Johnson P, Varhos G. An ambulatory surgical procedure under local anesthesia for treatment of female urinary incontinence. Int Urogynecol J Pelvic Floor Dysfunct 1996;7(2):81–6.
30. Hospital Episode Statistics. NHS Digital. 2016. Available from: http://content.digital.nhs.uk/hes (accessed 4 October 2017).
31. Ford AA, Rogerson L, Cody JD, et al. Mid-urethral sling operations for stress urinary incontinence in women. Cochrane Database Syst Rev 2017(7):CD006375. doi:10.1002/14651858.CD006375.pub4.
32. Nilsson CG, Palva K, Aarnio R, et al. Seventeen years' follow-up of the tension-free vaginal tape procedure for female stress urinary incontinence. Int Urogynecol J Pelvic Floor Dysfunct 2013;24(8):1265–9.
33. Tincello D, Armstrong N, Mayne C, Hilton P. Surgery for recurrent stress urinary incontinence: surgeons' and women's views: the Three S study. Neurourol Urodyn 2016;35(S4):S256–7.
34. Wang AC, Chen MC. Randomized comparison of local versus epidural anesthesia for tension-free vaginal tape operation. J Urol 2001;165(4):1177–80.
35. Ward K, Hilton P, UK and Ireland TVT trial group. Prospective multicentre randomised trial of tensionfree vaginal tape and colposuspension as primary treatment for stress incontinence. BMJ 2002;325(7355):67–70.
36. Ward KL, Hilton P. Minimally invasive suburethral slings: emerging complications. Obstetrician and Gynaecologist 2005;7:223–32.
37. Tamussino KF, Hanzal E, Kolle D, et al., Austrian Urogynecology Working Group. Tension-free vaginal tape operation: results of the Austrian registry. Obstet Gynecol 2001;98(5 Pt 1):732–6.
38. Hilton P, Rose K. The 'learning curve' for retropubic mid-urethral sling procedures: a retrospective cohort study. Int Urogynecol J Pelvic Floor Dysfunct 2016;27(4):565–70.
39. Delorme E. [Transobturator urethral suspension: mini-invasive procedure in the treatment of stress urinary incontinence in women.] Prog Urol 2001;11(6):1306–13.
40. de Leval J. Novel surgical technique for the treatment of female stress urinary incontinence: transobturator vaginal tape inside-out. Eur Urol 2003;44(6):724–30.
41. North C, Hilton P, Ali-Ross N, Smith ARB. A 2-year observational study to determine the efficacy of a novel single incision sling procedure (MiniTapeTM) for female stress urinary incontinence. BJOG 2010;117(3):356–60.
42. Nambiar A, Cody JD, Jeffery ST, Aluko P. Single-incision sling operations for urinary incontinence in women. Cochrane Database Syst Rev 2017;7:CD008709. doi: 10.1002/14651858.CD008709.pub3.
43. National Institute for Health and Care Excellence. Single-Incision Short Sling Mesh Insertion for Stress Urinary Incontinence in Women. Interventional Procedures Guidance IPG566. London: National Institute for Health and Care Excellence; 2016.
44. Morton HC, Hilton P. Urethral injury associated with minimally invasive mid-urethral sling procedures for the treatment of stress urinary incontinence: a case series and systematic literature search. BJOG 2009;116(8):1120–6.
45. York Health Economics Consortium. Summaries of the Safety/Adverse Effects of Vaginal Tapes/Slings/Meshes for Stress Urinary Incontinence and Prolapse. Heslington: University of York; 2012.
46. Rehman H, Bezerra CA, Bruschini H, et al. Traditional suburethral sling operations for urinary incontinence in women. Cochrane Database Syst Rev 2017;7:CD001754. doi: 10.1002/14651858.CD001754.pub4.
47. Aldridge A. Transplantation of fascia for relief of stress incontinence. Am J Obstet Gynecol 1942;44:398–411.
48. Chibber PJ, Shah HN, Jain P. A minimally invasive technique for harvesting autologous fascia lata for pubo-vaginal sling suspension. Int Urol Nephrol 2005;37(1):43–6.
49. Guerrero K, Watkins A, Emery S, et al. A randomised controlled trial comparing two autologous fascial sling techniques for the treatment of stress urinary incontinence in women: short, medium and long-term follow-up. Int Urogynecol J Pelvic Floor Dysfunct 2007;18(11):1263–70.
50. Stanton SL, Brindley GS, Holmes DM. Silastic sling for urethral sphincter incompetence in women. Br J Obstet Gynaecol 1985;92(7):747–50.
51. Herschorn S. Current use of injectable agents for female stress urinary incontinence. Rev Urol 2005;7(Suppl 1):S12–21.
52. Kirchin V, Page T, Keegan PE, et al. Urethral injection therapy for urinary incontinence in women. Cochrane Database Syst Rev 2017;(7):CD003881. doi: 10.1002/14651858.CD003881.pub4.
53. Scott FB, Bradley WE, Timm GW. Treatment of urinary incontinence by implantable prosthetic sphincter. J Urol 1973;1(3):252–9.
54. Chohan N, Hilton P, Brown K, Dixon L. Efficacy and duration of response to Botulinum Neurotoxin A (onabotulinumA) as a treatment for detrusor overactivity in women. Int Urogynecol J Pelvic Floor Dysfunct 2015;26(11):1605–12.
55. Westney OL, McGuire EJ. Surgical procedures for the treatment of urge incontinence. Tech Urol 2001;7(2):126–32.
56. Biardeau X, Chartier-Kastler E, Roupret M, Phe V. Risk of malignancy after augmentation cystoplasty: a systematic review. Neurourol Urodyn 2016;35(6): 675–82.
57. Hilton P. Clinical algorithms: urinary incontinence in women. BMJ 1987;295(6595):426–32.

CAPÍTULO 18

Cirurgia de Fístula Urogenital

Paul Hilton

As fístulas urogenitais raramente são congênitas, em geral são adquiridas devido a causas obstétricas, cirúrgicas, radiológicas, malignas ou traumáticas. Na maioria dos países subdesenvolvidos, 85% a 95% das fístulas têm etiologia obstétrica,[1-3] enquanto, nos países desenvolvidos, 70% a 85% delas resultam de cirurgia pélvica.[4-7] Na série de casos tratados pelo autor no Reino Unido, 70% foram decorrentes de cirurgia pélvica, 10% foram provenientes de radioterapia ou primariamente malignas em sua etiologia, 10% tiveram causas mistas, em sua maioria traumáticas (p. ex., pessários ou outros corpos estranhos vaginais) e 10% tiveram natureza obstétrica (a maioria devido a cirurgia obstétrica).[5] A fístula urogenital pode ocorrer após praticamente qualquer cirurgia realizada na região da pélvis, mas, nos países desenvolvidos, a histerectomia é responsável por aproximadamente 50% de todas as fístulas urogenitais e por 70% das fístulas cirúrgicas.[5] Estudos realizados com base no banco de dados do NHS inglês sugerem que o risco de uma mulher desenvolver uma fístula urinária após histerectomia abdominal total para indicações benignas é de aproximadamente 1:500 e, para indicações malignas, em torno de 1:100 e na histerectomia vaginal para o prolapso, cujo risco fica em torno de 1:4.000.[8]

Algumas evidências sugerem que o aumento de cesarianas poderia reduzir a incidência de fístula de causa obstétrica nos países menos desenvolvidos, pois a obstrução no trabalho de parto é a causa mais conhecida de fístulas e o manejo mais efetivo desta condição é a cesariana. No entanto essa redução ocorreria à custa de um aumento na incidência das fístulas cirúrgicas, iatrogênicas.[9] Adicionalmente, o risco de fístulas cirúrgicas uretéricas e do trato urinário inferior em países desenvolvidos parece aumentar em nível alarmante, enquanto se observa uma redução no número de histerectomias.[8,10]

Frequentemente se supõe que fístulas cirúrgicas resultam de dano direto ao trato urinário inferior durante a operação. Entretanto, isto parece ser bastante incomum: dos 498 casos de fístula encaminhados ao autor no Reino Unido nos últimos 30 anos, 246 (49%) resultaram de histerectomia e, destes, apenas 8 (3%) apresentaram perda urinária no primeiro dia de pós-operatório, sugerindo um dano direto.[5] Nos outros casos, presume-se que a desvascularização do tecido durante a dissecção entre a bexiga e a cérvice, a sutura inadequada com tensão excessiva sobre os tecidos ou na cúpula vaginal, a formação de hematoma ou a infecção pélvica no pós-operatório resultam em necrose tecidual, com perda urinária que se desenvolve, usualmente, em 5 a 10 dias após a cirurgia. Aproximadamente 10 a 15% das fístulas pós-cirúrgicas surgem tardiamente, entre 10 e 30 dias após o procedimento.

A distensão exagerada da bexiga no pós-operatório pode ser um fator adicional em alguns destes últimos casos.[11] Tem sido demonstrada uma incidência alta de anormalidades funcionais no trato urinário inferior em mulheres com fístula.[12] É provável que pacientes com hábito de reter a urina ou com contratilidade ineficiente do detrusor apresentem maior risco de retenção urinária pós-operatória e se isso não for reconhecido precocemente e tratado adequadamente, o risco de formação de fístula pode aumentar.

PRINCÍPIOS DE BONNEY PARA CORREÇÃO DE FÍSTULA

Edições anteriores desta obra descreviam seis princípios gerais que deveriam ser seguidos no tratamento de qualquer fístula, algumas modificações foram feitas e são descritas a seguir:

1 [...] a urina deve ser **mantida estéril** e a área deve estar livre de infecções. As lesões cicatriciais causadas por radiação, trauma ou infecção devem ser dissecadas [...]
2 Deve haver exposição adequada da área afetada [...]
3 Não deve haver tensão nos fios de sutura que fecham a fístula [...] a drenagem adequada da bexiga deve ser mantida após o procedimento.

4 Hemóstase meticulosa é essencial durante a cirurgia para evitar a formação de hematomas e para facilitar a recuperação.

5 Deve-se proteger a área de infecções, pois elas prejudicam seriamente a recuperação.

6 [...] quando uma fístula vesical afeta a região da junção ureterovesical [...] é importante não apenas fechar a fístula, mas também reforçar a área [...] reduzindo o risco de incontinência por estresse no pós-operatório.

Estes princípios são tão válidos agora como quando foram escritos há um século, ainda que uma ênfase particular deva ser dada à dissecção das lesões necróticas e inflamatória prévias à cirurgia (1), exposição adequada durante a cirurgia (2), sutura sem tensão (3a) e sondagem vesical efetiva no pós-operatório (3b).

CLASSIFICAÇÃO

Não há um método padronizado ou universalmente aceito para descrever ou classificar as fístulas. A International Consultation on Incontinence recomendou que um sistema de classificação deve incluir localização e tamanho da fístula, impacto funcional e extensão da fibrose e cicatrizes vaginais.[13] A classificação descrita por Waaldijk[14] e Goh et al.[15] está sendo cada vez mais utilizada na avaliação de fístulas obstétricas, mas sua aplicabilidade na classificação de fístulas com outras etiologias é menor. Outras classificações tendem a se basear na localização anatômica e em geral apresentam uma subclassificação em fístulas simples (com tecidos saudáveis e acesso fácil) ou complicadas (com cicatrizes extensas, perda de tecido, acesso difícil, envolvimento dos ureteres ou da uretra, coexistência de fístula retovaginal ou tentativas anteriores de reparação malsucedidas).[11,17]

Fístulas urogenitais podem ser anatomicamente classificadas como:

- Uretral.
- Vesical.
- Subsinfisial (uma forma complexa, que geralmente envolve perda circunferencial da uretra e fixação ao osso).
- Vaginal média.
- Justacervical ou do canal vaginal.
- Extensa, estendendo-se do colo da bexiga ao canal vaginal.
- Vesicouterina ou vesicocervical.

Enquanto 70% das fístulas em países subdesenvolvidos são da vagina média, justacervical ou extensas (refletindo sua etiologia obstétrica),[2] nos países desenvolvidos elas são relativamente raras. No Reino Unido, 50% das fístulas tratadas estão situadas no canal vaginal (refletindo sua etiologia cirúrgica).[5]

APRESENTAÇÃO E AVALIAÇÃO

As fístulas do aparelho urinário e genital feminino apresentam-se caracteristicamente com perda urinária contínua, ausência da sensação de enchimento da bexiga e micção pouco frequente. Quando existe uma perda extensiva de tecido, a história obstétrica ou de radioterapia está geralmente presente e não há dúvidas quanto ao diagnóstico. Entretanto, nas fístulas cirúrgicas, o histórico pode ser atípico e a lesão pode ser pequena ou, também, completamente invisível. Nessas circunstâncias, o diagnóstico pode ser bem mais difícil de realizar, sendo preciso um alto índice de suspeita. Se existe uma suspeita de fístula é necessário confirmar se a natureza da perda é extrauretral, identificar sua localização e se existem outras vias, em particular, para descartar o envolvimento de múltiplos órgãos. Diversas investigações podem ser necessárias para definir o diagnóstico e planejar o tratamento.

Bioquímica e Microbiologia

Corrimento vaginal excessivo ou drenagem serosa de um hematoma pélvico no pós-operatório podem simular uma fístula urinária. Se o fluido for produzido em quantidade suficiente é possível quantificar o nível de ureia para fazer a comparação com o da urina e do sérum e confirmar sua origem. A infecção urinária é surpreendentemente incomum em pacientes com fístula, porém deve ser feita a cultura (especialmente se houve tentativas anteriores de cirurgia) para avaliar a necessidade de terapia com antibióticos.

Testes com Corantes

Apesar do surgimento de novas tecnologias de imagem, estudos com corantes conduzidos cuidadosamente seguem sendo a primeira escolha de investigação tanto nos países mais desenvolvidos como nos menos desenvolvidos. A fenazopiridina pode ser utilizada oralmente (embora não esteja mais disponível no Reino Unido) e o índigo-carmim pode ser usado intravenosamente para corar a urina e confirmar a presença de uma fístula. A identificação da localização de uma fístula é mais precisa com a instilação de um corante (azul de metileno ou índigo-carmim) na bexiga através de um cateter, com a paciente na posição de litotomia. O tradicional teste dos três esfregaços não é sensível nem específico, portanto, não é recomendado. O exame deve ser feito com inspeção direta e fístulas múltiplas podem ser localizadas assim (Figura 18.1). Se houver extravazamento de um fluido transparente após a instilação do corante na bexiga, é provável que a fístula seja uretérica. Isso se confirma mais facilmente com um 'teste de dois corantes', em que se utiliza a fenazopiridina para tingir a urina que vem do rim e o azul de metileno para tingir o conteúdo da bexiga.[18]

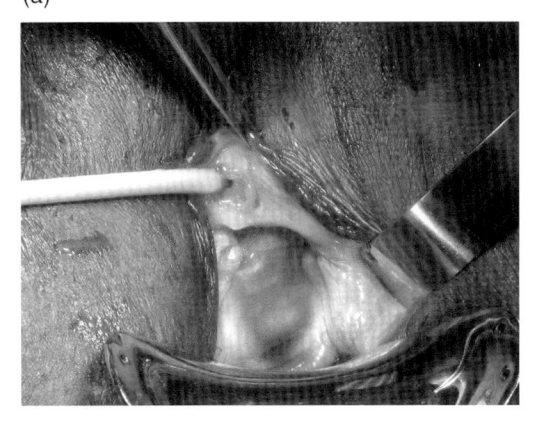

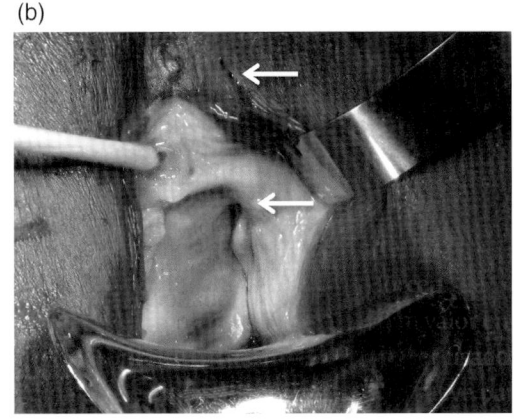

Figura 18.1 Teste com corante azul de metileno: (a) antes da instilação do corante; (b) após instilação do corante, mostrando extravazamento do corante pela fístula vesicovaginal e vesicovulvar – seta.

Diagnóstico por Imagem

O conhecimento da anatomia e do funcionamento do trato urinário superior são importantes para orientar o tratamento que pode ser realizado. A urografia computadorizada intravenosa deve ser considerada essencial em qualquer caso de fístula urinária, suspeito ou comprovado. O comprometimento da drenagem uretérica, com formação de fístula é um achado comum nos casos de doença maligna associada a cirurgia ou radioterapia. A dilatação do ureter é característica na fístula uretérica, e sua ocorrência, associada a uma fístula vesicovaginal, deve levantar a suspeita de uma lesão ureterovesicovaginal complexa.

A pielografia retrógrada é um método eficaz para identificar e localizar uma fístula ureterovaginal, e pode ser realizada simultaneamente à cateterização retrógrada ou percutânea para colocação do *stent* terapêutico do ureter (ver Capítulo 26). Nos casos de diagnóstico tardio de dano uretérico, é apropriado avaliar a função residual relativa do trato superior por renograma isotópico ou cintilografia com DMSA 99mTc (ácido dimercaptosuccínico) ou MAG3 (mercaptoacetiltriglicina) antes de decidir entre a correção/reimplante e a nefroureterectomia.

Exames sob Anestesia e Cistoscopia

Um exame cuidadoso, se necessário sob anestesia, pode ser requerido para determinar a presença de uma fístula e é considerado, por diversas autoridades no tema, essencial antes do tratamento cirúrgico definitivo. É importante, no momento do exame, avaliar se há um acesso vaginal viável e a elasticidade dos tecidos para decidir qual a melhor abordagem cirúrgica, abdominal ou vaginal. A maioria das fístulas vesicovaginais pode ser corrigida com a paciente na posição de litotomia com cabeceira baixa (Figura 18.2), ocasionalmente pode ser necessário escolher entre a litotomia em decúbito dorsal, mais tradicional, e a litotomia reversa, em decúbito ventral (as vezes descrita inadequadamente como 'joelho no peito'), com proclive. A última pode ser particularmente útil por permitir que o cirurgião observe o colo da bexiga e as fístulas subsinfisiais, e também apresenta vantagem no tratamento de algumas fístulas maiores, pois pode reduzir o prolapso vesical (Figura 18.3).

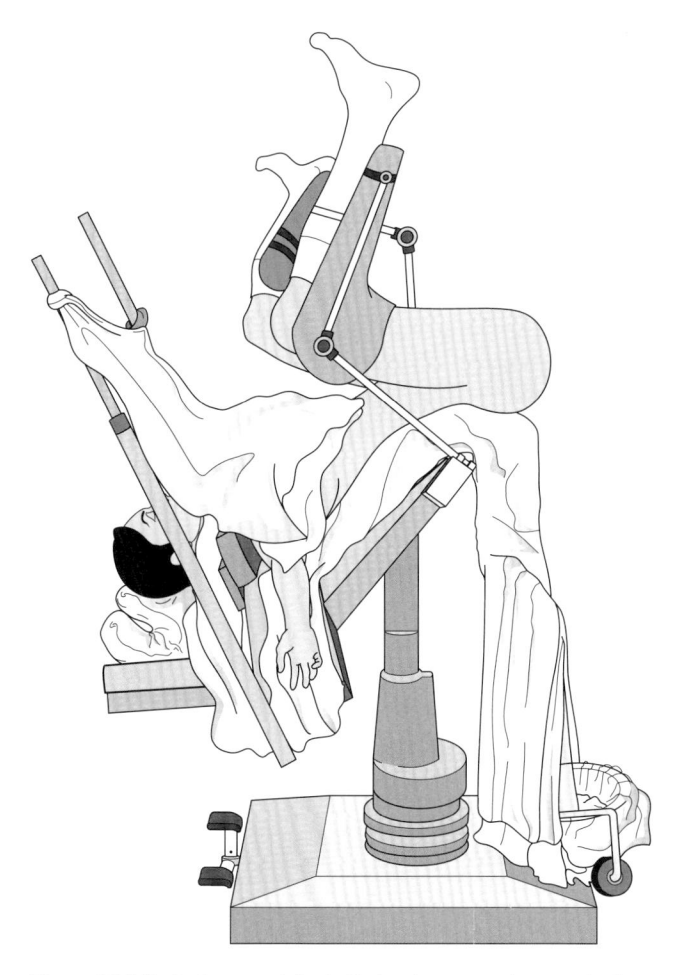

Figura 18.2 Paciente na posição de litotomia exagerada, com declive; note as nádegas na borda da mesa, com um suporte de espuma ou um travesseiro posicionado para proteção da espinha lombossacral, e apoios para os ombros para evitar o deslizamento da paciente.

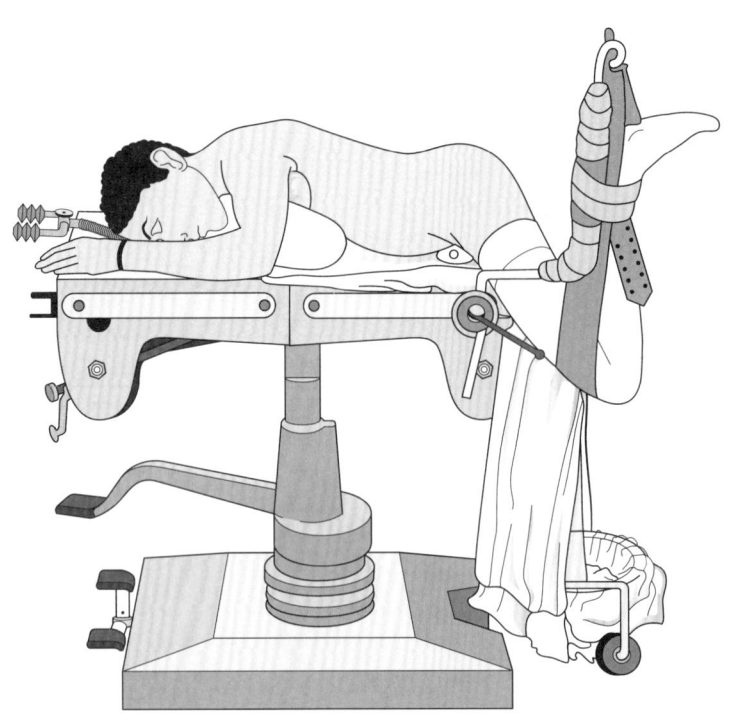

Figura 18.3 Paciente na posição de litotomia em decúbito ventral com proclive.

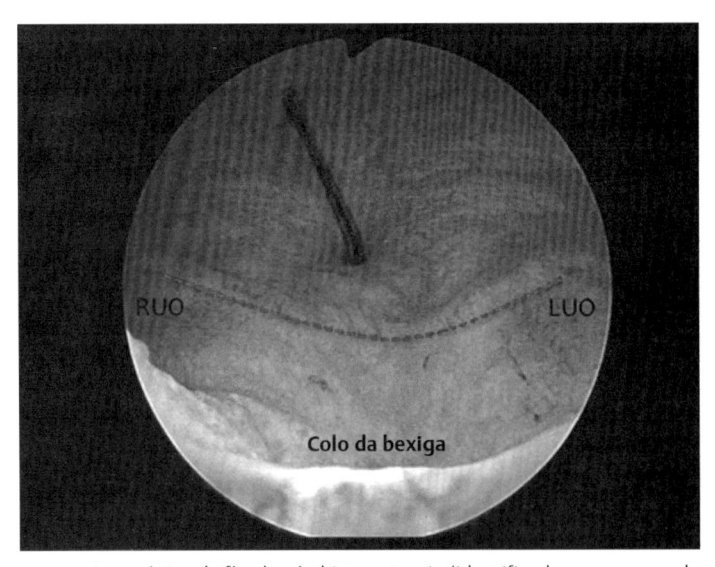

Figura 18.4 Aspecto cistoscópico da fístula pós-histerectomia (identificada por uma sonda passada através da vagina), tipicamente na parede vesical posterior, na linha média acima da barra interuretérica.

Algumas autoridades sugerem que a endoscopia tem pouca utilidade na avaliação de fístulas e em países com menos recursos, ela raramente está disponível. É da prática do autor, no entanto, realizar a cistouretoscopia sempre que possível, em todos os casos, exceto nas fístulas maiores. Nível e posição exatos da fístula devem ser determinados, e também é particularmente importante verificar sua relação com os orifícios uretéricos e do colo vesical.

A maioria das fístulas pós-histerectomia é supratrigonal e se localiza na parede posterior da bexiga (Figura 18.4), enquanto fístulas pós-radiação usualmente envolvem o trígono e/ou o colo vesical (Figura 18.5). Em fístulas da uretra ou do colo vesical de etiologia obstétrica, a falha em passar o cistoscópio ou ultrassom pode indicar que houve perda circunferencial da uretra proximal, uma circunstância de importância considerável para determinar a técnica cirúrgica mais apropriada e a probabilidade de insuficiência uretral subsequente.

A condição dos tecidos deve ser cuidadosamente avaliada, se houver tecido necrótico e sinais inflamatórios a cirurgia deve ser postergada, principalmente nos casos após

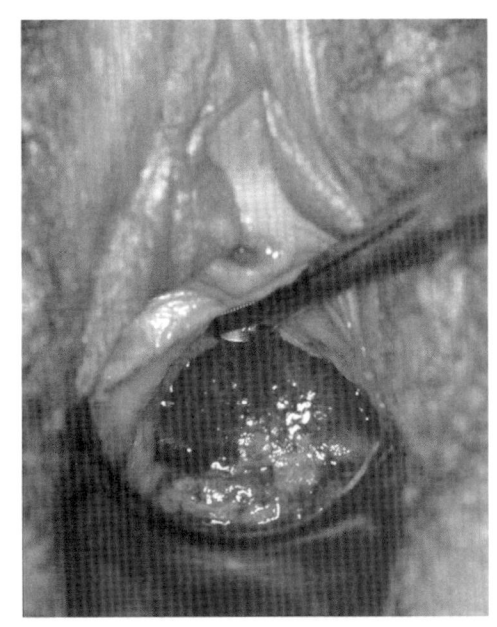

Figura 18.5 Aspecto da fístula na porção média da vagina associado à radioterapia aguda.

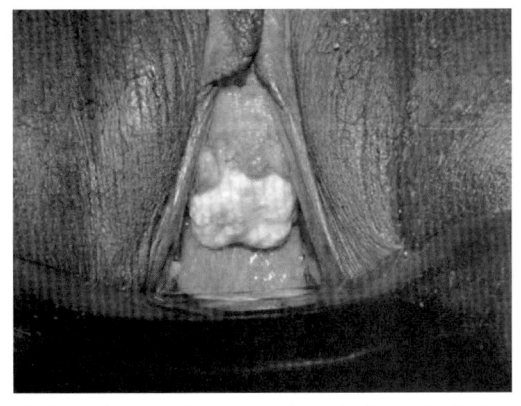

Figura 18.6 Tecido necrótico na parede vaginal anterior 8 dias pós-trabalho de parto obstruído.

radiação e após lesão obstétrica. (Figura 18.6). Deve-se realizar uma biópsia da borda da fístula se houver suspeita de malignidade. A transformação maligna tem sido relatada em fístulas persistentes e uma biópsia deve ser feita se houver dúvida sobre a natureza dos tecidos.[19,20] Em áreas endêmicas, evidências de esquistossomose, tuberculose e linfogranuloma podem aparecer no material de biópsia. Nesses casos, é importante realizar o tratamento antimicrobiano específico a cada caso antes da cirurgia definitiva.

MANEJO IMEDIATO

Em geral, ocorre o fechamento espontâneo de uma comunicação anormal entre vísceras se não houver obstrução do fluxo. No entanto, o esfíncter uretral apresenta um mecanismo normal de continência com contração e relaxamento intermitente. Por isso, o fechamento espontâneo de fístulas do trato genital raramente ocorre. O cateterismo vesical ou uma nefrostomia percutânea, desviando o fluxo podem favorecer o fechamento espontâneo. Estudos de revisão sistemática e não sistemática encontraram um índice de fechamento com o manejo apenas com drenagem por cateter de 13% (intervalo de confiança de 95%, CI, 0%, 36%) e 31% (95% CI 7%, 81%) inclusive das fístulas cirúrgicas, respectivamente.[13,21]

Em um largo estudo de série de casos de fístulas obstétricas onde o manejo conservador foi utilizado consistentemente, a cura espontânea foi relatada em 15% a 28% dos casos.[22,23] Pacientes que apresentam perda vaginal persistente, apesar da sonda vesical, têm pouca probabilidade de apresentar resolução da fístula vesicovaginal sem cirurgia. Estas pacientes devem ser poupadas da drenagem por sonda muito prolongada. O procedimento de correção deve ser feito logo que possível.

MOMENTO DA CORREÇÃO

O momento mais adequado para a correção de fístulas urogenitais continua sendo um dos tópicos mais polêmicos da área. O debate se dá entre os defensores da intervenção precoce para minimizar o desgaste do paciente com a perda urinária contínua e entre aqueles que preferem o adiamento da intervenção até que as alterações inflamatórias locais estejam resolvidas, os tecidos necróticos estejam eliminados e que a paciente esteja recuperada do procedimento que causou a fístula para favorecer o melhor resultado.

O debate é prejudicado pela falta de consenso na definição de "precoce" e muitos estudos não especificam o tempo ou apresentam um intervalo muito amplo. Muitos estudos consideram menos de 6 semanas e menos de 3 meses como definição de intervenção precoce. Alguns estudos descrevem seus resultados para o manejo precoce e para o manejo tardio, mas os resultados não apresentam diferenças significativas.

Nas fístulas de causa obstétrica e naquelas associadas a radioterapia encontra-se muito material necrótico e *debris* e é imperativo eliminar este tecido antes de se realizar a correção. Em casos obstétricos, a maior parte dos especialistas da área sugere um mínimo de 3 meses de espera, mas outros indicam a cirurgia logo após a eliminação do tecido morto.[23]

Turner-Warwick sugeriu que existe uma "janela de oportunidade" para a correção precoce de fístulas cirúrgicas simples nas primeiras 2 semanas após a cirurgia causadora, mas defensores de outra linha sustentam que se deve aguardar de 2 a 3 meses para o procedimento.[11] A única orientação com base em evidências já publicada, da International Consultation on Incontinence, é que o momento da correção deve ser adaptado a cada caso individual, de acordo com a necessidade da paciente e a indicação do cirurgião, mas a correção pode ser realizada assim que o edema, inflamação, necrose tecidual ou infecção se resolvam (embora isso possa demorar até 3 meses para alguns pacientes).[13]

VIA DA ABORDAGEM CIRÚRGICA

Muitos urologistas defendem uma abordagem abdominal para correção de todos os tipos de fístula e a justificativa está baseada na possibilidade de intervenção precoce e em maior chance de sucesso. Outros, particularmente aqueles com uma longa experiência em cirurgia de fístula obstétrica, sugerem que todas as fístulas podem ser fechadas via vaginal. Na visão do autor, se for possível realizar a correção de modo seguro e efetivo pela via vaginal, ela será preferencial. Outros autores têm um ponto de vista mais preventivo e recomendam a correção cirúrgica por via vaginal se ela for fácil, mas ponderam que é melhor um procedimento abdominal fácil a um procedimento vaginal difícil.[24] O cirurgião deve ser capaz de realizar as duas abordagens com a mesma competência e deve ter capacidade para selecionar a abordagem mais adequada a cada caso.

A abordagem por via vaginal é a mais apropriada, quando não existe estreitamento vaginal e a elasticidade dos tecidos é boa. O acesso vaginal para a correção pode ser otimizado pela episiotomia unilateral ou bilateral, mas raramente isso é necessário. Uma sonda de Foley inflada, colocada na bexiga, pode ser útil para facilitar a visualização da fístula. Nas fístulas pequenas, um cateter de embolectomia de Fogarty pode igualmente ser utilizado. O uso cuidadoso de uma Judd-Allis colocada na borda da fístula pode ajudar, mas a pinça ou as mãos do assistente podem obstruir o campo cirúrgico e o uso de pontos para tração ou o uso de um afastador Lone Star® pode ser uma opção melhor. A abertura do fundo-de-saco de Douglas por trás da fístula torna o fechamento factível na maioria dos casos.

Quando o acesso não é alcançado após a adoção das medidas acima descritas, ou quando é necessário realizar o reimplante de ureter ou outro procedimento abdominal, deve-se empregar a abordagem abdominal. De modo geral, fístulas de causa cirúrgica apresentam uma probabilidade maior de indicação de correção abdominal do que as fístulas de causa obstétrica, ainda que no estudo de série de casos do autor, conduzido no Reino Unido, e na revisão de estudos de série de casos da Nigéria, mais de 75% das pacientes tenham sido operadas pela via vaginal, independentemente da etiologia.[2,5]

PREPARO PRÉ-OPERATÓRIO

É importante orientar os cuidados adequados com a pele, a nutrição e a reabilitação, o aconselhamento e o apoio antes e depois de uma correção de fístula. As pacientes com fístulas cirúrgicas, em geral, são saudáveis e são hospitalizadas para realizar procedimentos de rotina e terminam com sintomas infinitamente piores que suas queixas originais. As pacientes com fístula de causa obstétrica, em alguns países de baixa renda, são pessoas socialmente marginalizadas.[25,26] Qualquer que seja a etiologia, pacientes com fístula geralmente ficam devastadas com sua situação. É de vital importância que elas compreendam a natureza do problema, o motivo de seu surgimento e o plano de tratamento em todas as suas etapas. O aconselhamento confiante, mas realista, do cirurgião é essencial, e o envolvimento da equipe de enfermagem ou de psicólogos com experiência é altamente desejável. O apoio vindo de pessoas que já sofreram essa situação também pode ser de imenso valor para manter a autoestima das pacientes, especialmente quando é preciso esperar para que se possa realizar o tratamento definitivo.[13,27]

ANESTESIA

Ainda que pequenas correções de fístula possam ser feitas apenas com anestesia local complementada por sedação, a maioria das cirurgias requer anestesia geral ou peridural. A raquianestesia é comum nas correções de fístula vaginal na maioria dos países de baixa renda.

Um fluido intravenoso deve ser administrado logo no início do procedimento, para facilitar a identificação dos ureteres e para lavar qualquer sangramento das paredes vesicais.

INSTRUMENTAL

O *kit* ginecológico geral apresentado no Capítulo 3 é adequado para a maioria das cirurgias de fístula, ainda que os instrumentos descritos por Chassar Moir e Lawson sejam mais apropriados para as cirurgias de fístula por qualquer via (Figura 18.7).[16,28,29] Os instrumentos a seguir são particularmente úteis:

- Um conjunto de lâminas de bisturi nº 7, a lâmina curva nº 12 é especialmente útil.
- Tesouras Chassar Moir reta com ângulo de 30 graus e curva com ângulo de 90 graus, além de uma tesoura Metzenbaum fina.
- Pinça de dissecção Gillies tipo dente de rato ou pinça DeBakey; uma pinça de fenda palatina também é útil na ocasião.
- Pinças Judd-Allis, Stiles e Duval.
- Afastador Millin para procedimentos transvesicais, espéculo de Sims ou afastador Currie-Lawson para correções vaginais; o afastador circular Lone Star® tem o benefício de permitir o afastamento em múltiplos níveis simultaneamente, otimizando o espaço disponível e reduzindo a necessidade de assistentes.
- Ganchos de pele ou afastadores Kilner tipo garra para tensionar os tecidos durante a dissecção nas correções abdominais.
- O porta-agulhas Turner-Warwick é particularmente útil para cirurgias vaginais, pois seu cabo curvo permite que a mão do operador fique fora do campo de visão; a versão de ponta curva (curvada em dois planos) também é útil para manipular a agulha em espaços de difícil acesso ou em ângulos complicados.

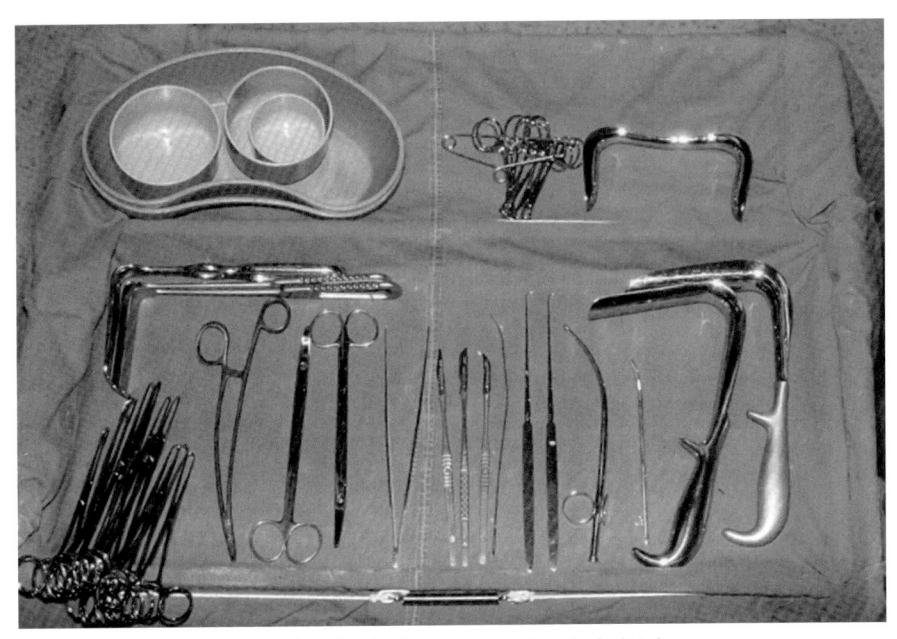

Figura 18.7 *Kit* de instrumental preferido do autor para cirurgia de fístula.

- Um cateter de aspiração fino é útil para manter o campo operatório limpo e seco – mais para a urina do que para o sangue.
- O eletrocautério só é necessário em correções abdominais ou nos casos em que se utiliza enxerto interposicional nas correções vaginais.
- Um foco cirúrgico de cabeça, preferencialmente leve e alimentado por bateria, também apresenta benefícios para a cirurgia de fístula, particularmente em ambientes de poucos recursos, em que não se pode contar com a iluminação da sala.

MATERIAIS PARA SUTURA

As primeiras correções de fístula foram realizadas com uma variedade de materiais bizarros não absorvíveis.[30] Atualmente, o material usado em todos os procedimentos de correção de fístula urinária é absorvível. O Vicryl 2-0 (poliglactina; Vicryl 2-0 W9350, agulha curva de 26 mm com ponta triangular) pode ser usado tanto na área vesical quanto na vaginal ou, alternativamente, o Vicryl 3-0 (poliglactina; Vicryl 3-0 W9122, agulha curva de 22 mm com ponta triangular); a agulha visiblack pode ser mais fácil de visualizar durante a correção da bexiga em procedimentos pela via vaginal. Nos casos em que a manipulação da agulha é difícil, particularmente durante a correção vaginal de fístulas obstétricas, agulhas circulares 5/8 (Vicryl 2-0 VCP602H, agulha circular de 26 mm 5/8 com ponta triangular) ou em J podem ser úteis. Para correção ou reimplantação uretérica, o PDS 4-0 (polidioxanona; PDS 4-0 Z304H, com agulha curva de 17 mm e ponta triangular) é preferível.

INTERPOSIÇÃO DE RETALHO-ENXERTO

A interposição de retalho, em geral, é realizada para interpor uma camada adicional de tecido durante a cirurgia de fístula. Mais comumente, os retalhos são usados nas seguintes situações:

- Recorrência após uma primeira tentativa de correção.
- Fístulas relacionadas com radioterapia.
- Fístulas de causa isquêmica ou obstétricas.
- Fístulas grandes ou múltiplas.
- Fístulas uretrovaginais em que há envolvimento do esfíncter.
- Fístulas associadas a fechamento tênue ou difícil em decorrência da baixa qualidade tecidual.

O tecido interposto pode servir para criar uma camada adicional na correção, para preencher espaços mortos, para trazer um novo suprimento de sangue à área e para limitar a formação de cicatrizes. Apesar das vantagens presumidas e dos relatos de cura acima de 95% em estudos de coorte,[31] ainda não há evidências robustas para apoiar o uso de retalhos em nenhuma dessas situações mais complexas, tampouco há evidências de alto nível que demonstrem um melhor desfecho com uso de retalhos em fístulas não complicadas.[13] Entre os tecidos que podem ser utilizados, incluem-se a gordura labial, o músculo grácil, o omento e o peritônio.

Gordura Labial

O termo "enxerto de Martius" tem sido utilizado por quase 100 anos para descrever uma série de procedimentos distintos. O procedimento original utiliza o músculo bulbocavernoso através de uma incisão vaginal.[32] Várias modificações foram feitas e a maioria utiliza a gordura subcutânea (com ou sem músculo e/ou pele) retirada dos grandes lábios.[33,34] Este retalho é particularmente apropriado para o preenchimento de uma colpocleise. Tem sido descrito que auxilia a manutenção da competência do esfíncter, reduzindo a formação de cicatrizes nas fístulas da uretra ou do colo da bexiga (Figura 18.8).

Músculo Grácil

O retalho de músculo grácil é retirado através de uma incisão longitudinal única ou por diversas incisões. O músculo é separado de sua inserção na parte superior do corpo da tíbia, abaixo do côndilo. Ao mobilizar o músculo, é importante garantir a preservação do feixe neurovascular na junção dos terços superior e médio. O músculo é rotacionado em volta dos vasos e passado ou através do forame obturador ou subcutaneamente para dentro da vagina. Este enxerto é geralmente volumoso e se adapta melhor a circunstâncias em que esse volume é necessário junto com a simples interposição (Figura 18.9).

Omento

Um enxerto de pedículo omental pode ser dissecado da curva maior do estômago e rotacionado para baixo e para dentro da pélvis na artéria gastroepiploica. Esse enxerto pode ser utilizado em qualquer procedimento transperitoneal, mas relatos mostram que ele tem grande sucesso em fístulas pós-radioterapia.

Peritônio

Um enxerto de retalho peritoneal é um modo mais simples de criar uma camada adicional nos procedimentos de correção transperitoneais, retirando um retalho de peritônio de qualquer superfície disponível, geralmente da área paravesical.

ENXERTOS DE PELE

Há algumas circunstâncias em que o enxerto pode ser requerido durante a cirurgia de fístula, não apenas como tecido de interposição entre dois tecidos intrínsecos à correção, mas também como substituto de um deles ou de ambos. Isso pode ocasionalmente envolver o uso de tecido intestinal ou de omento para substituir a deficiência de tecido vesical ou uretérico na correção abdominal de fístulas cirúrgicas ou induzidas por radiação. Mais tipicamente, entretanto, esses casos envolvem o uso de enxertos cutâneos ou miocutâneos para substituir a deficiência de tecido vaginal na correção de fístulas obstétricas pela via vaginal.

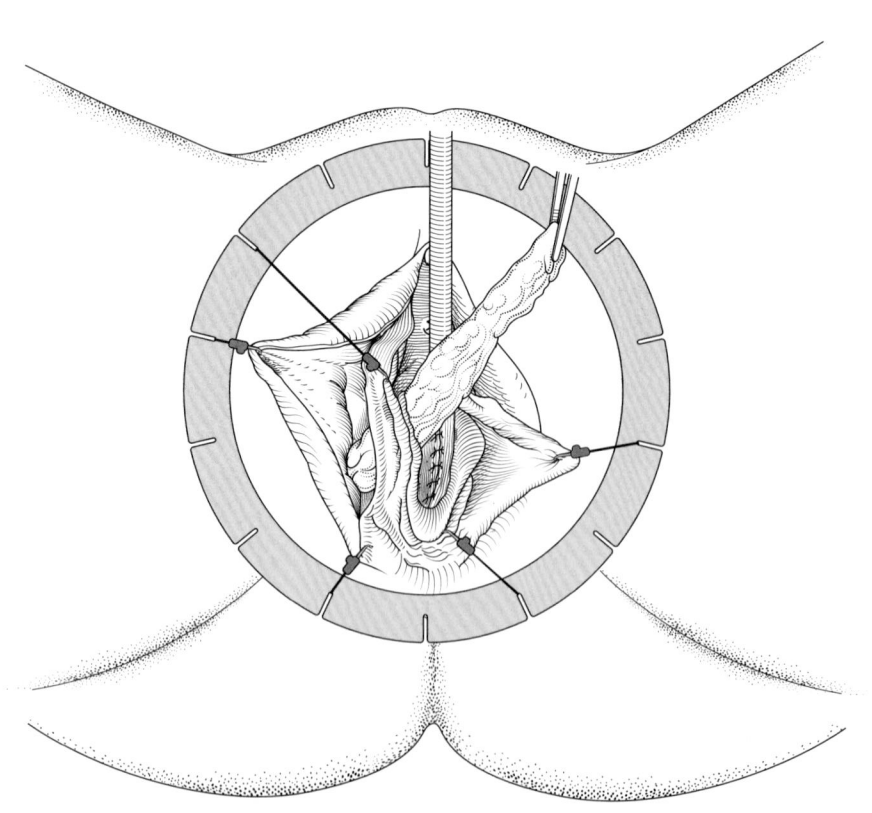

Figura 18.8 Enxerto de Martius modificado de tecido adiposo labial, proveniente do grande lábio direito, para recobrir a reconstrução uretral.

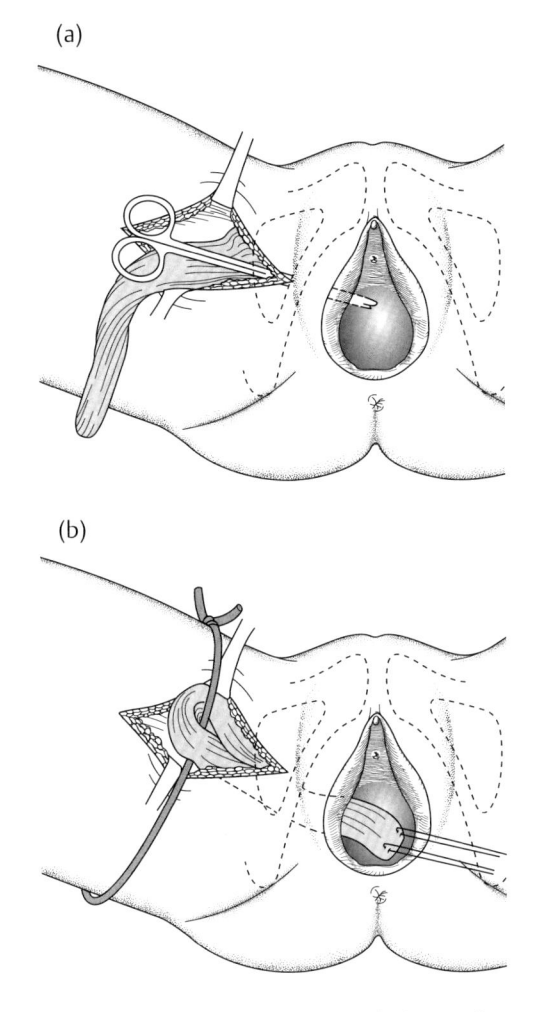

Figura 18.9 Enxerto de músculo grácil removido da coxa direita, usando uma abordagem de incisão em "etapas" (a) e, antes da tunelização para sobrepor o reparo da fístula (b).

Retalhos Cutâneos de Rotação ou de Transposição

O retalho cutâneo de transposição ou de rotação é mais comumente aplicado a regiões da parede vaginal posterior ou no manejo da atresia vaginal ou da estenose de introito. Nestes casos, é utilizado um retalho com base posterior, obtido da área pudenda interna. Ele pode ser modificado para preencher regiões vazias da parede anterior após a correção de fístula vesicovaginal, baseando o pedículo anteriormente, onde o suprimento de sangue vem das artérias pudenda externa ou epigástrica inferior.

O retalho deve ser marcado na coxa interna e na lateral do grande lábio, sua altura ideal sendo menor que duas vezes seu comprimento na base. Deve-se evitar o uso de pele com pelos (Figura 18.10). O retalho é então cortado e mobilizado, com a preparação adequada dos tecidos adjacentes para permitir que ele seja posicionado sobre o local desejado (Figura 18.11). Alguns pontos contínuos de sutura devem ser feitos para fixar o retalho, o enxerto e a pele vaginal, com Vicryl 3-0 (poliglactina; 3-0 Vicryl W9122, agulha curva visiblack de 22 mm com ponta em triângulo); sendo a versão incolor preferível nos lábios e no períneo (Vicryl incolor 3-0 J219H agulha circular de 22 mm com ponta em triângulo; Figura 18.12).

Se for necessário preencher uma área vaginal muito grande, o procedimento pode ser realizado de ambos os lados.

Retalho Obtido dos Pequenos Lábios

O retalho de transposição apresentado anteriormente pode ser feito pela transecção de um dos pequenos lábios de modo anterior e posterior, separando as duas camadas cutâneas. O suprimento de sangue para o enxerto deriva da camada externa da pele, portanto, deve-se manter a continuidade (Figura 18.13). O retalho é fixado à pele em volta da área vazia com sutura interrompida feita com Vicryl 3-0 (poliglactina; Vicryl 3-0 W9122, agulha curva visiblack de 22 mm com ponta em triângulo). Este retalho também pode ser usado para reconstrução uretral (ver a seguir) ou como parte de uma cistouretroplastia de substituição total

Enxerto Tipo "Ilha" Obtido dos Grandes Lábios

O enxerto tipo "ilha" dos grandes lábios essencialmente utiliza um enxerto de gordura labial de Martius (ver a seguir) com uma ilha de pele labial sobreposta. Ele geralmente fornece uma área de pele menor que o retalho cutâneo de rotação, mas mantém a aparência da vulva mais próxima do original. Uma técnica alternativa de enxerto tipo ilha é conhecida como "retalho de Cingapura".

O tamanho da área a ser coberta na parede vaginal deve ser marcado. Uma incisão cutânea longitudinal é feita em um dos grandes lábios, marcando a ilha cutânea no processo (Figura 18.14). Assim como no caso do retalho de rotação anterior, este enxerto também pode ser dissecado em um pedículo posterior (pudendo interno) ou anterior (pudendo externo). Depois de mobilizar a gordura labial com a pele sobreposta, deve ser criado um túnel subcutâneo com uma tesoura Metzenbaum fina (Figura 18.15). Deve-se passar um dedo através do túnel para ter certeza de que ele está largo o suficiente para aceitar o enxerto sem constrição. O enxerto é então fixado sobre o local desejado com pontos interrompidos feitos com Vicryl 3-0 (poliglactina).

Enxerto Miocutâneo do Músculo Grácil

O enxerto obtido do músculo grácil, descrito anteriormente na seção sobre "enxertos interposicionais" pode ser utilizado como um enxerto miocutâneo para preencher áreas maiores de pele. Como já discutido, ele é um enxerto volumoso, e seria mais comumente utilizado no manejo da atresia vaginal congênita ou na reconstrução cirúrgica após uma vaginectomia. Entretanto, ele pode ocasionalmente ser de muita valia no preenchimento de áreas de pele após correção de fístula (Figura 18.16).

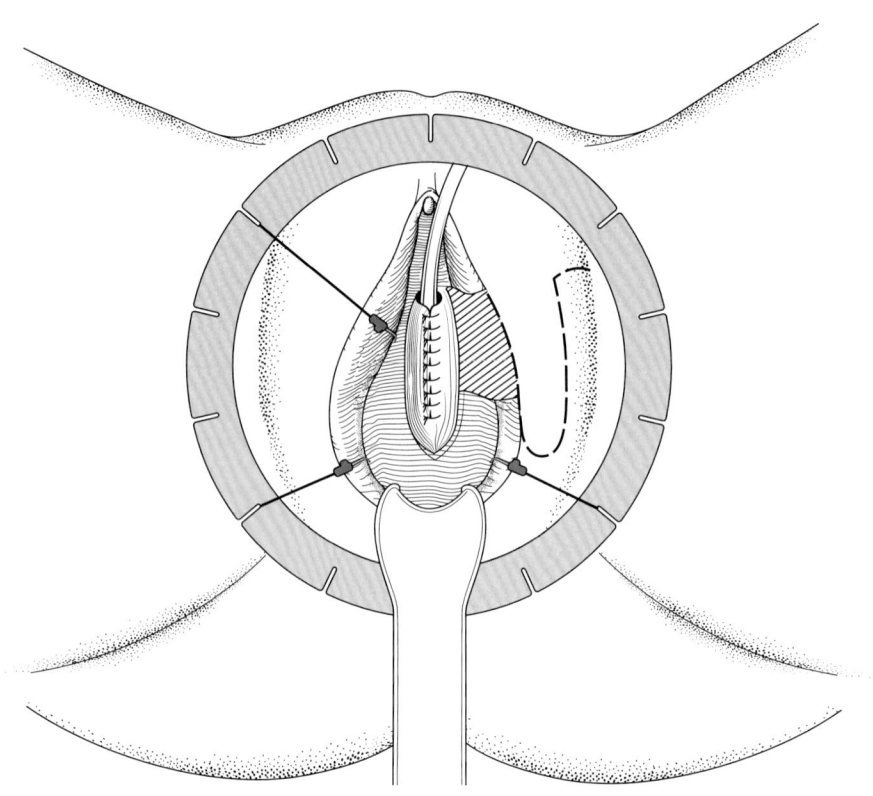

Figura 18.10 Enxerto cutâneo sobreposto, desenhado no lado esquerdo da vulva.

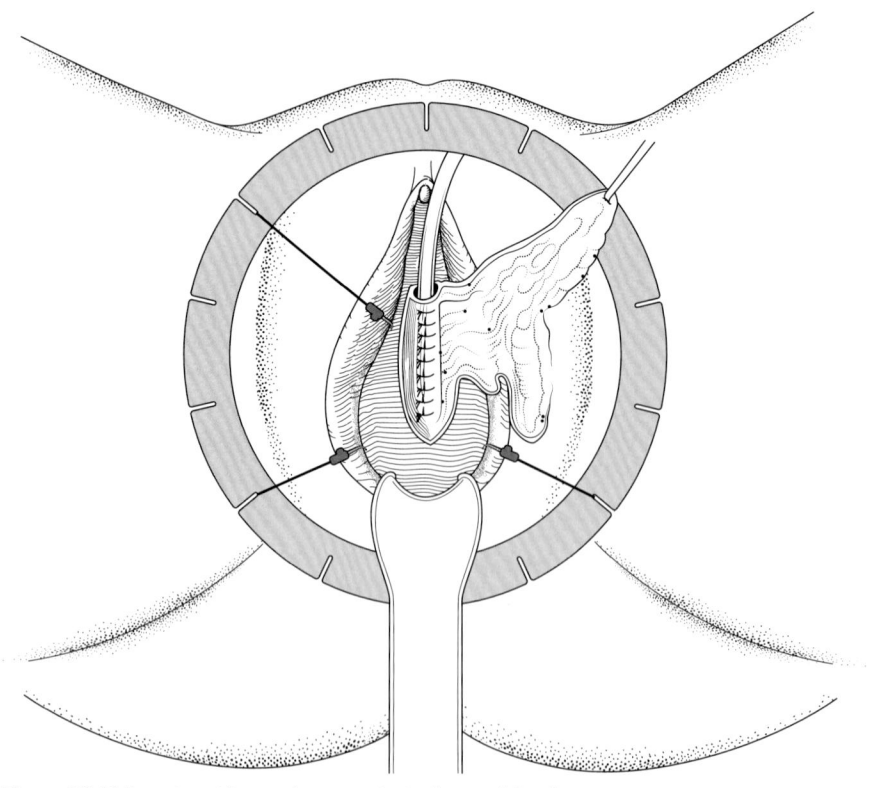

Figura 18.11 Enxerto cutâneo sobreposto incisado e mobilizado.

Cirurgia de Fístula Urogenital 217

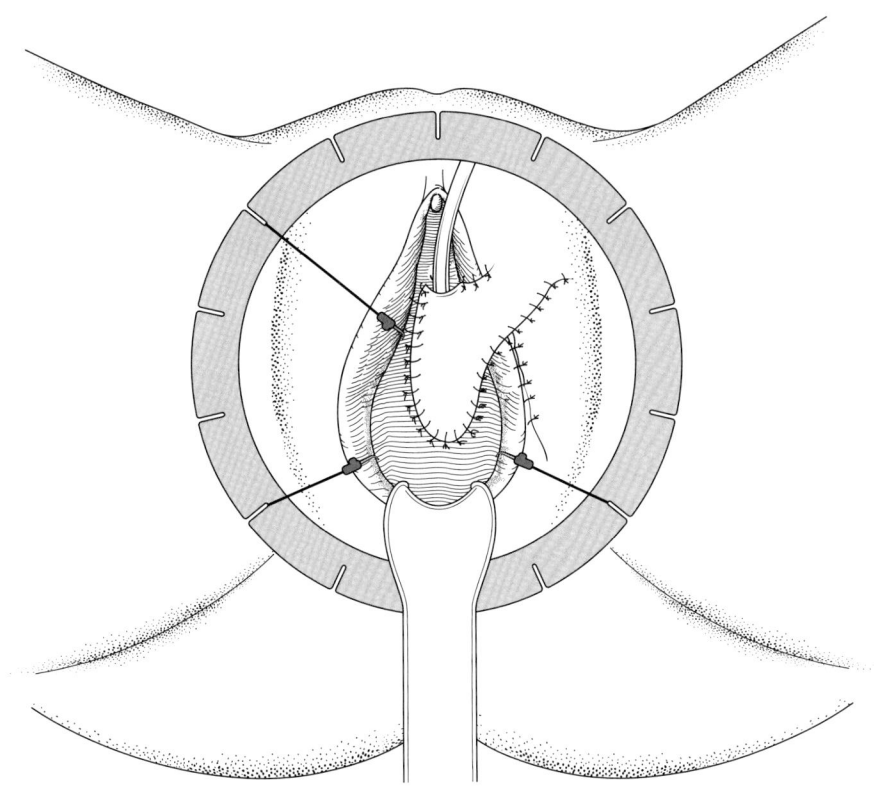

Figura 18.12 Enxerto cutâneo sobreposto suturado no local, sobrepondo o defeito vaginal residual (neste exemplo, a uretra reconstruída); o sítio doador também é suturado.

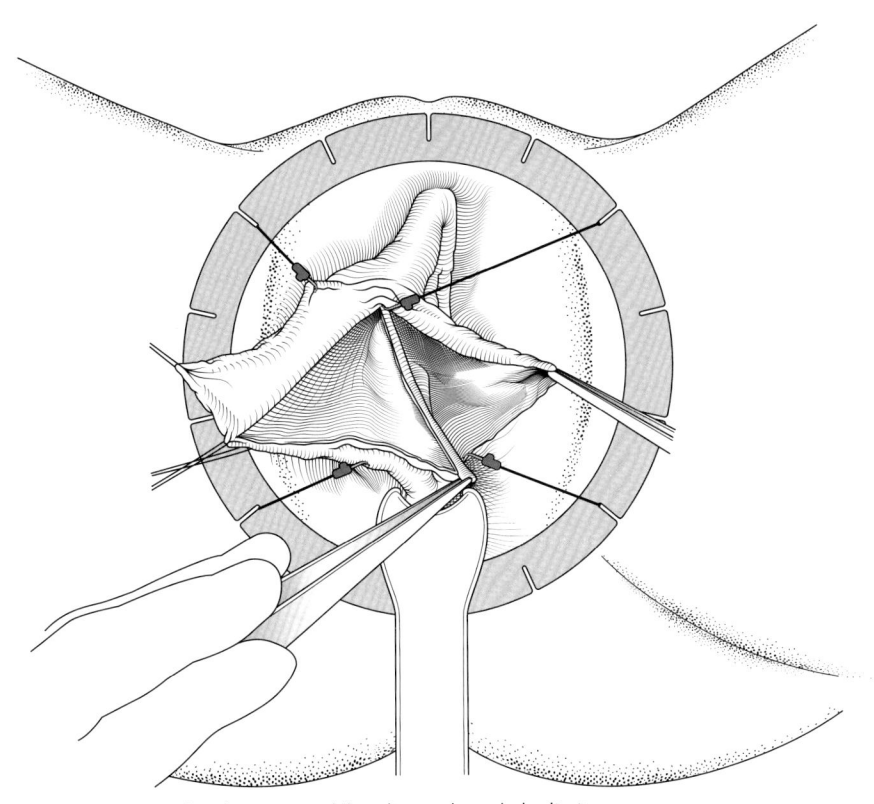

Figura 18.13 Retalho do pequeno lábio dissecado no lado direito.

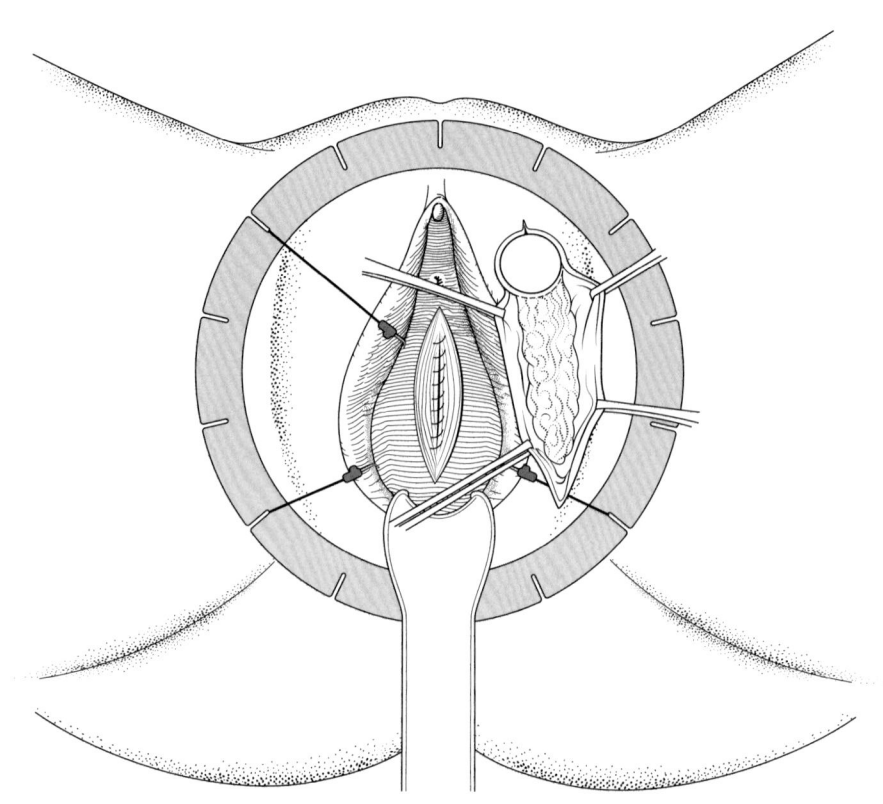

Figura 18.14 Incisão cutânea longitudinal é realizada no grande lábio, incorporando uma ilha cutânea de tamanho apropriado para que o defeito seja preenchido.

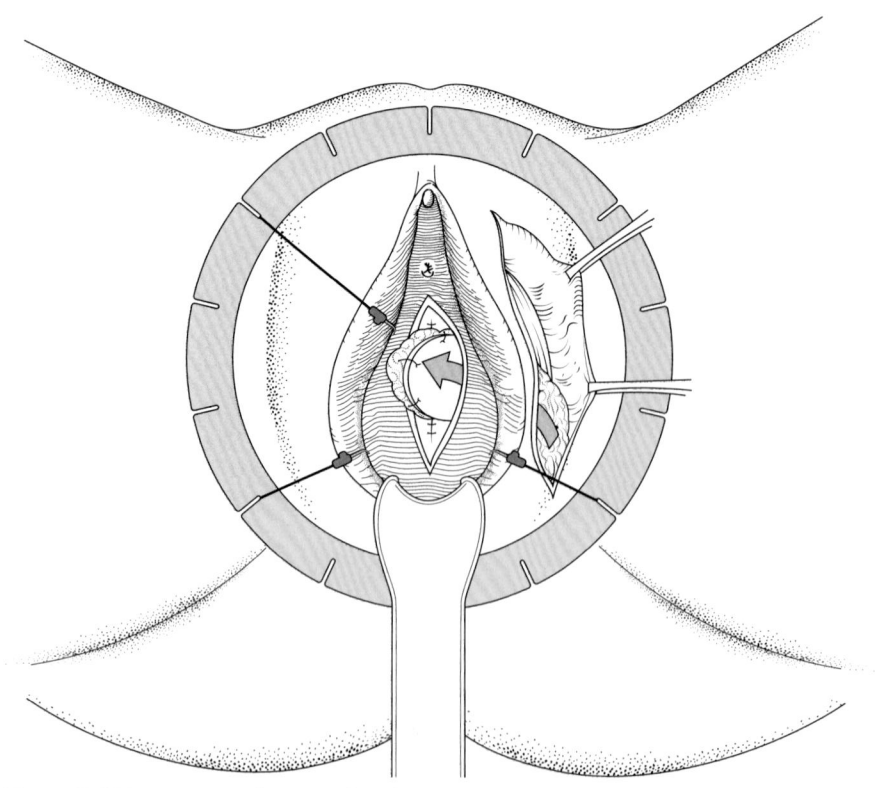

Figura 18.15 Enxerto tipo "ilha" passado subcutaneamente para cobrir o defeito.

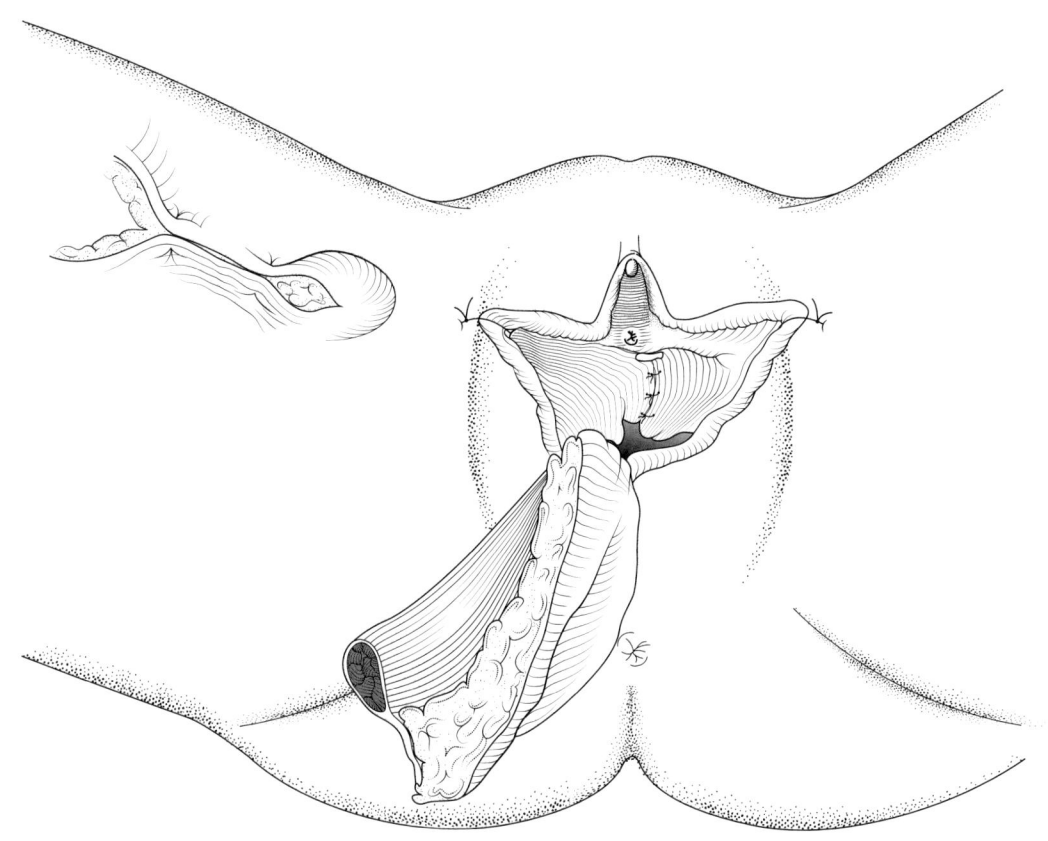

Figura 18.16 Enxerto miocutâneo do músculo grácil.

PROCEDIMENTOS VAGINAIS

Há dois tipos principais de técnicas de fechamento aplicadas à correção das fístulas urinárias: a técnica clássica de saucerização, descrita por Sims,[35] e a técnica muito mais comum de dissecção e correção em camadas, atribuída a Lawson-Tait. Há diversas outras abordagens vaginais que podem ser aplicadas a circunstâncias específicas e serão descritas posteriormente.

Dissecção e Correção Vaginal em Camadas (Lawson-Tait)

Passo 1: Posicionamento

A paciente deve estar em decúbito dorsal, em posição de litotomia padrão ou exagerada. Se uma abordagem abdominal-perineal combinada for necessária, um posicionamento mais horizontal seria apropriado (Figura 17.1),[11] embora o autor só tenha precisado realizar essa transição em duas ocasiões, em mais de 30 anos de cirurgia de fístula.

Para fístulas subsinfisiais ou do colo vesical em particular, as nádegas da paciente devem ficar para fora da mesa cirúrgica, com um suporte de espuma ou um travesseiro posicionado para proteção da espinha lombossacral. A litotomia reversa com declive também pode ser indicada nesses casos, e apoios para os ombros devem ser fixados à mesa para evitar que a paciente escorregue (Figura 18.2). Ocasionalmente, a litotomia em decúbito ventral pode ser necessária nesse tipo de fístula. Neste caso, um posicionamento horizontal ou um leve aclive podem ser apropriados (Figura 18.3).

Passo 2: Visualização da Fístula

Primeiramente, os lábios devem ser afastados com um espéculo vaginal do tipo Auvard ou Sims. Suturas de afastamento podem ser feitas entre a parte anterior dos pequenos lábios e a pele da coxa, ou o afastador de Scott do tipo Lone Star® pode ser utilizado. Então, a fístula em si deve ser visualizada com pinças de Alli, ou o Judd-Allis, se o Lone Star® for usado para separar os lábios, seus ganchos podem ser simplesmente prolongados, ou pode ser utilizado um segundo *kit* de ganchos para poder visualizar fístula. Se não for possível obter uma visão satisfatória, os passos descritos anteriormente, no item "Via de correção", devem ser seguidos.

Para fístulas grandes localizadas na região média da vagina, em particular, devem-se buscar os orifícios uretéricos nas bordas da fístula ou dentro da própria bexiga. A infusão de líquidos administrada anteriormente torna essa tarefa mais fácil, e o carmim índigo intravenoso também pode ser utilizado se necessário. Após a identificação dos orifícios, dever ser feito o cateterismo dos ureteres, através do meato uretral externo, para facilitar a remoção posterior (Figura 18.17). Alternativamente, se for necessária uma proteção

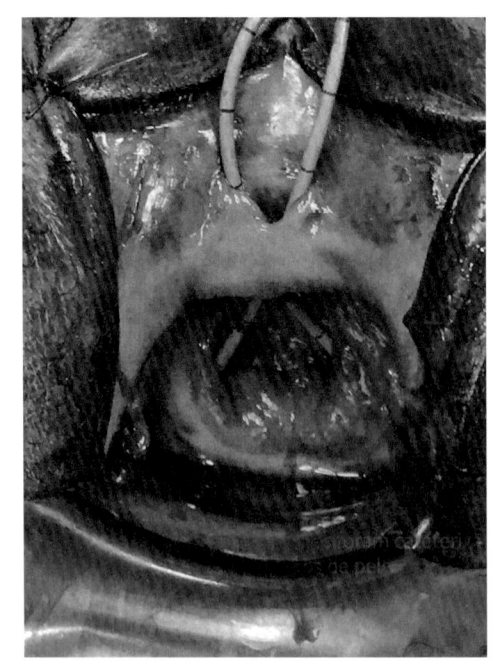

Figura 18.17 Fístula grande na porção média da vagina, com os ureteres na borda da fístula. Cateteres ureteréricos no local, trazidos para fora através do meato uretral externo.

uretérica mais prolongada, pode ser inserido um cateter duplo J ou *pig tail* (rabo de porco), mas, para sua remoção após a cura completa, é necessária uma cistoscopia.

Passo 3: A Incisão

A infiltração preliminar com lidocaína 1% lidocaína ou bupivacaína 0,5 com adrenalina 1:200.000 pode ajudar a separar os planos e reduzir o sangramento. A fístula deve ser circuncisada na orientação mais conveniente, dependendo de seu tamanho e da possibilidade de acesso. Em condições iguais, uma incisão longitudinal pode ser feita em volta da fístula da uretra ou do colo da bexiga, de modo que, durante a correção, as suturas vão tender a reduzir o colo da bexiga. Para fístulas da região média da vagina e do fundo-de-saco vaginal, a melhor incisão é a transversa elíptica, pois na correção, as suturas não tenderão a se aproximar dos ureteres. A extensão linear da incisão em qualquer das extremidades geralmente facilita a dissecção dos retalhos de pele (Figura 18.18). Um bisturi nº 10 ou 11 é ideal para a incisão inicial.

Passo 4: Dissecção

Deve-se tomar um particular cuidado durante a dissecção da fístula, e é possível que demore tanto quanto a própria correção. Os planos teciduais estão frequentemente obliterados pela formação de cicatrizes. A dissecção próxima de uma fístula deve ser realizada com um bisturi ou tesoura.

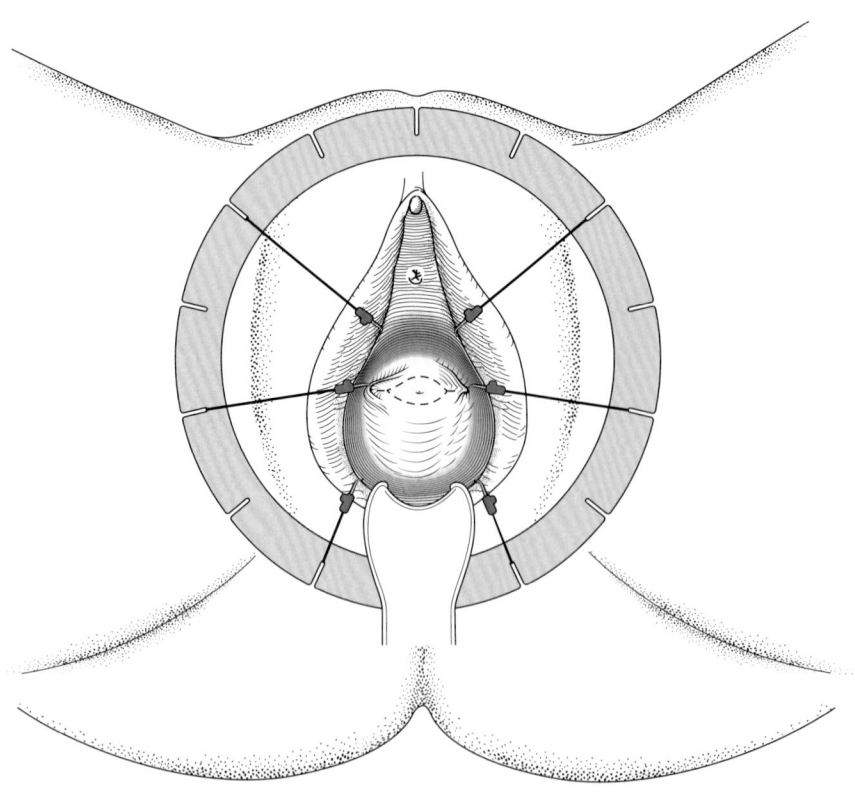

Figura 18.18 Excisão em elipse transversa de uma fístula, com extensão lateral para facilitar a mobilização.

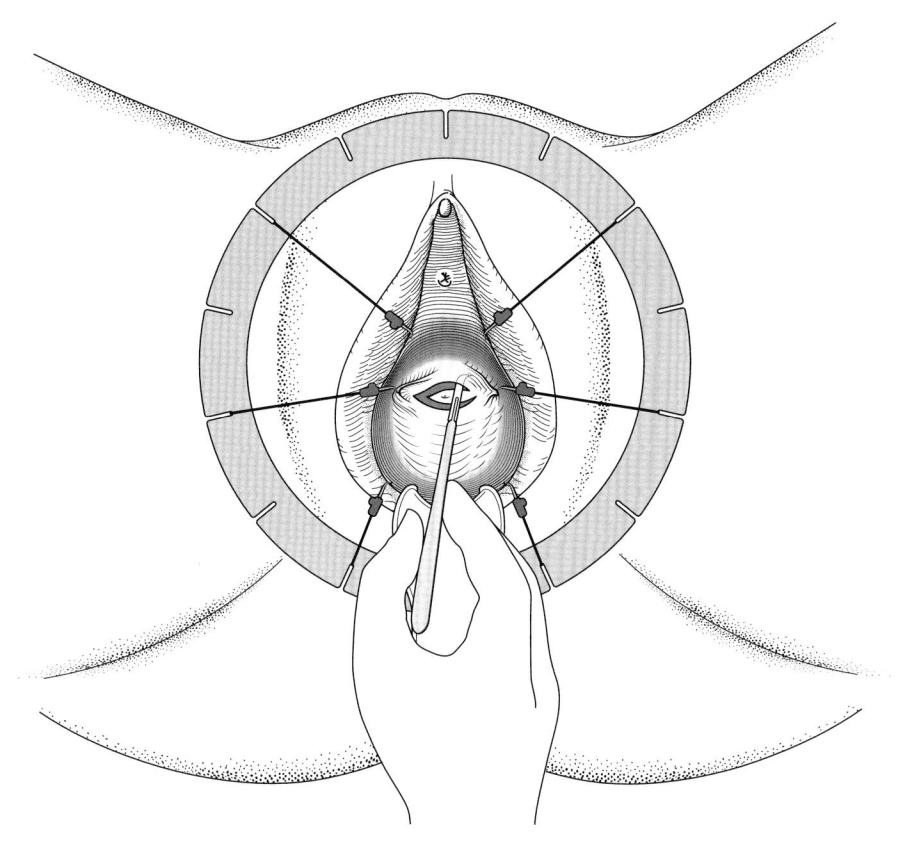

Figura 18.19 Mobilização das bordas cutâneas vaginais a partir da bexiga subjacente, com o uso de bisturi.

Para auxiliar a dissecção, deve-se usar ganchos cutâneos, ou pinças de dissecção ou uma sutura de tração. Um bisturi nº 12 ou 12 D de lâmina curva é útil para a dissecção (Figura 18.19). A dissecção entre as paredes vaginal e vesical pode ser feita com uma tesoura Metzenbaum fina, ainda que o autor prefira as tesouras, Chassar Moir 30-graus angulada e 90-graus curva (Figura 18.20).

A dissecção romba com gaze em torundas ou com um dissector de Kittner pode ser feita, quando os planos estão bem definidos e uma distância segura da fístula pode ser mantida. Deve ser feita uma dissecção ampla para que a tensão da correção seja minimizada (Figura 18.21).

Ha discussões sobre realizar ou não a excisão da borda da fístula. Um dos raros estudos clínicos randomizados na área não encontrou benefício em remover as bordas nas correções de fístulas obstétricas.[36] A excisão das paredes vesicais certamente não é recomendada, pois aumenta o defeito e pode causar maior sangramento para dentro da bexiga. A excisão pequena da parede vaginal é geralmente apropriada.

O sangramento raramente é problemático em procedimentos vaginais, exceto no caso de fístulas uretrovaginais proximais. É melhor evitar a diatermia para prevenir uma futura desvascularização dos tecidos. Assim, prefere-se fazer pressão com gaze montada ou uma sutura contínua.

Passo 5: Correção da Fístula

As suturas devem ser realizadas com precisão meticulosa na parede vesical, com cuidado para não penetrar a mucosa, que deve ser invertida o máximo possível. A correção deve começar pelas extremidades em direção a linha média, de modo que os aspectos menos acessíveis sejam suturados antes (Figura 18.22). Para a sutura deve ser usado o Vicryl 2-0 ou 3-0 (poliglactina; Vicryl W9350 2-0, agulha semicircular de 26 mm com ponta em triângulo; Vicryl W9122 3-0, agulha semicircular visiblack de 22 mm com ponta em triângulo). E uma agulha circular 5/8 ou em forma de J (Vicryl VCP602H 2-0, agulha circular 5/8 de 26 mm com ponta em triângulo) pode ser útil em locais de difícil manipulação, particularmente durante a correção vaginal de fístulas obstétricas.

Os pontos separados são preferidos e devem ser feitos com aproximadamente 3 mm de distância entre si, incluindo a maior quantidade de tecido possível. Pontos muito próximos ou suturas contínuas tendem a prejudicar a vascularização e interferir no processo de cura. Os pontos devem ser arrematados com três nós de segurança, principalmente se forem usados fios monofilamentares, para que possam ser cortados bem rente aos pontos, deixando o mínimo possível de material de sutura no local da correção.

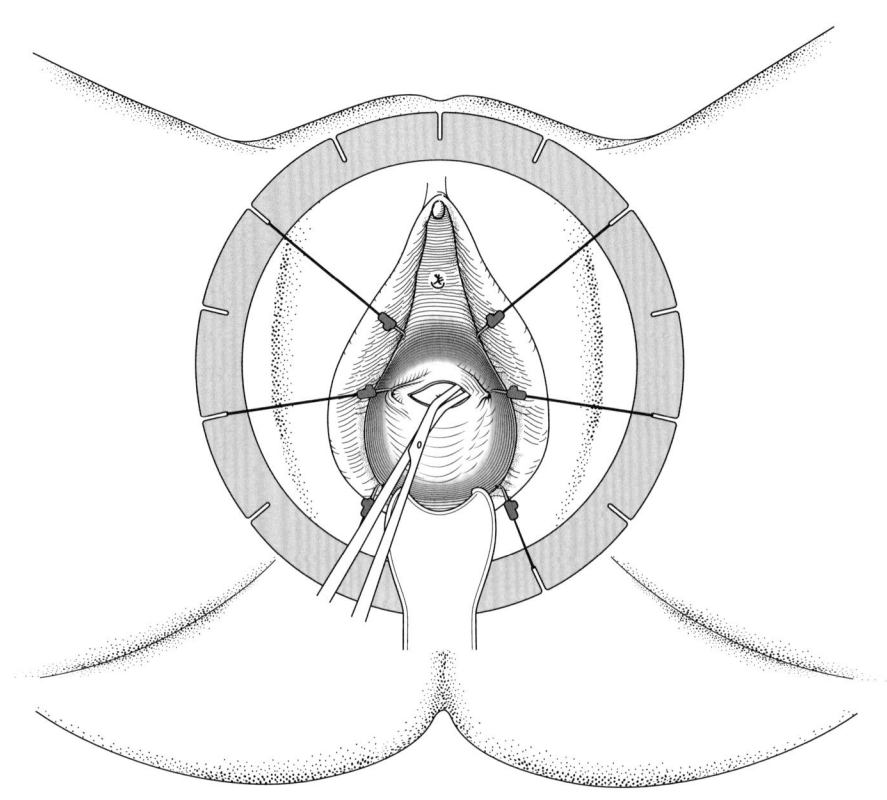

Figura 18.20 Mobilização com tesouras Chassar Moir.

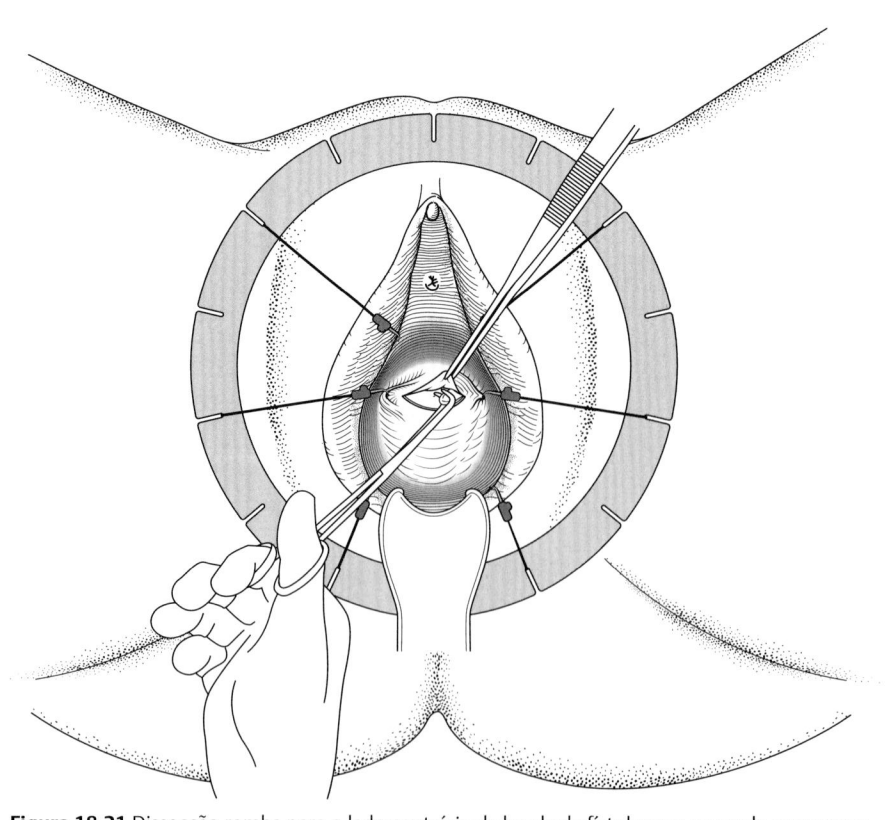

Figura 18.21 Dissecção romba para o lado contrário da borda da fístula com o uso de compressa.

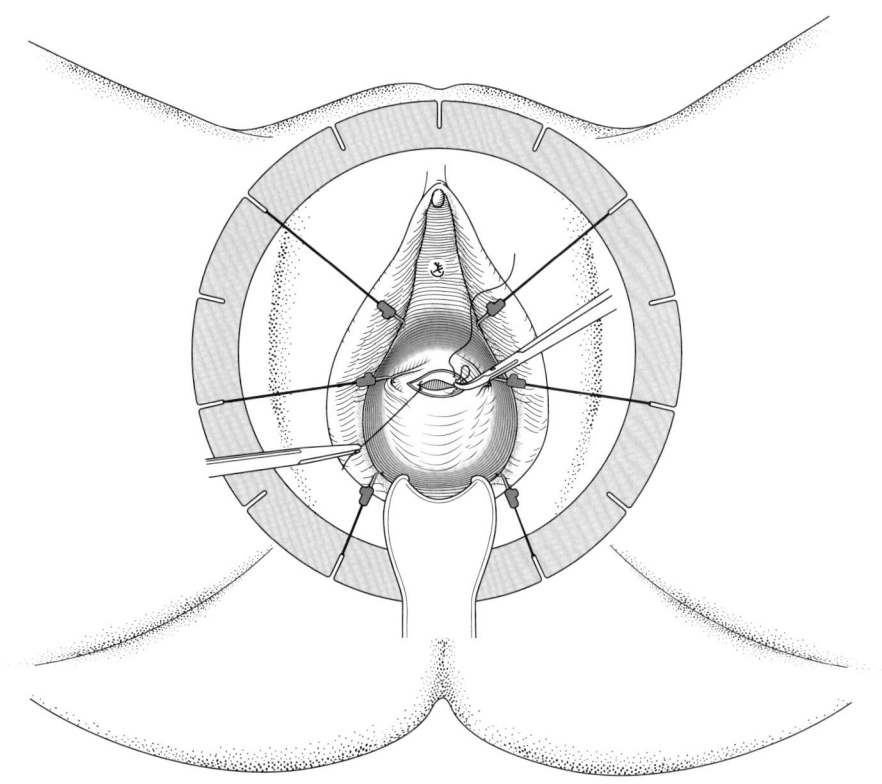

Figura 18.22 Ângulos da fístula são fechados primeiro com sutura invertida.

A primeira camada de suturas na bexiga deve inverter as bordas (Figura 18.23). A segunda deve incluir a camada muscular e fechar o espaço morto, incluindo as bordas posteriores do retalho vaginal (Figura 18.24).

Passo 6: Testagem

A impermeabilidade do fechamento deve ser comprovada e isto deve ser verificado pela instilação de azul de metileno na bexiga sob pressão mínima. Isso pode ser feito com uma seringa vesical de 60 mL conectada a um cateter de Foley uretral de 16 Fr. Cerca de 180-200 mL de azul de metileno é colocado gradativamente na seringa sob gravidade. Um tamponamento com gaze deve ser colocado no meato uretral para evitar a perda do pigmento, e a vagina deve ser cuidadosamente inspecionada durante a instilação. Se houver qualquer vazamento entre as suturas, é necessário realizar suturas adicionais até que a correção fique adequada; ocasionalmente essa técnica possibilita a identificação de uma segunda fístula não suspeita anteriormente.

Passo 7: Fechamento

Após testar a correção, uma camada de suturas de colchoeiro interrompidas com fio Vicryl 2-0 (poliglactina) é feita para reverter e fechar a parede vaginal, consolidando a correção ao pegar a parede vesical subjacente (Figura 18.25).

Passo 8: Cateterização

Qualquer que seja o regime pós-operatório de drenagem vesical (ver a seguir), as sondas devem ser inseridas enquanto a paciente está anestesiada. É crucial que as sondas fiquem firmemente presas à coxa (no caso de sondas uretrais) ou ao abdome (no caso de sondas suprapúbicas) com uma fita a prova d'água; a drenagem livre deve ser confirmada antes que a paciente deixe a sala de operação.

Saucerização (Sims)

Saucerização é a clássica técnica descrita por Sims. O método só é aplicável a fístulas pequenas e talvez a fístulas residuais pós-fechamento de um defeito maior; em outras situações, é pouco provável que a técnica permita um fechamento seguro sem tensão.

A fístula é circuncisada, direcionando a lâmina do bisturi de modo oblíquo para o centro da fístula. Durante o processo, a cicatriz em torno do aspecto vaginal do defeito é excisada e o caminho original da fístula é convertido em um vazio raso (Figura 18.26). Não se realiza dissecção da bexiga ou da vagina e uma camada simples de suturas de colchoeiro interrompidas deve ser feita perto do defeito (Figura 18.27).

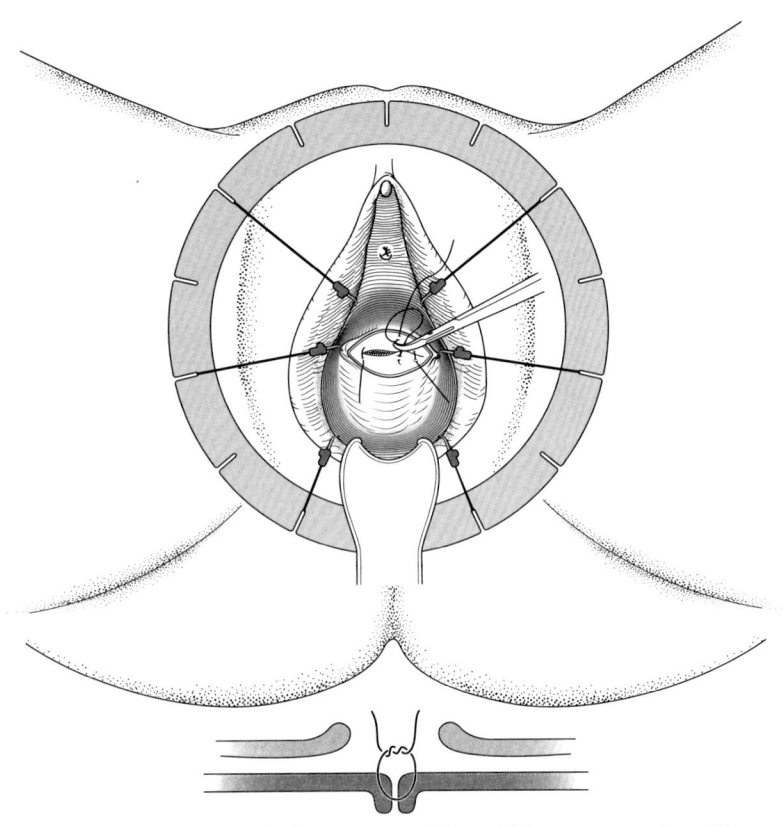

Figura 18.23 Primeira camada do reparo vesical é concluída com suturas invertidas similares, uma vez que os ângulos estão suturados.

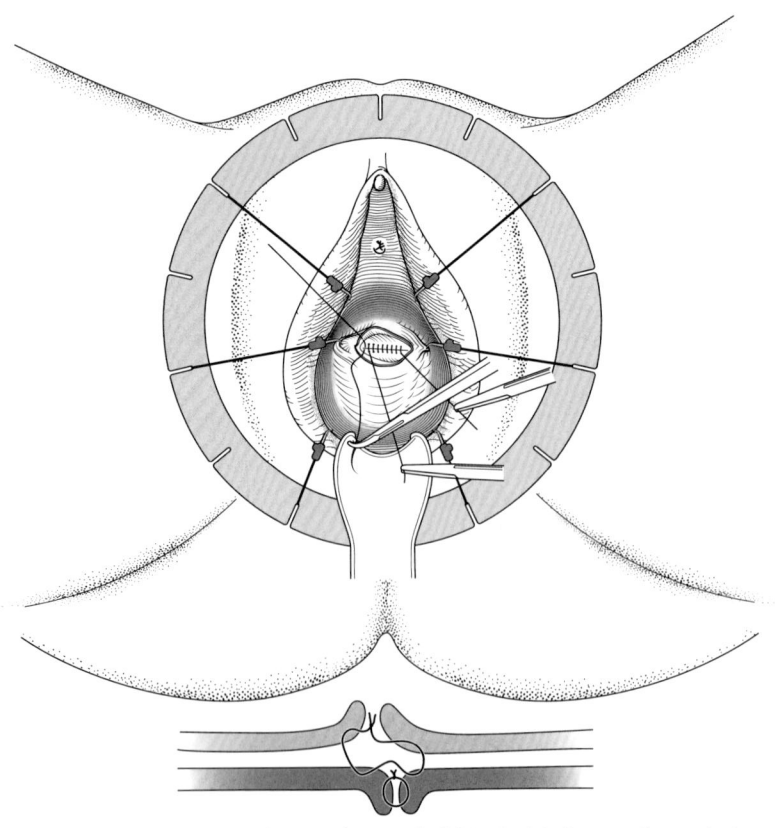

Figura 18.24 O fechamento da segunda camada é feito incluindo o retalho vaginal para fechar o espaço morto.

Cirurgia de Fístula Urogenital

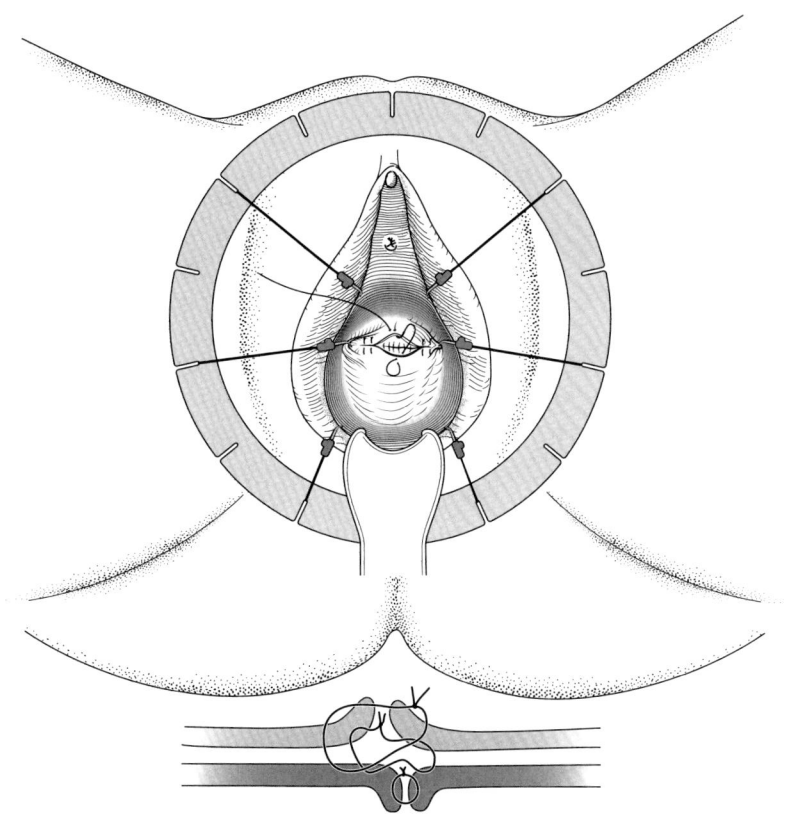

Figura 18.25 Após testar a integridade do reparo, suturas de colchoeiro interrompidas fecham e evertem a pele vaginal.

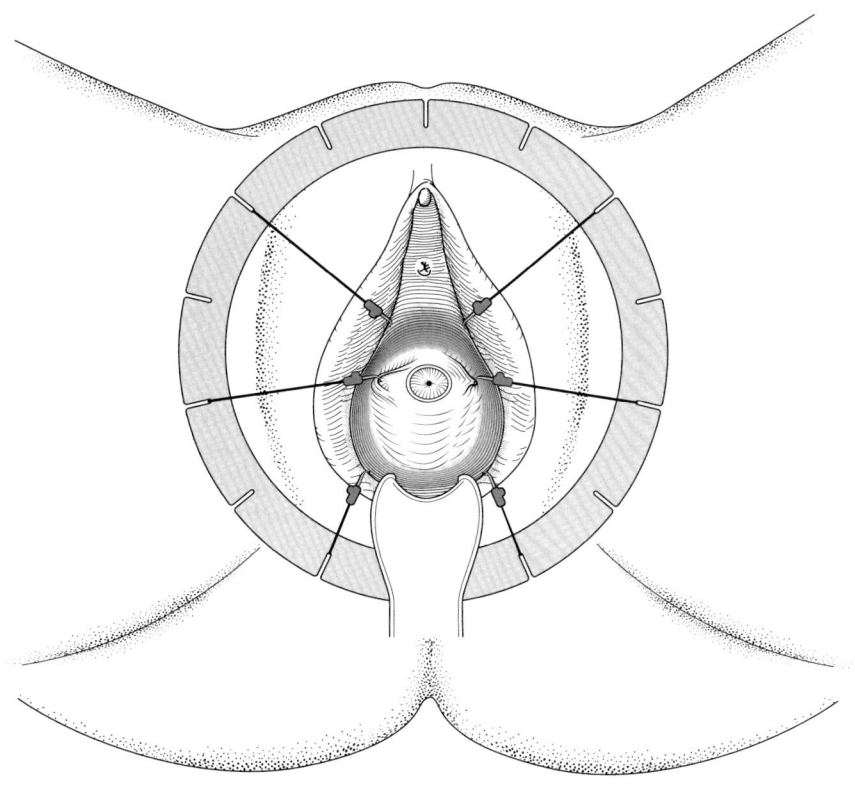

Figura 18.26 Para saucerização, o caminho da fístula é convertido em uma pequena cratera.

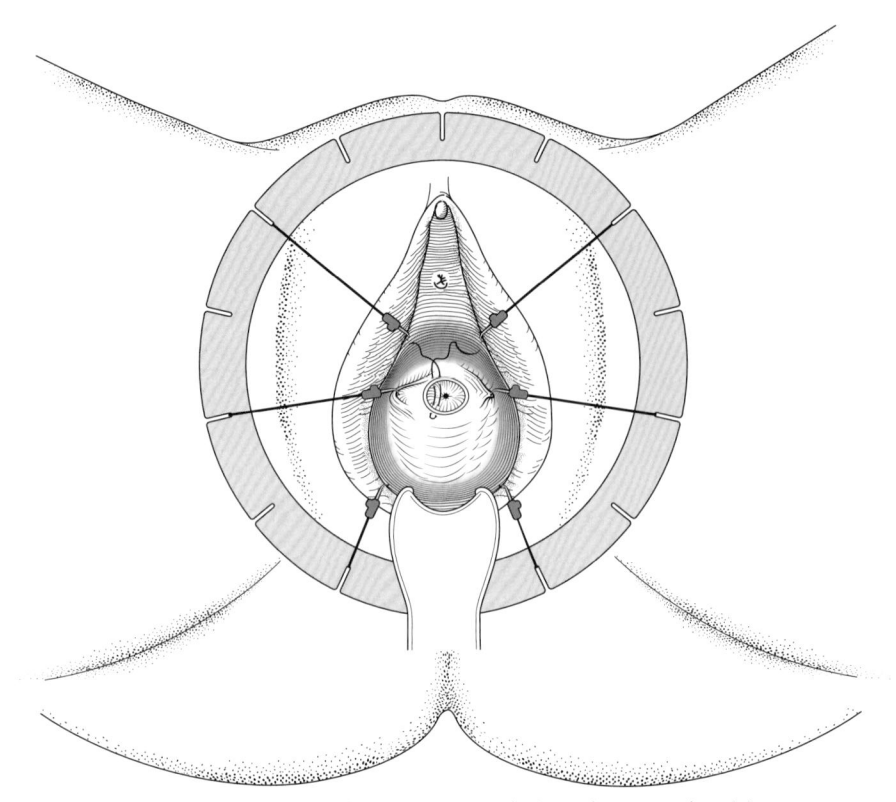

Figura 18.27 O espaço saucerizado é fechado com uma camada única de suturas de colchoeiro interrompidas.

OUTROS PROCEDIMENTOS VAGINAIS
Correção de Fístula Justacervical

A dissecção vaginal convencional e a correção em camadas, como descritas anteriormente, são inteiramente apropriadas para a maioria das fístulas da vagina média e do fundo-de-saco vaginal, ainda que sejam necessárias modificações em outras circunstâncias. Em fístulas justacervicais no fundo-de-saco anterior, ou para muitas fístulas vesicocervicais, a correção vaginal pode ser factível se a cérvice puder ser mobilizada para permitir o acesso. A dissecção deve incluir a mobilização da bexiga através da cérvice. A correção deve ser feita em direção transversal para reconstruir o trígono subjacente e prevenir a distorção dos orifícios ureteŕicos. A segunda camada de correção é usada para mover o defeito para dentro da cérvix intacta, para um apoio adicional (Figura 18.28).

Colpocleise

A colpocleise, ou obliteração da vagina, é descrita de diversas formas. A colpocleise completa e o procedimento de Le Fort são opções no tratamento do prolapso do órgão pélvico em quarto grau em mulheres que passaram por histerectomia ou naquelas que ainda têm útero, respectivamente (ver Capítulo 16). A colpocleise completa e a parcial também são aplicadas no manejo de fístulas urogenitais. A segunda descrita de diversos modos ao longo dos últimos 150 anos,[37] ainda que o procedimento de Latzko seja o único que ainda mantém alguma credibilidade.[38]

Colpocleise Parcial (Latzko)

Essencialmente, a colpocleise parcial nada mais é que uma forma estendida da saucerização anteriormente descrita. A área em volta da fístula deve passar por desnudação da pele vaginal em quatro quadrantes. A parede vesical é então fechada com suturas interrompidas. Uma segunda camada de suturas é feita na chamada "submucosa", que provavelmente representa a fáscia pubocervical (Figura 18.29). Finalmente, a pele vaginal é fechada. A técnica tem sido descrita por alguns autores como seu método preferido de tratar fístulas pós-histerectomia,[39] mas é pouco utilizada na prática atual.

Colpocleise Completa

A técnica de colpocleise total, como aplicada no manejo do prolapso do órgão pélvico em quarto grau, é descrita no Capítulo 16. No contexto da fístula urogenital, a colpocleise completa é a mais apropriada para tratar fístulas induzidas por radioterapia, onde a área de tecido desvitalizado é geralmente considerada maior que a fístula em si. A dissecção é geralmente impossível, e se a correção em camadas for tentada, é bastante provável que ocorra necrose das bordas. Para pacientes que passaram por histerectomia anterior e que não pretendem ter vida sexual ativa, o fechamento por colpocleise pode ser o meio mais eficaz de conseguir a continência evitando a derivação urinária. Alguns profissionais defenderam o fechamento total da vagina, ainda que seja preferível evitar a dissecção total no tecido desvitalizado e realizar uma colpocleise

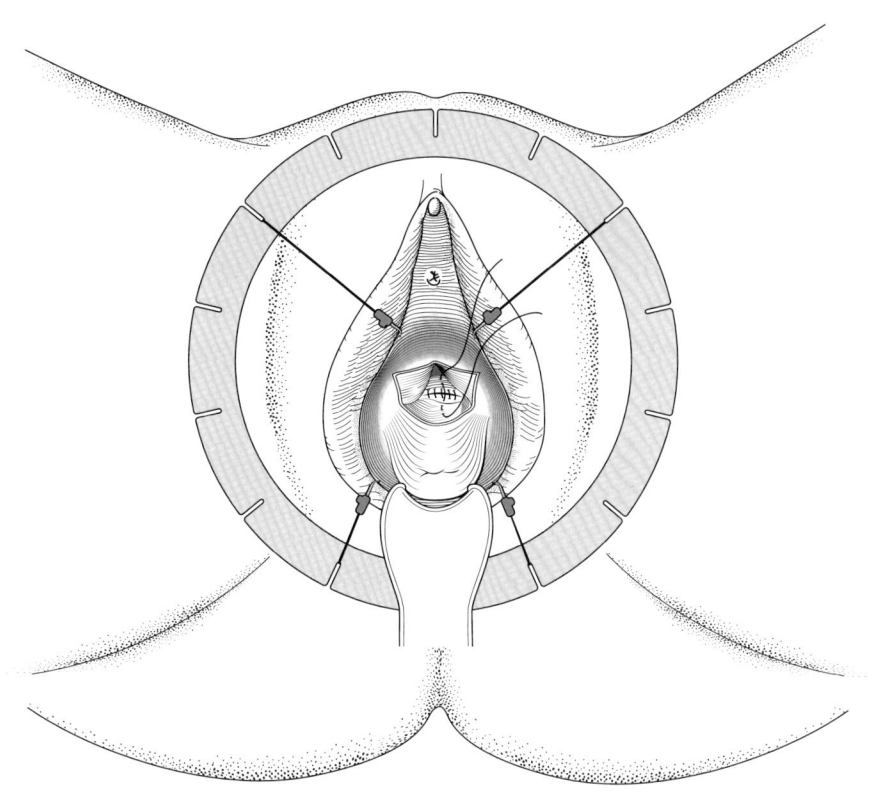

Figura 18.28 Fechamento transverso da fístula justacervical.

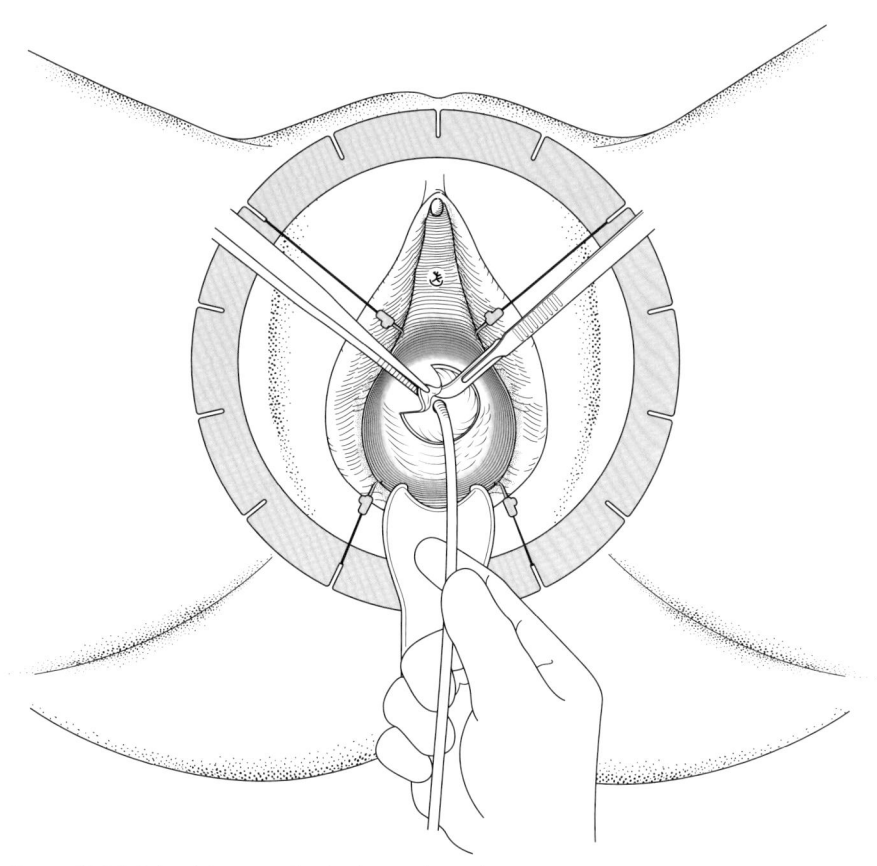

Figura 18.29 Colpocleise parcial pela técnica de Latzko.

inferior parcial, essencialmente convertendo a parte superior da vagina em um divertículo da bexiga. Frequentemente, é necessário preencher o espaço morto abaixo com um enxerto de interposição (ver Capítulo 16).

Há um risco específico relacionado com esta abordagem ao qual os cirurgiões (e as pacientes) devem ficar atentos, apesar dos relatos de sucesso. A endarterite por radiação pode causar uma fístula até 50 anos após o tratamento. Se o compartimento posterior da pélvis foi afetado em extensão similar ao compartimento anterior, uma fístula retovaginal pode desenvolver-se num estágio tardio. Se a colpocleise já tiver sido feita, pode ocorrer a formação de uma fístula vesicorretal. Os sintomas podem ser diarreia aquosa ou incontinência anal com fecalúria, pneumatúria e infecção recorrente do trato urinário.

O autor presenciou esta complicação em duas ocasiões em 47 pacientes com fístulas induzidas por radiação nos últimos 30 anos. Nesta condição rara nas pacientes que também relatam sintomas sugestivos de colite por radiação, a possibilidade de uma derivação dupla deve ser discutida como uma alternativa à colpocleise.

Correção Circunferencial

Com fístulas subsinfisiais envolvendo o colo da bexiga e a uretra como consequência de obstrução no trabalho de parto, a perda de tecido pode ser extensa a ponto de criar um defeito circunferencial. Nessa situação, a parede "uretral" anterior é essencialmente feita de tecido ósseo e não é funcional. A dissecção completa é a melhor abordagem, apesar de alguns autores sugerirem uma dissecção parcial, ou seja, deixando aberto um espaço na face anterior ou posterior.[40] Por esta razão, nenhuma das técnicas convencionais de correção é apropriada, e estas são, sem dúvida, as fístulas urogenitais mais difíceis de tratar.

A preparação e o posicionamento são como os descritos anteriormente para a correção vaginal em camadas. As nádegas da paciente devem ser posicionadas bem para fora da mesa, com um suporte de espuma para proteger a coluna lombossacral. A posição de litotomia reversa com declive, com apoios para os ombros fixados à mesa, também é essencial (Figura 18.2).

Após a circuncisão inicial da fístula, uma dissecção cortante deve ser feita para separar a extremidade distal da uretra e a bexiga do osso subjacente. A melhor maneira de fazê-lo é com a combinação de bisturi e tesoura, usando bisturi nº 12 ou 12 D com lâmina curva e tesouras Chassar Moir retas com ângulo de 30 graus e curva com ângulo de 90 graus (Figura 18.30).

Após a separação da uretra e da bexiga deve ser feita a reanastomose com uma camada simples de suturas interrompidas com Vicryl 2-0 ou 3-0 (poliglactina; Vicryl W9350 2-0, agulha de 26 mm semicircular com ponta em triângulo; Vicryl W9122 3-0, agulha visiblack de 22 mm semicircular com ponta em triângulo). Uma agulha circular 5/8 (Vicryl CP602H 2-0, agulha circular 5/8 de 26 mm com ponta em triângulo) ou uma agulha em J também podem ser usadas em tais casos, pois o acesso pode ser muito difícil e, em alguns casos, inevitavelmente as suturas vão atingir o periósteo.

A correção geralmente vai exigir no mínimo oito suturas e os primeiros pontos devem ser feitos no aspecto ventral. A sequência ideal para suturar seria nas posições 12 h, 10-11 h e 1-2 h, 9 e 3 h; estas primeiras suturas devem ser mantidas com fios longos e devem ser reparadas com os fios colocados em ordem em uma pinça reta longa ou reparados em pinças separadas e colocadas em ordem (Figura 18.31). Pode ser necessário remover temporariamente os cateteres da uretra e do ureter, se anteriormente inseridos, enquanto as suturas são colocadas. Quando todas estiverem adequadamente posicionadas, elas devem ser amarradas, aproximando os aspectos ventrais da bexiga e da uretra. Os cateteres devem, então, ser substituídos, e as suturas restantes devem ser inseridas nas posições 7-8 h, 4-5 h e, finalmente, 6 h; e podem ser amarradas imediatamente (Figura 18.32). Suturas adicionais podem ser necessárias para completar o fechamento, mas devem sempre ser mantidas no menor número possível.

Algum grau de desproporcionalidade entre os lados distal (uretra) e proximal (bexiga) da anastomose é inevitável. Às vezes, é necessário realizar uma excisão pequena de tecido para ajustar a proporção. Os fechamentos em T ou Y (que mantêm a largura distal) ou fechamento em Y invertido (mantendo a largura proximal) são descritos. Uma alternativa é reduzir a circunferência do defeito da bexiga antes de iniciar a reanastomose da uretra.

Os riscos são, em primeiro lugar, a possibilidade de limitar o acesso à parte dorsal do fechamento e, em segundo lugar, a redução da capacidade vesical. Independentemente do grau de fechamento anatômico, este tipo de fístula não raro apresenta complicações decorrentes da deficiência intrínseca do esfíncter e pela incontinência urinária de *stress* pós-fístula. A interposição de um enxerto Martius de tecido adiposo dos lábios vaginais, como descrito anteriormente na seção 'Interposição de retalho' é geralmente recomendado, pois fornece um apoio adicional ao colo da bexiga e pode reduzir a formação de cicatrizes entre o colo da bexiga e a vagina. Esta técnica, no entanto, não está sendo apoiada atualmente pelos *experts* no manejo de fístulas obstétricas.[41]

Um *sling* de músculo isquiocavernoso do ramo isquiopúbico, pode ser feito, mas em geral é bastante tênue. Uma abordagem melhor é criar um *sling* de músculo do músculo pubococcígeo. Combinar isso a um procedimento de "uretalização" tem trazido resultados iniciais encorajadores.[42]

Esses procedimentos podem ser feitos simultaneamente ao procedimento inicial de correção. Se a incontinência persistir apesar do fechamento anatômico, pode-se considerar um *sling* da bainha do reto ou da fáscia lata em um estágio posterior (ver Capítulo 16).

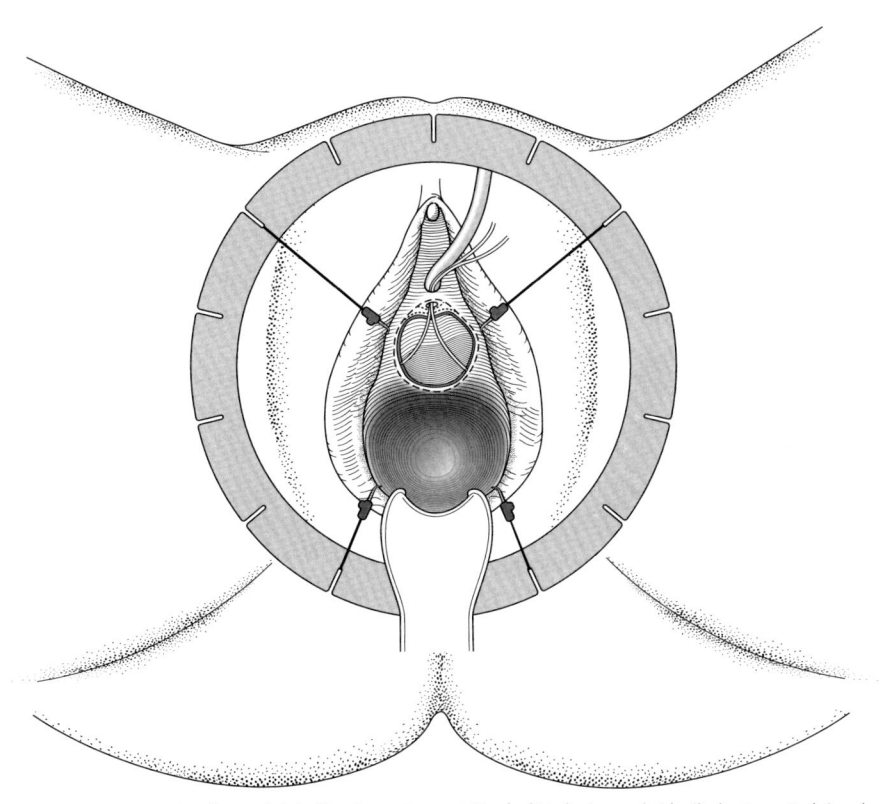

Figura 18.30 Reparo circuferencial da fístula: a circuncisão da fístula é concluída (linha tracejada) e depois estendida para separar o coto distal da uretral e a bexiga do osso subjacente (linhas pontilhadas).

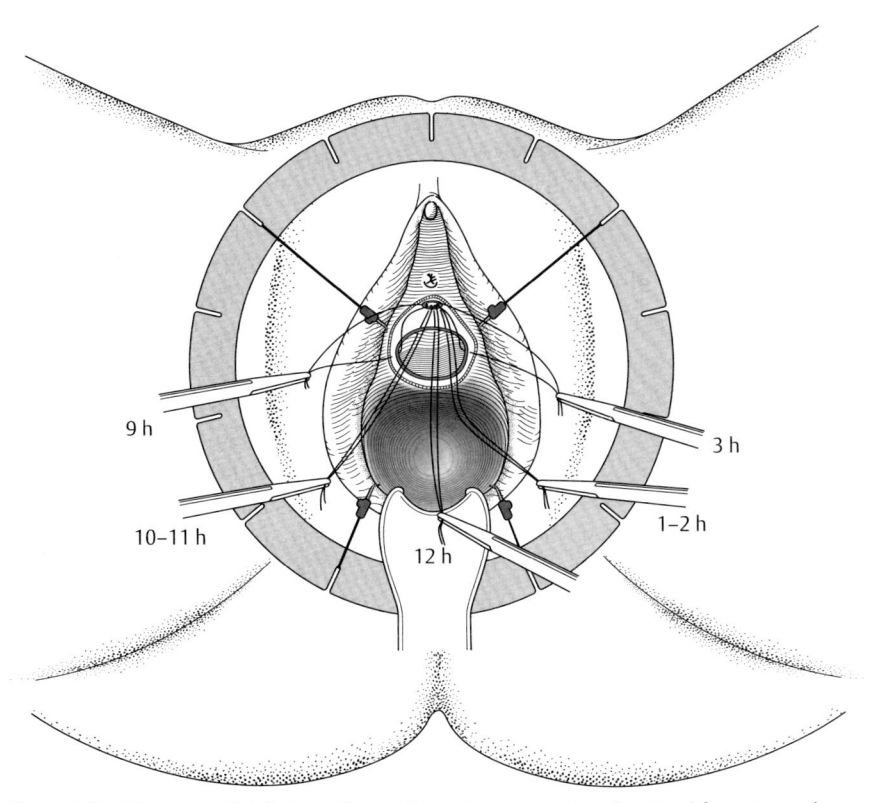

Figura 18.31 Reparo de fístula circunferencial: as suturas anteriores (ventrais) foram inseridas.

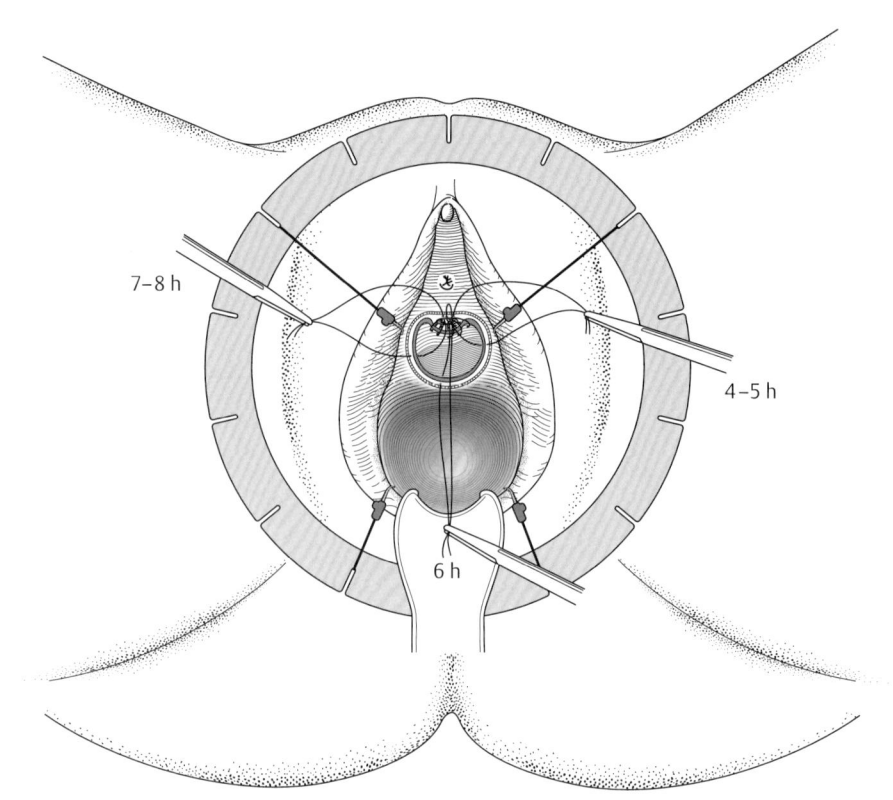

Figura 18.32 Reparo de fístula circunferencial: após amarrar as suturas ventrais, as suturas posteriores (dorsais) são inseridas e, então, atadas.

Reconstrução Uretral

Se houver perda de uma porção substancial da uretra, a reconstrução pode ser feita com o método descrito por Chassar Moir ou Hamlin e Nicholson.[28,43] Depois que uma incisão em U é feita na parede vaginal anterior, estendendo-se da extremidade posterior da fístula para a posição desejada do meato externo, uma tira da parede vaginal anterior é construída em um tubo sobre uma sonda (Figura 18.33). Uma alternativa é realizar uma uretroplastia de substituição usando a pele dos pequenos lábios, ainda que isso seja, talvez, mais apropriado em associação com uma cistouretroplastia de substituição após cirurgia exenterativa.[24]

Estas técnicas de reconstrução uretral oferecem apenas um conduto e uma plicatura da camada muscular no colo vesical pode ser feita para melhorar a continência. As técnicas descritas anteriormente para a manutenção da continência de estresse após a correção de fístula circunferencial devem ser consideradas.

PROCEDIMENTOS ABDOMINAIS

A correção por via abdominal é indicada quando uma fístula alta está fixada no canal vaginal e é inacessível pela vagina, ou quando a fístula está muito próxima dos ureteres com risco de lesão. A correção abdominal pode ser realizada pelas abordagens transvesical ou transperitoneal.

Correção Transvesical

A abordagem transvesical para a correção de fístula vesicovaginal tem o benefício de ser inteiramente extraperitoneal.

Passo 1: Posicionamento

A paciente deve ficar em decúbito dorsal na mesa de operação, apesar de a posição de litotomia horizontal permitir o tamponamento vaginal e a cateterização uretral sem necessidade de reposicionamento e a recolocação de campos estéreis (ver Figura 17.1).

Um cateter de Foley 16 Fr deve ser inserido após a preparação do local. Uma gaze montada pode ajudar a elevar o local da fístula melhorando a visualização via abdome, e ele deve ser inserido antes de se fazer a incisão abdominal. A ponta da gaze montada deve ser fixada com fita adesiva à coxa da paciente de modo que fique acessível para remoção durante a cirurgia.

Passo 2: Abrindo o Espaço Retropúbico

Uma incisão suprapúbica transversa é mais apropriada para uma correção transvesical, apesar de que a incisão na linha média inferior seja usada para uma correção transperitoneal, especialmente no caso de um enxerto de interposição com omento. A decisão, às vezes, precisa ser tomada no início do procedimento. A preferência do autor, entretanto, é pela incisão de Pfannenstiel. Se necessário, o acesso pode

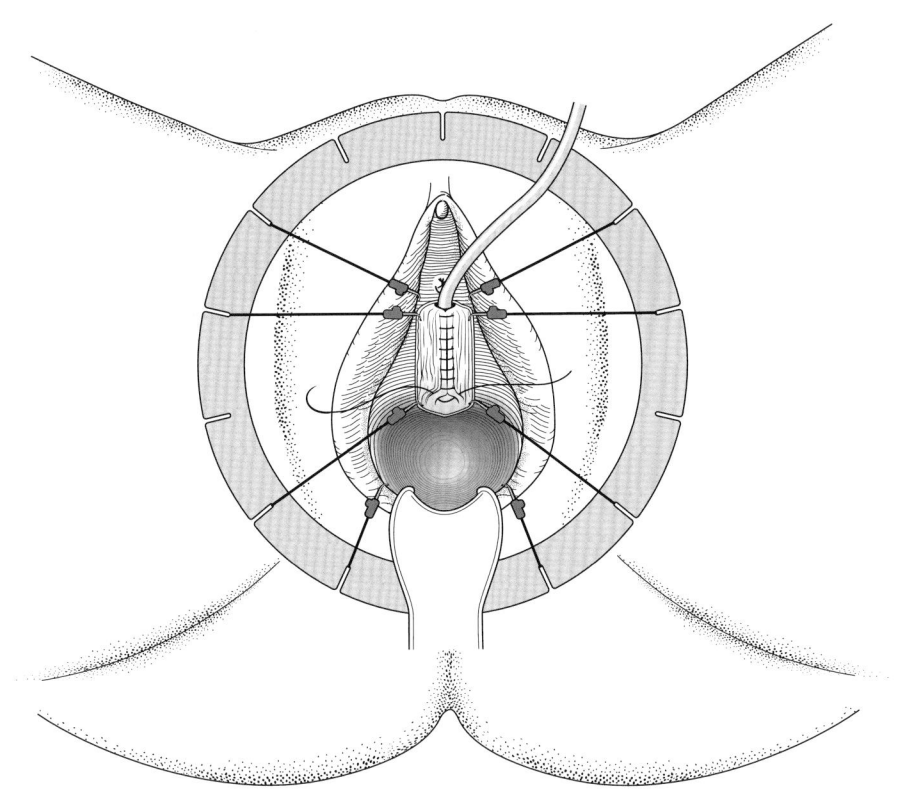

Figura 18.33 Reconstrução uretral. Uma incisão em forma de U é realizada na parede vaginal anterior, estendendo-se da borda posterior da fístula até a posição pretendida do meato externo.

ser melhorado modificando-a para uma incisão de Cherney, separando os músculos do reto do osso do púbis.

A bainha do reto é aberta transversalmente e os músculos do reto são separados na linha média. Mesmo que a separação possa ser feita digitalmente, se não houve cirurgia abdominal prévia, a dissecção cortante será necessária na maioria dos casos de fístula cirúrgica. A bexiga deve ser descolada da superfície inferior dos músculos do reto e do espaço retropúbico. Novamente, se houve cirurgia retropúbica prévia, a dissecção cortante com uma tesoura Metzenbaum será necessária.

Passo 3: Abrindo a Bexiga

A parede vesical deve ser pinçada com uma pinça de tecido Duval ou Babcock, ou com suturas de fixação. Se for difícil identificar a bexiga – como pode ser o caso, se ela estiver contraída e com sua capacidade reduzida por conta da disfunção crônica – pode ser possível distendê-la com preenchimento reverso via cateter de Foley, mas deve-se tomar cuidado com o escoamento do fluido através da fístula.

A bexiga é geralmente aberta por incisão longitudinal no sentido do domo e estendida para cima (evitando abrir a cavidade peritoneal) e para baixo conforme necessário. Isso pode ser feito com bisturi ou tesoura, mas o autor prefere usar diatermia. Se a reimplantação uretérica unilateral for conduzida simultaneamente, uma incisão em U feita do lado afetado permite a mobilização mais fácil para um retalho de Boari. Se for necessária uma reimplantação bilateral, a incisão na linha média será novamente preferida (e pode ser modificada para permitir retalhos bilaterais). Um afastador autoestático é posicionado dentro da bexiga; a preferência do autor é pelo afastador de Millin em procedimentos transvesicais (Figura 18.34).

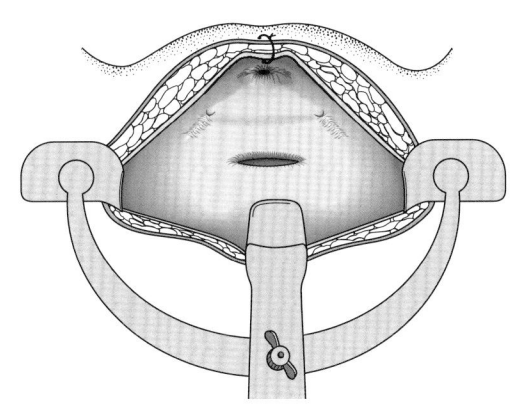

Figura 18.34 Reparo transvesical: a bexiga é aberta e um afastador Millin é inserido.

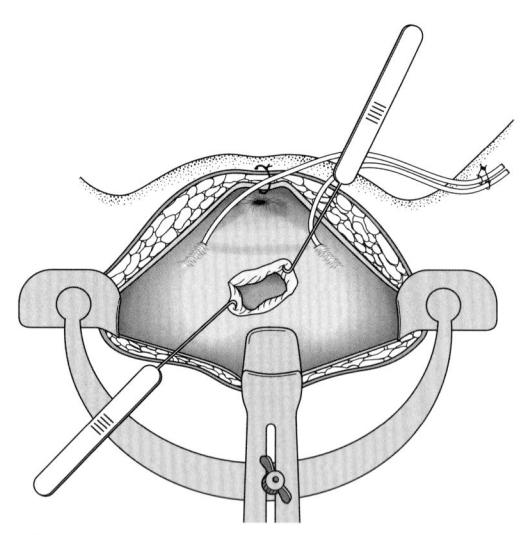

Figura 18.35 Reparo transvesical: os ureteres foram cateterizados e a fístula visualizada com o auxílio dos ganchos de pele.

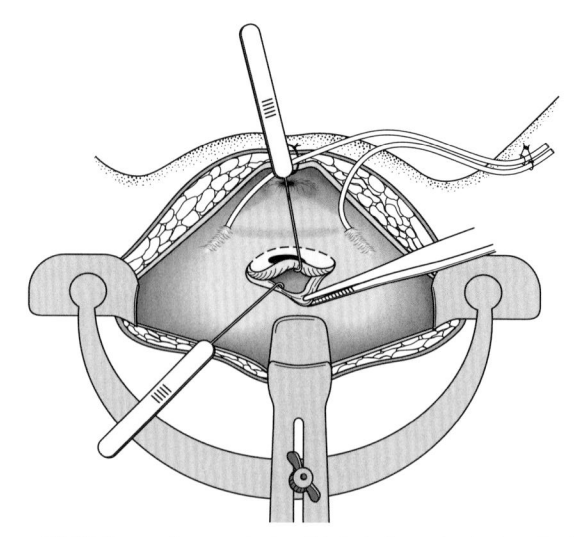

Figura 18.36 Reparo transvesical: a fístula é circuncisada através da espessura total da parede vesical.

Passo 4: Visualizando a Fístula

Fístulas pós-histerectomia e do canal vaginal tipicamente se situam na linha média, acima da cinta interuretérica. A fístula deve ser claramente visualizada e o uso de ganchos cutâneos ou afastadores de Kilner podem ser úteis (Figura 18.35). Alternativamente, como nas correções vaginais, um pequeno cateter de Foley ou de Fogarty pode ser passado através da fístula e o balão pode ser inflado dentro da vagina para permitir mais tração.

Se os ureteres ficarem próximos da fístula eles devem ser cateterizados ou, se for necessária uma proteção uretérica de longo prazo, pode ser inserido um cateter de duplo J ou *pig tail* (rabo de porco).

Passo 5: A Incisão

A infiltração preliminar com lidocaína 1% ou bupivacaína 0,5% com adrenalina 1:200.000 pode ajudar a separar os planos e a reduzir o sangramento. A fístula deve ser circuncisada na orientação que for mais conveniente, dependendo de seu tamanho e do acesso. O objetivo é fazer a incisão atingir a profundidade da parede vesical (Figura 18.36). As lâminas preferidas para esta incisão inicial são as de nº 10 ou 11.

Passo 6: Dissecção

Depois de abrir o plano entre as paredes vesical e vaginal, elas devem ser amplamente separadas, com dissecção cortante por bisturi ou tesoura (Figura 18.37). A dissecção cortante pode ser facilitada com uso ganchos cutâneos para tração. Uma lâmina curva nº 12 ou 12 D é bastante útil para dissecar abaixo das bordas da incisão. A exploração subsequente do plano entre as paredes vaginal e vesical pode ser conseguida com uma Tesoura Metzenbaum fina, ainda que as preferências do autor sejam pela tesoura Chassar Moir angulada de 30 graus e reta de 90 graus (Figura 18.37).

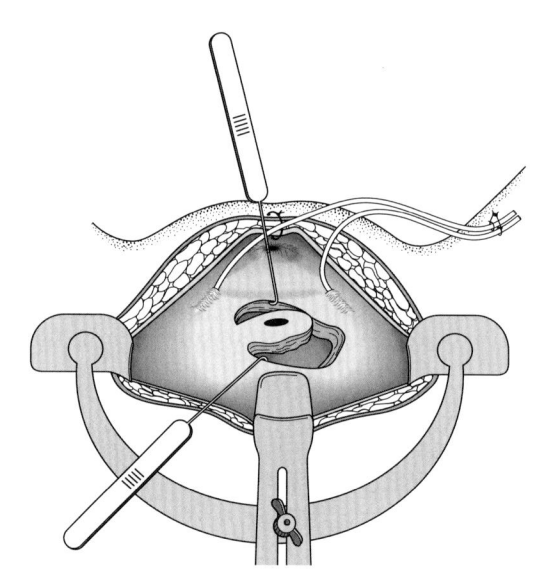

Figura 18.37 Reparo transvesical: dissecção da parede vesical é realizada a partir da vagina com o uso de uma lâmina de bisturi ou tesouras Chassar Moir.

Deve-se realizar uma mobilização ampla, de modo que a tensão na correção fique minimizada. É importante notar que, em fístulas do canal vaginal pós-histerectomia, este plano de separação só existe abaixo da extremidade distal da fístula. Deve-se tomar muito cuidado ao dissecar em volta da extremidade proximal da fístula, onde podem ser encontrados o reto ou o cólon sigmoide, alças do intestino delgado ou omento.

Pode ocorrer sangramento da parede vesical, mas a diatermia deve ser evitada na área da fístula para prevenir uma possível desvascularização dos tecidos. A compressão com gaze montada é preferível.

Passo 7: Fechamento da Vagina

O fechamento da primeira camada deve inverter a parede vaginal e é feito com pontos interrompidos com Vicryl 2-0 (poliglactina; Vicryl W9350 2-0, agulha semicircular de 26 mm com ponta em triângulo). É importante evitar o tamponamento vaginal neste ponto e, se não for possível empurrá-lo facilmente de cima para baixo, ele deve ser removido pela retirada da ponta previamente fixada à perna da paciente. Essa camada em si não precisa ser impermeável, uma vez que a vagina nunca é um elemento essencial de correção da fístula (Figura 18.38).

Passo 8: Correção da Fístula

A segunda camada de suturas – que é, essencialmente, a primeira camada de correção – incorpora os músculos da bexiga usando pontos interrompidos com Vicryl 2-0 ou 3-0 (poliglactina; Vicryl W9122 3-0, agulha visiblack semicircular de 22 mm com ponta em triângulo). Estas suturas devem ser feitas com precisão meticulosa, começando em cada extremidade e trabalhando no sentido da linha média, de modo que os aspectos menos acessíveis sejam suturados antes e assegure-se que o fechamento ficou impermeável (Figura 18.39). Isso é, talvez, até mais importante nas correções abdominais que nas vaginais, pois não é possível testar a correção imediatamente no pós-operatório, com a oportunidade de fazer mais suturas posteriormente.

Uma camada seguinte de suturas é, então, inserida nas partes mais superficiais da *muscularis*, incorporando a mucosa da bexiga com ponto contínuo de Vicryl 3-0 (poliglactina; PDS Z304H 4-0, agulha semicircular de 17 mm com ponta em triângulo) ou mesmo PDS 4-0 (polidioxanona) pode ser usado; principalmente para hemóstase. É o único local da cirurgia de fístula em que se utiliza sutura contínua dentro da correção (Figura 18.40).

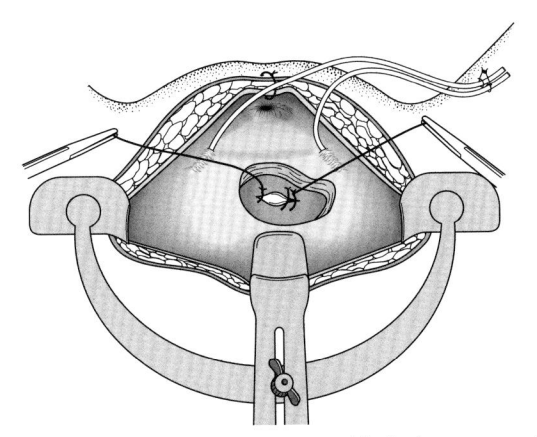

Figura 18.38 Reparo transvesical: a vagina é fechada com uma série de suturas interrompidas, feitas no trajeto da fístula excisada.

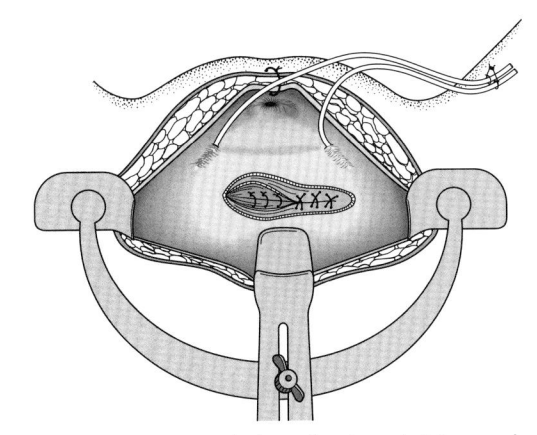

Figura 18.39 Reparo transvesical: o músculo vesical é reparado com uma camada de suturas interrompidas, trabalhando no sentido da linha média.

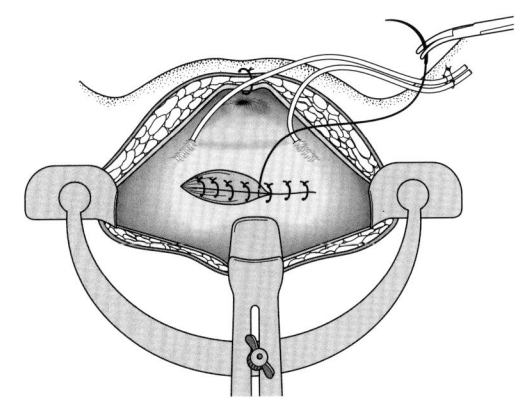

Figura 18.40 Reparo transvesical: a mucosa e o músculo superficial são aproximados com uma sutura contínua.

Passo 9: Cateterização

Se os ureteres não estiverem envolvidos na correção, os cateteres ou *stents* uretéricos podem ser removidos antes do fechamento da bexiga; se houver qualquer suspeita de lesão, é mais prudente manter o *stenting* no pós-operatório. Os cateteres podem ser passados para baixo através da uretra e fixados ao cateter de Foley ou trazidos para fora através da parede abdominal para retirada posterior. Se os *stents* forem mantidos no lugar, eles exigirão cistoscopia para sua retirada, após a recuperação completa da fístula.

O cateter uretral pode ser mantido com drenagem livre; se a cateterização suprapúbica também for planejada (ver a seção manejo pós-operatório, a seguir), ele deve ser inserido antes do fechamento da bexiga. Novamente, é essencial que se fixem os cateteres à perna da paciente (se uretrais) ou a seu abdome (se suprapúbicos) com uma fita adesiva a prova d'água.

Passo 10: Fechamento da Bexiga

Ainda que tradicionalmente o um fechamento da parede vesical em duas camadas tenha sido defendido, isso é desnecessário; para não dizer que é errado. O fechamento em uma camada sem tensão é preferível a um fechamento de duas camadas sob pressão. Uma camada única de pontos contínuos com Vicryl 2-0 ou 3-0 (poliglactina) é a preferência do autor.

Passo 11: Fechamento da Ferida

É prudente utilizar um dreno de aspiração no espaço retropúbico por 24-48 horas. A ferida é então fechada pela técnica de preferência do cirurgião (ver Capítulo 4). O autor prefere sutura contínua com Vicryl 1 (poliglactina; Vicryl W9231 1, agulha semicircular de 40 mm com ponta cônica) ou PDS 0 (polidioxanona; PDS Z340H 0, agulha semicircular de 36 mm com ponta triangular) para a bainha do reto e intradérmica com Prolene 2-0 (polipropileno; Prolene W631 2-0, com agulha reta de corte reverso de 65 mm) ou Monocryl (poliglecaprona; Monocryl Y523H 3-0, com agulha reta de corte reverso) para o fechamento.

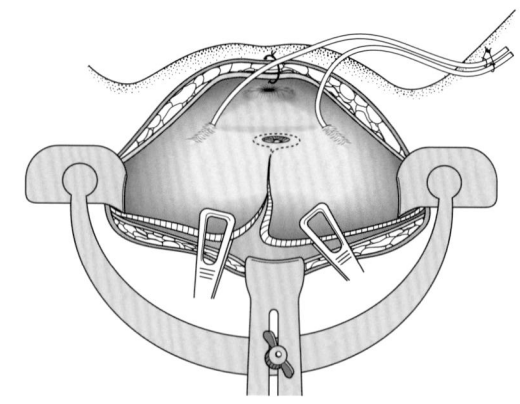

Figura 18.41 Reparo transperitoneal: a incisão se estende a partir do domo da bexiga ao redor da fístula, resultando em uma bexiga quase bivalvulada.

Correção Transperitoneal

Provavelmente haverá pouco espaço para uma correção transperitoneal simples, ainda que a abordagem transperitoneal e transvesical combinada seja a preferida de muitos urologistas. Ela pode ser particularmente útil para fístulas vesicouterinas pós-cesárea ou se forem encontradas adesões peritoneais significativas durante a dissecção em volta de uma fístula de canal vaginal em correção transvesical (como no Passo 6 anterior). Ela também pode ser útil quando a bexiga está tão restrita em capacidade que torna o acesso difícil com uma abordagem puramente transvesical (ver Passo 3 anterior).

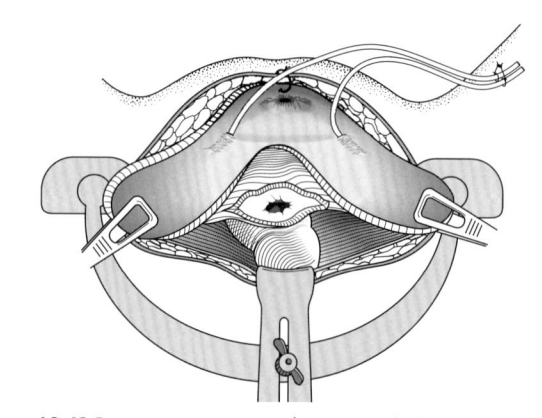

Figura 18.42 Reparo transperitoneal: o trajeto da fístula é excisado, e é realizada a separação entre a vagina e a bexiga.

Passo 1: Passos Iniciais

Os passos 1 a 4 devem ser realizados conforme descrito anteriormente para a correção transvesical.

Passo 2: Estendendo a Incisão

A abertura inicial para a bexiga é estendida na linha média a partir do domo da bexiga, segue para baixo e então em forma de raquete em torno da fístula, quase tornando a bexiga bivalvulada (Figura 18.41).

Passo 3: Completando a Dissecção

O trajeto da fístula deve ser excisado e a bexiga deve ser descolada da vagina e/ou da cérvix subjacente (Figura 18.42).

Passo 4: Fechando a Vagina e/ou a Cérvix

A vagina e/ou a cérvix devem ser fechadas em camada única, como descrito anteriormente para a correção transvesical no passo 7 (exceto, é claro, se a correção for feita por trás da fístula, e não através dela).

Passo 5: Interposição Omental

Os comentários anteriores sobre os enxertos de interposição devem ser levados em conta; entretanto, se um enxerto de interposição omental for planejado, ele deve ser realizado nesta etapa.

No caso de uma fístula cirúrgica, o omento provavelmente estará aderido a pélvis, sobre o canal vaginal; neste caso, apenas se requer uma dissecção limitada. Do contrário, ele exigira dissecção a partir da curva maior do estômago e rotação no sentido da pélvis na artéria gastroepiploica direita.

O omento é inicialmente levantado e completamente separado do cólon transverso, das flexuras hepáticas até as esplênicas. Ele é então mobilizado a partir da curva maior do estômago pela divisão dos ramos gástricos que sobem a partir da arcada até a borda inferior do estômago; os vasos devem ser individualmente divididos e ligados ou autogrampeados.

Esta separação deve continuar até que se consiga mobilização suficiente para que o omento entre na pélvis ou até que ele esteja completamente mobilizado e a artéria gastroepiploica direita esteja dividida.

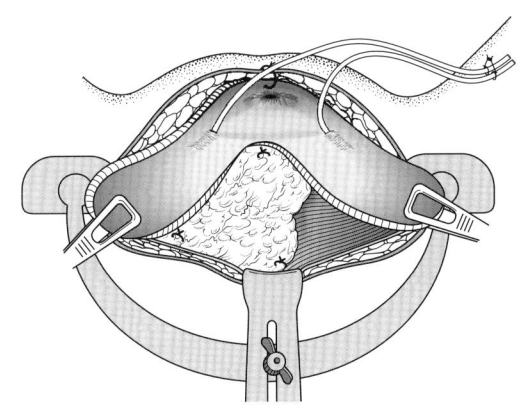

Figura 18.43 Reparo transperitoneal: retalho de interposição omental; o omento foi mobilizado a partir do estômago e do cólon transverso, e passado pela goteira paracólica para ser posicionado sobre o fechamento vaginal.

Idealmente, o omento é trazido para dentro da pélvis passando retroperitonealmente por ela, com o cólon direito afastado. Se o comprimento for suficiente, entretanto, este passo pode ser evitado simplesmente, colocando o omento dentro da goteira paracólica direita. O retalho omental é então colocado sobre o fechamento vaginal com pontos interrompidos de Vicryl 2-0 (poliglactina; Vicryl W9350 2-0, com agulha semicircular de 26 mm com ponta em triângulo; Figura 18.43).

Passo 6: Fechamento da Bexiga

A parede vesical pode ser fechada em uma camada única, como descrito anteriormente no passo 10 da correção transvesical. A preferência do autor, no entanto, é fazer um fechamento em duas camadas na área da fístula (como descrito anteriormente no passo 8), e um fechamento de uma camada (como no passo 10 anterior) para o restante da parede vesical.

Passo 7: Passos Finais

Os passos 9 a 11 são feitos como descrito anteriormente para a correção transvesical. Além de um dreno de aspiração colocado no espaço retropúbico, é aconselhável manter um dreno atrás da bexiga durante os primeiros 2 ou 3 dias de pós-operatório. O autor prefere o dreno de silicone multitubular Yeates, um dreno flauta ou um simples dreno tubular tipo Robinson.

CORREÇÃO DE FÍSTULA URETEROVAGINAL

A correção, ou o reimplante do ureter após lesão cirúrgica que afeta sua estrutura ou após fístula ureterovaginal, é tratado no Capítulo 26.

Derivação Urinária

Felizmente, a derivação urinária raramente é necessária no manejo de fístulas urogenitais. Alguns autores sugerem que este deva ser o procedimento de escolha em fístulas induzidas por radioterapia.[44] Uma revisão dos resultados nacionais de cirurgias de fístula na Inglaterra mostrou que 24% de todas as pacientes com diagnóstico de fístula urogenital realizaram uma derivação.[45] No entanto, uma das maiores séries publicadas no Reino Unido, encontrou uma incidência de derivação de 2% nas pacientes com fístulas causadas por radioterapia, em comparação com 0,5% de outras etiologias.[5]

Quando a correção primária não for possível, particularmente em fístulas induzidas por radioterapia, a derivação urinária por conduto ileal ou por apendicovesicostomia de Mitrofanoff pode levar à continência se tudo mais falhar. Quando a formação de uma fístula ocorre durante a evolução de doença maligna para fase terminal, uma nefrostomia bilateral permanente pode ser considerada como manejo paliativo. A sua indicação está baseada na intenção de melhorar o conforto pela continência e não com o objetivo de melhorar a função renal com o alívio da obstrução.

A técnica de derivação urinária por conduto ileal é descrita no Capítulo 26.

MANEJO PÓS-OPERATÓRIO

Balanço Hídrico

Os cuidados de enfermagem são muito importantes e o sucesso do procedimento depende do manejo pós-operatório.[27] O balanço hídrico deve ser observado e a infusão de fluidos deve ser mantida até que a urina esteja clara, sem sangue.

Drenagem Vesical

A drenagem vesical contínua no pós-operatório é necessária para garantir a correção da fístula e a equipe de enfermagem deve verificar os cateteres regularmente para confirmar a drenagem livre e checar o resultado. A irrigação da bexiga e a drenagem de sucção podem causar mais danos do que benefícios neste caso e, portanto, não são recomendadas. As opiniões sobre o tipo ideal de cateter são divergentes.[46] O calibre deve ser largo o suficiente para evitar uma obstrução. A via a ser utilizada, suprapúbica ou uretral, depende principalmente da preferência individual. A prática mais frequente do autor prefere utilizar os dois tipos de drenagem para assegurar o fluxo livre, ou seja, utilizar tanto a drenagem uretral quanto a suprapúbica inicialmente, de modo que se uma delas ficar bloqueada, a outra ainda se mantém. O cateter uretral é removido primeiro e o suprapúbico é mantido e utilizado para avaliar o volume residual até que a paciente esteja urinando normalmente.[5]

A tempo de manutenção da drenagem livre depende do tipo de fístula. Após a correção de fístulas cirúrgicas, um período de 10-12 dias é ideal. Para fístulas obstétricas, recomenda-se drenagem de 14-21 dias; para correção de fístulas causadas por radiação, são necessários 21-42 dias de drenagem. Se houver suspeita de falha da correção, é prudente realizar testes de pigmento ou cistografia antes de retirar o cateter, mas na rotina isto não é necessário. Se houver extravazamento persistente, a drenagem livre deve ser mantida por 6 semanas.

Após a remoção dos cateteres, observa-se um aumento na frequência das micções, devido à redução funcional da capacidade vesical condicionada estar relativamente vazia por tanto tempo. É muito importante evitar a superdistensão da bexiga, sendo recomendada a micção de hora em hora e a redução do consumo de líquidos. Após a alta, as pacientes devem ser aconselhadas a aumentar gradualmente o período entre as micções, buscando alcançar o padrão normal em até 4 semanas de pós-operatório.

Deambulação e Tromboprofilaxia

A drenagem livre vesical deve ser garantida e para isso deve-se evitar que o cateter seja dobrado ou deslocado. Para prevenir a obstrução do cateter pode-se restringir a deambulação no período pós-operatório e alguns defendem o repouso durante o período de drenagem com cateter. Esta abordagem provavelmente representa uma precaução excessiva e é preciso considerar que este manejo pode aumentar o risco de acidente tromboembólico e nestas situações é preciso realizar a profilaxia para este quadro.

Antibióticos

Não há evidências de que antibióticos profiláticos sejam benéficos para pacientes que realizam correção de fístula urogenital, e apenas infecções sintomáticas exigem tratamento.[4]

Plano de Cuidados

A maioria das fístulas urogenitais vistas em países desenvolvidos ocorrem em razão da prática ginecológica, e todos estamos empenhados em encontrar soluções para reduzir as complicações cirúrgicas. Entretanto, há algumas razões pelas quais o ginecologista geral e, de fato, a maior parte dos uroginecologistas não deve realizar a correção de fístulas urogenitais.

Em primeiro lugar, fístulas urogenitais são relativamente incomuns, com uma ocorrência geral de uma em cada 800 histerectomias. Embora o risco de desenvolver uma fístula urogenital pós-cirurgia pareça aumentar,[8,9,48] apenas 120 novos casos surgem a cada ano na Inglaterra.[45]

Em segundo lugar, os índices de cura após a cirurgia são melhores após a primeira intervenção em comparação com as intervenções subsequentes. No NHS na Inglaterra, a taxa de sucesso na primeira cirurgia foi de 88%; a taxa de sucesso na reintervenção foi de 82% e na segunda reintervenção foi de 69%.[45]

Em terceiro lugar, assim como em outras áreas de conhecimentos técnicos, o volume de procedimentos realizados pelo cirurgião está relacionado com o resultado das correções de fístulas. Entre os cirurgiões que realizam correções de fístula na Inglaterra, 60% fazem apenas um caso a cada 10 anos. A necessidade de reintervenção após uma cirurgia para correção de fístula na Inglaterra varia entre 5 e 50%, e os profissionais que já realizaram o maior número de correções são os que apresentam as menores taxas de reintervenção.[45]

Portanto, a centralização do manejo da cirurgia de correção de fístula é fundamental. O número de casos em países desenvolvidos é tão pequeno, atualmente, que torna necessária a criação de uma referência regional ou mesmo nacional.[27,45] Argumentos similares se aplicam ao manejo de fístulas obstétricas em países em desenvolvimento.[9]

REFERÊNCIAS

1. Hilton P. Vesico-vaginal fistulas in developing countries. Int J Gynaecol Obstet 2003;82(3):285–95.
2. Hilton P, Ward A. Epidemiological and surgical aspects of urogenital fistulae: a review of 25 years experience in south-east Nigeria. Int Urogynecol J Pelvic Floor Dysfunct 1998;9:189–94.
3. Kelly J, Kwast B. Epidemiologic study of vesico-vaginal fistula in Ethiopia. Int Urogynecol J 1993;4:278–81.
4. Chassar Moir J. Vesico-vaginal fistulae as seen in Britain. Br J Obstet Gynaecol 1973;80(7):598–602.
5. Hilton P. Figures updated to 2015 from: Urogenital fistula in the UK: a personal case series managed over 25 years BJU Int 2012;110(1):102–10.
6. Lee RA, Symmonds RE, Williams TJ. Current status of genitourinary fistula. Obstet Gynecol 1988;72(3 Pt 1):313–19.
7. Hillary CJ, Osman NI, Hilton P, Chapple CR. The aetiology, treatment and outcome of urogenital fistulae managed in well- and low-resourced countries: a systematic review. Eur Urol 2016;70(3):478–92.
8. Hilton P, Cromwell D. The risk of vesicovaginal and urethrovaginal fistula after hysterectomy performed in the English National Health Service: a retrospective cohort study examining patterns of care between 2000 and 2008. BJOG 2012;119(12):1447–54.
9. Hilton P. Trends in the aetiology of genital tract fistula: a case of 'retrogressive evolution'? Int Urogynecol J Pelvic Floor Dysfunct 2016;27(6):831–7.
10. Kiran A, Hilton P, Cromwell DA. The risk of ureteric injury associated with hysterectomy: a 10-year retrospective cohort study. BJOG 2016;123(7):1184–91.
11. Turner-Warwick R, Chapple CR. Functional Reconstruction of the Urinary Tract and Gynaeco-urology. Oxford: Blackwell Science; 2002.
12. Hilton P. Urodynamic findings in patients with urogenital fistulae. BJU Int 1998;81(4):539–42.
13. de Ridder D, Hilton P, Mourad S, et al. In: Abrams P, Cardozo LD, Wein A, eds. Incontinence: ICUD-EAU 5th International Consultation on Incontinence. Geneva: EAU Publications; 2013. pp. 1527–79.
14. Waaldijk K. Surgical classification of obstetric fistulas. Int J Gynaecol Obstet 1995;49(2):161–3.
15. Goh J, Stanford EJ, Genadry R. Classification of female genitourinary tract fistula: a comprehensive review. Int Urogynecol J Pelvic Floor Dysfunct 2009;20(5):605–10.
16. Lawson J. The management of genito-urinary fistulae. Clin Obstet Gynaecol 1978;6:209–36.

17. de Bernis L. Obstetric fistula: guiding principles for clinical management and programme development, a new WHO guideline. Int J Gynaecol Obstet 2007;99(Suppl 1):S117–21.
18. Raghavaiah N. Double-dye test to diagnose various types of vaginal fistulas. J Urol 1974;112:811–12.
19. Hudson CN. Malignant change in an obstetric vesicovaginal fistula. Proc R Soc Med 1968;61(12):1280–1.
20. Murdoch M, Hilton P. Classical Hodgkins lymphoma presenting as vesicovaginal fistula. BJU Int 2012; 7 June. doi: 10.1002/BJUIw-2012-017-web.
21. Bazi T. Spontaneous closure of vesicovaginal fistulas after bladder drainage alone: review of the evidence. Int Urogynecol J Pelvic Floor Dysfunct 2007;18(3):329–33.
22. Waaldijk K. Immediate indwelling bladder catheterisation at postpartum urine leakage: personal experience of 1200 patients. Tropical Doctor 1997;27:227–8.
23. Waaldijk K. The immediate management of fresh obstetric fistulas. Am J Obstet Gynecol 2004;191(3):795–9.
24. Mundy AR. Urodynamic and Reconstructive Surgery of the Lower Urinary Tract. Edinburgh: Churchill Livingstone; 1993.
25. Muleta M, Hamlin EC, Fantahun M, et al. Health and social problems encountered by treated and untreated obstetric fistula patients in rural Ethiopia. J Obstet Gynaecol Can 2008;30(1):44–50.
26. Murphy M. Social consequences of vesico-vaginal fistula in northern Nigeria. J Biosoc Sci 1981;13(2):139–50.
27. Hilton P. Debate: 'Post-operative urinary fistulae should be managed by gynaecologists in specialist centres'. BJU Int 1997;80(Suppl 1):35–42.
28. Chassar Moir J. The Vesico-vaginal Fistula. 2nd ed. London: Bailliere; 1967.
29. Lawson L, Hudson C. The management of vesico-vaginal and urethral fistulae. In: Stanton S, Tanagho E, eds. Surgery for Female Urinary Incontinence. Berlin: Springer-Verlag; 1987. pp. 193–209.
30. Hilton P. Sims to SMIS: an historical perspective on vesico-vaginal fistulae. In: O'Brien P, ed. Yearbook of the Royal College of Obstetricians and Gynaecologists. London: RCOG Press; 1994. pp. 7–16.
31. Eilber KS, Kavaler E, Rodriguez LV, et al. Ten-year experience with transvaginal vesicovaginal fistula repair using tissue interposition. J Urol 2003;169(3):1033–6.
32. Martius H. Die operative Wiederherstellung der vollkommen fehlenden Harnrohre und des Schiessmuskels derselben. Zentralbl Gynakol 1928;52:480–6.
33. Sajjadi SG, Hortváth OP, Kalmár K. Martius flap: historical and anatomical considerations. Eur J Plast Surg 2012;35:711–16.
34. Shaw W. The Martius bulbocavernous interposition operation. Br Med J 1949;2(4639):1261–4.
35. Sims J. On the treatment of vesico-vaginal fistula. Am J Med Sci 1852;23:59–82.
36. Shaker H, Saafan A, Yassin M, et al. Obstetric vesicovaginal fistula repair: should we trim the fistula edges? A randomized prospective study. Neurourol Urodyn 2011;30(3):302–5.
37. Zacharin R. Obstetric Fistula. Vienna: Springer-Verlag; 1988.
38. Latzko W. Postoperative vesicovaginal fistulas: genesis and therapy. Am J Surg 1942;58:211–28.
39. Rader ES. Post-hysterectomy vesicovaginal fistula: treatment by partial colpocleisis. J Urol 1975;114(3):389–90.
40. Hancock B. Practical Obstetric Fistula Surgery. London: Royal Society of Medicine Press; 2009.
41. Browning A. Lack of value of the Martius fibrofatty graft in obstetric fistula repair. Int J Gynaecol Obstet 2006;93(1):33–7.
42. Browning A. A new technique for the surgical management of urinary incontinence after obstetric fistula repair. BJOG 2006;113(4):475–8.
43. Hamlin R, Nicholson E. Reconstruction of urethra totally destroyed in labour. Br Med J 1969;2:147–50.
44. Langkilde NC, Pless TK, Lundbeck F, Nerstrom B. Surgical repair of vesicovaginal fistulae--a ten-year retrospective study. Scand J Urol Nephrol 1999;33(2): 100–3.
45. Cromwell D, Hilton P. Retrospective cohort study on patterns of care and outcomes of surgical treatment for lower urinary-genital tract fistula among English National Health Service hospitals between 2000 and 2009. BJU Int 2013;111(4 Pt B):E257–62.
46. Hilton P. Bladder drainage. In: Stanton S, Monga A, eds. Clinical Urogynaecology. 2nd ed. London: Churchill Livingstone; 2000. pp. 541–50.
47. Lusardi G, Lipp A, Shaw C. Antibiotic prophylaxis for short-term catheter bladder drainage in adults. Cochrane Database Syst Rev 2013(7):CD005428. doi:10.1002/14651858.CD005428.pub2.
48. Adam RA, Graves A, Ni S, McPheeters M. Time trends in post-hysterectomy vesicovaginal fistula and lower urinary tract injury. J Min Inv Gynecol 2015;22:S7–8.

PARTE 4
Oncologia

CAPÍTULO 19

Cirurgia do Carcinoma da Vulva

Por muitos anos, o tratamento aceito para carcinoma da vulva era a realização de vulvectomia radical e dissecção dos linfonodos da região inguinal como um procedimento em bloco ou através de incisões separadas. Nos últimos 30 anos, houve uma mudança no manejo cirúrgico passando a ser realizada a excisão ampla do tumor primário em vez da extirpação de todo o órgão, com evidência cada vez maior de que a amostragem do linfonodo sentinela é um substituto apropriado para a linfadenectomia sistemática nos tumores iniciais, quando os linfonodos sentinela se mostram negativos. Essa mudança para a cirurgia mais conservadora é importante, pois a incidência da doença está aumentando em mulheres mais jovens por causa dos cânceres relacionados com o vírus do papiloma humano.

Este capítulo é dividido em três seções: avaliação e dissecção de linfonodos, excisão do tumor vulvar e a tradicional incisão única em bloco conhecida como "asa de borboleta". A descrição dessa incisão permanece por três motivos. Cirurgicamente, é simples transformar uma incisão em borboleta, incluindo incisões separadas, quando uma incisão de pele e procedimento mais extensos como a linfadenectomia pélvica extraperitoneal são necessários, mas o reverso será difícil se não se souber colocar as incisões. Os diagramas ilustram a dissecção, embora mais extensa, que é usada no procedimento atual de incisões separadas. Embora raramente usada, a dissecção em bloco pode ainda ser apropriada em situações como as de tumores grandes envolvendo o clítoris e o monte púbico e onde a ponte de pele criada por incisões separadas estiver envolvida.

A cirurgia para o câncer vulvar deverá ser executada em centros que possuam experiência considerável em cirurgia, anestesia e cuidados de enfermagem específicos. Desta forma, são alcançados índices elevados de operabilidade (97% na série de Gateshead) e índices excelentes de sobrevida no longo prazo. Na mesma série para mais de 760 casos, a sobrevida geral em 5 anos foi de 72%, com mortalidade de 3%. Quando os linfonodos da região inguinal foram negativos, a sobrevida subiu para 94,7% e caiu para 62% quando foram positivos.

AVALIAÇÃO DE LINFONODOS

A avaliação dos linfonodos inguinofemorais é realizada sempre, exceto na doença de estádio Ia (tumor de 2 cm ou menos de diâmetro e invasão do estroma em 1 mm ou menos) da International Federation of Obstetrics and Gynecology, ou em casos de carcinoma verrucoso e de células basais. Nesses casos, o risco de envolvimento de linfonodos é insignificante. Para lesões da região lateral, com margem maior que 1 cm da linha média, a avaliação de linfonodos unilaterais é geralmente adequada. Em melanomas vulvares, a linfadenectomia não melhora a sobrevida e uma incisão ampla com ou sem amostragem de linfonodo sentinela é suficiente.

Ao executar uma linfadenectomia sistemática, a distinção anatômica entre os níveis de linfonodos na região inguinal não é importante, pois o objetivo da técnica é remover todos os linfonodos da região inguinal em bloco. Infelizmente, a nomenclatura dos linfonodos inguinais é inconsistente: por exemplo, os linfonodos inferiores à fáscia cribriforme são chamados de linfonodos femorais, femorais profundos ou inguinais profundos. Mais usualmente, os linfonodos superiores à fáscia lata são denominados de linfonodos inguinais superficiais e aqueles inferiores de linfonodos inguinais profundos. Os linfonodos superficiais são ainda divididos em linfonodos proximais, que correm paralelos ao ligamento inguinal e linfonodos distais que correm principalmente ao longo da veia safena. Os linfonodos inguinais profundos correm ao longo da parede medial da veia femoral.

Estudos anatômicos e embriológicos demonstraram que o linfonodo inguinal, superficial proximal mais lateral está localizado medial aos vasos circunflexos ilíacos superficiais que ficam mediais à borda medial do músculo sartório, no ligamento inguinal.

Não há evidência de disseminação direta do carcinoma da vulva para os linfonodos pélvicos, ocorre antes a disseminação para os linfonodos inguinais superficiais e profundos. A dissecção dos linfonodos pélvicos deve ser considerada somente quando ocorre disseminação da doença para o canal femoral (envolvimento do linfonodo de Cloquet).

Identificação de Linfonodo Sentinela

O conceito de que existe somente um único ou um pequeno número de linfonodos sentinela identificáveis como o primeiro grupo de linfonodos a ser envolvido, quando ocorre disseminação do câncer da vulva para os linfonodos inguinais, já foi sugerido há muitos anos. DiSaia *et al.* comentaram pela primeira vez, em 1979, sobre a possibilidade de se executar a dissecção de um linfonodo sentinela para determinar a necessidade de realizar uma dissecção de linfonodos de toda região inguinal.[1]

Levenback e seus colaboradores, na década de 1990, usando corantes azuis vitais demonstraram que, quando injetados no tumor primário, eram disseminados pelos linfáticos e poderiam ser identificados no primeiro linfonodo envolvido na cadeia linfática próxima a cadeia medial de linfonodos superficiais da região inguinal.[2] Entretanto, em uma pequena proporção de pacientes não foi possível identificar um linfonodo sentinela e, portanto, a aplicação da técnica para pacientes com câncer da vulva foi considerada imprecisa para ser aceitável. Ansink *et al.*, em um estudo multicêntrico, relataram a identificação de nodos sentinela em apenas 56% de dissecção da região inguinal.[3]

Mais recentemente, o uso do nanocoloide rotulado de Tecnécio-99m injetado por via intradérmica ao redor do tumor demonstrou nível muito elevado de precisão na identificação do linfonodo ou linfonodos sentinela. O mapeamento linfático pré-operatório com linfocintilografia e, mais recentemente a tomografia computadorizada/tomografia com emissão de fóton único (SPECT/CT) ajuda na localização do linfonodo sentinela (Figura 19.1).

Na cirurgia, 2 mL de corante patente azul V são injetados em quatro pontos ao redor do tumor. A Neoprobe, uma sonda manual de detecção de raios gama, é usada para confirmar a área marcada de linfocintilografia de maior atividade na região inguinal (Figura 19.2) e uma pequena incisão da pele é feita nessa área. O linfonodo sentinela é identificado com a Neoprobe® e com frequência, embora nem sempre, é corado em azul. Uma vez identificado, o linfonodo é removido e a área verificada para qualquer atividade dos outros linfonodos sentinela. A hemostasia é confirmada e o tecido subcutâneo é aproximado com suturas de Vicryl. A pele é fechada com sutura subcutânea fina. A incisão resultante é muito menor que a incisão padrão da região inguinal (Figura 19.3). Em um grande estudo internacional envolvendo 259 mulheres com câncer precoce unifocal e linfonodo sentinela negativo, sem outra dissecção adicional de linfonodo da região inguinal o índice de falha foi de 2,3%.[4] Em alguns centros, a técnica já é rotina, conservando-se assim os linfonodos da região inguinal em alta proporção de pacientes, reduzindo acentuadamente a consequência direta de linfedema da perna e desconforto gerado após a dissecção dos linfáticos da região inguinal e dos feixes neurais associados que ficam próximos a cadeia de linfonodos.

Se não houver a realização de outros procedimentos, a paciente poderá receber alta hospitalar no mesmo dia.

Linfadenectomia

A dissecção dos linfonodos inguinais, após a introdução da biópsia de linfonodo sentinela, é realizada com menos frequência e indicada nos casos de metástase de linfonodo sentinela ou para as pacientes com grandes tumores primários ou doença multifocal, onde o risco de metástases para os linfonodos é significativa.

Incisões Separadas

A dissecção do linfonodo inguinal é feita através de incisões separadas. A paciente é colocada em decúbito supino com

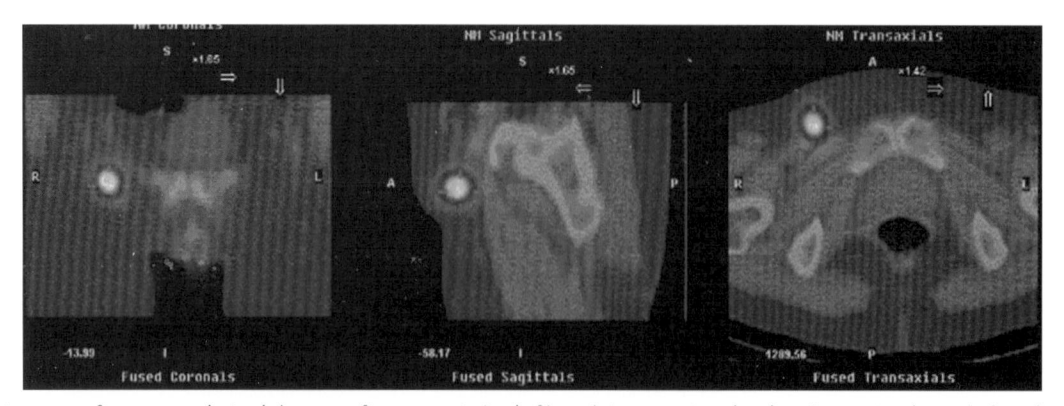

Figura 19.1 A tomografia computadorizada/tomografia com emissão de fóton único permite a localização precisa de um linfonodo sentinela inguinal direito em um câncer de vulva lateral direito.

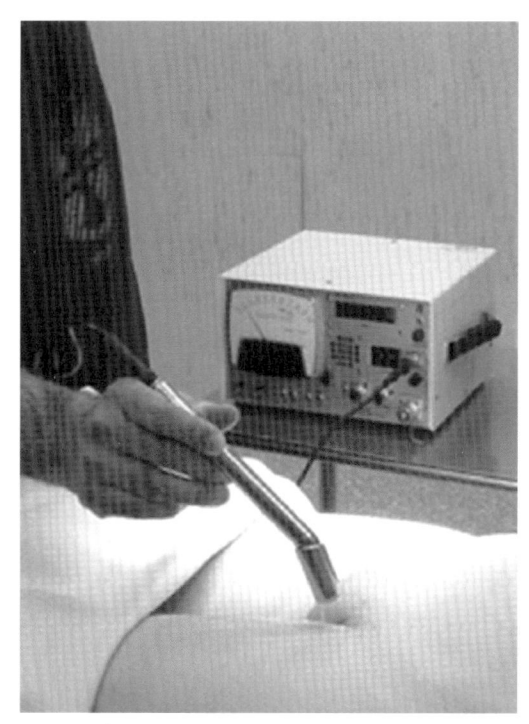

Figura 19.2 Sonda gama usada para identificar a área de maior atividade antes da cirurgia.

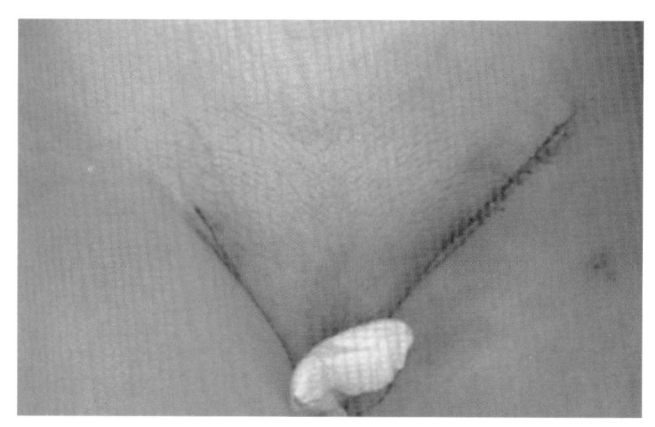

Figura 19.3 Incisão de sentinela (direita) comparada com incisão de crista ilíaca (esquerda).

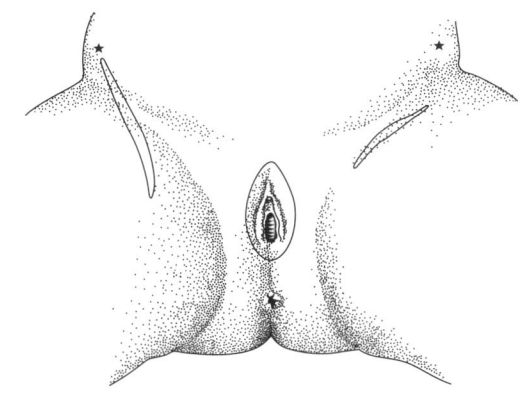

Figura 19.4 A técnica de incisão tripla: incisão inguinal tradicional de Gateshead (direita) e incisão da crista (esquerda).

os pés afastados, aproximadamente 25 cm e apoiados pelo tornozelo em perneiras para elevar as panturrilhas da mesa. Às vezes é necessário fazer uma inclinação de Trendelenburg suave para facilitar o acesso à região inguinal, especialmente se a paciente for obesa.

Incisão da Pele

Uma incisão em forma de elipse estreita com 5-10 cm de largura é feita na pele e no subcutâneo, cerca de 1 cm superior e paralelo à crista ilíaca, em seu ponto central (Figuras 19.3 e 19.4). Lateralmente, a incisão começa cerca de 3 cm medial à espinha ilíaca anterossuperior (quatro quintos da distância da linha traçada a partir do monte púbico para a espinha ilíaca anterossuperior) e se estende logo abaixo do monte púbico. Essa abertura permite uma exposição satisfatória com excelente cicatrização primária.

Definição dos Planos Fasciais

As bordas da pele são pinçadas com uma pinça de Lane para auxiliar a dissecção. Com leve tensão sobre as bordas superior e inferior das incisões cutâneas é feita a exposição da área de dissecção. A incisão se estende no tecido subcutâneo para incisar a fáscia superficial (de Camper). Como não há linfonodos presentes acima dessa fáscia, não se executam subcortes nesse estágio, evitando assim o risco de necrose da pele e laceração dos tecidos. Com o auxílio das pinças ou com dois afastadores de Langenbeck é feita a dissecção sob a fáscia de Camper, seccionando superiormente até a aponeurose do músculo oblíquo externo, 2 cm acima do ligamento inguinal para incluir todos os linfonodos inguinais superficiais. Os vasos ilíacos circunflexos superficiais deverão ser identificados próximos à margem lateral da incisão, sem a necessidade de dissecar lateralmente além desse ponto. Preservando este tecido lateral, alguns canais linfáticos poderão ser preservados, o que pode reduzir a incidência de linfedema.

Com tração na região medial da elipse é feita a dissecção até a fáscia sobre a borda medial do músculo sartório, que representa a margem lateral do triângulo femoral. Essa fáscia deve ser incisada superiormente no ligamento inguinal e deve se estender ao longo da borda medial do músculo sartório, em direção ao ápice do triângulo femoral. A borda medial da fáscia deve ser elevada usando-se dois grampos pequenos de Spencer Wells. Os ramos do nervo femoral podem ser visualizados nas partes moles, no lado medial do músculo sartório. A fáscia lateral deve ser separada da artéria ao longo do ligamento inguinal com tesoura para deixar a aponeurose oblíqua externa limpa.

Remoção de Linfonodos Inguinais dos Vasos Femorais

No lado medial da artéria femoral pode-se observar a veia femoral livre do ligamento inguinal, neste ponto deve ser investigada a presença de linfonodos no canal femoral até o ápice do triângulo femoral. A veia safena é identificada ao penetrar na veia femoral e é preservada, a menos que linfonodos inguinais, superficiais e distais estejam envolvidos e aderentes e nesse caso a veia deve ser clampeada logo acima de sua inserção na veia femoral, cortada e ligada em sentido distal ao ápice do triângulo femoral. Todo o bloco de tecido contendo os linfonodos da região inguinal é girado em direção medial. Para preservar a veia safena, é feita uma dissecção cuidadosa com a ponta da tesoura ao longo do trajeto da veia e o bloco de tecido contendo o grupo distal de linfonodos inguinais superficiais é incisado para identificar e descolar a veia em todo seu trajeto até o ápice do canal femoral. No lado medial da veia femoral, a fáscia sobre a borda medial dos músculos adutores é incisada em sentido longitudinal. A dissecção medial é interrompida nesse ponto, dissecando-se e removendo-se o bloco de tecido no ponto onde o ligamento redondo aparece no canal inguinal inferiormente até o ápice do triângulo femoral.

Fechamento da Pele e Drenagem da Região Inguinal

O fechamento é feito em linha reta. O tecido subcutâneo é aproximado com sutura contínua de Vicryl 2/0 e a pele é fechada com pontos ou grampos intradérmicos.

A drenagem do espaço livre na região inguinal é importante, pois pode ocorrer um acúmulo de até 300 mL de fluido por dia de cada lado. O processo é feito com drenos de sucção de diâmetro estreito.

Um procedimento similar é então executado do lado oposto, se apropriado.

Modificações do Procedimento

Estudos anatômicos indicam que os linfonodos inguinais (femorais) profundos são encontrados somente mediais às veias femorais, onde são acessíveis através de uma abertura pela safena (fossa oval da coxa) e, portanto, o procedimento é realizado sem incisão da fáscia lata. A diferença em relação a morbidade com o uso dessa técnica, em comparação com a excisão limitada da fáscia lata descrita é desconhecida. Em uma época em que a maioria das linfadenectomias da região inguinal é agora realizada em mulheres com linfonodos sentinela positivos, os autores consideram mais adequado o seu acesso para avaliação da área de linfonodos profundos da região inguinal, incluindo o canal femoral, por onde a drenagem linfática dos linfonodos é drenada e um linfonodo de Cloquet dilatado pode, às vezes, estar presente.

Cuidados Pós-Operatórios

A liberação da via oral para líquidos e sólidos é feita no dia da cirurgia. A tromboprofilaxia deverá continuar por 28 dias. O cateter urinário deverá ser removido quando a paciente puder se movimentar; com frequência, isso dependerá da extensão da cirurgia da vulva, se foi executada.

Um estudo randomizado pequeno com 54 pacientes, realizado em Gateshead, mostrou uma redução não significativa de infecção de ferida operatória e deiscência de sutura associada à remoção precoce (dia 3) dos drenos da região inguinal em comparação com deixar os drenos durante no mínimo 7 dias com remoção quando a drenagem de 24 horas se reduziu para menos de 100 mL ou no décimo dia.[5] Por outro lado, houve um aumento não significativo de drenagem de fluido da região inguinal e formação precoce de linfocistos associada a esse tratamento, em comparação com o grupo de controle.

Em outro estudo pequeno, pacientes usando meias de compressão graduada apresentaram aumento menor no volume médio da perna e mostraram melhor desempenho, avaliado pelo relato dos sintomas da perna e pelo exame clínico.

Complicações da Linfadenectomia da Virilha

Linfedema

A principal complicação no longo prazo é o linfedema e a maioria das mulheres apresenta sintomas em vários graus. O distúrbio se manifesta dentro de algumas semanas após a cirurgia, sendo uma condição crônica. A introdução da biópsia de linfonodo sentinela reduziu esse problema em muitas pacientes. A preservação da veia safena e o uso profilático de meias de compressão durante 6 meses após a operação parecem reduzir a incidência e a gravidade do linfedema. O encaminhamento a especialistas em linfedema em um estágio precoce pode prevenir a morbidade no longo prazo.

Linfocistos

Os linfocistos são assintomáticos na maioria dos casos e, com frequência, resolvem-se espontaneamente; apenas uma minoria exige aspiração com agulha ou realização de uma pequena incisão no sítio da cicatriz. Como ocorre com linfocistos pós-operatórios em outros sítios, parece haver uma associação com o uso de heparina.

Complicações da Ferida Operatória

As complicações da ferida operatória foram reduzidas com a introdução de incisões separadas, mas permanecem como uma complicação pós-operatória significativa e deverão ser tratadas conforme discutido no Capítulo 6.

EXCISÃO DO TUMOR VULVAR

Em geral, executa-se uma excisão ampla do tumor primário para garantir margens livres do tumor de pelo menos

1 cm, reduzindo o risco de recorrência local. Isso se baseia na tese de Heaps et al.,[6] confirmada por terceiros, que mostra que uma margem cirúrgica de 1 cm livre do tumor resulta em baixo risco de recorrência local, comparado com uma margem menor.

Estudos recentes, porém, descobriram que não há relação entre a distância de margem e o índice de recorrência local. Hockel et al. sugerem que essas diferenças nos achados podem ser explicadas pela teoria de compartimento de disseminação de tumor local, na qual a permeação do tumor local fica confinada a compartimentos permissíveis estabelecidos como módulos de crescimento em desenvolvimento embrionário. De acordo com a teoria do compartimento, o controle de tumores locais exige margem ampla em casos de ressecção intracompartimental, mas pode ser atingida independentemente da largura da margem, a qual pode ser inferior a 1 mm na borda do compartimento. Esse conceito precisa ser seriamente julgado, pois a preservação do clitóris, da uretra e do ânus pode ser possível restringindo-se as margens de excisão apropriadamente, embora em algumas situações pode ser mais apropriada a obtenção de margens mais extensas que as atualmente realizadas.

A vulvectomia radical, anovulvectomia e exenteração posterior são hoje incomuns, mas ainda têm papel importante no tratamento de um tumor de grande porte, lesões multifocais e neoplasia intraepitelial vulvar extensa ou líquen escleroso.

Excisão Ampla de Tumor Vulvar

A paciente é colocada em posição de litotomia. Atualmente, a maioria dos cirurgiões busca margem de 1-2 cm de margem livre de tumor e tecido profundo ao redor do carcinoma. A lesão e o tecido ao redor são apalpados entre o polegar e os dedos para avaliar a profundidade da lesão e a mobilidade da pele e da gordura, visando guiar a melhor posição para uma incisão elíptica que permitirá o fechamento primário da ferida. Pode-se desenhar a incisão com uma caneta marcadora, com o cuidado de não esticar a pele com os dedos, e isto permite deixar uma margem de pele mais estreita que a planejada. Para tumores de infiltração profunda, a incisão precisará ser aprofundada até a membrana perineal ou periósteo, dependendo do local do tumor. Nessa etapa, pode ocorrer sangramento de três sítios: das extremidades das duas artérias pudendas internas e do tecido vascular ao redor da base do clitóris. Suturas de colchoeiro horizontais são muito valiosas no tratamento desse sangramento. A pele pode ser usualmente aproximada com suturas de Vicryl interrompidas.

Cuidados Pós-Operatórios

A via oral pode ser liberada para líquidos e alimentos no dia da cirurgia. A tromboprofilaxia deverá continuar por 28 dias. Dependendo da extensão da excisão, um cateter urinário de demora pode ser necessário, mas isto é raro e geralmente somente é realizado se a margem da excisão fica próxima à ou incluiu parte da uretra distal. Um laxante poderá ser considerado, especialmente se a excisão estiver próxima ao ânus.

Complicações após Cirurgia da Vulva
Complicações da Ferida Operatória

As complicações vão variar dependendo da extensão da cirurgia, junto com os fatores de risco reconhecidos como: idade avançada, diabetes, tabagismo e radiação anterior.

Incisão em Asa de Borboleta

Embora raramente usada, a dissecção em bloco pode ainda ser apropriada em situações como para grandes tumores envolvendo o clitóris e o monte púbico e onde a ponte de pele entre a vulva e a virilha possa estar envolvida com o tumor. Cirurgicamente, é também simples modificar a operação com incisão em borboleta, incluindo em incisões separadas quando uma incisão cutânea mais extensa para a região e um procedimento de linfadenectomia pélvica extraperitoneal possam ser exigidos.

A OPERAÇÃO

A paciente é posicionada em supino com os pés afastados em aproximadamente 25 cm e apoiada em perneiras de tornozelo para elevar as panturrilhas da mesa. Algumas autoridades recomendam a posição "ski" de modo que duas ou até três equipes possam operar simultaneamente. Essa é uma receita para confusão e não apressa a operação significativamente. Às vezes, uma manobra de Trendelenburg suave é necessária para facilitar o acesso à região inguinal, especialmente se a paciente for obesa.

Incisão da Pele

Uma incisão em curva descendente em direção à região inguinal é feita a partir da espinha ilíaca anterossuperior até um ponto médio sobre a sínfise púbica, seguida de uma incisão a partir da espinha ilíaca anterossuperior até um ponto 8 cm abaixo do monte púbico com uma curva em direção à região inguinal. Uma terceira incisão deve ser efetuada a partir desse último ponto, em linha curva dirigida para cima e medialmente para encontrar a prega crural (Figura 19.5). A pele removida da região inguinal será mínima, uma faixa estreita com menos de 0,5 cm de largura, com uma incisão estreita de liberação sobre a linha da parte superior da veia safena. A veia deve ser preservada sempre que possível, pois alguns dados sugerem que isso pode reduzir a formação de celulite da ferida, a deiscência e o linfedema crônico.

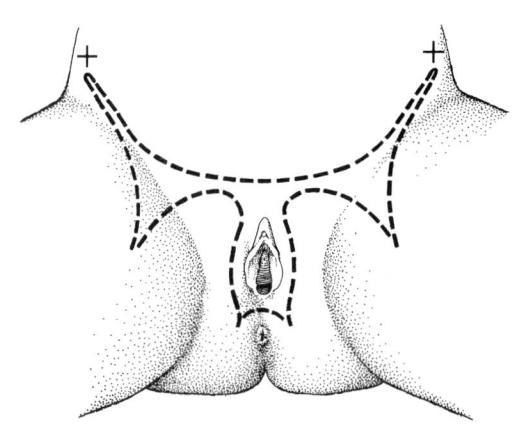

Figura 19.5 Incisão em asa de borboleta.

Definição de Planos Fasciais

A tira de pele na região inguinal deve ser pinçada com pinças de tecido de Lane de modo que o bloco de tecido na região inguinal possa ser mobilizado durante a dissecção. Ao se aplicar tensão leve nas bordas superior e inferior das incisões da pele, podem-se obter subcortes descendentes até a aponeurose do músculo oblíquo externo acima da virilha (Figura 19.6) e até a fáscia sobre o músculo sartório, que forma o limite lateral do triângulo femoral. Essa fáscia é incisada desde a espinha ilíaca anterior-superior até o ápice do triângulo femoral. A borda medial da fáscia deve ser apreendida e elevada com dois grampos pequenos de Spencer Wells (Figura 19.7). Os filamentos do nervo femoral podem agora ser visualizados nas partes moles, no lado medial do músculo sartório. Algumas dessas fibras são cortadas quando a artéria femoral é dissecada e meticulosamente liberada do ápice do triângulo femoral até o ligamento inguinal. A condensação da fáscia lateral à artéria ao longo do ligamento inguinal é separada com tesouras para deixar livre a aponeurose oblíqua externa.

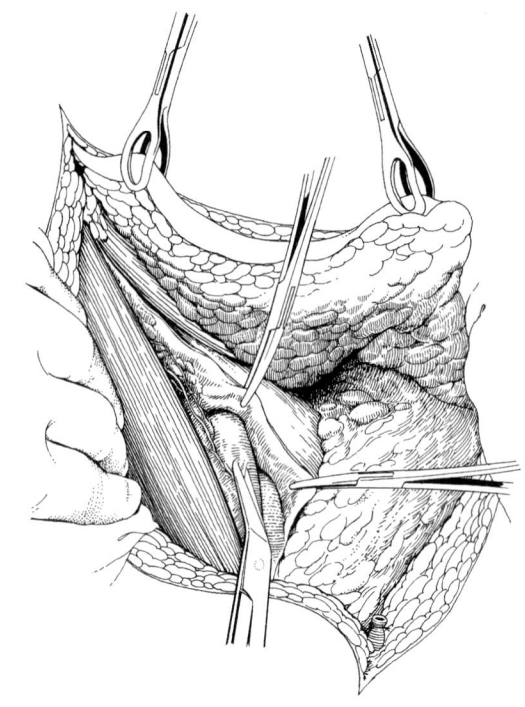

Figura 19.7 Elevação da borda medial da fáscia do sartório e liberação da artéria femoral.

No lado medial da artéria femoral pode-se observar a veia femoral; ela é liberada do ligamento inguinal em sentido distal, a veia safena é identificada ao penetrar na veia femoral sendo preservada ou grampeada, cortada e ligada e todo o bloco de tecido contendo os linfonodos inguinais é girado em sentido medial (Figura 19.8). Para preservar a veia safena, deve ser feita a dissecção do trajeto da veia e o bloco

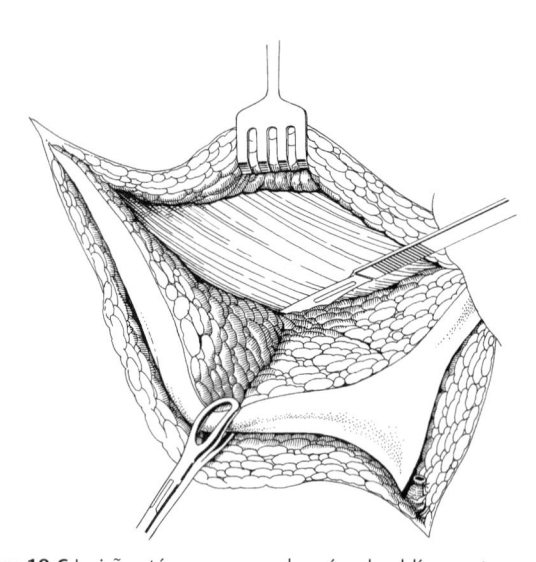

Figura 19.6 Incisão até aponeurose do músculo oblíquo externo.

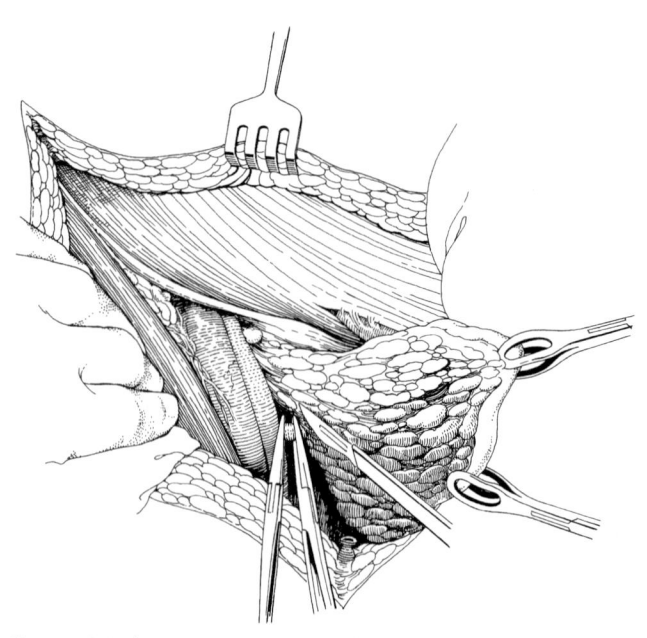

Figura 19.8 Clampeamento e secção da veia safena abaixo da fáscia cribriforme.

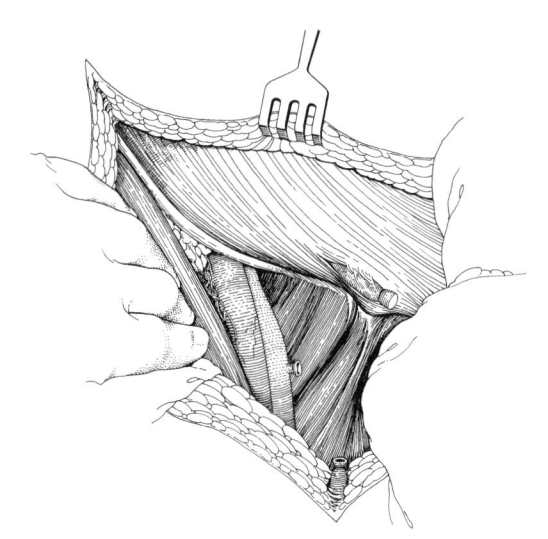

Figura 19.9 Dissecção inguinal concluída.

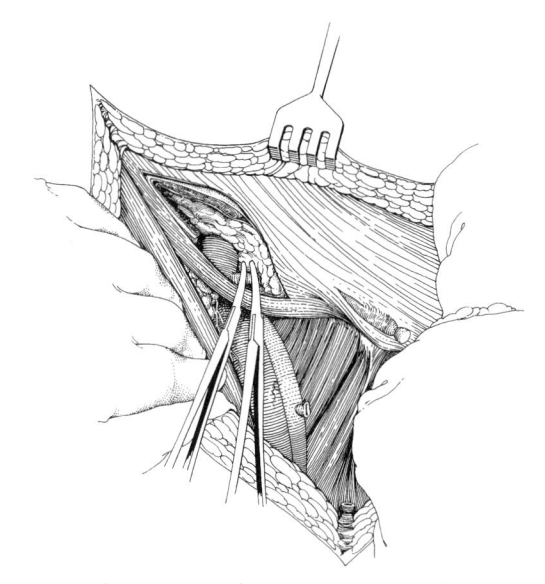

Figura 19.10 Clampeamento da artéria epigástrica inferior e ligamento de Poupart.

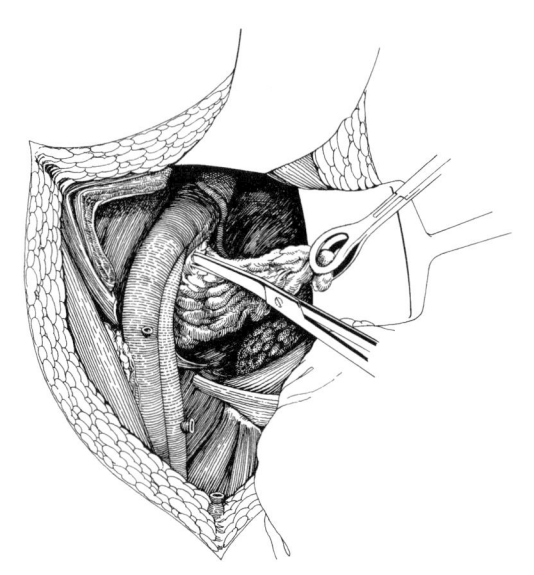

Figura 19.11 Remoção de linfonodos pélvicos.

de tecido contendo os linfonodos inguinais deve ser incisado para identificar e mobilizar a veia ao longo desse trajeto. No lado medial da veia femoral, a fáscia sobre os músculos adutores é incisada longitudinalmente e deve ser feita a separação da fáscia dos músculos adutores em sentido medial como a aponeurose do grácil.

Com incisões separadas, a dissecção medial é interrompida aqui, removendo-se o bloco de tecido no ponto onde o ligamento redondo aparece a partir do canal inguinal.

Com a incisão em borboleta, a dissecção sob a fáscia é então concluída através da sínfise púbica. Todos os linfonodos inguinais são removidos em bloco (Figura 19.9).

Dissecção dos Linfonodos Pélvicos

Os linfonodos da pelve são abordados por incisão feita 2 cm acima do ligamento inguinal, começando acima do canal femoral e estendendo-se em orientação superolateral na direção das fibras por 8 cm. Deve ser feita incisão no músculo oblíquo interno no sentido da linha de suas fibras, expondo a fáscia transversal e o peritônio. Com os dedos, o peritônio é afastado da pelve externa, expondo os vasos ilíacos externos. Deve ser feita a abertura até o canal femoral e o ligamento de Poupart deve ser clampeado com pinças grandes de Spencer Wells (Figura 19.10).

Através dessa incisão, são dissecados os linfonodos dos vasos ilíacos externos, dos vasos ilíacos comuns e os linfonodos inguinais (Figura 19.11).

Fechamento do Abdome

O fechamento do abdome é feito com uma sutura contínua com Vycril, começando na extremidade medial sobre o canal femoral, passando lateralmente e então retornando para a extremidade medial para completar o fechamento dos músculos oblíquos externos. Nesse ponto, o canal femoral é reconstituído suturando a parte medial da incisão oblíqua externa na fáscia da linha pectínea, deixando espaço no canal femoral para passar a ponta de um dedo e livre de pressão sobre a veia femoral (Figura 19.12).

Fechamento da Pele e Drenagem da Virilha

Com as incisões linear e de liberação, o fechamento da pele não apresenta problemas e pode ser feito sem tensão, ou usando uma sutura interrompida de Vicryl ou grampos de pele para um processo mais rápido. A drenagem do espaço deixado na virilha é obrigatória, pois até 300 mL de fluido podem-se acumular de cada lado por dia. Devem ser usados drenos de sucção de diâmetro estreito. A prática

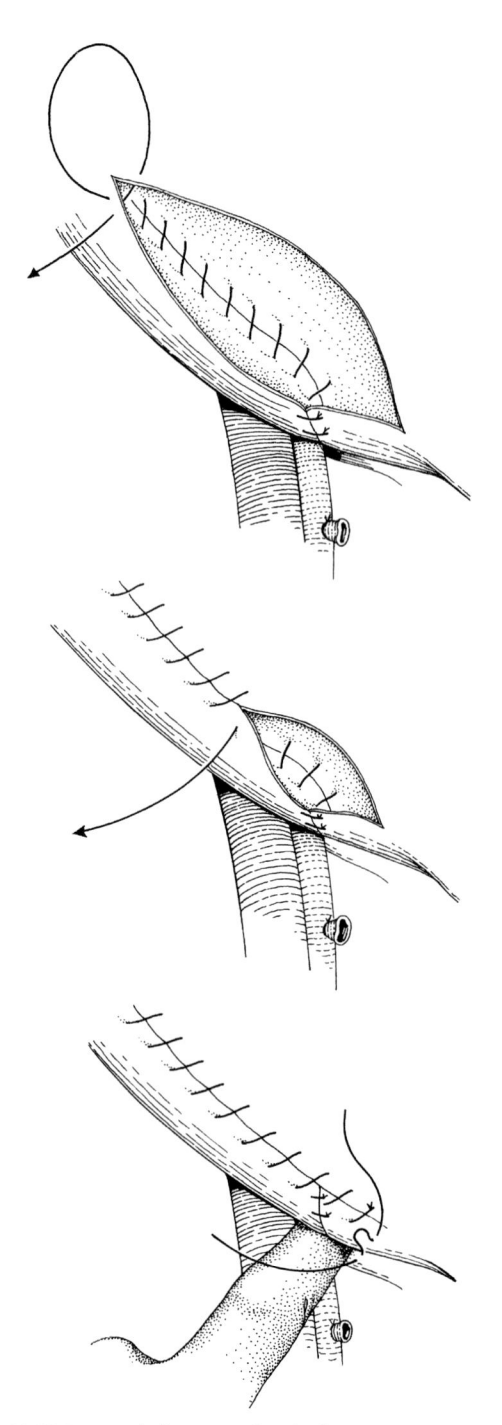

Figura 19.12 Reparo de ligamento inguinal.

de transposição do músculo sartório para cobrir os vasos femorais não é necessária, pois o risco de ruptura é mais teórico que real. Um procedimento similar pode ser feito no lado oposto.

Com incisões separadas, pois não há incisão de liberação, a ferida é fechada em linha reta. O tecido subcutâneo é aproximado com sutura contínua com Vicryl 2/0 e com pontos intradérmicos ou grampos pode ser feito o fechamento da pele.

EXCISÃO DO TUMOR VULVAR

A paciente é agora colocada na posição de litotomia. A incisão na vulva é feita de acordo com o tamanho e a posição do carcinoma. Os princípios básicos de remoção são:

- Deixar uma margem ampla de pele normal circundando o carcinoma.
- A margem livre deve observar a profundidade e as bordas lateral e medial.
- Toda a pele distrófica deverá ser removida se possível.

A incisão feita na dobra crural deve ser estendida lateralmente para a vulva, para terminar ao lado do ânus, que deve ser contornado por uma incisão curva de cada lado (Figura 19.13). A uretra e a vagina são circundadas pela incisão interna. Se a lesão se estender próxima à uretra, pode ser necessário remover a metade inferior da uretra. As incisões laterais são aprofundadas até a membrana perineal (fáscia inferior) e o periósteo e o tecido vulvar devem ser removidos. O sangramento pode ocorrer de três sítios: das duas artérias pudendas internas e do tecido vascular ao redor da base do clitóris. As suturas de colchoeiro horizontais podem ser feitas para controle do sangramento.

O fechamento primário pode ser feito com sutura interrompida com Vicryl e a paciente deixa a sala de cirurgia em repouso e com drenos de sucção na região inguinal e um cateter na bexiga (Figura 19.14).

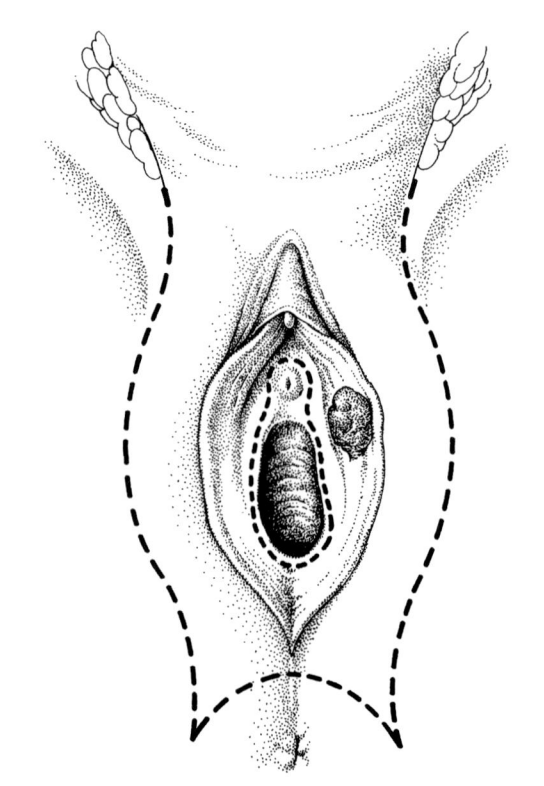

Figura 19.13 Incisão vulvar.

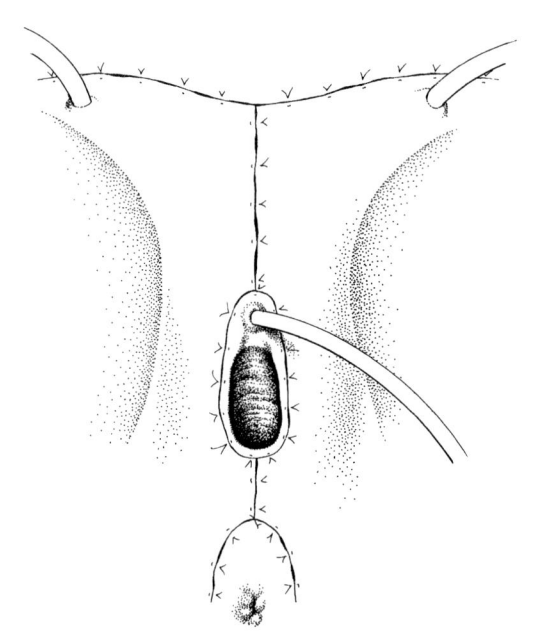

Figura 19.14 Reparo do ferimento vulvar concluído.

Cuidados Pós-Operatórios

O cateter epidural é deixado no local por 24-48 horas para analgesia e a paciente é estimulada a iniciar movimentos ativos logo no início do pós-operatório. A cicatrização primária é obtida na maioria das pacientes, especialmente com o uso de incisões separadas.

Complicações

A deiscência da sutura e a formação de linfocistos femoroinguinais são as duas complicações principais após a operação. Complicações mais raras incluem hemorragia secundária, doença tromboembólica, hérnias e prolapso vaginal.

As mudanças recentes feitas nas incisões usadas resultaram no aumento da cicatrização primária, mobilização rápida e encurtamento do tempo de internação hospitalar.

REFERÊNCIAS

DiSaia PJ, Creasman WT, Rich WM. An alternate approach to early cancer of the vulva. Am J Obstet Gynecol 1979;133:825-32.

Levenback C, Coleman RL, Burke TW, et al. Intraoperative lymphatic mapping and sentinel node identification with blue dye in patients with vulvar cancer. Gynecol Oncol 2001;83:276-81.

Ansink AC, Sie-Go DM, van der Velden J, et al. Identification of sentinel lymph nodes in vulvar carcinoma patients with the aid of a patent blue V injection: a multicenter study. Cancer 1999;86:652-6.

Van der Zee AG, Oonk MH, De Hullu JA, et al. Sentinel node dissection is safe in the treatment of early-stage vulvar cancer. J Clin Oncol 2008;26:884-9.

McAuley WJ, Nordin AJ, Naik R, et al. A randomised controlled trial of groin wound suction drainage after radical vulvectomy and bilateral groin node dissection. Int J Gynecol Cancer 2003;13(Suppl 1):5.

Heaps JM FY, Montz FJ, Hacker NF, Berek JS. Surgical pathologic variables predictive of local recurrence in squamous cell carcinoma of the vulva. Gynecol Oncol 1990;38(3):309-14.

Hockel M, Schmidt K, Bornmann K, et al. Vulvar field resection: novel approach to the surgical treatment of vulvar cancer based on ontogenetic anatomy. Gynecol Oncol 2010;119(1):106e13.

LEITURA COMPLEMENTAR

Para aqueles leitores interessados em referências importantes, os editores recomendam o seguinte.

Cirurgia Radical

Taussig FJ. Primary cancer of the vulva, vagina and female urethra: five-year results. Surg Gynecol Obstet 1935;60:477-8.

Taussig FJ. Cancer of the vulva: an analysis of 155 cases. Am J Obstet Gynecol 1940;40:764-70.

Way S. The anatomy of the lymphatic drainage of the vulva, and its influence on the radical operation for carcinoma. Ann R Coll Surg Engl 1948;3:187-209.

Preservação da Veia Safena

Dardarian TS. Saphenous vein sparing during inguinal lymphadenectomy to reduce morbidity in patients with vulvar carcinoma. Gynecol Oncol 2006;101:140-2.

Dissecção de Linfonodo Sentinela

Lawrie TA, Patel A, Martin-Hirsch PPL, et al. Sentinel node assessment for diagnosis of groin lymph node involvement in vulval cancer. Cochrane Database Syst Rev 2014;(6):CD010409. doi: 10.1002/14651858.CD010409.pub2.

Linfedema

Sawan S, Mugnai R, Lopes A de B, et al. Lower-limb lymphedema and vulval cancer: feasibility of prophylactic compression garments and validation of leg volume measurement. Int J Gynecol Cancer 2009;19:1649-54.

Visão Geral do Tratamento de Câncer de Vulva

Royal College of Obstetricians and Gynaecologists. Guidelines for the Diagnosis and Management of Vulval Carcinoma. London: RCOG; 2014.

Micheletti L, Preti M. Surgery of the vulva in vulvar cancer. Best Practice Res Clin Obst Gynaecol 2014;28(7):1074-87.

Woelber L, Griebel LF, Eulenburg C, et al Role of tumourfree margin distance for loco-regional control in vulvar cancer-a subset analysis of the Arbeitsgemeinschaft Gynäkologische Onkologie CaRE-1 multicenter study. Eur J Cancer 2016;69:180-8.

CAPÍTULO 20
Cirurgia de Câncer Vaginal

O câncer vaginal primário é raro, sendo responsável por menos de 2% dos cânceres ginecológicos. Entretanto, cânceres metastáticos para a vagina ocorrem duas a três vezes com mais frequência. A incidência de câncer vaginal primário aumenta com a idade, sendo mais comum em mulheres aos 65 anos ou mais. A maioria representa carcinomas de células escamosas (80%) associadas à exposição ao vírus do papiloma humano; 14% são adenocarcinomas; melanomas e sarcomas representam cerca de 7% de tumores vaginais primários e existe um número menor de carcinomas de células claras em mulheres jovens expostas ao dietilestilbestrol (DES) no útero.

A exposição ao DES ocorreu nas décadas entre 1940 até 1971 e foi, na maior parte, limitada às mulheres, sendo usado como tratamento para reduzir a perda da gestação e para outros quadros ginecológicos. Esse fármaco foi aprovado originalmente para tratar os distúrbios associados à deficiência de estrógeno. Posteriormente, foi descoberta a sua eficácia no tratamento de câncer avançado de mama e de próstata. Estudos conduzidos e publicados nas décadas de 1950, 1960 e 1970 questionaram a eficácia desse fármaco no tratamento dos distúrbios associados à gravidez e em 1971, o DES foi retirado do mercado nos EUA por causa de uma associação de seu uso durante a gestação e o desenvolvimento de câncer de células claras da vagina na prole de mulheres que receberam o medicamento.

Definir essa associação de causa e efeito foi difícil e muitas controvérsias persistiam. Por fim, a decisão da Suprema Corte da Califórnia finalmente reconheceu que haviam evidências suficientes comprovando a associação e estabeleceu uma fórmula de indenização entre todos os fabricantes da substância e os reclamantes dos danos. Pacientes com exposição conhecida têm um aumento de 40 vezes no risco de desenvolverem câncer de células claras da vagina. Em números absolutos, isso representa uma incidência de desenvolvimento do carcinoma de células claras da vagina de uma mulher entre mil pacientes expostas ao DES. Como as pacientes expostas mais novas estão agora com mais de 45 anos de idade e o pico da incidência de desenvolvimento desse câncer ocorre na segunda década de vida, ainda não se sabe qual a frequência de seguimento exigida nesse grupo de pacientes, que apresenta também um risco aumentado de citologia cervical e vaginal anormais.

Mulheres com câncer vaginal, independentemente da causa ou da patologia subjacentes, apresentam-se, com mais frequência, com corrimento vaginal ou sangramento anormal, embora cerca de 20% sejam assintomáticas. Portanto, nessa situação existe um dilema diagnóstico, pois a triagem cervical geralmente não é confiável no diagnóstico de câncer vaginal, a menos que técnicas de exfoliação e lavagem sejam aplicadas. Um câncer na vagina pode ser coberto pelo espéculo durante o processo de esfregaço cervical, o que pode acidentalmente impedir ou atrasar o diagnóstico de uma lesão clínica. Um exame com visualização total da vagina durante o exame especular pode reduzir o risco dessa falha diagnóstica.

TRATAMENTO

O tratamento da maioria dos cânceres vaginais é feito com radioterapia, com ou sem quimioterapia, e só existe um número pequeno de centros, incluindo o Gateshead, onde mais de 50% dos casos são tratados cirurgicamente, com ou sem quimiorradioterapia. Ao extrapolarem os dados sobre câncer cervical e vulvar, alguns centros trataram pacientes com ciclos adicionais de quimioterapia após a conclusão da quimiorradioterapia concorrentes. Deve-se notar que nenhum estudo clínico randomizado comparou a radioterapia isolada com a quimiorradioterapia concorrente no tratamento de câncer vaginal primário. Recentemente, Rajagopalan *et al.* relataram os resultados do maior estudo de base populacional de pacientes com câncer vaginal primário na literatura (mais de 8.000 pacientes) com base no Banco Nacional de Dados de Câncer nos EUA.[1] Fatores prognósticos e dados de sobrevida revelaram que o tratamento com quimiorradioterapia concorrente foi superior quando comparado com a radioterapia isolada. Uma revisão geral da literatura sugere a necessidade de tratar com um mínimo de 75 Gy (feixe externo e braquioterapia combinados) com um índice de sobrevida em 5 anos de aproximadamente 80% em pacientes com a doença em estádio I-II. Doses menores, em geral estão associadas à sobrevida menor e doses superiores a 100 Gy estão associadas ao aumento em reações adversas, tanto agudas quanto crônicas. Há poucas sobreviventes com a doença em estádio IV, seja disseminada ou localizada, mesmo quando se usam doses apropriadas de radiação e de quimioterapia. Levando esse fato em consideração, deve-se considerar a cirurgia de conclusão após o tratamento inicial da doença localizada em estádio IV, seja pela necessidade de exenteração pélvica total, exenteração anterior, exenteração posterior ou excisão local.

De modo geral, a cirurgia é indicada nos casos de câncer em estádio inicial e para aqueles que não respondem à radioterapia, como observado anteriormente. A extensão da cirurgia depende do tamanho, da posição, da extensão da lesão primária e das condições subjacentes do paciente.

EXCISÃO AMPLA

Lesões pequenas no terço inferior da vagina podem ser tratadas com excisão local ampla sem comprometer as estruturas urinária ou intestinal vizinhas. Como ocorre com os cânceres vulvares, quando a invasão é superior a 1 mm, a dissecção dos linfonodos da região inguinofemoral ou a biópsia do linfonodo sentinela deverá ser realizada, como descrito no Capítulo 19. O papel da linfadenectomia pélvica, seja qual for o método cirúrgico usado, é mal definido nessa situação, pois não há uma linha precisa presente que delineie o ponto exato onde os linfáticos drenam para a virilha ou a pelve.

VAGINECTOMIA PARCIAL OU TOTAL

Lesões pequenas na porção superior da vagina podem ser tratadas com vaginectomia superior parcial ou histerectomia radical e vaginectomia superior quando o útero ainda está presente, combinada com linfadenectomia pélvica, como descrito no Capítulo 21. Novamente, até onde a doença se estenda em sentido distal, pode ser necessário considerar a avaliação e possivelmente o tratamento da região inguinal cirurgicamente ou com radioterapia.

Uma vaginectomia total raramente é executada e, na maioria dos casos, ela servirá para o tratamento de neoplasia intraepitelial vaginal em vez de para câncer invasivo. A técnica cirúrgica é descrita no Capítulo 8. A cirurgia é complexa e muitas mulheres precisarão de radioterapia pós-operatória, de modo que o procedimento deverá ser limitado a casos individualizados.

EXENTERAÇÃO

O procedimento de exenteração é descrito no Capítulo 24. A exenteração pode ser uma opção se o câncer primário se estendeu até o intestino ou a bexiga ou se houve recorrência da doença. A reconstrução vaginal deverá ser considerada, especialmente nas mulheres mais jovens. Anteriormente, o procedimento foi recomendado para o tratamento de melanoma vaginal. Entretanto, assim como para vários quadros, as indicações para a cirurgia de exenteração se estreitaram e o tratamento de melanoma vaginal é hoje feito por excisão local com margens livres e tratado clinicamente com imunoterapia após a ressecção.

REFERÊNCIA

1. Rajagopalan MS, Xu KM, Lin JF, et al. Adoption and impact of concurrent chemoradiation therapy for vaginal cancer: a National Cancer Data Base (NCDB) study. Gynecol Oncol 2014;135:495–502.

LEITURA COMPLEMENTAR

Chang JH, Jang WI, Kim YB, et al. Definitive treatment of primary vaginal cancer with radiotherapy: multi-institutional retrospective study of the Korean Radiation Oncology Group (KROG 12-09). J Gynecol Oncol 2016;27(2):e17.

Spirtos NM, Doshi BP, Kapp DS, Teng N. Radiation therapy for primary squamous cell carcinoma of the vagina: Stanford University experience. Gynecol Oncol 1989;35(1):20–6.

Terzakis E, Androutsopoulos G, Adonakis G, et al. Vaginal primary malignant melanoma: report of four cases and review of the literature. Eur J Gynaecol Oncol 2011;32(1):122–4.

Tjalma WA, Monaghan JM, de Barros Lopes A, et al. The role of surgery in invasive squamous carcinoma of the vagina. Gynecol Oncol 2001;81:360–5.

CAPÍTULO 21
Câncer Cervical

O carcinoma do colo do útero é o segundo câncer feminino mais frequente no mundo e ainda permanece sendo o câncer mais frequente em alguns países em desenvolvimento. Embora seja estimada uma incidência de mais de 555.000 novos casos por ano em todo o mundo, no Reino Unido é um tumor raro, com apenas 3.200 casos registrados em 2014, e 890 óbitos associados.[1] A Sociedade Americana de Câncer estima que haverá 12.820 novos casos em 2017, com aproximadamente 4.200 óbitos.[2] A razão para a baixa incidência encontrada nos países desenvolvidos deve-se à introdução de programas nacionais de triagem cervical e ao aumento da vacinação contra o vírus do papiloma humano (HPV). A infecção persistente com HPV de alto risco foi identificada como o fator causal no câncer cervical e o DNA do HPV pode ser identificado em quase 100% dos tumores, por isso a vacinação tem esse impacto na incidência de câncer cervical.

As vacinas profiláticas contra o HPV 16 e 18 foram licenciadas recentemente e a introdução de programas de vacinação tem aumentado regularmente em todo o mundo. Infelizmente, o alto custo impede a vacinação de alguns grupos de mulheres de alto risco e é essa a razão pela qual muitas mulheres ainda apresentam a doença. Outros fatores de risco, especialmente aqueles que podem ser controlados individualmente, como tabagismo, número de parceiros sexuais, idade na primeira relação sexual e uso prolongado de contraceptivos orais, continuam presentes. As mulheres imunocomprometidas, em decorrência do uso de imunossupressores para transplante de órgãos ou as mulheres com HIV e sem tratamento antirretroviral apresentam risco aumentado de desenvolverem câncer cervical.

O câncer cervical pode ser tratado com cirurgia, radiação ou com quimiorradioterapia. A cirurgia radical ou a radiação estão reservadas para a doença em estádio IB e alguns estádios IIA e a escolha deve ser individualizada. A quimiorradioterapia adjuvante após a cirurgia é indicada em 15 a 30% dos casos cirúrgicos nos quais os linfonodos pélvicos estão comprometidos com doença metastática ou quando as margens de excisão cirúrgica do procedimento radical são consideradas inadequadas. A quimiorradioterapia é considerada o tratamento padrão para a doença em estádio avançado.

A principal vantagem da cirurgia sobre a quimiorradioterapia em mulheres mais jovens é a possibilidade de preservar os ovários e de evitar as reações adversas no curto e longo prazos associadas à radioterapia com feixe externo e a braquioterapia, especialmente em relação à morbidade vaginal. Existem poucos estudos na literatura sobre as reações adversas em curto prazo associadas à quimiorradioterapia.

A radioterapia causa a falência ovariana, a menos que um pré-tratamento de ooforopexia tenha sido realizado e provoque estreitamento e encurtamento vaginal por danos aos tecidos.

No tratamento cirúrgico, os procedimentos atuais de dissecção dos nervos pélvicos causam menos danos à inervação vesical. A abordagem laparoscópica ganhou popularidade e apresenta várias vantagens sobre a abordagem aberta. A morbidade no curto prazo é menor e apresenta variadas modalidades de tratamento, incluindo operações que poupam a fertilidade, como a traquelectomia radical.

O tratamento da doença de menor volume está sendo feito cada vez mais por meio de métodos cirúrgicos conservadores, incluindo a conização ou a histerectomia simples, geralmente combinada com a dissecção de linfonodos pélvicos por laparoscopia.

HISTERECTOMIA RADICAL E DISSECÇÃO DOS LINFONODOS PÉLVICOS

História

A histerectomia radical para tratamento de câncer cervical consiste na remoção do útero, do terço superior da vagina, do paramétrio e do paracolpo até a parede lateral da pelve. A dissecção dos linfonodos pélvicos inclui os linfonodos da cadeia ilíaca comum, embora algumas vezes os linfonodos inferiores da cadeia paraórtica até os vasos renais sejam incluídos na dissecção.

WA Freund, em 1879, foi o primeiro a defender a histerectomia abdominal para o tratamento de câncer do útero,[3] mas o desenvolvimento da cirurgia radical se deve a Reis de Chicago.[4] Em 1895, realizando cirurgia em cadelas e em cadáveres humanos ele demonstrou que seria possível remover o útero, seus anexos, o tecido celular da pelve e os linfáticos até os vasos ilíacos comuns. Em 1895, Clark realizou a mesma cirurgia em uma mulher viva no Hospital Johns Hopkins.[5] Ele foi rapidamente seguido por outros, enquanto Thring de Sidney começou independentemente a praticar procedimento similar. O estabelecimento da técnica radical como procedimento aceito foi, porém, devido a Wertheim de Viena que realizou a primeira cirurgia de sua extensa série em 1898.[6]

Na primeira metade do Século XX a operação foi realizada para tratar quase todos os estádios de câncer do colo do útero. Durante esse período, porém, tornou-se cada vez mais evidente que a radioterapia era superior à cirurgia para tratamento da doença em estádio tardio e tinha pelo menos potência igual no tratamento da doença precoce. Os riscos da cirurgia, em uma era em que não havia serviços de transfusão de sangue e os antibióticos não estavam disponíveis, também eram significativos.

A mortalidade primária da operação, conforme realizada por Wertheim era, inicialmente, de 30%, mais tarde foi reduzida para 10%. Bonney, em sua série, apresentou números semelhantes, reduzindo sua mortalidade primária de 20 para 11% nas primeiras 200 cirurgias de sua série de 500 casos. Embora pelos padrões modernos esses números sejam muito elevados, eles precisam ser considerados no contexto de um tempo sem antimicrobianos e sem transfusão de sangue. Hoje em dia, a ênfase está na mortalidade em direção à morbidade e esforços consideráveis devem ser dedicados à redução contínua dessa tendência para a mortalidade absoluta mínima.

Várias classificações para o grau de radicalidade foram concebidas durante vários anos, com a mais conhecida sendo a classificação de Piver-Rutledge-Smith publicada em 1974.[7] Mais recentemente, Querleu e Morrow recomendaram uma classificação simplificada.[8]

Avaliação Pré-Operatória

Antes de iniciar o tratamento, é preciso definir o diagnóstico histológico. Se houver suspeita de lesão invasiva do colo do útero, a biópsia deve ser realizada com orientação colposcópica. O fragmento de biópsia deve ter uma dimensão superior a 5 mm de profundidade e acima de 7 mm de extensão para excluir no exame histológico uma doença avançada, acima do estádio IA da International Federation of Gynecology and Obstetrics (FIGO), que exige cirurgia mais radical. A biópsia de cone de grande porte pouco adiciona ao diagnóstico, induz resposta inflamatória acentuada e compromete a avaliação do tamanho do tumor tanto pela histologia quanto por exame de imagem pré-operatória como a ressonância magnética (MRI). Uma biópsia diagnóstica de alça de pequeno porte é a ideal e a conização deverá ser considerada somente como opção terapêutica para a excisão completa de uma lesão pequena. O exame sob anestesia não é essencial se o exame pélvico avaliado com a paciente acordada for considerado adequado. Entretanto, deve-se ter um limiar baixo para realizar um exame com anestesia, se houver alguma dúvida.

O estadiamento da FIGO é um procedimento clínico que se baseia no exame ginecológico bimanual, pois a maioria dos cânceres surge em países desprovidos de recursos e onde a MRI, a tomografia computadorizada (CT) ou a CT de emissão de pósitrons não estão disponíveis, e a doença apresenta-se em estádio avançado, quando a cirurgia não é indicada. O exame inclui a avaliação do tamanho do tumor e sua disseminação na pelve, que pode ser feita por um exame bimanual. O exame da vagina é feito pelo toque vaginal, usando os dois dedos da mão direita. Desta forma, pode-se avaliar o colo do útero, o tamanho e o formato do tumor. Esse procedimento também indica se houve alguma disseminação para o fundo-de-saco ou para a vagina média e inferior. O exame vaginal não tem grande valor para avaliar a extensão da disseminação em direção à parede lateral da pelve. O exame bimanual com um dedo no reto e a outra mão no abdome permite uma avaliação melhor da extensão da doença para as paredes pélvicas. Com essa técnica, o septo retovaginal, os ligamentos uterossacros, o paramétrio e a parede pélvica lateral podem ser avaliados com precisão. Alguns professores recomendam o uso do exame combinado, pelo qual o dedo indicador é inserido na vagina e o dedo médio é inserido no reto.

Os autores consideraram que a cistoscopia não traz informações para a maioria dos tumores pequenos com menos de 4 cm e a reservam para grandes tumores e para aqueles tumores pequenos localizados no fundo-de-saco vaginal anterior. A proctossigmoidoscopia deverá ser considerada para tumores grandes com extensão posterior. Nos EUA, para mulheres com mais de 50 anos e que não realizaram o exame de rastreamento para câncer de cólon, a proctossigmoidoscopia é frequentemente indicada durante o estadiamento.

Os rins deverão ser investigados quanto à hidronefrose por urografia intravenosa, ultrassom ou MRI, pois a obstrução uretérica classifica o tumor pelo menos no estádio IIIB. Entretanto, como acontece com a cistoscopia, um achado anormal é extremamente raro nos tumores classificados como IB1.

Para fins de estadiamento, os resultados de uma MRI não devem tecnicamente ser incluídos. A FIGO limita os achados ao exame com anestesia, biópsia cervical, curetagem endocervical, biópsia de cone, cistoscopia com ou sem biópsia, proctoscopia com ou sem biópsia, pielograma intravenoso, radiografia do tórax, enema de bário e radiografias do esqueleto. Se houver desacordo entre dois examinadores então o exame mais sênior deverá ser usado para fins de estadiamento. Essas regras são importantes para manter padrões coerentes para fins de informação e avaliação da eficácia das diferentes opções de tratamento. Os estudantes em qualquer nível submetidos a exames em obstetrícia e ginecologia deverão estar bem preparados para conhecer e compreender as regras de estadiamento.

O tratamento mais apropriado deve ser planejado após o estadiamento e deve ser completamente discutido com a paciente, considerando idade, estádio, comorbidades e modalidades de tratamento disponíveis. A cirurgia pode ser realizada via laparotomia ou por meio de técnicas minimamente invasivas. A preservação da fertilidade pode ser possível. A radioterapia e as consultas com a oncologia clínica devem ser encaminhadas, quando necessárias.

A avaliação pré-operatória e o preparo para a histerectomia abdominal radical é o mesmo que para um procedimento abdominal de grande porte.

Anestesia

Os autores usam uma técnica de analgesia epidural ou raquidiana combinada com anestesia geral e estão convencidos de que existem vantagens significativas em relação à perda de sangue reduzida por vasodilatação periférica, com menos extravazamento de sangue durante o procedimento. A anestesia regional causa um bloqueio simpático e relaxamento da musculatura visceral, facilitando a colocação de compressas abdominais para afastar as alças do intestino e permitir melhor visualização durante a cirurgia. Isso é especialmente verdadeiro na laparoscopia. Onde houver instalações disponíveis, a anestesia epidural poderá ser usada para analgesia pós-operatória efetiva.

Cirurgia

Os autores se posicionam no lado direito da paciente para operar e isso deverá ser considerado na leitura da descrição cirúrgica. O assistente em uma cirurgia de grande porte para um câncer ginecológico é muito importante, principalmente porque o cirurgião precisa ter uma visualização adequada do campo cirúrgico. A visualização do campo pode ser feita de forma mecânica ou com auxílio humano. Na maioria dos casos, a histerectomia radical e a dissecção de linfonodos podem ser realizadas com auxílio humano ou mecânico. Os autores preferem o braço de Martin quando um assistente extra não está disponível. O retrator do braço de Martin pode fornecer a retração dinâmica muito necessária, pois tem dois pontos de 360 graus de rotação e fixação.

Instrumentação

É necessário um conjunto geral ginecológico, conforme descrito no Capítulo 3, com a adição de um clampeador de vasos manual reutilizável ou automático descartável. A boa técnica cirúrgica com instrumentação básica e suturas e nós bem realizados não podem ser substituídos. Entretanto, muitas novas fontes de energia e dispositivos de grampeamento estão disponíveis atualmente que podem substituir essas técnicas e esses recursos estão descritos no Capítulo 3.

Preparação

A paciente é colocada inicialmente na posição de litotomia e deve ser feita a antissepsia da vulva e da vagina. A bexiga é cateterizada com cateter de autorretenção e conectada a um dispositivo de drenagem.

Um tamponamento vaginal facilita a reflexão da bexiga e a abertura do espaço retovaginal. Na cirurgia laparoscópica essa função pode ser feita com o uso do Gyne Tube (Figura 21.12). Um afastador Amreich é inserido na vagina e, usando-se uma pinça montada, é feito o tamponamento vaginal com um rolo de gaze vaginal seco (Figura 24.2). As pernas da paciente devem ser retiradas da posição de litotomia. A gaze deve ficar reparada, com a pinça colocada entre as pernas da paciente, para remoção durante o procedimento. Deve ser feita a seguir a antissepsia do abdome e os campos estéreis devem ser colocados.

Incisão

Os autores recomendam a incisão infraumbilical na linha média, que pode ser estendida acima do umbigo, se for necessário. Essa incisão permite um acesso excelente à pelve e à área para-aórtica inferior. Entretanto, em mulheres obesas, com distância curta entre o umbigo e a sínfise púbica e um panículo adiposo extenso, é melhor realizar uma incisão de Cherney ou de Maylard, que pode ser combinada com paniculectomia. O abdome é aberto como descrito no Capítulo 4.

Inspeção

É essencial inspecionar completamente a pelve para confirmar a operabilidade do tumor. O paramétrio deve ser palpado para avaliar a presença de infiltração tumoral e as paredes laterais pélvicas para verificar se há linfonodos aumentados. O abdome superior deve ser inspecionado quanto à evidência de doença metastática e linfadenopatia para-aórtica.

Tumor Primário (Histerectomia Radical)

A preferência dos autores é executar a histerectomia radical primeiro, seguida da linfadenectomia, embora muitos cirurgiões executem a operação na ordem inversa. A escolha está baseada na preferência do cirurgião e no plano de suspender a histerectomia, se houver doença metastática nos linfonodos pélvicos que exigirão terapia adjuvante. Os autores recomendam a remoção dos linfonodos comprometidos, pois há maior probabilidade de serem resistentes à radioterapia e abandonar a histerectomia radical.

Posição Operatória e Empacotamento do Intestino

A paciente deverá ser colocada na posição de Trendelenburg acentuada, para facilitar o deslocamento das alças intestinais para fora do campo cirúrgico com compressas úmidas. Às vezes é necessário incisar o peritônio na região lateral ao cólon sigmoide na cavidade pélvica, para afastar e elevar o cólon sigmoide para fora da pelve.

Pinças Para o Útero

O útero é apreendido com duas pinças colocadas no corno uterino e incorporando os ligamentos redondo e ovariano, assim como as tubas (Capítulo 11).

Ligamento Redondo

O ligamento redondo direito deve ser pinçado em sua metade lateral e cortado.

Prega Uterovesical

O primeiro assistente deve levantar o peritônio sobre a bexiga com uma pinça dentada e o cirurgião descola com uma tesoura a prega uterovesical separando a fáscia. O peritônio deve ser incisado ao longo da prega até o ligamento redondo esquerdo.

Ligamentos Infundibulopélvico/Ovariano

Se os ovários devem ser removidos, o peritônio pélvico lateral e ao longo dos vasos ovarianos deve ser seccionado para mobilizar o ligamento infundibulopélvico. Com dissecção digital, o dedo indicador esquerdo deve elevar o ovário e a tuba uterina e passar pelo folheto posterior do peritônio do ligamento largo, medial ou lateral ao ovário, dependendo se será preservado ou removido. O ligamento infundibulopélvico ou ovariano deve ser clampeado com uma pinça média de tecido com a ponta colocada no orifício aberto pelo dedo indicador. Antes de seccionar o ligamento, a pinça uterina deve ser ajustada para evitar um fluxo de sangue reverso. O ligamento pode ser cortado, grampeado ou cauterizado (Figura 21.1).

Os ligamentos redondo e infundibulopélvico podem ser ligados ou cauterizados. Manter esses pedículos com pinças é desnecessário. O útero pode ser tracionado pelas pinças colocadas nos cornos para manter a tensão sobre os tecidos. Essa técnica geralmente exige que as pinças sejam seguras, para evitar sua penetração na pelve. O mesmo procedimento é então realizado no lado esquerdo.

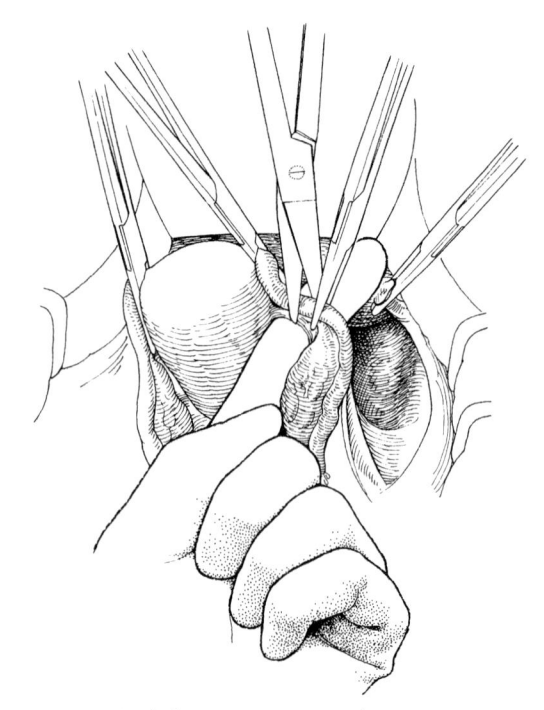

Figura 21.1 Secção do ligamento ovariano direito.

Identificação de Ureter, Identificação e Ligação de Artéria Uterina

As pinças uterinas devem ser seguradas pelo primeiro assistente que deve tracionar o útero em sua direção. O segundo assistente deve segurar as pinças que foram colocadas nos ligamentos redondo e infundibulopélvico (se usados) e deve manter tração no retrator de Morris. Se os assistentes mantêm essa tensão leve, o espaço ao lado do útero torna-se imediatamente disponível.

O cirurgião deve dissecar o tecido areolar do ligamento largo aberto para baixo, até o nível da ramificação anterior da artéria ilíaca interna. Usando tesouras de Monaghan, o ureter, a artéria uterina e a artéria hipogástrica obliterada devem ser identificadas. A artéria uterina deve ser liberada na frente e atrás de modo a poder ser separada completamente do ureter sobre o qual ela repousa (Figura 21.2). O ureter é separado do peritônio por uma distância curta e uma pinça de Meigs deve ser colocada por baixo da artéria uterina. Essa pinça pode ser elevada para individualizar a artéria. Se a pinça for aberta, o tecido areolar embaixo da artéria será separado e o ureter poderá ser visualizado completamente livre. Uma pinça reta de tecido deve ser colocada entre as mandíbulas abertas da pinça de Meigs e a artéria clampeada (Figura 21.3). A pinça de Meigs deve ser removida e com a

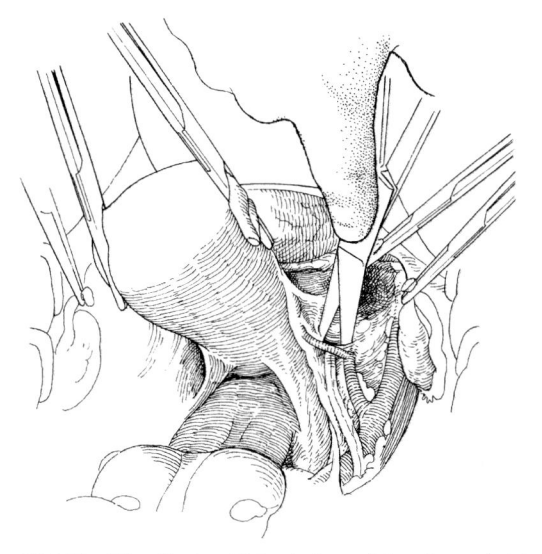

Figura 21.2 Identificação da artéria uterina próxima à parede lateral pélvica.

pinça reta a artéria é tracionada, para permitir o clampeamento preciso próximo à sua origem na artéria ilíaca interna. O vaso pode ser seccionado próximo ao fórceps de Meigs e ligado. É aqui que o fórceps de Meigs tem um valor enorme: ele é longo, a ponta ou o calcanhar podem ser usados para formar uma alça e ainda é suficientemente suave para não deixar uma grande massa de tecido atrás no pedículo ligado.

Essa dissecção pode ser facilitada pelo uso de hidrodissecção e os vasos também podem ser pinçados, cauterizados ou selados de outra forma. O mesmo procedimento é realizado no lado oposto.

Em mulheres obesas com pelve profunda, nas quais o acesso possa ser limitado, às vezes é mais fácil ligar a artéria uterina usando Ligaclips® arterial em vez de se aplicar uma pinça de Meigs para fazer a ligadura ao seu redor. A ponta medial da artéria uterina pode ainda ser mantida com uma pinça reta de tecido, para auxiliar durante a dissecção do túnel uretérico.

Pode ocorrer um sangramento proveniente dos pequenos vasos e isso pode atrapalhar o cirurgião em treinamento. É importante não pinçar nenhuma estrutura nessa área até que ela seja claramente identificada. Os autores recomendam colocar uma gaze montada por algum tempo e depois reavaliar a área. O uso de epinefrina ou trombina na gaze reforça a hemostasia. (Essa gaze deve ser informada para que a enfermeira registre no quadro de contagem cirúrgica). Após ocorrer a hemostasia é possível identificar as estruturas e a dissecção pode prosseguir.

Mobilização da Bexiga

A mobilização da bexiga deve ser feita após o isolamento dos ureteres e da artéria uterina, pois pode haver sangramento durante a dissecção decorrente de lesão de pequenos vasos.

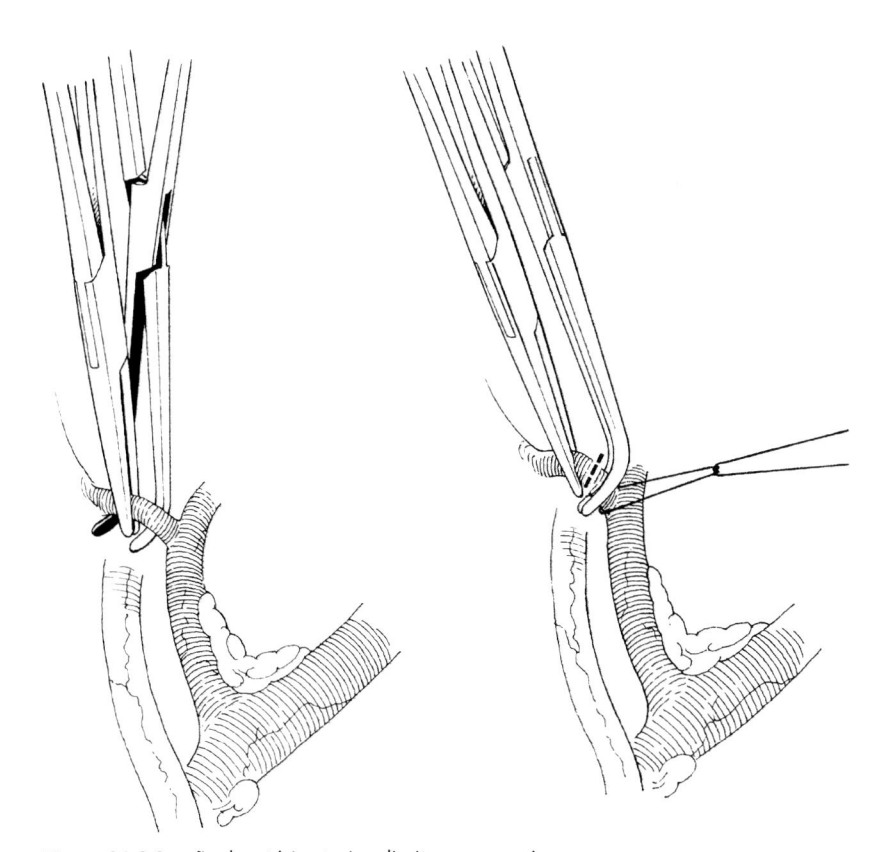

Figura 21.3 Secção da artéria uterina direita em sua origem.

A dissecção é feita com uma gaze montada no dedo e empurrada em direção caudal à prega de revestimento uterovesical. A parte superior da vagina com sua superfície lisa pode ser visualizada e suas fibras divididas. Essa dissecção às vezes é difícil e pode ser facilitada se usarmos o bisturi delicadamente, enquanto é feita tração junto ao útero e na bexiga até encontrar o nível correto. Com frequência, são encontrados vasos dilatados na parte lateral dessa dissecção e deve-se ter cuidado para evitar um sangramento profuso que pode ocorrer se houver lesão e isto pode complicar os próximos passos da operação.

O túnel do ureter pode ser encontrado com dissecção romba feita com o dedo ou com a tesoura de Monaghan fechada até identificar o arco formado pelo ureter que indica claramente a área do túnel uretérico. Eventualmente, o ureter nos 2 cm finais de seu curso é visível na parte inferior dessa dissecção.

A dissecção lateral deverá ser realizada um lado de cada vez, por causa do potencial para sangramento venoso. Alguns cirurgiões injetam 20 unidades de pitressina em 20 cc de soro fisiológico na região do colo, no início da cirurgia para reduzir o potencial de sangramento nesse estágio.

Dissecção e Incisão do Teto ou do Túnel Uretérico

O teto do túnel uretérico pode, com frequência, ser bem demarcado com o uso de um retrator de Morris colocado centralmente e com tração para cima e em direção cranial aplicada sobre o útero. A pinça colocada na artéria uterina deve ser mobilizada em sentido medial para cima do ureter e a tesoura de Monaghan deve ser inserida no trajeto do ureter, para abrir o túnel uretérico (Figura 21.4). Se a tesoura for elevada, o ureter poderá ser visualizado ao longo de seu curso, completamente separado do teto do túnel (Figura 21.5a,b). Com a tesoura protegendo o ureter, uma pinça reta de tecidos deve ser colocada no teto do túnel. O teto é cortado medial ao fórceps, expondo o ureter quando ele penetra na bexiga. O pedículo é então amarrado firmemente. O uso da hidrodissecção ajuda a desenvolver e dilatar o túnel uretérico.

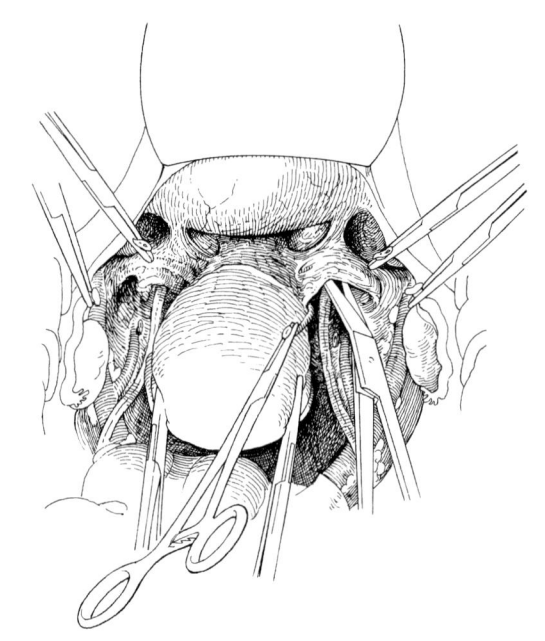

Figura 21.4 Identificação do túnel uretérico.

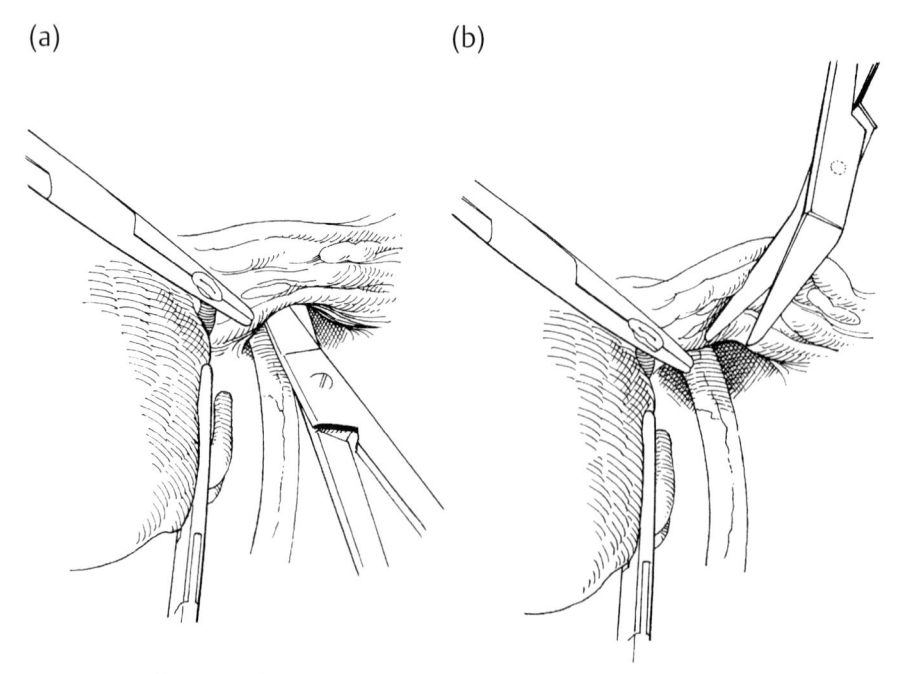

(a)   (b)

Figura 21.5 (a, b) Separando o ureter do teto do túnel uretérico.

A divisão do túnel uretérico esquerdo pode ser facilitada realizando-se parte da dissecção a partir do aspecto medial do túnel.

Separação do Ureter da Região Superior da Vagina

O ureter deve ser dissecado na região superior da vagina, usando tesoura de Monaghan, e deslocado lateralmente. O ligamento cardinal pode ser visualizado passando para baixo e lateralmente. O ureter é completamente separado do peritônio na porção inferior da pelve, mas permanece ligado na porção superior. Não é necessário dissecar totalmente o ureter em sua extensão na pelve.

Abertura do Espaço Retovaginal

Esse passo pode ser executado antes da dissecção dos túneis uretéricos, pois o sangramento dos vasos vaginais pode ser de difícil controle antes da retirada do útero e, nessa situação, o cirurgião pode tentar acelerar essa etapa da cirurgia para remover o útero. No entanto, a abertura do espaço retovaginal, em geral, não apresenta sangramento e a dissecção do reto e dos ligamentos uterossacros é realizada com precisão e facilidade antes de se prosseguir para os túneis uretéricos.

O retrator de Morris deve ser retirado e as pinças uterinas são seguradas pelo segundo assistente, que eleva o útero para a frente e expõe o fundo-de-saco de Douglas, deixando com essa manobra os ligamentos uterossacros mais proeminentes. O peritônio imediatamente abaixo do colo do útero deve ser pinçado com pinças de dente e segurados pela mão esquerda para que seja feita a secção com tesoura de Bonney. A seguir, a dissecção é feita com uma tesoura introduzida no espaço e aberta até alcançar as partes moles areolares entre a vagina e o reto (Figura 21.6). Essa incisão se continua posteriormente de maneira transversa, mantendo o ureter sob visualização direta todo o tempo. A incisão corre sobre a superfície dos ligamentos uterossacros, sem cortar esses ligamentos, mas simplesmente separando o peritônio de sua superfície.

Com uma gaze montada segurada pelos três primeiros dedos da mão esquerda, o reto deve ser descolado da vagina e o peritônio é separado dos ligamentos uterossacros, revelando-os como uma estrutura em arco (Figura 21.7). A dissecção cortante também pode ser feita para identificar e dissecar melhor os ligamentos.

Colocação das Pinças e Incisão

Nesse ponto da dissecção, o cirurgião deve revisar os ureteres liberados da parede da vagina e conferir se a dissecção dos ligamentos cardinais e da bexiga alcançou um rebaixamento adequado para expor a vagina.

Os ligamentos uterossacros correm em sentido posterior e lateral a partir do colo. Eles podem ser sentidos pela palpação feita com o dedo indicador. Os ligamentos devem ser pinçados e seccionados com tesoura. O clampeamento não precisa ser muito lateralizado, exceto quando se trata de um tumor primário grande.

Um segundo conjunto de pinças de histerectomia é colocado nos ligamentos cardinais, novamente, a lateralização das pinças depende do tamanho da lesão primária. Os ligamentos são divididos e a gaze vaginal pode ser removida. Um terceiro conjunto de pinças, mais anguladas que as anteriores, deve ser colocado no paracolpo, que é excisado (Figura 21.8).

Cada vez mais, os cirurgiões estão usando grampeadores ou uma variedade de fontes de energia, tais como Harmonic Scalpel, PlasmaKinetic ou Ligasure para secção transversal dos ligamentos.

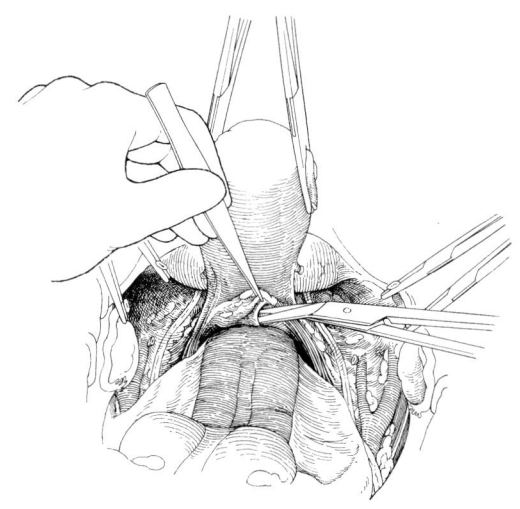

Figura 21.6 Abrindo o espaço entre o reto e a vagina.

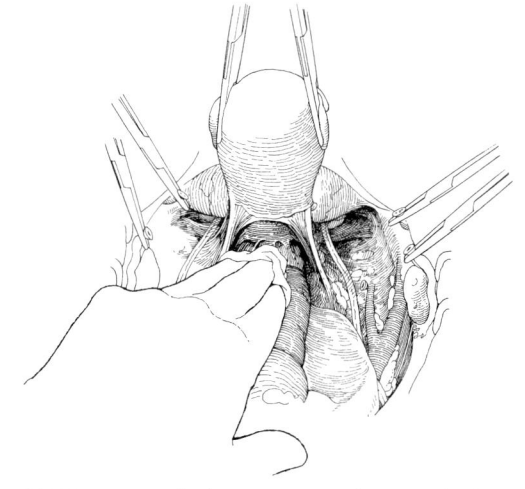

Figura 21.7 Reto separado da vagina, expondo o arco dos ligamentos uterossacros.

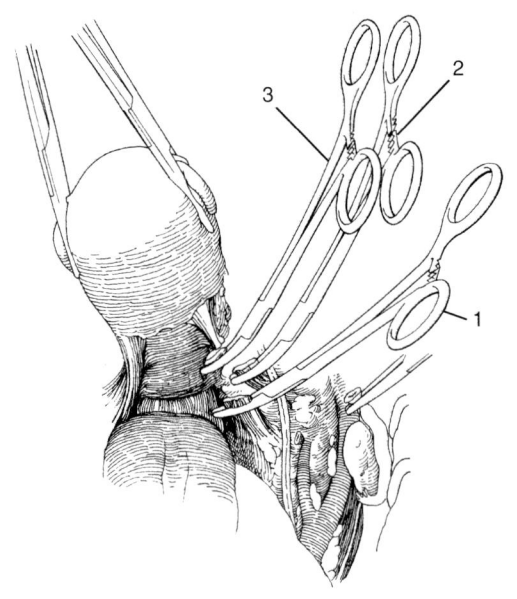

Figura 21.8 A posição das pinças nos ligamentos uterossacro (1) e cardeal (2) e o paracolpo (3).

Incisão da Vagina

A parede anterior da vagina é incisada com um bisturi e a incisão deve ser estendida através da parede posterior, enquanto o útero é levantado para cima e em sentido cranial para proteger o reto contra qualquer lesão.

Ligadura dos Pedículos

Pode ocorrer algum sangramento quando a vagina é incisada e o tamponamento com gaze montada deve ser feito, enquanto é feita a ligadura das pinças da histerectomia. O máximo cuidado deve ser tomado para ter o ureter totalmente visível nesse momento. Algumas autoridades recomendam deslocar os ureteres para fora do campo cirúrgico, tracionando com alças vasculares coloridas, mas os autores não recomendam esse procedimento, preferindo que o ureter fique naturalmente dentro do campo de operação.

Sutura da Cúpula Vaginal

Após a fixação dos tecidos com pontos de Vicryl, a borda da vagina é suturada com pontos contínuos hemostáticos. Essa sutura deve ser finalizada na borda posterior e uma sutura contínua deve ser feita na borda anterior, com cuidado para everter a borda e facilitar o próximo ponto. O fio de sutura deve ser tracionado pelo cirurgião para orientar a tensão correta exigida.

Após o controle do sangramento, deve ser iniciada a dissecção dos linfonodos.

Linfadenectomia

A extensão da dissecção dos linfonodos varia entre os cirurgiões, mas deverá consistir na remoção de todos os linfonodos pélvicos visíveis da bifurcação da artéria ilíaca comum em sentido caudal. Se forem identificados linfonodos aumentados durante o procedimento, a dissecção deverá se estender em sentido craniano para incluir os linfonodos dos vasos ilíacos comuns. Os linfonodos para-aórticos ou dos vasos ilíacos comuns aumentados deverão ser removidos e a área marcada com clipes vasculares para demarcar os campos de escolha para radioterapia. Deve-se notar que os campos de radiação são geralmente delimitados por marcadores ósseos, enquanto as margens da cirurgia são vasculares e nem sempre se correlacionam com marcadores ósseos usados pelos oncologistas para radioterapia.

O segundo assistente deve colocar um afastador de Morris sob o ligamento redondo e tracionar no sentido caudal, expondo os vasos ilíacos. Um segundo afastador de Morris deve ser colocado sob a prega peritoneal, onde o ligamento ovariano ou infundibulopélvico foi cortado, e tracionado pelo primeiro assistente em sentido craniano, expondo os vasos ilíacos comuns e deslocando o ureter em sentido medial. A fáscia sobre o músculo iliopsoas deve ser pinçada com pinças de dente e incisada ao longo da linha da artéria (Figura 21.9), com o cuidado de não danificar o nervo genitofemoral. Essa incisão deve se estender até a altura do afastador e os linfonodos laterais dos vasos ilíacos externos, que ficam sob o ligamento inguinal são trazidos para baixo. Os linfonodos dos canais linfáticos são individualizados e coagulados ou são clampeados com pequenos clipes de metal (auto suture Ligaclips). Se houver lesão de pequenos vasos sanguíneos também devem ser pinçados (Figura 21.10).

A dissecção deve continuar ao longo da extensão da artéria ilíaca externa, descolando a fáscia e os linfonodos, deixando livre as artérias desde a bifurcação da artéria ilíaca comum até o ligamento inguinal. Se a fáscia for mantida

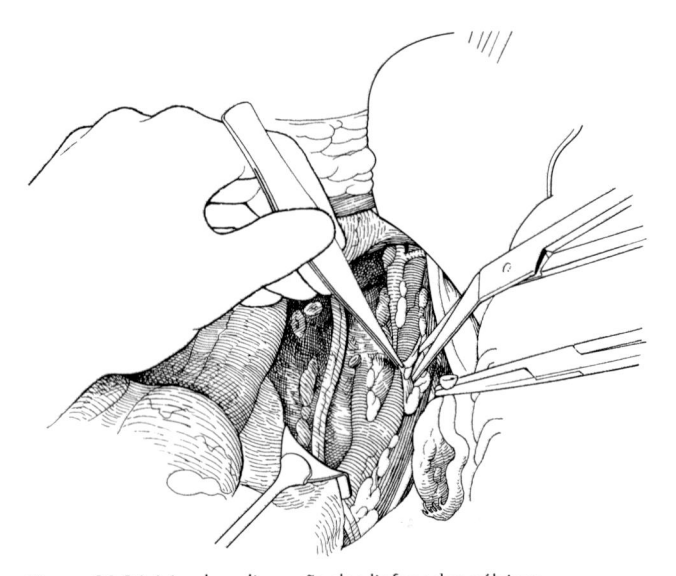

Figura 21.9 Iniciando a dissecção dos linfonodos pélvicos.

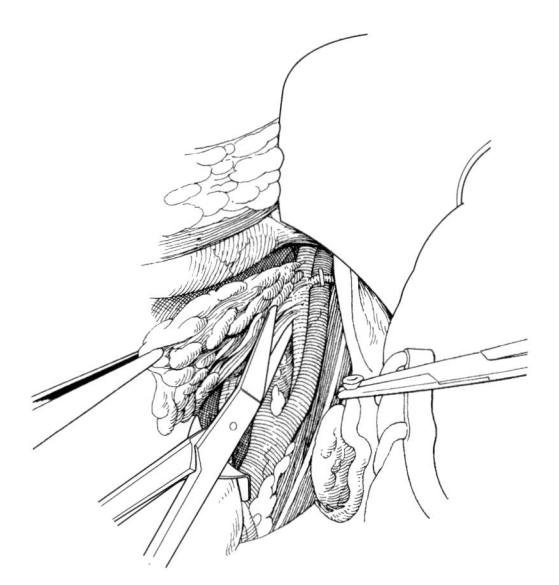

Figura 21.10 O bloco completo de linfonodos sendo removido dos vasos ilíacos externos.

sob tensão com a mão esquerda e, com a mão direita, for feita a dissecção com tesoura de Monaghan, será possível retirar todo tecido com linfonodos em bloco. A artéria deve ser deslocada lateralmente, usando um afastador de vasos de Cushing e a dissecção é repetida ao longo da veia ilíaca externa. Na extremidade superior da dissecção, a bainha da fáscia é dissecada em sentido descendente pela artéria ilíaca interna (Figura 21.11), com muito cuidado com o ureter. A dissecção vai até a veia ilíaca externa, de modo que a fossa do obturador possa ser esvaziada de todos os linfonodos, formando um bloco de tecido próximo à ligadura da artéria uterina. A veia e a artéria ilíacas externas devem ser deslocadas lateralmente com um afastador de vasos de Cushing para expor a fossa do obturador, facilitando a dissecção. Toda a massa de linfonodos pode ser retirada e separada em suas partes constituintes. O sangramento é surpreendentemente pequeno, especialmente se vasos e linfáticos pequenos são clampeados com clipes de metal ou cauterizados.

Fechamento do Abdome

Ao final da linfadenectomia, deve ser verificada a hemostasia e qualquer sangramento deverá ser controlado. Anteriormente, era feita a drenagem do espaço pélvico para evitar a formação de linfocistos. Entretanto, os autores demonstraram que, desde que a pelve não seja reperitonizada, não há benefício da drenagem. Por essa razão, um dreno só deverá ser inserido se houver preocupação quanto à hemostasia.

Em mulheres na pré-menopausa, nas quais os ovários estão conservados, deve-se considerar a transposição de um dos ovários para fora da pelve, caso a radioterapia adjuvante seja necessária. As margens inferiores dos ovários podem ser marcadas com clipes de metal para ajudar o radioterapeuta com o planejamento. Se isso for necessário será recomendado que uma radiografia intraoperatória do abdome seja obtida para assegurar que os ovários estejam deslocados para fora dos campos padronizados de radiação pélvica. Esse cuidado se justifica, pois cerca de 50% das pacientes submetidas à ooforopexia para preservar a função ovariana apresentam falência ovariana.

Se for necessária a inserção de um cateter suprapúbico, isso pode ser feito por visualização direta, antes de o abdome ser fechado. A bexiga é preenchida inserindo-se cerca de 400 mL de soro fisiológico através de um cateter transuretral, facilitando a inserção do cateter suprapúbico. Os autores consideraram esse procedimento superior ao uso de cateteres transuretrais, pois permite o início espontâneo da micção e facilitam o treinamento da bexiga e a avaliação de volume de urina residual sem a necessidade de cateterização frequente com todos os seus riscos consequentes. Em geral, a micção espontânea ocorre nos primeiros 10 dias após a operação, mas uma pequena porcentagem levará mais tempo para a recuperação da função vesical. Nesses casos as mulheres são orientadas quanto à autocateterização antes da alta do hospital e o cateter suprapúbico é removido. O fechamento é feito em bloco, conforme descrito no Capítulo 4.

Complicações da Histerectomia Radical

As complicações podem ser subdivididas em intraoperatórias, pós-operatórias e a longo prazo (Tabela 21.1).

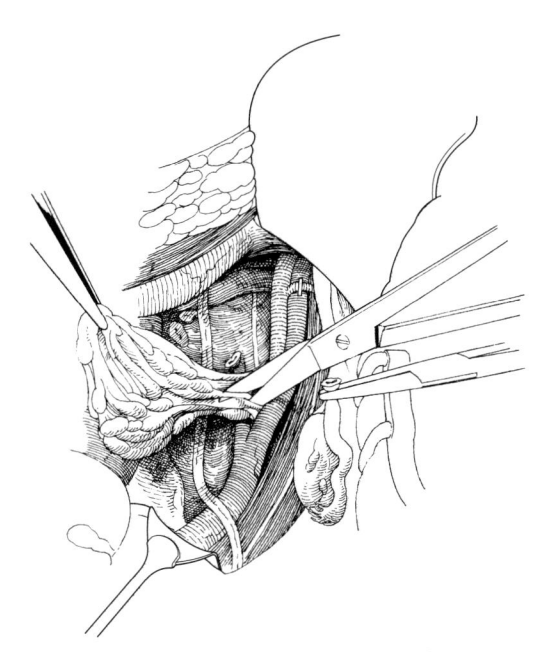

Figura 21.11 Completando a dissecção dos linfonodos pélvicos na fossa do obturador.

Tabela 21.1 Complicações da histerectomia radical.

Intraoperatória	Pós-operatória	A longo-prazo
Hemorragia e trauma vascular Trauma uretérico, da bexiga, do intestino e dos nervos	Íleo Infecção Doença tromboembólica Fístulas uretéricas e da bexiga Linfocisto	Disfunção da bexiga Fístulas uretéricas e da bexiga Linfocisto pélvico Linfedema da perna

Hemorragia

Durante uma histerectomia radical o risco de hemorragia é significativo, especialmente em certos sítios anatômicos durante a dissecção. O sangramento venoso, particularmente os provenientes de lesão da veia cava inferior, se a dissecção dos linfonodos da cadeia para-aórtica for realizada, exige compressão não só inferior e superior, mas também lateral para fazer a hemostasia das perfurantes lombares. O uso de gaze montada pode colapsar melhor o vaso, permitindo assim o reparo por sutura primária e, ao mesmo tempo, minimizando a perda sanguínea. Para sangramento arterial ou hemorragia pélvica, pode ser necessário um cirurgião vascular e o clampeamento da aorta abaixo dos vasos renais considerado, assim como a heparinização da paciente. O procedimento de clampeamento pode ser mantido com segurança por uma a 2 horas no máximo. Os sítios de alto risco de hemorragia incluem:

- Túnel uretérico.
- Paracolpo e borda vaginal.
- Artéria e veia ilíacas externas.
- Fossa do obturador.
- Bifurcação da artéria e da veia ilíacas comuns.

Disfunção Vesical

A disfunção vesical e a complicação mais comum após a histerectomia radical e a dissecção dos linfonodos. Os sintomas incluem a dificuldade de iniciar a micção e de esvaziar a bexiga completamente. Isso ocorre pela radicalidade da ressecção parametrial e vaginal com denervação parcial das vísceras pélvicas. Embora a disfunção pós-operatória da bexiga melhore espontaneamente, uma proporção significativa de mulheres apresenta sintomas persistentes em longo prazo.

Na tentativa de reduzir a disfunção da bexiga, técnicas para poupar os nervos foram adotadas por alguns cirurgiões. Como a extensão da ressecção de partes moles é limitada nos procedimentos de preservação de nervos, alguns questionaram a adequação dessas modificações.

Disfunção Uretérica

A maioria das pacientes (87%) mostra dilatação uretérica 48 horas após a operação, geralmente com recuperação completa em 6 semanas. Ao final da primeira semana, 20 a 30% das urografias intravenosas pós-operatórias estão normais: enquanto se observa dilatação do trato renal superior, o terço distal pode estar normal ou estreitado.

Em quase todas essas pacientes, essas alterações não são mais encontradas ao final do primeiro ano após a cirurgia. Quando a irradiação foi usada antes da operação, a desvascularização do ureter pode ser crítica, resultando em formação de fístula ou de, pelo menos, fibrose, constrição e perda de peristalse no segmento afetado.

A incidência de fístula uretérica pode ser reduzida com o uso rotineiro de antimicrobianos profiláticos, drenagem pélvica e redução de radioterapia pré-operatória. Apesar disso, um aumento em lesão uretérica e fístula têm sido informados mais recentemente (Capítulo 26).

A constrição uretérica é muito rara após radioterapia isolada e relativamente rara após a cirurgia, mas ocorre com mais frequência após a combinação de cirurgia e radioterapia. Se houver causa externa para a constrição, como a formação de um linfocisto ou recorrência local do tumor, é preciso tratar a causa. Se não ocorrer a resolução da obstrução ou se não for possível colocar um *stent*, a diversão urinária deverá ser executada.

Fístula Vesicovaginal

A fístula vesicovaginal é menos comum que a ureterovaginal na maioria dos relatos de série de casos. Em geral, ocorre após trauma intraoperatório à bexiga, mais usualmente na linha média e em um nível alto na bexiga. O tratamento deve manter a bexiga vazia, com drenagem contínua. A maioria das fístulas cicatriza espontaneamente, se a bexiga for efetivamente drenada, exceto se foi realizada radioterapia antes ou depois da operação.

Infecção do Trato Urinário

A causa mais comum de morbidade febril pós-operatória é a infecção do trato urinário. É importante usar uma técnica estéril quando inserir um cateter uretral e manter um débito urinário alto no período pós-operatório. Além disso, uma amostra de urina do cateter deverá ser colhida se houver pirexia e no momento da remoção do cateter.

Linfocistos Pélvicos

A incidência de linfocistos detectados por ultrassom é de aproximadamente 15 a 20%, e entre 1 e 4% são identificados clinicamente. O linfocisto aparece alguns dias após a operação e pode aumentar em poucos meses. Em geral, a resolução ocorre à medida que o fluido contido no cisto é reabsorvido. No exame retal podem ser palpáveis como uma massa lisa e tensa anexa à parede pélvica lateral e devem ser distinguidos de recorrência de tumor e de infecção. Essa diferenciação é feita com melhor acurácia pela ultrassonografia.

Os linfocistos exigem tratamento ativo quando se tornam infectados ou causam dor ou obstrução. Linfocistos sintomáticos deverão ser drenados. Isso pode ser feito com orientação ecográfica, mas podem recorrer e nesses casos é preciso abrir o cisto através de laparoscopia, excisando-se um segmento da parede do linfocisto para permitir a drenagem livre, e ocasionalmente mobilizando e suturando o omento no orifício dos linfocistos.

Dano aos Nervos

O dano aos nervos ocorre mais provavelmente nos nervos genitofemoral e obturador durante a dissecção de linfonodos da parede pélvica lateral. Não é incomum que o nervo genitofemoral se apresente com vários filamentos finos em vez de um só feixe de nervos e esses filamentos podem ser confundidos com linfáticos e dissecados pelo operador. O dano ao nervo resulta em perda de sensação em uma pequena parte da superfície anterior e superior da coxa e dos lábios da vulva. O nervo obturador pode ser danificado quando se removem os linfonodos do obturador, que ficam ao longo do nervo. O dano a esse nervo pode produzir paralisia dos adutores da coxa interna ou dor dos músculos ou da pele na coxa interna. Se o corte transverso desse nervo for identificado durante a cirurgia, ele pode com frequência ser reparado com Prolene 7-0, com resultados funcionais excelentes. A prevenção é feita pela identificação cuidadosa dos nervos antes de prosseguir a dissecção.

Embora menos usualmente, a dissecção profunda da pelve pode produzir algum dano ao nervo ciático, geralmente se manifestando com dor na região ciática, mas é muito mais comum surgir esse tipo de dor após infiltração dos linfáticos perineais por micrometástases de tumor. O dano ao nervo peroneiro é um risco sempre que qualquer paciente é colocada em posição de litotomia aumentada.

HISTERECTOMIA RADICAL LAPAROSCÓPICA COM LINFADENECTOMIA AÓRTICA E PÉLVICA

Abordagem

Nesse procedimento devem ser colocados trocartes de 12 mm, cerca de 3-4 cm acima da cicatriz umbelical, no nível ou logo acima das cristas ilíacas e acima da sínfise púbica. Se o trocarte superior for colocado muito próximo ao umbigo, o campo visual será obstruído pelo útero, que precisa ser progressivamente elevado durante a histerectomia radical. Às vezes, na paciente obesa, um quinto trocarte deverá ser colocado próximo à margem costal esquerda para se inserir um retrator de ventilador para manter o intestino fora do campo operatório. Usando trocartes de 12 mm, os linfonodos podem ser apreendidos com uma variedade de pinças maiores, permitindo a remoção direta do tecido linfonodal sem a necessidade de troca de instrumentos ou de inserção de um saco endoscópico. Isso deverá ser reservado para linfonodos suspeitos para minimizar o implante de tumor em sítios de trocarte.

Linfadenectomia Para-Aórtica

Se os linfonodos aórticos devem ser ressecados, isso deverá ser feito primeiro, pois nessa etapa podem ser identificadas metástases nos linfonodos aórticos ou verificada a necessidade de conversão para um procedimento aberto por causa de complicações vasculares. A câmera deve ser colocada no trocarte suprapúbico e o cirurgião deve ficar no lado direito da paciente, ou trabalhando no abdome superior, ou entre as pernas da paciente e deve trabalhar na mesma direção para a qual a câmera está apontando. Trabalhar na direção oposta da câmera é mais difícil e limita a extensão ascendente da dissecção de linfonodos aórticos. Várias fontes e dispositivos de energia têm sido usados e estão descritos para conduzir essa dissecção, incluindo a coagulação com feixe de argônio, o Harmonic Scalpel, Ligasure, o dispositivo bipolar Gyrus PK, assim como o cautério padrão bipolar e monopolar. Os autores preferem usar a coagulação com feixe de argônio, pois ela penetra somente 1 mm em profundidade enquanto fornece hemostasia excelente. O peritônio sobre a artéria ilíaca comum direita é incisado e a incisão deve ser estendida para cima, até o nível do duodeno e para baixo, paralela ao retossigmoide até o nível da reflexão peritoneal. Isso é especialmente importante, pois vai permitir o deslocamento lateral do retossigmoide, quando for feita a dissecção alta da ilíaca comum esquerda e da cadeia paraórtica. O assistente deve elevar o duodeno com uma gaze montada pequena embebida em adrenalina introduzida através do trocarte do quadrante inferior. Com isso é feita a hemostasia adicional por constrição dos pequenos vasos no campo de dissecção e oferecida uma interface entre a gaze montada e o duodeno. Por fim, se for usada a irrigação, a gaze montada protege as alças do intestino quando for feita a aspiração. A dissecção da veia cava deve ser realizada após instilar soro fisiológico ou água sob os gânglios linfáticos. Essa manobra é mais segura do que uma fonte de energia usada sobre a fina parede da veia cava e faz também uma dissecção. A dissecção pode estender-se para o lado direito até os vasos renais, se necessário. Todo cuidado deve ser tomado quando a dissecção é feita próxima à inserção da veia ovariana direita na veia cava, pois a tração indevida pode resultar em hemorragia significativa.

A dissecção deve ser feita depois pelo lado esquerdo com ressecção intercaval dos linfonodos e entre a veia ovariana esquerda e a aorta. Em ambos os lados da dissecção, os ureteres deverão ser identificados e mobilizados lateralmente, afastados do campo de dissecção. Na maioria dos casos, a dissecção linfonodal pode ser conduzida inferiormente até o nível da artéria mesentérica inferior. Nesse ponto, é melhor iniciar a dissecção do lado direito, desde o nível da artéria ilíaca comum esquerda em direção cefálica até que a artéria mesentérica inferior seja atingida. Nesse ponto, o assistente deve pinçar o mesentério do retossigmoide que foi anteriormente liberado e deve deslocá-lo lateral e superiormente. Com essa manobra, a exposição é excelente ao longo do aspecto lateral da aorta. Cuidado especial deve ser tomado para não cortar transversalmente os nervos simpáticos, evitando o sintoma de pé aquecido desse lado por causa de uma simpatectomia acidental. Alguns autores recomendam a secção transversal da artéria mesentérica inferior para conseguir melhor exposição e, em muitos casos, um acesso mais fácil dos linfonodos aórticos. Existe um risco de 1%-2% de que a artéria marginal de Drummond não forneça o suprimento sanguíneo adequado ao retossigmoide, causando o comprometimento de uma porção desse órgão. Como em todos os paradigmas cirúrgicos, o cirurgião deve decidir qual risco é maior para a paciente. Se linfonodos aórticos macroscopicamente positivos são encontrados, então a dissecção de linfonodos pélvicos deve ser feita somente para remover linfonodos similarmente envolvidos. Caso contrário, o procedimento é concluído e a paciente é tratada com quimiorradioterapia, usando radioterapia de campo estendida.

Histerectomia Radical e Linfadenectomia Pélvica

Uma vez completada a dissecção de linfonodos aórticos, a câmera é transferida para o trocarte supraumbilical e o cirurgião principal deve ficar no lado esquerdo da paciente, trabalhando na pelve. Como em procedimentos abertos, os espaços paravesical e pararretal são desenvolvidos e se houver comprometimento macroscópico dos paramétrios ou dos linfonodos por doença metastática é preciso realizar uma biópsia para evitar a cirurgia desnecessária nas pacientes com indicação de quimiorradioterapia, independentemente de a cirurgia radical ser concluída. Esses espaços são facilmente identificados e dissecados, seccionando o ligamento redondo próximo a sua inserção na parede lateral da pelve e incisando o peritônio paralelo e dissecando em sentido medial. Essa manobra permite o deslocamento fácil do vaso hipogástrico obliterado (artéria vesical superior) em sentido medial, fornecendo exposição excelente do obturador e do assoalho pélvico. Com um movimento similar de lateral para medial, bem distal à bifurcação da artéria ilíaca comum, o ureter e o retossigmoide podem ser afastados para a linha média, permitindo a dissecção do espaço pararretal e do ligamento cardinal. O ureter deve ser deslocado em sentido medial, quando passa em sentido distal para a pelve e a artéria uterina pode ser visualizada em sua origem. O ligamento cardinal pode ser pinçado com grampos endoscópicos ou com uma fonte de energia da preferência do cirurgião. Nessa área, os coaguladores com feixe de argônio não deverão ser usados, pois pode ocorrer um sangramento difícil de controlar. Nesse ponto, pode ser feita a ressecção da artéria vesical superior (tipo IV de Piver) no caso de lesões maiores. Após a secção do paramétrio, a linfadenectomia poderá ser facilmente concluída. A dissecção dos vasos ilíacos é feita da mesma forma usando hidrodissecção para abrir os planos cirúrgicos e uma fonte de energia para manter a hemostasia e selar os linfáticos. Dessa forma, pode ser feita a mobilização dos vasos ilíacos mediais ao músculo psoas, com cuidado para evitar uma lesão do nervo genitofemoral e evitar lesão das perfurantes pequenas do psoas para os vasos ilíacos. Após mobilizar os vasos em sentido medial, os linfonodos laterais aos vasos podem ser facilmente ressecados usando hidrodissecção e instrumentos hemostáticos. A dissecção é feita para baixo até o nervo ciático, depois em sentido distal até a entrada do nervo obturador no músculo obturador, quando ele deixa a pelve. Os aspectos medial e anterior dos vasos ilíacos devem ser dissecados, concluindo a dissecção dos linfonodos.

A histerectomia radical deve ser concluída com ou sem remoção dos anexos. Seja qual for o método cirúrgico usado para completar a histerectomia radical, questões como preservação e transposição ovariana precisam ser discutidas com a paciente e para a tomada de decisão. A ligadura dos vasos dos anexos pode ser feita através de vários instrumentos, mas os autores recomendam o dispositivo Gyrus PK. O uso desse dispositivo em associação com a hidrodissecção, permite a dissecção fácil do septo retovaginal e da prega vesicouterina. Após a dissecção do reto com liberação da vagina posteriormente, os ligamentos uterossacros podem ser pinçados e seccionados e o ligamento cardinal pode ser pinçado. Esses passos resultarão na elevação do útero, às vezes limitando o campo operatório ao ponto de se precisar de um trocarte adicional a ser colocado superior à colocação supraumbilical inicial. Um Gyne Tube (Figura 21.12) descartável pode ser inserido, facilitando a dissecção distal da bexiga da vagina. É somente nesse ponto que os ureteres são dissecados e liberados das artérias uterinas e da fáscia cervicovesical, no túnel uretérico.

Usando a hidrodissecção com um dispositivo de irrigação de Strykerm, o ureter é dissecado lateral e posteriormente no túnel e na direção oposta. O "teto" do túnel é cortado na transversal permitindo o deslocamento posterior e lateral dos ureteres. Uma vez deslocados os ureteres, o segmento remanescente do ligamento cardinal deve ser ressecado e a margem vaginal é identificada. Como o Gyne Tube está fechado pressionando a parede posterior da vagina, a colpotomia pode ser realizada com coaguladores de feixe de argônio sem perda do pneumoperitônio.

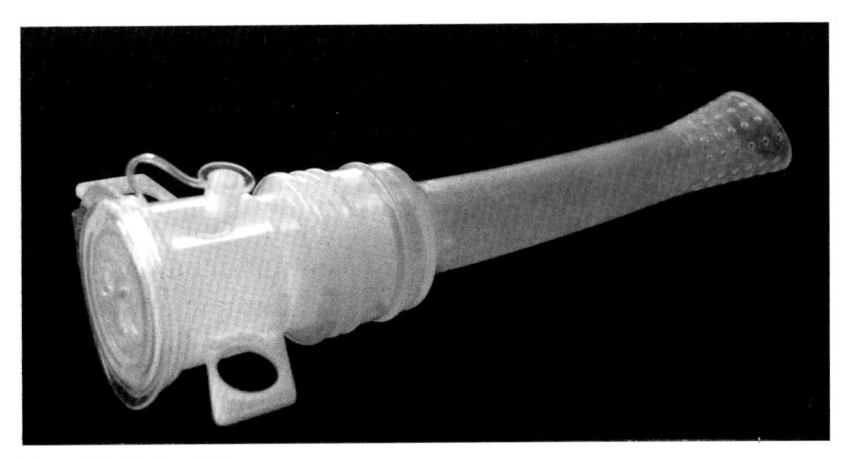

Figura 21.12 Gyne Tube.

Fechamento Vaginal

Uma vez concluída a colpotomia, a peça é removida e a vagina é fechada usando um dispositivo Endo Stitch com sutura Polysorb 0. O fechamento começa com um nó de segurança e um fio de aproximadamente 25 cm. Uma ponta de aproximadamente 4 cm é deixada distal a esse nó. O Endo Stitch é passado através do trocarte suprapúbico e a sutura da vagina começa passando-se o Endo Stitch de fora para dentro e depois de volta no ponto médio da vagina posterior. A agulha do Endo Stitch é então passada através do nó enlaçado e apertado. O cirurgião acompanha enquanto fecha a vagina em direção de posterior para anterior e depois de volta, resultando em fechamento de duas camadas da vagina. A sutura é amarrada à ponta reparada deixada distal à alça, como descrito inicialmente. O Gyne Tube pode agora ser removido. Desde que começaram a usar essa técnica há 5 anos, os autores não presenciaram nenhuma complicação grave como deiscência do manguito ou vazamento de fluido peritoneal.

Complicações

Embora não haja relatos de impacto negativo na sobrevida associado às técnicas minimamente invasivas, algumas palavras de cautela podem ser pertinentes nesse ponto, particularmente quanto à tendência de realizar uma ressecção maior do que o necessário da vagina com risco de desvascularizar os ureteres distais, pois a visualização fornecida com o laparoscópio permite a identificação e a cauterização ou grampeamento de vasos ureterais menores. Alguns autores colocaram uma sutura marcando a margem vaginal antes de iniciar o procedimento cirúrgico, para evitar este risco. Muitas instituições colocam *stents* ureterais antes realizar a histerectomia radical laparoscópica e os deixam no local por até 6 semanas para evitar o risco de comprometer o suprimento sanguíneo para o ureter distal e, assim, minimizar a incidência de fístula ureteral.

HISTERECTOMIA VAGINAL RADICAL

A abordagem vaginal para histerectomia radical foi ressuscitada por Dargent, na década de 1980, como parte da histerectomia vaginal radical assistida por laparoscopia ou procedimento de Coelio-Schauta.[9] Quando Schauta popularizou a operação vaginal radical concebida por Pawlik no início da década de 1900, ele foi de encontro à grande necessidade de se reduzir a morbidade infecciosa significativa e, às vezes, a mortalidade associada ao procedimento abdominal radical desenvolvido por Wertheim. A operação também favoreceu a cirurgia em pacientes muito obesas e com bastante más condições para cirurgia.

A principal falha do procedimento de Schauta foi impossibilidade de dissecar os linfonodos pélvicos envolvidos. Como isso se tornou parte obrigatória da cirurgia para câncer cervical, a operação de Schauta caiu em desuso, exceto quando as modificações foram desenvolvidas para permitir a linfadenectomia, como a operação de Mitra, desenvolvida para realizar uma linfadenectomia extraperitoneal combinada com a histerectomia vaginal radical.

Dargent usou as modificações da técnica de Schauta junto com desenvolvimentos modernos da cirurgia laparoscópica para realizar uma histerectomia total radical pela vagina após um procedimento laparoscópico minimamente invasivo, removendo os linfonodos pélvicos e, às vezes, se apropriado, os para-aórticos também.

A histerectomia vaginal radical descrita aqui foi desenvolvida em Gateshead seguindo a orientação de Dargent e se baseia na abordagem menos radical de Schauta-Stoeckel. A seleção de pacientes é importante, pois realizar o procedimento em uma paciente com arco pélvico estreitado é bem difícil, mesmo usando-se a incisão de Schuchardt. O procedimento, pela prática de Dargent, é limitado a tumores com menos de 2 cm, para otimizar as margens.

O elemento laparoscópico de linfadenectomia e ligação das artérias uterinas na fonte é similar àqueles descritos anteriormente neste capítulo.

Os Princípios do Procedimento

Assim como com a histerectomia abdominal radical, o procedimento vaginal visa remover todo o útero e, se apropriado, as tubas uterinas e os ovários, junto com o tecido vaginal, paravaginal e parametrial necessário.

Considerações Anatômicas

Quando a abordagem abdominal é usada para a histerectomia radical, a artéria uterina passa medialmente de seu ponto de saída na divisão anterior da artéria ilíaca interna para cruzar sobre o teto do túnel uretérico, antes de se dividir em um ramo ascendente e outro descendente para suprir o útero. O ureter corre ao redor do colo do útero embaixo da artéria uterina, em um túnel de tecido conjuntivo solto, cuja parte superior precisa ser liberada para se remover a artéria uterina e a drenagem linfática associada a ela. Na operação vaginal, o útero é puxado para baixo em direção à vagina e a bexiga é retraída para cima, com o resultado de que os vasos uterinos agora correm para baixo e medialmente, enquanto o ureter, por causa da tensão dos vasos uterinos, também é forçado a correr para baixo e então parece se voltar para cima para penetrar na bexiga. Assim, cria-se uma alça uretérica, cuja inclinação é chamada de joelho uretérico pelos cirurgiões vaginais com os vasos uterinos passando primeiro em cima e então mediais e embaixo do ureter (Figura 21.13).

É importante compreender o conceito de que a mudança na posição aparente da artéria uterina de estar nitidamente acima do ureter parecendo repousar embaixo e medial a ele se deve totalmente à tensão sobre o útero.

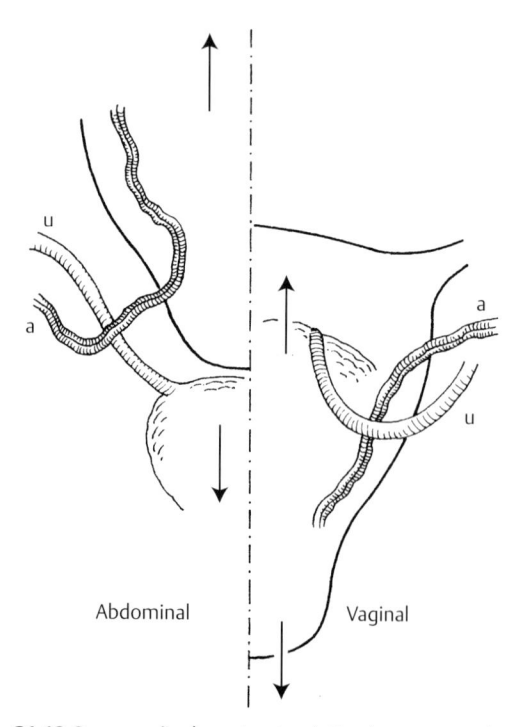

Figura 21.13 Comparação de anatomia relativa de ureter e artéria uterina entre uma abordagem abdominal e vaginal (a, artéria; u, ureter).

Instrumental

São necessários instrumentos similares àqueles exigidos para a histerectomia vaginal. É importante acrescentar um ou dois afastadores de Wertheim de lâmina estreita, junto com uma pinça longa com dentes desenvolvida por Rudolf Chrobak (Figura 21.14), um ginecologista que trabalhava em Viena na mesma época de Wertheim. Essas pinças são importantes para pinçar o manguito vaginal, que é dissecado no início do procedimento. O elemento de Schauta da linfadenectomia laparoscópica e da histerectomia vaginal radical (Coelio-Schauta) é normalmente realizado após a conclusão da linfadenectomia laparoscópica. Durante essa linfadenectomia laparoscópica, a paciente pode repousar em posição horizontal ou ficar em posição de litotomia. No procedimento de Schauta é fundamental que a paciente esteja na posição de litotomia e, mais uma vez, os quadris deverão estar flexionados ao máximo possível, com as nádegas na extremidade da mesa.

Anestesia

Geralmente é usada a anestesia geral, com acréscimo de uma anestesia epidural ou raquidiana. A perda de sangue geralmente é mínima nessa operação.

A Cirurgia

Preparo do Manguito da Vagina

Como essa operação é normalmente realizada para câncer cervical em estádio precoce, é comum que apenas uma pequena parte do colo do útero esteja infiltrada pelo tumor. O colo deverá ser suavemente puxado para baixo, sendo pinçado em uma parte sadia do órgão e infiltrando os tecidos vaginais acima e ao redor dele. O tecido vaginal que será excisado é demarcado com pinças de Littlewood ou de Kocher, em geral 2-3 cm de vagina. É importante não ressecar em excesso, pois pode causar o encurtamento da vagina. Após este procedimento, deve ser feita a infiltração da mesma forma (Figura 21.15), como para a histerectomia vaginal e a incisão na vagina é feita logo acima das pinças de Littlewood. A borda vaginal deve ser tracionada para baixo, para fora do colo, de modo a ficar em uma posição que cubra o tecido

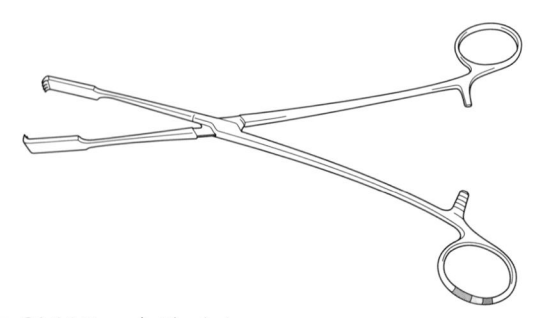

Figura 21.14 Pinça de Chrobak.

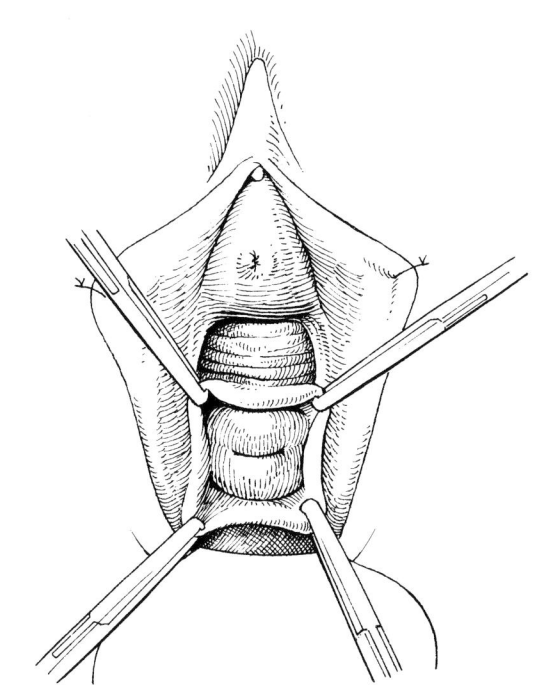

Figura 21.15 Preparo do manguito vaginal.

cervical. A incisão feita é circunferencial ao redor da vagina, com cuidado para não aprofundar, pois existe o risco de lesão vesical (Figura 21.16). Posteriormente, o fundo-de-saco de Douglas pode ser simplesmente penetrado na parte superior do fundo-de-saco posterior (Figura 21.17).

Fechamento do Manguito da Vagina

É importante puxar as bordas alongadas da vagina sobre o colo, cobrindo o carcinoma de modo que ele fique completamente protegido do contato durante o resto do procedimento. Com grampos de Chrobak e começando por uma borda, as bordas vaginais anterior e posterior são puxadas juntas sobre o colo e os grampos de Chrobak são aplicados em série. Normalmente, quatro grampos manterão toda a borda vaginal e permitirão a manipulação da vagina, colo e útero usando-se esses quatro pontos de fixação (Figura 21.18).

No passado, as bordas vaginais eram suturadas juntas e vários fios eram mantidos para permitir a manipulação do colo e do útero.

A Incisão de Schuchardt

Por experiência própria, os autores consideram que a incisão de Schuchardt é desnecessária com a abordagem laparoscópica e pode causar desconforto e fibrose após a cirurgia. A incisão, quando feita, é essencialmente uma grande incisão de episiotomia lateral esquerda estendendo-se para a vagina, ampliando o acesso cirúrgico.

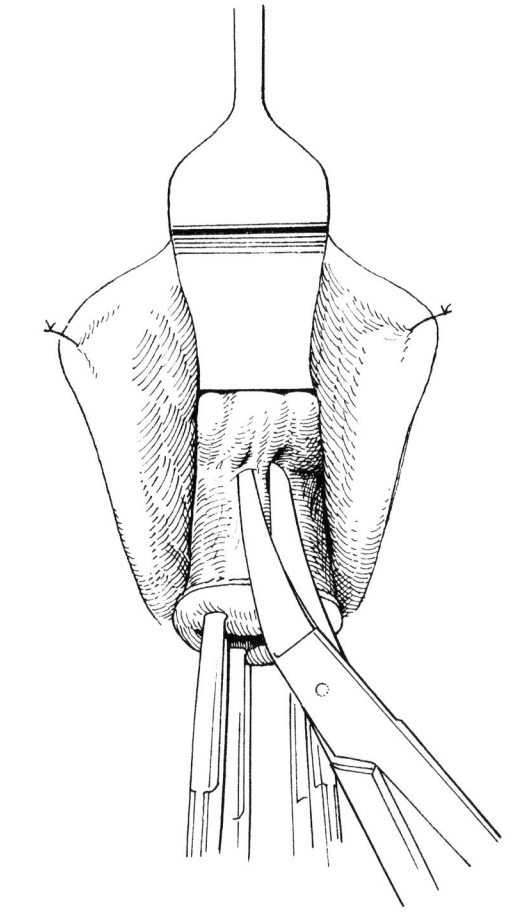

Figura 21.16 Incisão vaginal.

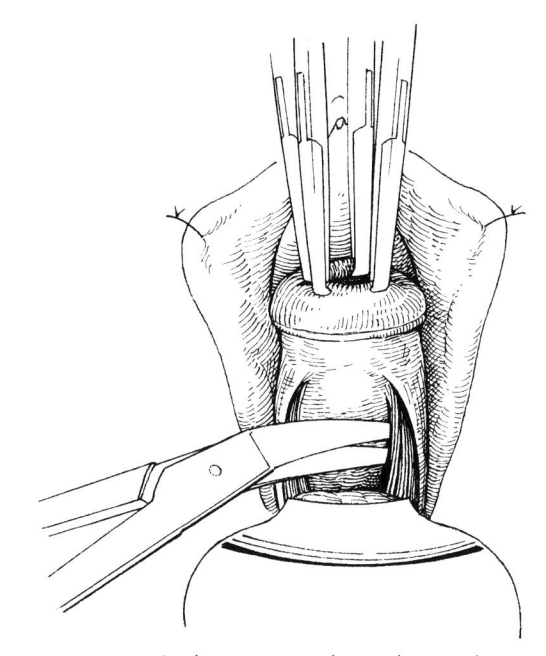

Figura 21.17 Dissecção do reto a partir da parede vaginal posterior.

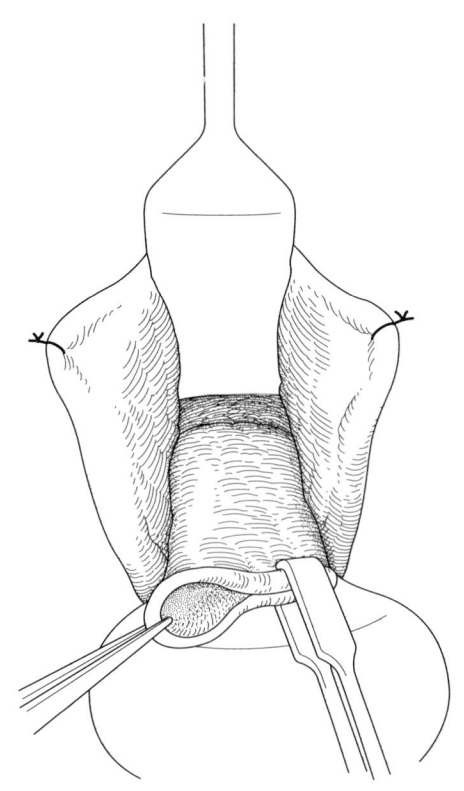

Figura 21.18 Fechamento do manguito vaginal.

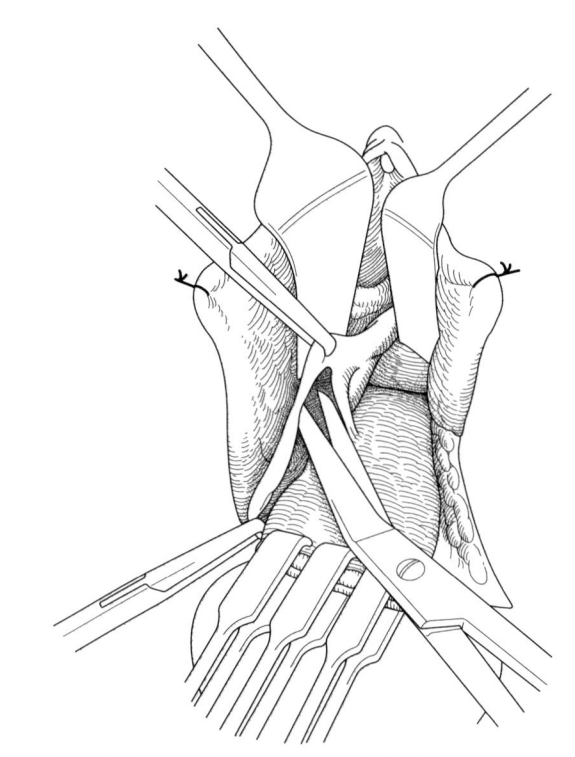

Figura 21.19 Abertura do espaço paravesical direito.

Elevação da Bexiga

Assim que as bordas da vagina tenham sido puxadas juntas, os tecidos que ficam imediatamente acima do manguito vaginal podem ser incisados com cuidado para evitar lesão na bexiga. Os autores recomendam a dissecção delicada para baixo em vez de para cima na parte anterior do colo para determinar com precisão a borda inferior da bexiga. Uma vez definida essa borda, ela pode ser suavemente elevada com a parte de trás da tesoura, empurrando-a para cima, cortando o ligamento cervicovesical, mas certificando-se de que o peritônio não tenha sido aberto anteriormente. Nesse ponto, o lado medial de um amplo pilar de tecido incluindo a base do túnel uretérico é visualizado de cada lado da linha média.

Abertura da Fossa Paravesical Direita

Com os grampos de Chrobak um dos assistentes puxa o colo sobre um lado e a borda lateral proximal da vagina cortada é pinçada com uma pinça reta de tecido. O acesso a fossa paravesical é feito com tesoura de Monaghan que devem ser inseridas em ângulo reto na borda da mucosa vaginal, para cima e para o lado, abrindo-as delicadamente sem fechar enquanto avançam (Figura 21.19). Um afastador estreito e curvo de Wertheim é usado para complementar a dissecção desse espaço (Figura 21.20). O afastador angulado de Wertheim se adapta ao redor do ramo púbico, abrindo completamente o

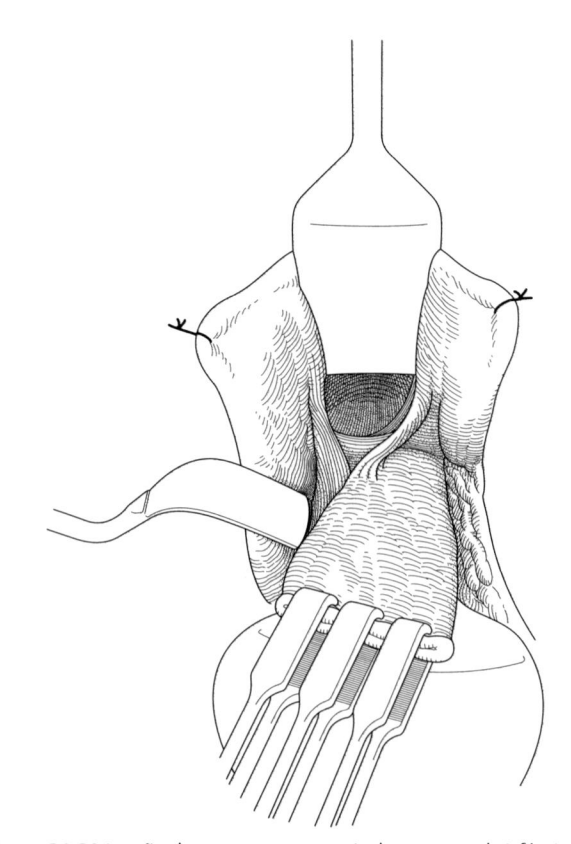

Figura 21.20 Junção dos espaços paravesical e pararretal. A fáscia horizontal está exposta.

espaço. No lado medial desse espaço se encontra um pilar de tecido limitado em sua lateral pelo afastador de Wertheim e pelo espaço paravesical, e em seu lado medial pela área que foi dissecada da bexiga e empurrada para cima. Com o afastador de Wertheim e o dedo indicador colocado por baixo da bexiga e apoiado no colo, o ureter pode ser palpado dentro do túnel ureterico e um *click* pode ser sentido quando o ureter firme é girado contra o afastador. Isso dá ao cirurgião uma boa ideia da posição do ureter e em que distância fica o pilar. Agora é necessário cortar o pilar para demonstrar o ureter.

Dissecção dos Ureteres

Com um assistente mantendo a tensão nas pinças de Chrobak e o outro assistente segurando o afastador de Wertheim no espaço paravesical, o cirurgião pode separar por dissecção romba a parte inferior do pilar ureterico. Ao dividir suavemente o assoalho do túnel ureterico e observando a posição do joelho do ureter dentro do pilar ureterico, o ureter pode ser identificado e suavemente elevado. À medida que o ureter é elevado (Figura 21.21), em seu lado medial e inferior o ramo descendente da artéria uterina poderá ser visualizado repousando nas partes moles na porção anterolateral do útero. O ramo descendente da artéria uterina pode então ser clampeado e seccionado. Os autores preferem colocar uma pequena pinça de ângulo reto de Navratil embaixo da artéria uterina para elevá-la (Figura 21.22). Em seguida à divisão laparoscópica da artéria uterina e deslocando suavemente a artéria para baixo, será possível visualizar o pequeno clipe que foi colocado na porção medial da artéria, onde ela foi dividida próxima à ilíaca interna. No procedimento padrão de Schauta, que não é combinado com a divisão laparoscópica da artéria uterina, essa artéria uterina pode ser dividida em nível alto puxando-a suavemente para baixo e pinçada com pinça de ângulo reto. Esse processo de identificar a artéria uterina é conduzido de maneira suave e cuidadosa, deslocando-a suavemente para baixo com uma pinça e afastando o ureter para cima e para a lateral.

Secção do Ligamento Uterossacro e Identificação dos Ligamentos Cardinais

Após afastar e elevar o ureter e após a secção da artéria uterina, o cirurgião pode colocar sua mão no fundo-de-saco e com os dedos pode fazer a palpação dos ligamentos uterossacros. Os ligamentos uterossacros podem ser seccionados e ligados ou, em algumas circunstâncias, podem ser simplesmente cortados (Figura 21.23). O próximo elemento a

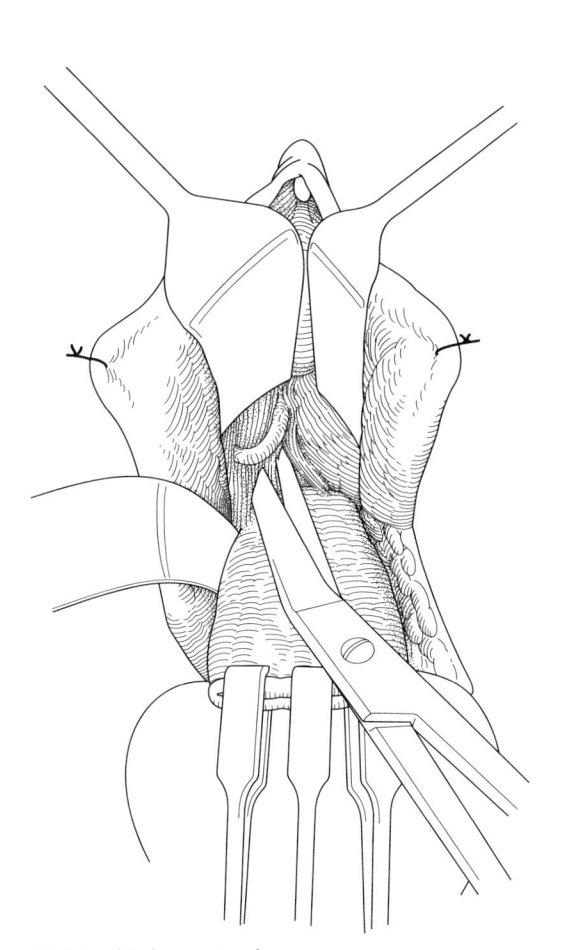

Figura 21.21 Exibindo o ureter direito.

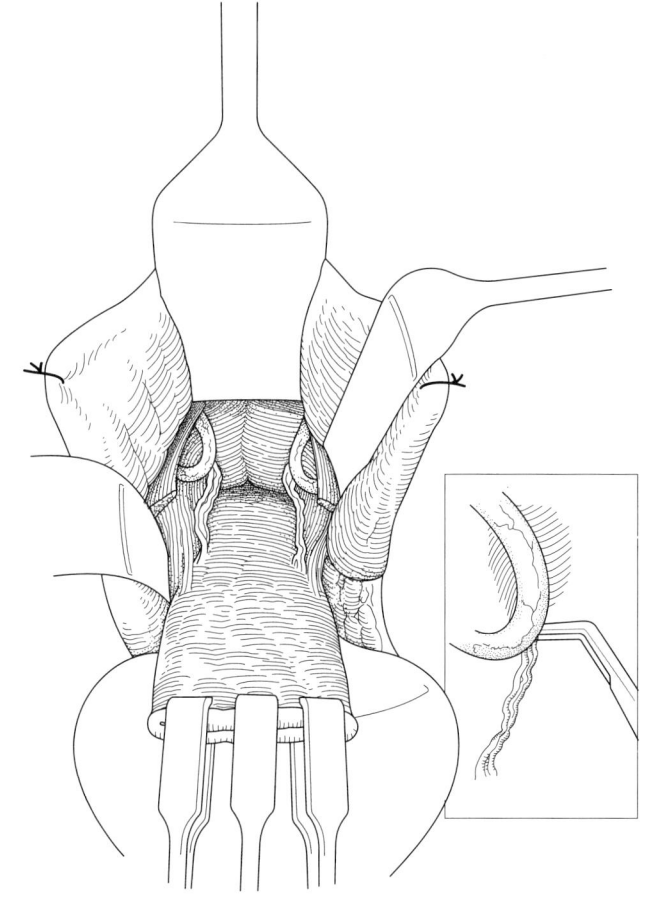

Figura 21.22 Ligadura e exposição dos vasos uterinos esquerdos.

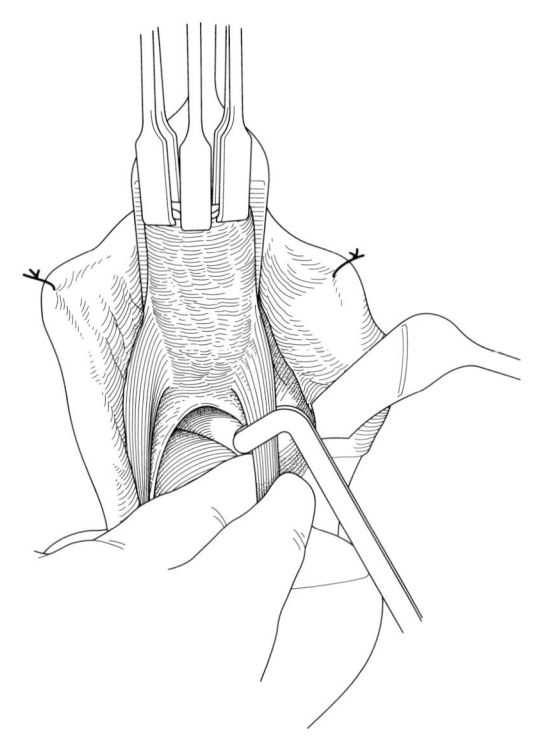

Figura 21.23 Secção de ligamentos uterossacros.

ser identificado é a faixa larga do ligamento cardinal. O ligamento pode ser identificado, cursando em ângulo reto para o tecido cervical e, colocando-se o dedo indicador ao redor dele, o ureter pode ser elevado bem acima dele e uma longa extensão de ligamento cardeal identificada. Eles podem ser pinçados com pinças de histerectomia, incluindo o tecido parametrial. O ligamento é dividido e as extremidades laterais são suturadas e liberadas. Nesse ponto, não há nada mantendo o útero no abdome além do peritônio que cursa pela prega uterovesical e, a menos que um procedimento puro de Schauta esteja sendo executado, os ligamentos redondos e os pedículos uterinos já terão sido tratados com laparoscopia. Correndo o dedo indicador ao redor da lateral do útero, a prega uterovesical pode ser identificada, incisada e o útero inteiro puxado para baixo simplesmente cortando-se o peritônio remanescente. Nesse ponto, ficou apenas peritônio pélvico, se precisar ser fechado, e a cúpula vaginal.

Fechamento da VAULT

Na prática dos autores, a cúpula vaginal é simplesmente fechada, certificando-se de não condensar demais a vagina. Deve ser feito um tamponamento vaginal e inserido um cateter na bexiga e o procedimento estará concluído. Alguns autores preferem fechar o peritônio, mas isso não é essencial (Figura 21.24).

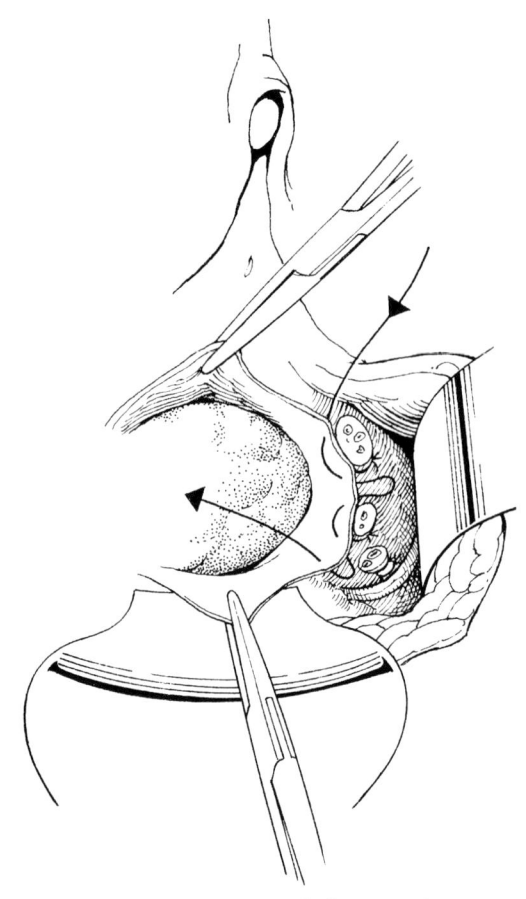

Figura 21.24 Sutura Purse-string para fechar o peritônio.

Uma verificação laparoscópica final da área intra-abdominal é feita quanto à hemostasia. Geralmente, há problemas mínimos e os ureteres podem ser observados enquanto funcionam e qualquer coágulo menor é removido.

Cuidados Pós-Operatórios

Na experiência dos autores, a variação moderna do procedimento de Schauta causa muito menos danos à bexiga que o observado anteriormente. Em praticamente todas as pacientes, a micção espontânea com volumes residuais mínimos retorna em 3 dias ou antes.

TRAQUELECTOMIA RADICAL

Nos últimos 20 anos, tem havido um movimento para explorar a cirurgia poupando a fertilidade em mulheres jovens com tumores pequenos. Dargent realizou a primeira traquelectomia vaginal radical assistida por laparoscopia, uma excisão radical do colo do útero e do paracolpo, em 1987.[9] Ungár defendeu a abordagem abdominal e executou o procedimento com sucesso na gravidez, resultando em um nascido vivo.[10] Uma abordagem laparoscópica total e com assistência de robótica também foi descrita com preservação das artérias uterinas.

Abordagem Vaginal

A traquelectomia radical vaginal começa com a dissecção dos linfonodos pélvicos. Quaisquer sinais suspeitos de disseminação metastática demandam análise de cortes congelados ou atraso no procedimento de preservação de fertilidade até que a confirmação histológica esteja disponível. Assumindo-se que os linfonodos pélvicos não estejam envolvidos, o procedimento vaginal pode ser iniciado. Os passos iniciais são realizados com incisão do manguito vaginal, proteção do colo e do tumor associado usando-se fórceps de Chrobak e abrindo-se os espaços pararretal e paravesical. A inserção de um afastador de Wertheim no espaço vesicovaginal faz dissecção dos pilares, permitindo que o joelho uretérico e o arco da artéria uterina sejam dissecados e visualizados. O ramo cervical dos vasos uterinos pode então ser clampeados e o ureter deve ser afastado delicadamente das estruturas adjacentes. Os ligamentos uterossacros e os ligamentos cervicais transversos podem pinçados, cortados e ligados, mobilizando o útero para a vagina e permitindo acesso ao corpo uterino. Uma avaliação é realizada para decidir se a secção deve ser feita logo abaixo do nível do istmo para liberar a peça cirúrgica, que será enviada para a análise de corte congelado para assegurar ausência de tumor na margem cirúrgica. Uma sutura cervical de cerclagem é então executada ao redor do istmo. A prática atual dos autores é usar a fita de Mersilene para colocar o nó posterior ao útero. Uma pequena sonda ou dilatador podem ser inseridos no orifício para assegurar que a sutura não esteja excessivamente apertada. O remanescente cervical é então suturado ao manguito vaginal usando uma série de pontos separados com fio absorvível. A bexiga é cateterizada com cateter transuretral de demora e uma inspeção laparoscópica final da pelve é conduzida.

Abordagem Abdominal

A traquelectomia abdominal radical é simplesmente uma modificação da histerectomia abdominal radical. As pinças colocadas incialmente ao longo do útero são substituídas por clipes no ligamento redondo e os vasos ovarianos serão mantidos. A dissecção de linfonodos pélvicos é realizada como descrito anteriormente. A dissecção e a transecção dos vasos uterinos na parede pélvica lateral, seguidas pela abertura do túnel uretérico e a entrada no espaço retovaginal agora permitem a colocação de pinças nos ligamentos uterossacros e cervicais transversos e paracolpo, seguidos pela entrada na vagina e deslocamento do útero de todos os seus anexos distais. O útero com o colo, vagina superior e paracolpo, com vasos uterinos e linfáticos associados são mantidos na mão esquerda, enquanto o bisturi é usado para cortar o colo logo abaixo do istmo, liberando a peça cirúrgica que é enviada para a análise de corte congelado para assegurar a ausência de tumor na margem cirúrgica. Nessa etapa, pode-se verificar o sangue pulsando nos vasos parauterinos somente pela vascularização dos vasos ovarianos, evidência de que a necessidade de preservar os vasos uterinos durante o procedimento é desnecessária. Esses vasos parauterinos são presos com pinças, seguidos pela inserção da cerclagem cervical no istmo. O manguito vaginal recebe uma sutura extra para ligadura hemostática e o coto cervical é então suturado junto ao manguito vaginal para fechar a abertura vaginal. Esse passo é mais bem executado inserindo-se uma série de pontos no colo e na vagina sem apertar e então pousando (como um paraquedas) o útero na vagina na extremidade, de modo que cada extensão de sutura seja protegida e laçada. Os grampos são removidos dos ligamentos redondos e, no final do procedimento, a pelve deverá ser enxugada e o cirurgião deverá considerar o uso de agentes de prevenção de aderências.

REFERÊNCIAS

1. Cancer Research UK. Cervical cancer incidence statistics. Available at http://www.cancerresearchuk. org/health-professional/cancer-statistics/statisticsby-cancer-type/cervical-cancer/incidence (accessed 5 October 2017).
2. American Cancer Society. About Cervical Cancer. Atlanta, GA: ACS; 2016.
3. Freund WA. Method of complete removal of the uterus. Am J Obstet Gynecol 1879;7:200.
4. Reis E. Modern treatment of carcinoma of the uterus. Chicago Med Res 1895;9:284–9.
5. Clark JG. A more radical method of performing hysterectomy for cancer of the uterus. Bull Johns Hopkins Hosp 1895;6:120–4.
6. Wertheim E. Zur Frag der Radikaloperation beim Uteruskrebs. Arch Gynak 1900;61:627.
7. Piver MS, Rutledge F, Smith JP. Five classes of extended hysterectomy for women with cervical cancer. Obstet Gynecol 1974;44:265–272.
8. Querleu D, Morrow B. Classification of radical hysterectomy. Lancet Oncol 2008;9:297–30.
9. Dargent D, Mathevet P. Schauta's vaginal hysterectomy combined with laparoscopic lymphadenectomy. Baillieres Clin Obstet Gynaecol 1995;9:691–705.
10. Ungár L, Pálfalvi L, Hogg L, et al. Abdominal radical trachelectomy: a fertility-preserving option for women with early cervical cancer. Br J Obstet Gynaecol 2005;112: 366–9.

LEITURA COMPLEMENTAR

Bonney V. The treatment of carcinoma of the cervix by Wertheim's operation. Am J Obstet Gynecol 1935;30:815–30.

Marchiole P, Benchaib M, Buenerd A, et al. Oncological safety of laparoscopic-assisted vaginal radical trachelectomy (LARVT or Dargent's operation): a comparative study with laparoscopic-assisted vaginal radical hysterectomy (LARVH). Gynecol Oncol 2007;106:132–41.

Monaghan JM, Ireland D, Mor-Yosef S, et al. Role of centralization of surgery in stage IB carcinoma of the cervix: a review of 498 cases. Gynecol Oncol 1990;37:206–9.

Spirtos NM, Eisenkop SM, Schlaerth JB, Ballon SC. Laparoscopic radical hysterectomy (type III) with aortic and pelvic lymphadenectomy in patients with stage I cervical cancer: surgical morbidity and intermediate follow-up. Am J Obstet Gynecol 2002;187:340–8.

CAPÍTULO 22
Câncer Uterino

O tratamento cirúrgico do câncer uterino está embasado na remoção total do útero e do colo do útero, juntamente com a remoção das trompas de Falópio e ovários. O lavado peritoneal não faz mais parte do estadiamento da Federação Internacional de Ginecologia e Obstetrícia (FIGO), mas continua a ser realizado por alguns cirurgiões e usualmente é retirado do fundo-de-saco. Qualquer nódulo ou lesão na cavidade peritoneal pélvica ou abdominal deve ser biopsiado, incluindo a remoção/biópsia do omento, se necessário. Qualquer linfonodo suspeito ou aumentado deve ser removido. A indicação de remoção sistemática de linfonodos pélvicos ou para-aórticos não suspeitos varia entre os continentes e centros, conforme mencionado a seguir.

O carcinoma do tipo endometrioide representa a maior proporção dos casos de câncer uterino. Estes tumores infiltram o miométrio e tecidos locais e têm uma tendência a metastizar via vasos linfáticos. Os tipos menos comuns de câncer uterino, incluindo o câncer uterino seroso papilar, o carcinoma de células claras, os sarcomas e o leiomiossarcoma apresentam um comportamento biológico mais agressivo. O carcinoma uterino do tipo seroso papilar apresenta um comportamento similar ao câncer ovariano, com disseminação através da cavidade peritoneal, e o leiomiossarcoma metastiza por via hematogênica. O conhecimento prévio da histologia e uma compreensão do comportamento do tumor são essenciais na determinação da estratégia cirúrgica.

Também é importante fazer uma apreciação das comorbidades que estão frequentemente associadas ao câncer uterino. Os tumores endometrioides estão comumente associados à tríade de obesidade, diabetes e hipertensão, e isto deve ser levado em consideração ao ser determinada a abordagem cirúrgica.

ABORDAGEM CIRÚRGICA

O procedimento pode ser realizado por várias rotas, incluindo a abordagem abdominal aberta com uma incisão vertical ou transversal, uma abordagem laparoscópica isolada ou combinada com uma abordagem vaginal e para pacientes com condições debilitantes para cirurgia uma abordagem vaginal isolada com anestesia raquidiana ou epidural. Estes procedimentos são descritos no Capítulo 11.

Os benefícios de uma abordagem laparoscópica para evitar uma grande incisão abdominal, especialmente em pacientes obesas, parecem óbvios. O ensaio clínico LAP2 demonstrou que a abordagem laparoscópica apresentava menos eventos adversos graves e moderados no pós-operatórios em comparação com a laparotomia, mas a frequência de complicações intraoperatórias foi similar.[1] O período de hospitalização de mais de 2 dias foi significativamente mais baixo na abordagem por laparoscopia comparada com a laparotomia. A sobrevida global estimada em 5 anos foi quase idêntica em ambos os braços do ensaio clínico, 89,8%.[2]

PRESERVAÇÃO DOS OVÁRIOS

Existe um número crescente de evidências demonstrando a segurança da conservação ovariana em mulheres jovens com câncer endometrial em estágio inicial, e esses estudos não mostram efeito na sobrevida. Um estudo de base populacional demonstrou que a sobrevida geral e causa-específica foi semelhante, comparando o grupo com conservação ovariana e o grupo que realizou ooforectomia entre mulheres com menos de 50 anos e com tumores estágio I grau 2.[3] Entretanto, em tumores grau 1, a sobrevida causa específica foi similar entre os casos com conservação ovariana e os que realizaram ooforectomia, mas a sobrevida geral foi significativamente mais alta no grupo com conservação ovariana. A conservação ovariana estava independentemente associada a um risco cumulativo mais baixo de morte por doença cardiovascular. A conservação ovariana deve, portanto, ser considerada em mulheres na pré-menopausa com tumores grau 1, provavelmente nos casos grau 2, com invasão miometrial menor que 50% e sem doença ovariana óbvia ou outra doença extrauterina. Ao serem preservados os ovários, o cirurgião deve remover as trompas de Falópio.

LAVADO PERITONEAL

Na revisão da FIGO de 2009 do estadiamento para câncer endometrial, a citologia peritoneal positiva não tem impacto para classificação do estádio, mas os cirurgiões podem optar pela realização do lavado e os resultados podem ser registrados separadamente.[4]

É essencial que os lavados sejam retirados antes que tenha havido manuseio ou manipulação significativa do útero para garantir que não ocorra o deslocamento iatrogênico das células tumorais na cavidade peritoneal. Os autores colocam uma pinça reta em cada lado do útero no início da cirurgia para evitar o fluxo de células tumorais através do lúmen das trompas de Falópio. Durante os procedimentos laparoscópicos, alguns cirurgiões recomendam a colocação de grandes Ligaclips ou aplicar diatermia para obstruir as trompas de Falópio e obter o mesmo efeito.

Ocasionalmente, já existem 20 a 30 mL de fluido peritoneal no fundo de saco retouterino e a aspiração deste conteúdo é adequada para realizar a citologia. Como alternativa, 30 a 50 mL de solução salina podem ser colocados na pélvis, lavando as estruturas pélvicas, e este líquido pode ser aspirado no fundo de saco e entregue para o enfermeiro assistente. É discutível se outros lavados retirados dos sulcos paracólicos ou do abdome superior possuem valor adicional.

RISCO DE METÁSTASE LINFÁTICA E AVALIAÇÃO DOS LINFONODOS

A incidência de envolvimento dos linfonodos varia de 3% a 28%, dependendo do grau do tumor, da extensão da invasão miometrial, do subtipo histológico e da disseminação para o colo do útero, vagina, trompas de Falópio, ovários ou outras estruturas pélvicas. O conhecimento do grau do tumor e o subtipo histológico podem ser definidos através da biópsia prévia da cavidade uterina e podem ser usados para determinar o risco de disseminação linfática. A ressonância magnética (MRI) pré-operatória e, em menor grau, o ultrassom transvaginal podem dar alguma indicação do grau de invasão miometrial e a MRI pode avaliar o envolvimento das estruturas próximas e dos linfonodos. Alguns cirurgiões recorrem à prática de bisseccionar o útero imediatamente após a histerectomia para que o grau de invasão miometrial possa ser estimado visualmente.

PAPEL DA LINFADENECTOMIA E BIÓPSIA DO LINFONODO SENTINELA

Embora não haja discordância sobre a necessidade de remoção dos linfonodos pélvicos ou para-aórticos aumentados ou suspeitos, a questão relacionada com a remoção sistemática de todos os linfonodos pélvicos e/ou para-aórticos em casos selecionados ou em todos os casos de câncer uterino tem sido alvo de muito debate. Dois ensaios clínicos randomizados demonstraram um benefício na sobrevida com a realização de linfadenectomia pélvica.[5,6]

Atualmente, não existe um consenso e há uma grande variação desde nunca realizar a linfadenectomia, realizar a biópsia do linfonodo sentinela ou realizar a linfadenectomia pélvica com ou sem linfadenectomia para-aórtica em todos os casos ou somente em casos de alto risco. Não é a intenção dos editores fazer uma resenha de cada uma das práticas cirúrgicas mencionadas, mas recomendamos que os cirurgiões em treinamento se familiarizem com os procedimentos cirúrgicos, que são descritos em outra parte neste livro, e com a literatura e dados associados.

O ensaio clínico FIRES, um estudo multicêntrico de coorte prospectivo, demonstrou que a biópsia do linfonodo sentinela, usando indocianina verde, pode detectar doença metastática em câncer endometrial com uma sensibilidade similar a cânceres de mama e vulvar, além de melanoma, que são tumores onde a biópsia é indicada para estadiamento e manejo cirúrgico.[7]

CIRURGIA RADICAL EM DOENÇA AVANÇADA

A maioria dos casos de câncer endometrial apresenta-se nos estágios iniciais, por causa da ocorrência de sangramento anormal após a menopausa, levando a paciente à consulta para orientação médica. Ocasionalmente, no entanto, os sintomas de alerta são tardios no curso da doença ou não ocorrem e a paciente apresenta sinais de disseminação mais extensa, como muito frequentemente ocorre quando associada aos subtipos histológicos mais agressivos.

Uma história detalhada e o exame físico indicam um risco de gravidade. A presença de distensão abdominal por ascite ou palpação de uma massa no omento, a presença de tumor envolvendo a região superior ou inferior da vagina ou o colo uterino e a palpação de um útero aumentado, firme, fixo com superfície irregular ou a presença de outras massas pélvicas alertam o cirurgião e evitam surpresas durante a cirurgia. Na presença destes achados, justifica-se investigação adicional pré-operatória, incluindo tomografia computadorizada por emissão de pósitrons. Ocasionalmente, somente o achado isolado de um CA125 elevado ou do antígeno carcinoembriogênico são o sinal de alerta para o cirurgião.

O resultado de vários estudos retrospectivos mostra melhora dos resultados com a realização de procedimentos cirúrgicos radicais no manejo de tumores uterinos avançados, quando é obtida a citorredução completa. Alguns dados iniciais sugerem que a quimioterapia neoadjuvante aumenta os índices de citorredução completa, com uma redução na morbidade relacionada com a cirurgia. Os procedimentos cirúrgicos podem ser desafiadores, mesmo para o mais radical dos cirurgiões, pois a doença pode ter um comportamento mais infiltrativo e invasivo do que o câncer ovariano avançado. Sarcomas e o leiomiossarcoma podem ser particularmente agressivos e vascularizados. É importante que o anestesista e a equipe sejam alertados do risco aumentado no início da ressecção para evitar algum contratempo. Uma cirurgia cuidadosa e eficiente associada ao uso das técnicas e agentes hemostáticos descritos em outro lugar no texto irá assegurar um resultado satisfatório sem perda sanguínea excessiva.

REFERÊNCIAS

1. Walker JL, Piedmonte MR, Spirtos NM, et al. Laparoscopy compared with laparotomy for comprehensive surgical staging of uterine cancer: Gynecologic Oncology Group Study LAP2. J Clin Oncol 2009;27:5331–6.
2. Walker JL, Piedmonte MR, Spirtos NM, et al. Recurrence and survival after random assignment to laparoscopy versus laparotomy for comprehensive surgical staging of uterine cancer: Gynecologic Oncology Group LAP2 Study. J Clin Oncol 2012;30(7):695–700.
3. Matsuo, K, Machida H, Shoupe D, et al. Ovarian conservation and overall survival in young women with earlystage low-grade endometrial cancer. Obstet Gynecol 2016;128(4):761–70.
4. International Federation of Gynecology and Obstetrics Committee on Gynecologic Oncology. Revised FIGO staging for carcinoma of the vulva, cervix, and endometrium. Int J Gynecol Obstet 2009;105:103–4.
5. ASTEC study group, Kitchener H, Swart AM, Qian Q, et al. Efficacy of systematic pelvic lymphadenectomy in endometrial cancer (MRC ASTEC trial): a randomised study. Lancet 2009;373:125–36.
6. Benedetti Panici P, Basile S, et al. Systematic pelvic lymphadenectomy vs no lymphadenectomy in early-stage endometrial carcinoma: randomized clinical trial. J Natl Cancer Inst 2008;100:1707–16.
7. Rossi EC, Kowalski LD, Scalici J, et al. A comparison of sentinel node biopsy to lymphadenectomy for endometrial cancer staging: results of the prospective cohort FIRES trial. Lancet Oncol 2017;18(3): 384–92.

LEITURA ADICIONAL

Revisões e Recomendações da Sociedade

Colombo N, Creutzberg C, Amant F, et al. ESMO-ESGOESTRO Consensus Conference on Endometrial Cancer: diagnosis, treatment and follow-up. Ann Oncol 2016;27:16–41.

SGO Clinical Practice Endometrial Cancer Working Group, Burke WM, Orr J, Leitao M, et al. Endometrial cancer: a review and current management strategies: part I. Gynecol Oncol 2014;134:385–92.

SGO Clinical Practice Endometrial Cancer Working Group, WM Burke, J Orr, M Leitao, et al. Endometrial cancer: a review and current management strategies: part II. Gynecol Oncol 2014;134:393–40

Conservação Ovariana

Wright JD. Take 'em or leave' em: management of the ovaries in young women with endometrial cancer. Gynecol Oncol 2013;131:287–8.

Manejo de Doença Avançada

Barlin JN, Puri I, Bristow RE. Cytoreductive surgery for advanced or recurrent endometrial cancer: a metaanalysis. Gynecol Oncol 2010;118:14–18.

Landrum L, Moore KN, Myers TK, et al. Stage IVB endometrial cancer: does applying an ovarian cancer treatment paradigm result in similar outcomes? A case-control analysis. Gynecol Oncol 2009;112:337–41.

Rabinovich A. Neo-adjuvant chemotherapy for advanced stage endometrial carcinoma: a glimmer of hope in select patients. Arch Gynecol Obstet 2016;293:47–53.

CAPÍTULO 23
Câncer Ovariano

COMENTÁRIOS GERAIS

Uma cirurgia de câncer ovariano pode abranger desde um procedimento de estadiamento (estágio I e II) até procedimentos citorredutores, que requerem amplo conhecimento em múltiplos sistemas orgânicos. Independentemente do que pode ser considerado o procedimento ideal com base no estágio da doença, dois princípios abrangentes permanecem críticos em sua aplicação e não devem ser esquecidos. Em primeiro lugar está a individualização da cirurgia realizada com base na idade da paciente, condição e comorbidades associadas. Por exemplo, uma paciente na pós-menopausa com doença em estágio clínico I sem comorbidades associadas potencialmente passaria por um procedimento significativamente diferente do que a mesma paciente com múltiplas comorbidades ou a paciente na pré-menopausa que deseja manter a sua capacidade reprodutiva. Igualmente, para pacientes com doença em estágio avançado, a idade e comorbidades, além do que a paciente quer e deseja, serão as determinantes para definir a melhor abordagem cirúrgica. Pensar que uma paciente obesa de 80 anos com diabetes, hipertensão e doença cardíaca deve se submeter ao mesmo procedimento operatório que uma mulher magra de 50 anos, sem comorbidades ou uma de 35 anos que deseja manter sua capacidade reprodutiva certamente levará a decepção tanto para o cirurgião quanto para a paciente e também sua família. O segundo princípio que também se aplica aqui, como à maioria dos procedimentos cirúrgicos, é uma abordagem sistemática e ordenada dos pacientes baseada na história natural da doença e na anatomia subjacente dos sistemas orgânicos cirurgicamente pertinentes, particularmente quando estão relacionados com os sistemas de estadiamento do TNM ou Federação Internacional de Ginecologia e Obstetrícia.

ABORDAGEM SISTEMÁTICA PARA ESTADIAMENTO CIRÚRGICO COMPLETO EM PACIENTES COM DOENÇA EM ESTÁGIO CLÍNICO I OU II

O estadiamento em pacientes com doença em estágio clínico I ou II pode ser feito através de uma laparotomia ou por uma cirurgia minimamente invasiva. Atualmente, a cirurgia roboticamente assistida depende da preferência de cada um. Nunca deve ser esquecido que toda paciente que realiza um procedimento minimamente invasivo é uma candidata potencial à laparotomia. O cirurgião e a paciente devem ter uma compreensão clara desse fato, assim como devem saber qual a incisão que será necessária para permitir um estadiamento minucioso. Independente da técnica ou da(s) incisão(ões) usada(s), o que terá maior impacto na sobrevida da paciente será o estágio final da doença e, portanto, o cirurgião deve realizar a biópsia de todas a áreas que definem o estadiamento. Isto é muito importante, pois se a doença que afetaria o estágio (superestadiada) e demandaria quimioterapia adjuvante não for identificada (subestadiada), a vida da paciente pode ficar potencialmente comprometida. Isto não significa que o estadiamento completo de uma paciente com doença em estádio I garante que a doença não irá reincidir, mas não é aceitável perder uma oportunidade de identificar uma doença que requer terapia adicional por falta de conhecimento de quais áreas estão em risco de metástases ou pela incapacidade de realizar os procedimentos cirúrgicos necessários por causa da escolha da incisão ou da técnica cirúrgica.

Está bem documentado que 33% das pacientes com doença em estádio I apresentam doença em estádio II ou III se forem realizadas biópsias múltiplas peritoneais, incluindo o peritônio subdiafragmático (10%), avaliação dos linfonodos retroperitoneais (10%) e biópsia omental/omentectomia

(10%). Esse conhecimento deve ser incorporado à escolha da abordagem cirúrgica e do procedimento que será realizado. Ao escolher uma abordagem minimamente invasiva ou uma laparotomia tradicional, precisamos considerar a necessidade de realizar uma biópsia ou uma citologia do diafragma. Se esta área não puder ser avaliada por causa da abordagem escolhida, todo esforço deve ser feito para mudar a abordagem. O mesmo princípio vale para a biópsia dos linfonodos retroperitoneais. Nesse caso, é importante compreender que a avaliação dos linfonodos pélvicos isoladamente é inadequada, pois dois terços das pacientes com metástases retroperitoneais têm doença nos linfonodos aórticos. A avaliação histológica do omento também é necessária, pois 10% das pacientes terão doença identificada através dessa biópsia. O que não está claro refere-se à extensão da cirurgia necessária para determinar adequadamente o estádio da doença. Todos provavelmente concordariam que biópsias peritoneais da pélvis, goteiras parietocólicas e diafragma são necessárias, mas não há consenso quanto ao número de biópsias necessárias para avaliar adequadamente a presença ou a ausência de doença. Igualmente, não há concordância em relação a quantos linfonodos ou o quanto de omento deve ser removido para determinar a presença ou ausência de metástase linfonodal ou do omento.

Ao escolher a abordagem cirúrgica ou a(s) incisão(ões) que será(ão) usada(s), devem ser levadas em consideração as questões acima descritas, sendo importante também considerar o grau de treinamento e habilidade do cirurgião para abordar os intestinos delgado e grosso e, se necessário, para realizar a remoção da doença primária sem romper a cápsula ovariana. Embora a ruptura capsular afete o estadiamento, está menos claro na literatura se a ruptura que ocorre no transoperatório afeta a sobrevida, nem há evidências de que a remoção da doença primária via laparotomia apresente um risco menor de ruptura e extravazamento em comparação com as técnicas minimamente invasivas.

Depois de realizada a avaliação minuciosa descrita acima, incluindo o exame do diafragma, fígado, baço, intestinos grosso e delgado e as superfícies peritoneais e confirmando a ausência de doença extraovariana, deve ser realizada a remoção do ovário afetado com ou sem outros órgãos reprodutivos para ajudar a identificar o sítio da doença primária e se assegurar da melhor forma possível que a paciente tem doença maligna. Depois de concluir esta parte do procedimento, recomendamos fazer a dissecção dos linfonodos pélvicos e realizar as biópsias do peritônio pélvico e das goteiras parietocólicas antes de prosseguir com a avaliação do abdome superior. Esta dissecção pode ser realizada com tesoura e pinças ou com qualquer fonte de energia, e esta decisão deve ser deixada para o cirurgião.

Seguindo nesta ordem, o procedimento pode ser terminado se for definida doença em estádio III, sem doença macroscópica identificada no abdome superior. Se não houver doença extraovariana identificada, deve-se prosseguir com a dissecção dos linfonodos aórticos e com incisão do peritônio ao longo da reflexão lateral do peritônio parietal posterior sobre o mesentério do cólon descendente (linha branca de Toldt) até o nível da flexão esplênica. A elevação do mesentério do cólon descendente anterior aos rins oferece excelente exposição dos linfonodos até os vasos renais. Uma estratégia semelhante pode ser empregada no lado direito para mobilizar a flexão hepática e isto, juntamente com a mobilização do duodeno pela incisão das inserções peritoneais laterais do duodeno, permite a sua elevação e a inspeção das estruturas retroperitoneais sobre os grandes vasos e os linfonodos correspondentes (manobra de Kocher). Os linfonodos aórticos direitos podem ser biopsiados ou removidos.

A dissecção da flexão esplênica e hepática facilita a dissecção dos linfonodos e a omentectomia total, quando necessária. A omentectomia total não é necessária somente se for feita uma omentectomia infracólica. A ressecção do omento infracólico pode ser mais facilmente realizada através de uma incisão, incluindo técnicas minimamente invasivas, usando corrente elétrica monopolar ou bipolar para proteger os vasos do omento. Em geral, é aceito que, a menos que haja uma doença óbvia envolvendo o omento, uma omentectomia infracólica é adequada. Independentemente da abordagem cirúrgica, ao ser realizada uma omentectomia completa, seu suprimento sanguíneo proximal, os vasos gástricos curtos originários das artérias esplênicas, direita e esquerda, devem ser protegidos. Com frequência ocorrem adesões do omento ao polo inferior e ao hilo do baço, o que requer atenção especial quando forem graves, pelo risco de hemorragia significativa podendo levar à ruptura da cápsula esplênica. Esses eventos são responsáveis por quase 20% de todas as esplenectomias realizadas neste contexto.

Depois que foi determinado que não há doença extraovariana presente nos linfonodos ou omento, pode-se prosseguir com a avaliação dos intestinos grosso e delgado, dos diafragmas direito e esquerdo e a realização de biópsias, quando indicada.

Há pouca discussão sobre a necessidade de realizar o estadiamento completo das pacientes com diagnóstico de câncer em estádio precoce durante o início da cirurgia. Quando o diagnóstico é feito após a cirurgia não há unanimidade nas opiniões sobre a conduta indicada, se estas pacientes devem submeter-se a nova cirurgia com o único propósito de estadiar a doença ou se o tratamento pode ser guiado adequadamente com base nos achados intraoperatórios e na patologia, incluindo o tipo e o grau de diferenciação celular. Esta questão é menos controversa do que a questão relativa à cirurgia citorredutora de intervalo após quimioterapia neoadjuvante de indução comparada com cirurgia citorredutora primária seguida por quimioterapia. Independentemente de como nos posicionamos nesta questão, dois fatos são indiscutíveis: (1) pacientes com doença avançada, nas quais toda a doença visível pode ser removida têm sobrevida global significativamente mais longa e (2) há um aumento significativo na morbidade associada à cirurgia necessária para atingir este resultado, quando comparada com aquelas pacientes que se submetem a quimioterapia de indução seguida por cirurgia citorredutora de intervalo. Estes fatos levaram os defensores de cirurgia primária a reavaliar esta posição e a prestarem mais atenção à idade da paciente, às comorbidades e à saúde global. Por outro lado, os apoiadores de quimioterapia neo-adjuvante foram forçados a reconhecer que a citorredução completa, embora associada a maior morbidade, está associada à sobrevida global significativamente mais longa, sendo necessário identificar o grupo de pacientes para as quais nenhuma doença residual visível é um resultado provável, ao mesmo tempo minimizando a morbidade cirúrgica associada. Uma abordagem intermediaria possível é a realização de laparoscopia em pacientes com doença em estágio avançado, sem outras complicações de saúde que impeçam a cirurgia. Se não for identificada doença que impeça a cirurgia citorredutora completa, devemos iniciar esforços para remover toda a doença visível, conforme descrito na próxima seção. Se a avaliação demonstrar que não é possível remover toda a doença visível, deve-se realizar a biópsia para identificar o grau e o o tipo celular, e a cirurgia deve ser encerrada e a quimioterapia instituída assim que for viável. A aplicação dessa abordagem de forma universal não é apoiada pela literatura e está destinada ao fracasso, pois algumas das pacientes serão sobretratadas ou subtratadas.

ABORDAGEM SISTEMÁTICA PARA REALIZAR A CITORREDUÇÃO IDEAL EM PACIENTES COM CÂNCER EPITELIAL DE OVÁRIO AVANÇADO

A remoção de toda a doença visível em pacientes com câncer epitelial ovariano em estágio avançado está associada ao prolongamento da vida, com aumento da sobrevida média nas pacientes com depósitos de menos de 1 cm de doença residual comparada com aquelas com depósitos da doença residual medindo mais de 1 cm. Como é muito mais difícil definir o benefício da citorredução agressiva, quando existem depósitos da doença maiores do de 1 cm, é preciso identificar a doença que não pode ser ressecada no início do procedimento, para que a cirurgia possa ser encerrada, poupando a paciente de morbidade desnecessária e possível mortalidade. Procedimentos cirúrgicos que deixam doença residual maior que 1 cm devem ser realizadas apenas para aliviar sintomas específicos. É apenas neste contexto que esta abordagem cirúrgica agressiva pode ser escolhida.

A Cirurgia

Incisão

A cirurgia geralmente requer uma incisão na linha média estendendo-se da sínfese pubiana até o processo xifoide, embora haja alguns investigadores que relatam a realização de procedimentos similares usando cirurgia minimamente invasiva.

Abdome Superior

Como toda a doença pélvica é geralmente ressecável, a exploração do abdome superior e da cavidade torácica é mais crítica na determinação da existência de doença que não pode ser ressecada. Ao entrar na cavidade peritoneal, ela deve ser explorada imediatamente para identificar a extensão da doença. Depois deve ser feita uma omentectomia supra e infracólica com secção dos vasos gástricos curtos na curvatura maior do estômago. Este procedimento pode ser feito com pinças e ligadura ou com o aparelho LDS (um grampeador descartável reforçado com grampos de titânio), ou com o aparelho grampeador Endo-GIA com recargas vasculares ou outros aparelhos com energia bipolar. A vantagem da remoção do omento desta maneira é a redução da perda de líquido e, o que é mais importante, permite a exploração do saco menor e do pâncreas. Se for identificado um câncer pancreático primário, não são indicados outros esforços para citorredução completa e a cirurgia deve ser encerrada.

Para facilitar a ressecção completa do omento e o reconhecimento de que 15 a 20% das pacientes precisarão de esplenectomia para obter citorredução ideal, o cólon esquerdo e a flexão esplênica devem ser mobilizados. Isso é mais bem realizado com a incisão do peritônio parietal esquerdo desde a borda pélvica até a flexão esplênica, onde o ligamento frenocólico pode ser transeccionado. Pode ser usada hidrodissecção neste plano para facilitar a elevação do peritônio parietal e do cólon descendente anterior ao rim esquerdo. A região distal do pâncreas e o baço podem ser facilmente elevados no campo operatório, permitindo a completa ressecção do omento, do baço e do pâncreas distal, se necessário. Mobilizando a flexão esplênica, mesocólon e cólon descendente medialmente, a veia renal, no ponto para onde a veia ovariana drena, pode ser identificada e os linfonodos nesta área podem ser totalmente avaliados. Para avaliar os linfonodos que envolvem o plexo celíaco, é preciso seccionar os ligamentos lienoesplênico e gastroesplênico e afastar o baço e o pâncreas sobre a linha média, proporcionando excelente acesso a esta área. Iniciando a dissecção desta maneira, não só o omento mas possivelmente também o baço podem ser facilmente removidos, permitindo a avaliação das duas áreas que poderiam conter doença não ressecável, os linfonodos pararrenal e celíaco, e, se isto for determinado, a necessidade de realizar a cirurgia citorredutora adicional pode ser minimizada.

Assumindo que esta parte do procedimento esteja concluída e toda a doença esteja determinada como ressecável, a doença diafragmática deve ser avaliada e removida. Em quase todos os casos, a doença que envolve o diafragma pode ser removida cirurgicamente. A prática dos autores é seccionar os ligamentos falciformes direito e esquerdo com o uso de Ligasure e/ou um coagulador por feixe de argônio. Igualmente, as camadas superior e inferior dos ligamentos coronários são incisadas com coagulação por feixe de argônio. Ao prosseguir com a dissecção na região posterior, é necessário considerável atenção para evitar lesão da veia cava inferior ao penetrar no diafragma. O fígado pode ser elevado e mobilizado em direção à linha média, permitindo a completa visualização e ressecção de toda a doença diafragmática ou a ressecção do diafragma quando necessária. Também é necessário cuidado especial na mobilização do fígado, pois a área nua do fígado é facilmente fraturada, o que pode causar um sangramento significativo. O uso de uma esponja cirúrgica embebida numa solução salina com epinefrina na diluição de 1:100.000 pode minimizar este problema. O cirurgião deve estar preparado para controlar o sangramento causado por esta dissecção. As técnicas usadas com mais frequência pelos autores incluem o uso de agentes hemostáticos tópicos com a aplicação de pressão direta. Estes agentes incluem Arista, Gelfoam e Surgicel embebidos em trombina ou Tisseal aplicados na superfície do fígado. Uma alternativa para esta abordagem é a ablação por radiofrequência com o dispositivo Habib 4X, onde um comprimento variado de energia pode ser aplicado no local do sangramento até que seja atingida a hemóstase.

Avaliação Torácica

Uma questão mais controversa se refere à abordagem da doença acima do diafragma. Aproximadamente 35 a 40% das pacientes com câncer ovariano em estágio IIIC podem ter doença subclínica de estágio IV, embora apenas em alguns casos seja encontrada doença com mais de 1 cm na cavidade torácica. Se a identificação desta massa tumoral influenciar a decisão do cirurgião de continuar com a cirurgia de citorredução ou de colocar um acesso intraperitoneal para a administração de quimioterapia, há um valor potencial na abertura do diafragma e na colocação de um laparoscópio de 5 mm na cavidade torácica direita, enquanto o anestesista interrompe a ventilação para que a pleura parietal e visceral possa ser visualizada adequadamente. Uma massa tumoral de pequeno volume pode ser removida com coagulação por feixe de argônio. Se a doença envolver o parênquima pulmonar e for facilmente acessível, um grampeador TA-60 pode ser usado para ressecção do tumor nas bordas do pulmão. Tiseel pode ser aplicado depois de grampear e ressecar a porção envolvida do pulmão. Uma sonda torácica transdiafragmática pode ser inserida, embora este procedimento não seja universalmente aceito como necessário. Se não for inserida uma sonda torácica, uma sutura em bolsa com fio monofilamentar (O-Monocryl ou Prolene) deve ser feita para fechar o defeito no diafragma e um cateter vermelho de Robinson de grande calibre colocado na cavidade torácica. Quando o anestesista hiperinfla os pulmões, o cateter, com sucção aplicada, é retirado e é feita a sutura em bolsa.

Dissecção dos Linfonodos Para-Aórticos

Para completar a ressecção de toda a doença abdominal superior, os linfonodos aórticos esquerdo e direito devem ser ressecados. Usando um Endo-GIA, os vasos ovarianos esquerdos podem ser seccionados e ressecados junto com os linfonodos sobrejacentes ao aspecto anterior e lateral da aorta, descendo até o nível da bifurcação da aorta. A dissecção deve continuar através da linha média, removendo os linfonodos no espaço entre a aorta e a veia cava. Se forem encontrados linfonodos macroscopicamente comprometidos posteriormente a estes vasos, os vasos lombares devem ser ligados e seccionados para possibilitar a ressecção segura dos linfonodos nesta área.

Pélvis

Após a remoção dos linfonodos aórticos, a atenção deve ser feita à ressecção dos órgãos reprodutivos e das vísceras pélvicas envolvidas. Tipicamente, 30 a 40% das pacientes precisam realizar a ressecção em bloco do intestino delgado ou do retossigmoide juntamente com os órgãos reprodutivos. Raramente a citorredução completa requer cistectomia parcial ou ressecção uretral com ureteroneocistotomia. Como a ressecção do intestino delgado é abordada no Capítulo 27, apenas a ressecção em bloco do retossigmoide e dos órgãos reprodutivos é descrita aqui.

O retossigmoide deve ser seccionado acima do nível de envolvimento pela doença metastática, usando um grampeador Endo-GIA. O mesentério deve ser seccionado com grampeadores Endo GIA ou um Ligasure e a dissecção deve ser realizada descendo até o sacro. O espaço retrorretal pode agora ser aberto diretamente ou com hidrodissecção. Os dois métodos são rápidos, seguros e associados a perda de sangue mínima. Os ureteres devem ser dissecados com segurança e liberados lateral e posteriormente, de forma muito semelhante àquela quando é realizada uma histerectomia radical. A fáscia cervicovesical (o túnel uretérico) pode ser pinçada, cortada e ligada para facilitar a mobilização da bexiga e dos ureteres. As artérias uterinas podem ser ligadas nesta etapa e podem ser pinçadas na altura em que cruzam com o ureter. Depois de concluída a dissecção ureteral e da ligadura das artérias uterinas ter sido realizada, os tecidos pararretal e paravaginal podem ser abertos com um grampeador Endo-GIA ou outra fonte de energia de acordo com a preferência, seja Ligasure, Gyrus PK ou Harmonic Scalpel.

Dissecção e ressecção são realizadas logo abaixo da reflexão peritoneal no fundo de saco posterior. Pode ser feita a incisão circunferencial da vagina com eletrocautério ou pode ser pinçada e suturada. O reto pode agora ser seccionado com um grampeador TA-60, e uma anastomose primária deve ser realizada com um dispositivo grampeador EEA. Neste ponto, a decisão sobre criação de uma bolsa em 'J' *versus* uma anastomose de ponta a ponta *versus* anastomose de ponta a lado deve ser avaliada caso a caso. Assim, também, a decisão de desvio proximal ou não do trato gastrointestinal é tomada com uma ileostomia ou colostomia.

Uma última questão cirúrgica a ser tratada neste momento é a colocação e o uso de um cateter intraperitoneal para quimioterapia intravenosa e intraperitoneal baseada em platina e taxanos. Muitos ensaios clínicos patrocinados pelo Grupo de Oncologia Ginecológica nos últimos 20 anos demonstraram uma melhora significativa de sobrevida para essas pacientes tratadas com agentes antineoplásicos administrados por intravenosa e intraperitoneal.[1] Estes resultados foram tão relevantes que o Instituto Nacional do Câncer emitiu uma declaração estabelecendo que a quimioterapia intraperitoneal deve ser incluída nos procedimentos padronizados de tratamento de pacientes com câncer ovariano em estágio III/IV com doença residual mínima. A sobrevida média das pacientes que realizaram a quimioterapia intraperitoneal foi significativamente mais longa (mais de 7 anos) em comparação com as pacientes que realizaram somente a quimioterapia intravenosa. No entanto, menos de 35% das pacientes elegíveis para esse tratamento na realidade o recebem. Muitas razões são dadas para este desvio do que foi estabelecido como o tratamento padrão, mas uma razão apoiada por todos os autores é o fato de que os cateteres estão associados a muitas complicações, incluindo obstrução frequente e em menor grau infecção. A colocação cirúrgica do cateter é um procedimento relativamente simples. Pode ser feita uma incisão separada na pele da região torácica até atingir a fáscia ou pode ser usada a incisão da linha média e se estendendo lateralmente até a região torácica onde é colocado um reservatório subcutâneo. O cateter é colocacado através de uma tunelização criada na parede abdominal e colocado dentro da cavidade peritoneal. Depois disto, o cateter é fixado ao reservatório, lavado e suturado na fáscia da parede torácica. O cateter e o reservatório podem ser removidos em ambulatório. Alguns cirurgiões não implantam o cateter intraperitoneal no período inicial da cirurgia, particularmente se foi realizada cirurgia intestinal, embora não haja comprovação de que a implantação neste momento esteja associada a aumento das complicações. Para minimizar o risco de obstrução, recomendamos suturar o cateter à parede abdominal com o uso do peritônio para apoiar o cateter e elevá-lo para minimizar o contato com os órgãos abdominais, especificamente os intestinos. A implantação de cateter intraperitoneal com o uso desta técnica foi associada a menos complicações com o cateter do que reportado historicamente.

Fechamento

No final da cirurgia a incisão deve ser fechada, conforme discutido no Capítulo 4.

REFERÊNCIA

1. Armstrong DK, Bundy B, Wenzel L, et al. Intraperitoneal cisplatin and paclitaxel in ovarian cancer. N Engl J Med 2006;354:34–43.

LEITURA ADICIONAL

Eisenkop S, Spirtos N, Friedman RL, et al. Relative influences of tumor volume before surgery and the cytoreductive outcome on survival for patients with advanced ovarian cancer: a prospective study. Gynecol Oncol 2003;90:390–6.

Eisenkop S, Spirtos N, Lin WM, et al. Regional blood flow occlusion during extensive pelvic procedures for ovarian cancer: a randomized trial. Int J Gynecol Cancer 2004;14:699–705.

Eisenkop S, Spirtos N, Lin WM. 'Optimal' cytoreduction for advanced epithelial ovarian cancer: a commentary. Gynecol Oncol 2006;103:329–35.

Fleury A, Kushnir C, Guintoli R, Spirtos NM. Upper abdominal cytoreduction and thorascopy for advanced epithelial ovarian cancer: Unanswered questions and the impact on treatment. BJOG 2012;119(2):202–6.

Kushnir CL, Fleury AC, Silver DF, Spirtos NM. Intraperitoneal catheter placement: the 'hammock' technique. Clin Ovarian Other Gynecol Cancer 2012;5(1):24–6.

National Institutes of Health. NCI Issues clinical announcement for preferred method of treatment for advanced ovarian cancer. News release. Available at: https://www.nih.gov/news-events/news-releases/nci-issuesclinical-announcement-preferred-method-treatmentadvanced-ovarian-cancer (accessed 6 October 2017).

Vergote I, Trope C, Amant F, et al. Neoadjuvant chemotherapy or primary surgery in stage IIIc or IV ovarian cancer. N Engl J Med 2010;363:943–53.

CAPÍTULO 24
Cirurgia de Exenteração Pélvica

O procedimento de exenteração pélvica foi descrito inicialmente por Brunschwig (1948).[1] Este procedimento tem sido usado principalmente no tratamento de carcinoma do colo uterino avançado e recorrente. A exenteração tem sido indicada para manejo do pequeno número de pacientes que desenvolvem recorrência pélvica isolada de câncer do colo do útero ou da vagina depois de tratamento quimiorradioterápico primário ou depois de radioterapia pélvica e quimioterapia para tratamento de câncer endometrial recorrente. Muitas pacientes não resistem à doença, tendo passado pelo processo de quimiorradiação seguida por quimioterapia e outras terapias experimentais sem terem tido a oportunidade de realizar um procedimento potencialmente curativo, por causa da natureza complexa da cirurgia e a morbidade e mortalidade associadas.

Nos primeiros anos, a alta mortalidade operatória e a sobrevida global relativamente baixa (20% de sobrevida aos 5 anos nas séries de Brunschwig) fez com que poucos centros indicassem a cirurgia. Os resultados recentes publicados de procedimentos exenterativos mostram uma mortalidade primária aceitável de aproximadamente 3 a 4% e uma sobrevida global/taxa de cura entre 40 e 60%.[2] O procedimento também pode ser indicado para tratamento de outros tipos de câncer pélvico, incluindo cânceres de vagina, vulva e reto, para doenças primária e secundária. É relativamente rara sua indicação para câncer epitelial ovariano, para melanoma e sarcomas por causa da tendência para metástases generalizadas.

A cirurgia é extensa e o cuidado pós-operatório é complexo e precisa ser feita em centros especializados de oncologia, por um ginecologista oncológico avançado com uma ampla experiência em cirurgia radical. O procedimento demanda do cirurgião considerável experiência e habilidade, pois virtualmente não há duas exenterações que sejam idênticas. Além disso, é necessário um grau considerável de julgamento e engenhosidade durante o procedimento para realizar uma remoção abrangente de todo o tumor. Um grau de adaptação da cirurgia pode ser feito, pois pode ser que, com pequenas recorrências, um procedimento mais limitado possa ser realizado com um grau de conservação das estruturas dentro e em torno da pélvis. Onde foi realizada extensa radioterapia, a remoção completa de todos os órgãos da pélvis (exenteração total) junto com linfadenectomia generalizada pode ser essencial para atingir uma cura ou um prolongamento significativo da vida. Existem atualmente evidências consideráveis que mostram que mesmo as pacientes com nódulos pélvicos metastático no momento da exenteração apresentam uma taxa de cura significativa.

SELEÇÃO DE PACIENTES PARA CIRURGIA DE EXENTERAÇÃO

A cirurgia de exenteração pélvica deve ser considerada para carcinoma pélvico primário avançado e também para doença recorrente. Muitas pacientes com fixação completa do câncer às estruturas ósseas da pélvis não são candidatas à cirurgia. A exceção a esta regra é o câncer que se origina do trato genital, que se encontra fixo a um dos ramos púbicos e este ramo pode ser ressecado com margens livres.

EXENTERAÇÃO PALIATIVA

Em termos gerais, a cirurgia exenterativa não deve ser um procedimento paliativo, exceto talvez na presença de fístulas relacionadas com o tratamento ou no caso de malignidade persistente na pélvis, pois isto pode melhorar significativamente a qualidade, mas não a duração, da vida da paciente. A paciente e seus parentes devem ter conhecimento pleno de que a cirurgia não está sendo realizada com uma intenção curativa. Para uma paciente, a mudança de uma fístula totalmente incontrolável, com todas as suas conotações, para estomas controláveis ou desvios pode produzir uma imensa melhora na qualidade de vida durante o tempo que lhe restar.

AVALIAÇÃO DAS PACIENTES

A idade média das pacientes com indicação para exenteração varia entre 50 e 60 anos, mas a faixa etária é ampla, desde a infância até a oitava ou nona década. Idade avançada não é uma barreira ao sucesso em cirurgia de exenteração.

Após a radioterapia é difícil diferenciar se uma massa palpável na pelve se deve a doença recorrente ou representa uma reação à radiação ou fibrose associada a infecção ou aderências intestinais nas áreas irradiadas.

Atualmente, a tomografia computadorizada (CT) e a ressonância magnética (MRI) têm sido usadas na avaliação pré-operatória de pacientes oncológicas. A dificuldade para avaliar os achados em pacientes que foram submetidas a cirurgia ou radioterapia prévia não é mais problemática do que quando as pacientes estão sendo avaliadas para exenteração. Alguns clínicos consideram a ultrassografia como parte integrante da avaliação pré-operatória, enquanto os autores não consideram aceitável o nível de confiabilidade da CT em particular, exceto para a exclusão de metástases torácicas e abdominais. Mais recentemente, com a introdução do rastreamento com tomografia por emissão de pósitrons (PET)-CT, a exclusão de doença distante pode ser determinada de forma mais confiável. Um diagnóstico histológico é essencial antes de iniciar a cirurgia de exenteração. Historicamente, uma biópsia com agulha ou a citologia por aspiração eram obtidas durante um exame sob anestesia ou, se necessário, na laparotomia, de forma que podia ser avaliada mais acuradamente, do ponto de vista anatômico, em comparação com um exame na clínica. Em algumas instituições, a radiologia intervencionista usando CT para direcionar a biópsia substituiu estes procedimentos, mas lamentavelmente, compromete a possibilidade de avaliação da doença pelo oncologista ginecológico. No entanto, a avaliação radiológica da doença recorrente ou residual é importante, pois metástases distantes que requerem avaliação estão frequentemente presentes neste contexto. Estas considerações são feitas para enfatizar a importância de uma avaliação clínica minuciosa por um oncologista ginecológico experiente, e isto é frequentemente realizado no momento do exame sob anestesia. Muitos cirurgiões, antes de tentar a cirurgia de exenteração, realizam uma laparoscopia diagnóstica concomitante ao exame sob anestesia, durante a qual são obtidas uma biópsia confirmatória e uma avaliação total da extensão da doença, incluindo a presença ou ausência de metástases nos linfonodos, doença intra-abdominal ou na parede lateral pélvica. Embora sempre exista morbidade e mortalidade associadas a um procedimento cirúrgico, a laparoscopia pré-exenteração provavelmente poupará 50% das pacientes de uma laparotomia desnecessária. Durante o exame sob anestesia, com ou sem laparoscopia diagnóstica, é importante que o clínico avalie e faça a biópsia dos linfonodos nos escalenos, particularmente no lado esquerdo da paciente. O estado mental e as circunstâncias sociais da paciente são importantes, mas não devem por si só ser uma barreira à realização desta cirurgia, mas podem ter efeitos significativos e possivelmente deletérios no resultado global do procedimento. Certamente, preferíríamos que uma paciente que se submete a exenteração tenha um ambiente familiar estável e apoiador e faculdades mentais para não só passar por um processo de consentimento legal, mas também para compreender e manter o acompanhamento necessário para a completa recuperação.

CONTRAINDICAÇÕES PARA EXENTERAÇÃO

Contraindicações Absolutas

Se houver metástases envolvendo linfonodos ou peritônio extrapélvicos, vísceras abdominais superiores pulmões ou ossos (além da extensão direta até os ramos púbicos) parece haver pouco valor em realizar uma cirurgia tão grande. No entanto, há evidências de que pacientes com metástases nos linfonodos pélvicos podem sobreviver e ter uma alta qualidade de vida numa porcentagem pequena, mas significativa das pacientes.

Contraindicações Relativas

Disseminação na Parede Lateral Pélvica

Se o tumor tiver se disseminado diretamente até a parede lateral pélvica ou através de metástases para linfonodos, as perspectivas de uma cura são extremamente pequenas e o cirurgião deve decidir se o procedimento irá melhorar a qualidade de vida da paciente. A tríade de uropatia unilateral, insuficiência renal ou obstrução ureterica, juntamente com edema unilateral na perna e dor ciática nas pernas é um mau presságio. As perspectivas de cura são poucas. A propagação linfática perineural não é visível radiologicamente e pode ser uma causa importante de dor e eventual morte.

Obesidade

Esta é uma complicação em todos os procedimentos cirúrgicos, causando muitas dificuldades técnicas, além de problemas respiratórios e dificuldade para deambulação no período pós-operatório. Quanto mais massiva a cirurgia, maiores são estes problemas. Barber observou o risco muito alto associado à obesidade.[3]

Tempo para Recorrência Menor do que Um Ano

Não surpreendentemente, a sobrevida em longo prazo é rara, quando a doença recorre em menos de um ano, e isso é mais evidente quando ocorre recorrência em menos de seis meses. Nessa situação é preciso realizar consultas adicionais com a paciente e sua família para garantir que haja uma total compreensão do impacto adverso que um curto período de recorrência pode significar.

TIPOS DE EXENTERAÇÃO

Na série de Gateshead, aproximadamente 50% das exenterações foram do tipo anterior (Figura 24,1a), com remoção da bexiga, útero, colo do útero e vagina, mas preservando o reto. Na América do Norte, a maioria das exenterações realizadas é total (Figura 24.1b).

Para pequenas lesões altas localizadas em torno do colo do útero, região inferior do útero e bexiga, pode ser possível realizar um procedimento mais limitado (uma exenteração supraelevador), mantendo partes consideráveis do assoalho pélvico. A realização de exenteração posterior (procedimento abdominoperineal) por oncologistas ginecológicos é relativamente rara, pois estas tendem a ser as áreas de atividade do cirurgião colorretal. No entanto, uma exenteração posterior modificada, ressecando o cólon sigmoide e o reto em bloco com um tumor ovariano, é cada vez mais realizada para citorredução máxima em câncer ovariano (veja o Capítulo 23).

PREPARO PRÉ-OPERATÓRIO

É importante que o cirurgião e a equipe de enfermeiros e auxiliares tenham confiança na sua habilidade para realizar não só a cirurgia extensa, mas também para lidar com as complicações difíceis, desafiadoras e algumas vezes bizarras que podem ocorrer depois da exenteração.

Provavelmente a parte mais importante do preparo pré-operatório é o aconselhamento com informações completas, que deve ser realizado para assegurar a compreensão plena da paciente e seus parentes, particularmente seu parceiro, sobre a extensão da cirurgia e o efeito marcante que isto terá no estilo de vida normal. De particular importância é a discussão acerca da função sexual normal, quando a vagina é retirada. É importante discutir a possibilidade de cirurgia reconstrutiva da vagina e da bexiga e a necessidade de realizar procedimentos de derivação urinária e intestinal, dependendo do tipo de procedimento que será realizado e comunicar honestamente os riscos significativos de uma cirurgia tão extensa. Durante o curso deste aconselhamento, a paciente deve ser vista por um estômato-terapeuta. Quando é possível, a enfermeira clínica especialista irá providenciar conselheiros psicossexuais especializados em tratamento de câncer para fazer o contato preliminar com a paciente.

Neste momento tão traumático, é importante não sobrecarregar completamente a paciente e sua família com informações excessivas. Deve ser feito um julgamento apurado sobre o ritmo e o volume de informações transmitidas. Para auxiliar esta comunicação, os autores consideram ideal que a paciente se encontre com outras pacientes que passaram pelo procedimento para discutirem de mulher para mulher os reais problemas e sentimentos relacionados com a exenteração.

Muitos exames pré-operatórios podem ser realizados atualmente no contexto ambulatorial, incluindo uma análise completa do sangue, avaliações cardíacas e pulmonares, com radiografia do tórax, se não for obtida CT ou PET/CT, e testes específicos dependentes da condição da paciente.

Atualmente, a paciente não é admitida no hospital no dia anterior ao procedimento planejado para preparação intestinal e a visita do anestesista responsável pelos cuidados da paciente é feita durante uma consulta separada antes da cirurgia ou na manhã da cirurgia. Os autores preferem a anestesia peridural associada a anestesia geral para realizar toda a cirurgia radical. O preparo pré-operatório tem sido aperfeiçoado com a adoção de protocolos de recuperação, mas alguns cuidados podem ser feitos em casa pela paciente para auxiliar na recuperação pós-operatória. Em particular,

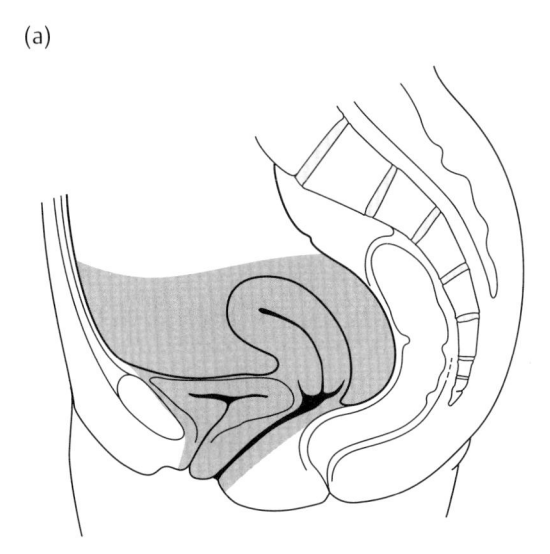

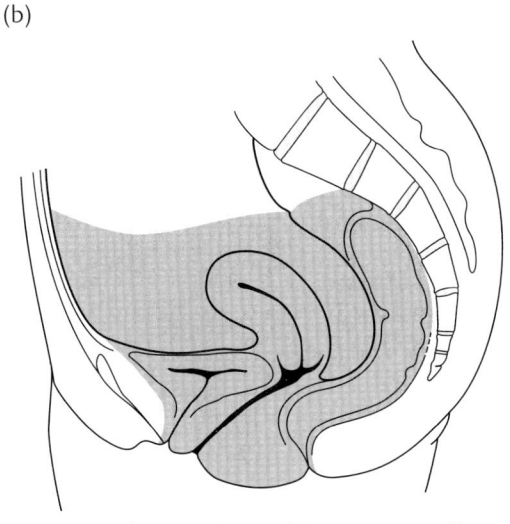

Figura 24.1 Limites da ressecção para (a) uma exenteração anterior e (b) uma exenteração total.

a reabilitação pré-operatória pulmonar e aeróbica demostrou reduzir a incidência de complicações pós-operatórias e reduziu o tempo de internação. De particular importância é o uso de antibióticos profiláticos adequados e a instituição de tromboprofilaxia com heparina de baixo peso molecular e o uso de aparelhos de compressão das extremidades inferiores. Em geral, não há necessidade de cuidados intensivos, mas esta unidade de atendimento deve ficar garantida antes do procedimento cirúrgico.

A Cirurgia
A Avaliação Intraoperatória Final

A decisão final de prosseguir com a exenteração somente pode ser tomada após a abertura do abdome com avaliação das margens cirúrgicas, com biópsia de congelação se necessário, em particular da parede pélvica. Os autores realizam o procedimento com uma única equipe. Se a paciente decidiu por uma cirurgia reconstrutiva, como a reconstrução de uma neovagina, usualmente uma segunda equipe de cirurgia plástica irá realizar a operação necessária. Esta prática pode variar de acordo com a instituição. O momento em que será realizado o procedimento de reconstrução também pode variar de acordo com a instituição.

A paciente deve ser colocada na posição de litotomia modificada, usando perneiras 'Yellowfin' Allen ou perneiras similares, e deve ser anestesiada. Nesta etapa, a avaliação final pode começar com o exame pélvico seguido pela cateterização da bexiga com um cateter uretral de demora. Se está planejada a realização de uma exenteração anterior, deve ser feito o tamponamento vaginal com um rolo de gaze (Figura 24.2). O abdome é então aberto com uma incisão longitudinal realizada na linha média, acima do umbigo ou com uma incisão alta transversal (Maylard). A exploração do abdome deve confirmar a ausência de metástases intra-abdominais e a mobilidade da massa tumoral central. A seguir deve ser feita a dissecção dos linfonodos da cadeia para-aórtica e da parede pélvica (Figura 24.3) e as biópsias de congelação devem ser feitas. Para a avaliação intraoperatória inicial, o cirurgião experiente faz a secção do ligamento redondo, afasta o ligamento infundibulopélvico e abre a parede pélvica para um exame detalhado (Figura 24.4). Se a paciente realizou uma histerectomia prévia, o coto restante do ligamento redondo deve ser pinçado e uma incisão no peritônio paralela e imediatamente adjacente a ele deve ser feita para iniciar a dissecção do espaço paravesical. Este espaço deve ser aberto até o assoalho pélvico onde pode ser encontrada a região anterior do paramétrio. A dissecção continua em sentido cefálico, e se os anexos foram removidos, pode ser feita a abertura do espaço pararretal com identificação do ureter. Essa dissecção abre os espaços paravesical, pararretal e pré-sacral até um nível profundo (Figura 24.5), permitindo avaliar a extensão total do tumor. Estas dissecções usualmente

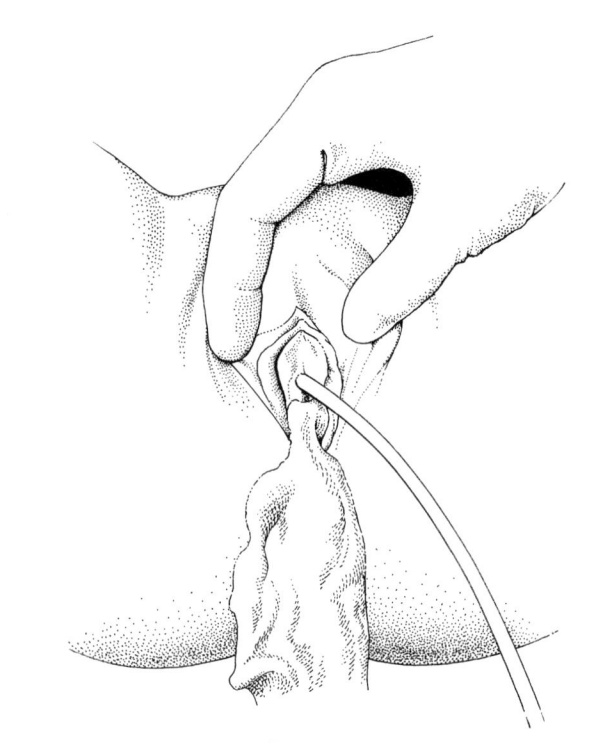

Figura 24.2 Tamponamento da vagina.

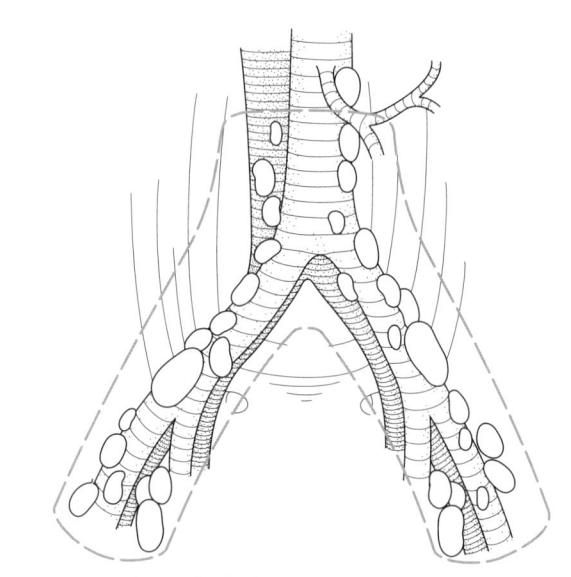

Figura 24.3 Avaliação dos linfonodos pélvicos e para-aórticos.

podem ser realizadas sem perda sanguínea significativa. Se houver uma infiltração tumoral que impeça o prosseguimento da cirurgia, o abdome pode ser fechado neste estágio, pois não foi provocado nenhum trauma pelo cirurgião. Experiência considerável e capacidade de julgamento são necessárias para tomar esta decisão. Algumas vezes é útil remover qualquer tecido suspeito da parede pélvica e realizar novas biópsias de congelação. Esta avaliação é muito importante e este tempo dispendido pode realmente significar "vida ou morte" para a paciente. Frequentemente, a

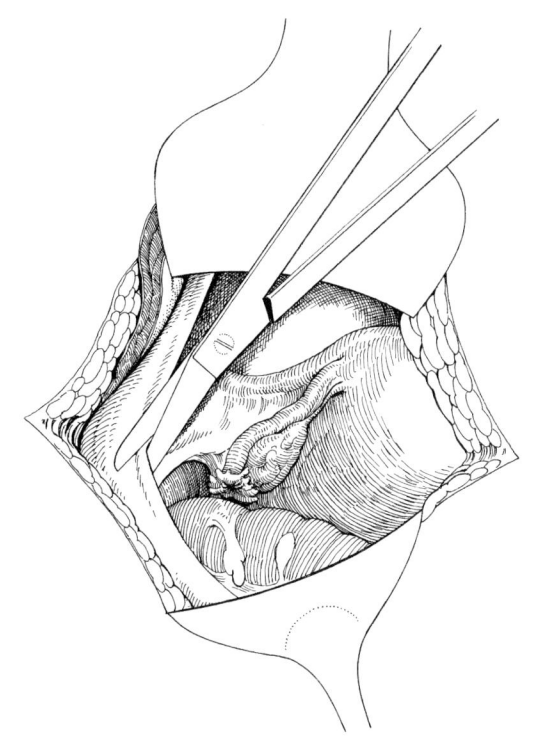

Figura 24.4 Secção dos ligamentos redondo e infundibulopélvico e o começo da dissecção da parede pélvica.

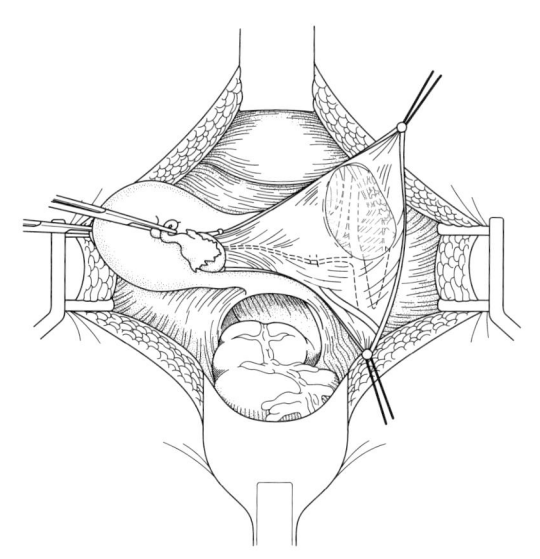

Figura 24.5 Aprofundamento da dissecção da parede pélvica.

decisão mais difícil é na verdade interromper a operação. Muito ocasionalmente com alguns cânceres ginecológicos, particularmente cânceres vulvares, a ressecção do osso púbico pode ser necessária, mas, em termos gerais, se houver envolvimento ósseo pelo tumor, deve ser levado seriamente em consideração o abandono do procedimento.

Depois de completar a avaliação da pelve e da cavidade abdominal, deve ser feita a incisão para remoção dos órgãos pélvicos. A incisão inicia na parede lateral pélvica, sobre a artéria ilíaca interna, e estende-se anteriormente pelo peritônio, passando pela bexiga, encontrando com a incisão realizada de forma similar na parede pélvica no lado oposto. A incisão peritoneal passa pelo assoalho pélvico e o ureter deve ser identificado em seu trajeto quando passa sobre a artéria ilíaca comum. Depois de fixados os ligamentos redondos e aberto o espaço da parede pélvica, o ligamento infundibulopélvico deve ser pinçado, seccionado e ligado. A incisão é continuada posteriormente e os ureteres identificados e dissecados (Figura 24.6). Para realizar uma exenteração anterior, a dissecção peritoneal deve ser direcionada para baixo, passando anteriormente ao reto, logo acima do fundo-de-saco de Douglas. Desta maneira, a dissecção chega até os ligamentos uterossacros e o sacro, liberando o conteúdo anterior inteiro da pélvis.

Para uma exenteração total, a dissecção é mais simples, o mesentério do cólon sigmoide é aberto e os vasos são pinçados, seccionados e amarrados. O cólon é dividido com um grampeador GIA, o que permite que as extremidades seladas do cólon sejam liberadas, sem interferir na operação (Figura 24.7). Deve ser feita a dissecção posterior ao reto a partir do promontório sacro, profundamente atrás da pélvis. Esta dissecção é rápida e simples, possibilitando a separação completa entre o reto e o sacro. Isto possibilita a remoção completa e usualmente sem sangramento do mesentério retal, incluindo os linfonodos. Anteriormente, deve ser feita a dissecção romba da bexiga e do espaço de Retzius, liberando a bexiga inteira com sua cobertura peritoneal. Esta dissecção é realizada diretamente até o assoalho pélvico, isolando a uretra no seu trajeto através do assoalho pélvico (diafragma perineal). Quando a dissecção é feita posteriormente até os espaços paravesicais, a artéria uterina e a parte terminal da

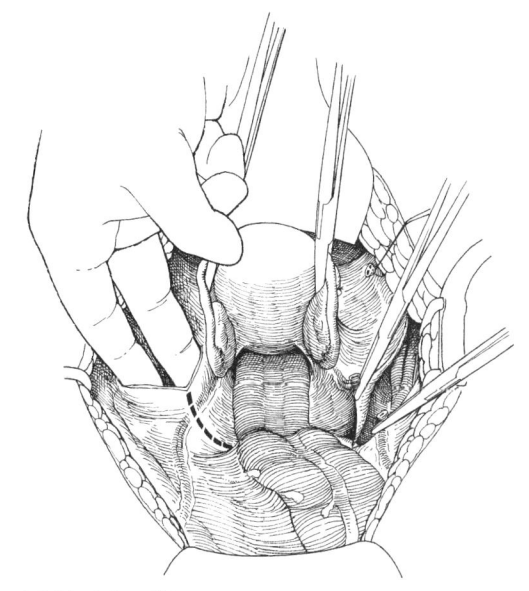

Figura 24.6 Incisão pélvica para uma exenteração anterior.

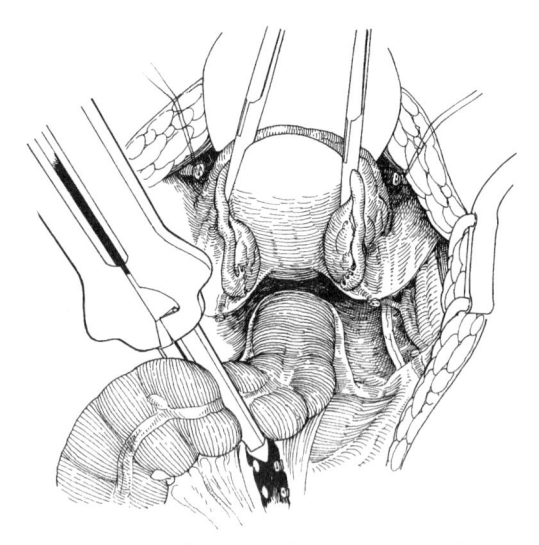

Figura 24.7 Divisão do cólon sigmoide com o grampeador GIA.

artéria ilíaca interna podem ser visualizadas claramente. Ao aprofundar esta dissecção, a divisão anterior da ilíaca interna será isolada, os tecidos da fossa obturadora inferior são identificados e, neste ponto, podem-se colocar pinças grandes ou grampos lineares na divisão anterior da artéria ilíaca interna e suas veias para exenteração total (Figura 24.8). O ureter já foi seccionado a uma curta distância acima do assoalho pélvico. A fase pélvica do procedimento está concluída e a fase perineal deverá ser executada.

Nesta etapa, deve ser feita a incisão para remover a região inferior da vagina, se estiver planejada uma exenteração anterior, e, para uma exenteração total, deve ser feita a incisão para remover a região inferior da vagina e o reto (Figura 24.9). Anteriormente, a incisão é realizada acima da uretra logo abaixo do arco púbico para entrar no espaço de Retzius, que foi dissecado no procedimento pélvico. A dissecção é realizada lateral e posteriormente, dividindo a musculatura do assoalho pélvico, e o bloco inteiro do tecido é então removido através da abertura pélvica inferior. Pode ocorrer um sangramento discreto, em geral de vasos da musculatura do assoalho pélvico. Os vasos podem ser pinçados e amarrados ou pode ser feita uma sutura contínua hemostática.

Após a conclusão da dissecção perineal e realizada a hemostasia, o procedimento deve continuar de acordo com as combinações feitas com a paciente no pré-operatório. Se no período de avaliação pré-operatória foi decidido pela reconstrução de uma neovagina, este procedimento deve ser iniciado pelo cirurgião ou por um colega cirurgião plástico. A reconstrução pode ser feita com um enxerto miocutâneo usando o músculo *gracilis*, com um enxerto do reto abdominal usando técnicas como a *flor-de-lis* ou pelo desenvolvimento de um enxerto de pele colocado dentro do omento ou pela técnica que utiliza um segmento do cólon sigmoide para formar uma neovagina de sigmoide. Estas técnicas individuais não são abordadas neste capítulo. Para muitas pacientes, no entanto, o desejo de ter uma nova vagina é uma prioridade muito baixa e é surpreendente a frequência com que as pacientes adiarão estas decisões até muito depois do momento da exenteração. A sobrevivência ao câncer parece ser o desejo principal. Se não for realizada a reconstrução, deve ser feito o fechamento da musculatura pélvica posterior com aproximação do tecido adiposo anterior a ela e o fechamento cuidadoso da pele. Em geral, é possível preservar o clitóris, a prega do clitóris e parte dos pequenos lábios

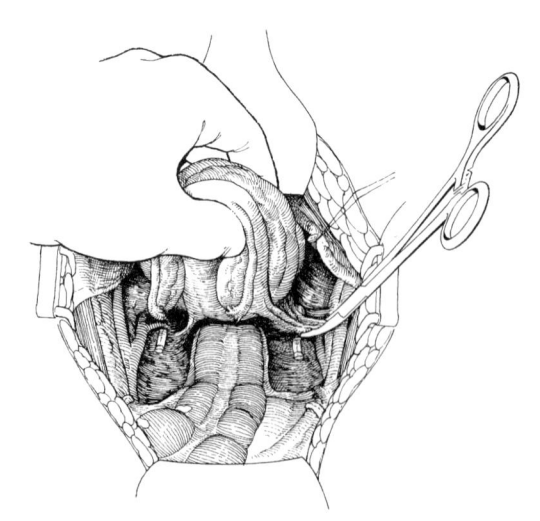

Figura 24.8 Pinças de exenteração aplicadas à divisão anterior das artérias ilíacas internas.

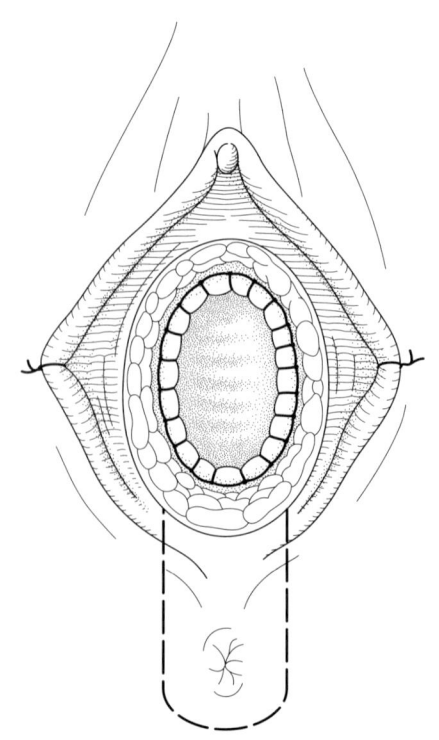

Figura 24.9 Incisões perineais para exenterações anterior e total.

e grandes lábios de modo que a parte anterior da genitália terá uma aparência completamente normal no final do procedimento. Em algumas ocasiões, a reconstrução de uma neovagina pode ser feita algum tempo após a exenteração. Atualmente, este tem sido o manejo padrão predominante na experiência de Gateshead de mais de 100 casos.

Após o término da fase perineal, é preciso ligar os pedículos na pelve. Permanecem na pelve as duas pinças de exenteração e a pelve está vazia. A ligadura destas pinças que contém as artérias ilíacas internas deve ser feita com uma sutura compreensiva segura (Fig. 24.10) e isso pode ser feito com facilidade, em geral. Eventualmente, a vascularização venosa da parede pélvica exige uma sutura com pontos de colchoeiro também chamados ponto de Donatti. Após completar a dissecção da pelve, deve ser feita a derivação urinária continente ou uma derivação ileal do tipo Wallace ou Bricker. Se foi feita uma exenteração total deve ser realizado um estoma ileal. A técnica para realização destes procedimentos está descrita no Capítulo 27.

Lidando com a Pélvis Vazia

Uma complicação que precisa ser evitada é a adesão do intestino delgado na parede pélvica desnuda. Isto é particularmente importante quando foi realizada radioterapia prévia, pois o risco de formação de fístulas nestas circunstâncias é extremamente alto. Várias técnicas têm sido experimentadas para lidar com esta complicação que potencialmente apresenta risco de vida, incluindo a implantação na pélvis de materiais artificiais como Merselene, Dácron ou Gortex sacks ou mesmo usando pericárdio bovino. Way (1974) descreveu uma técnica onde foi feita uma bolsa do peritônio, que permitiu que todo o conteúdo abdominal fosse mantido acima da pélvis.[4] Este método gerou uma nova complicação com infecções recorrentes denominada a síndrome da pelve vazia.

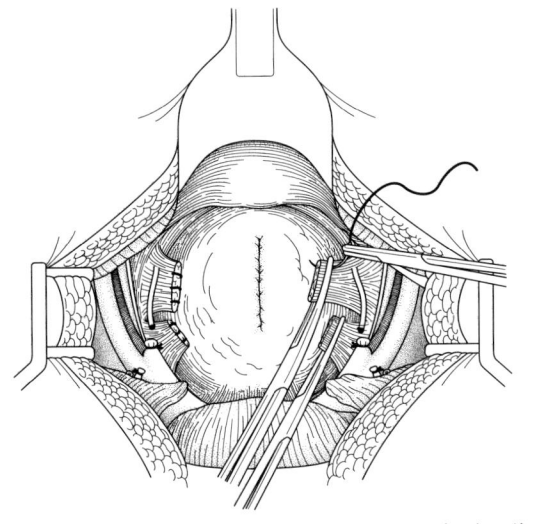

Figura 24.10 Sutura das artérias ilíacas internas em pedículo pélvico lateral.

Ao longo dos anos, essa técnica com enxerto do peritônio foi usada intermitentemente, mas os melhores resultados parecem ser alcançados com a mobilização do omento a partir da sua fixação no cólon transversal, deixando um suprimento sanguíneo significativo da artéria gastroepiploica esquerda. Desta forma, é possível fazer uma cobertura completa da pelve com o omento e trazer um novo suprimento sanguíneo. Procedimentos usando enxertos do músculo *gracilis* têm sido realizados em uma tentativa de lidar com a dificuldade de um epitélio desvitalizado em decorrência de radiação prévia.

A preferência dos autores é pelo enxerto de omento, mobilizando o omento desde o cólon transversal usando um grampeador LDS (grampeador descartável com grampos de titânio). Desta forma, é possível deixar um pedículo amplo e isso mantém um excelente suprimento sanguínea a partir da artéria gastroepiploica esquerda. Isto é feito pelo lado direito do intestino grosso e entrando na pelve pelo lado esquerdo do íleo, que deve ser ancorado logo acima do sacro. Com uma sutura individual cuidadosa nas bordas da pelve e algumas vezes dobrando o peritônio sobre si mesmo, pode ser feita uma cobertura completa da pelve com uma ponte central (Figura 24.11). Um dreno de sucção é inserido abaixo do omento que, quando ativado, traciona o omento e o coloca em contato com o assoalho pélvico. O intestino delgado fica com bom suprimento sanguíneo, prevenindo o risco de aderência e subsequente formação de fístula. Ao final do procedimento, o intestino é cuidadosamente orientado para garantir que não se desenvolva hérnia e não seja feito um fechamento em bloco no abdome. Deve ser feito o curativo dos estomas. A paciente pode ser transferida para a enfermaria no momento apropriado.

CUIDADOS PÓS-OPERATÓRIOS

Os cuidados pós-operatórios de exenterações são simples. Essencialmente, esta é uma questão de manutenção do equilíbrio hidroeletrolítico, da manutenção dos níveis de hemoglobina e, idealmente, deve ser mantido um fluxo adequado de urina de no mínimo 0,5-1 cc/kg/hora. A função intestinal retorna ao normal em torno de 2 a 4 dias após o procedimento. Os protocolos de recuperação atuais dispensam o uso de sondas nasogástricas e a ingestão oral é iniciada no primeiro dia pós-operatório. Durante e após o procedimento, é mantida profilaxia tromboembólica por 30 dias, enquanto a cobertura com antibiótico profilático é interrompida após a dose inicial, a menos que a extensão do procedimento cirúrgico requeira dosagem adicional.

A mobilização deve ser rápida e a paciente mais frequentemente recebe alta depois que está confortável com o manejo dos seus estomas.

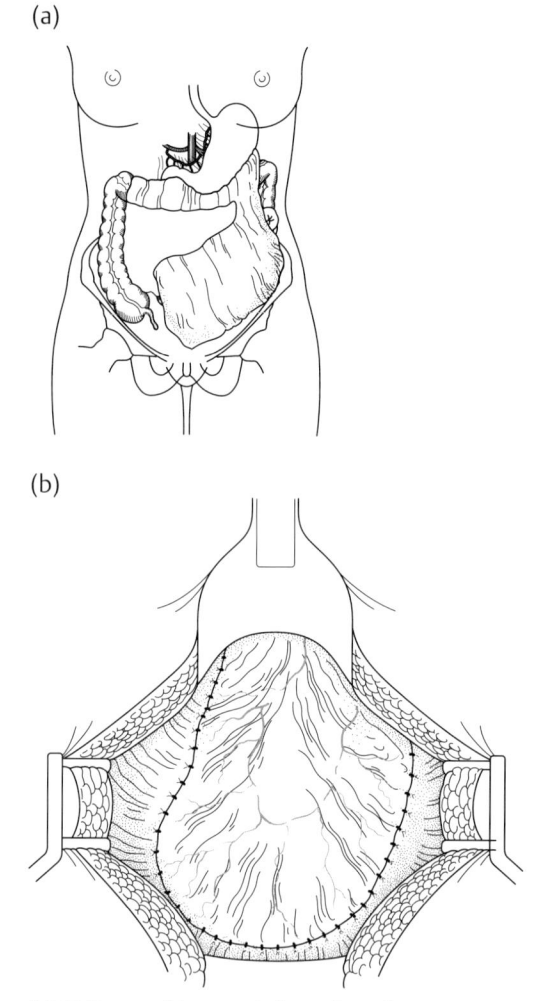

Figura 24.11 Desenvolvimento do "assoalho pélvico com omento": (a) incisão do omento DE; (b) área de cobertura.

RESULTADOS DE EXENTERAÇÃO

A maioria das séries mostra uma sobrevida de 5 anos após exenteração de 40 a 60%. Estes índices dependem em grande parte da seleção dos pacientes.[2] No entanto, é mais difícil calcular o número de pacientes que não realizou o procedimento por que apresentou contraindicação no processo de avaliação. Portanto, é provável que o número final de sobrevida seja mais baixo. Mais recentemente, o benefício de realizar exenterações em pacientes com linfonodos positivos demonstrou ser baixo, mas significativo e em muitos centros o procedimento tem sido realizado mesmo nas circunstâncias em que um ou dois linfonodos apresentam metástases.

REFERÊNCIAS

1. Brunschwig A. Complete excision of the pelvic viscera for advanced carcinoma. Cancer 1948;1:177.
2. Robertson G, Lopes A, Beynon G, Monaghan JM. Pelvic exenteration: a review of the Gateshead experience 1974–1992. Br J Obstet Gynaecol 1994;101:529–531.
3. Barber HRK. Relative prognostic significance of preoperative and operative findings in pelvic exenteration. Surg Clin North Am 1969;49:431–437.
4. Way S. The use of the sac technique in pelvic exenteration. Gynecol Oncol 1974;2:476–481.

LEITURA ADICIONAL

Shingleton HM, Orr JWJ. Pelvic exenteration. In: Shingleton HM, Orr JW Jr, eds. Cancer of the Cervix: Diagnosis and Treatment. London: Churchill Livingstone; 1987. pp. 223–59.

Stanhope CR, Symmonds RE. Palliative exenteration: what, when and why? Am J Obstet Gynecol 1985;152:12–16.

Symmonds RE, Webb MJ. Pelvic exenteration. In: Coppleson M, ed. Gynecologic Oncology: Fundamental Principles and Clinical Practice. Edinburgh: Churchill Livingstone, 1992. pp. 1283–1312.

PARTE 5
Cirurgias em Outros Órgãos

CAPÍTULO 25
Cirurgia Vascular: Aplicações em Ginecologia e Oncologia Ginecológica

Felizmente, lesão vascular é uma ocorrência rara em cirurgia ginecológica, mas nesta situação é preciso calma e um bom conhecimento da anatomia e dos princípios do reparo vascular. A lesão vascular pode ocorrer em procedimentos minimamente invasivos, e nos procedimentos abertos e a abordagem é diferente em cada situação.

Durante procedimentos cirúrgicos minimamente invasivos, a lesão ocorre com mais frequência durante a inserção do trocarte inicial, sendo menos comum durante a inserção do trocarte secundário, pois a inserção é realizada sob visualização direta. A incidência de lesão vascular ou visceral durante a inserção do cateter inicial não é diferente em relação à técnica utilizada, aberta ou fechada, ou em relação à utilização da agulha de Veress para estabelecer um pneumoperitônio antes da colocação do trocarte inicial. Os autores recomendam usar a técnica com a qual se está mais treinado e salientam que o risco de lesão está associado a "distocia" da pele, portanto a incisão cutânea deve ser adequada para a passagem do trocarte selecionado e o tecido subcutâneo deve ser aberto até fáscia antes da colocação dos trocartes.

Os vasos mais comumente lesionados durante a cirurgia minimamente invasiva são os vasos epigástricos inferiores e superiores. A maioria das lesões pode ser evitada com transiluminação da parede abdominal antes da inserção dos trocartes secundários. Como alternativa, pode-se garantir que os trocartes secundários sejam colocados lateralmente para evitar os vasos epigástricos.

No caso de lesão destes vasos, várias técnicas foram descritas na sua reparação. Pode ser inserida uma pinça bipolar através de uma porta secundária e a região ao redor do sítio de sangramento pode ser coagulada. Outra possibilidade seria a introdução de um cateter de Foley através do sítio de acesso e depois expandindo o balão, que deve comprimir os vasos na parede abdominal promovendo a hemostasia. Nosso método preferido é a sutura realizada com uma agulha de Keith (agulha de sutura reta com ponta triangular), que deve ser introduzida através do sítio do trocarte no abdome. Por via laparoscópica, a agulha deve ser pinçada e passada ao redor dos vasos e retirada pelo sítio do trocarte. Este ponto deve ser amarrado no nível da fáscia para controle do sangramento. Se esta técnica falhar, pode ser feito um ponto em oito incluindo toda a parede abdominal, usando uma agulha de Keith, e a sutura pode ser amarrada no nível da pele, para serem cortadas e retiradas 1 semana mais tarde. O dispositivo de fechamento Endo Close ou outros dispositivos similares podem ser usados para realizar esta tarefa.

Menos comumente, vasos de grande calibre são lesionados durante a inserção de trocarte primário. Se ocorrer uma lesão na veia cava ou na aorta, é melhor realizar uma laparotomia imediata através de uma incisão na linha média e o cirurgião vascular deve ser chamado. Uma lesão em qualquer um desses vasos requer a mesma resposta inicial básica. Deve ser aplicada pressão direta sobre a região, enquanto é providenciado o acesso intravenoso de grande calibre, por via periférica ou central, os derivados do sangue são transfundidos e, na cirurgia para doença benigna, um *cell-saver* é empregado. Um erro comum é tentar reparar a lesão sem que tenham sido dados estes passos iniciais colocando-se o clínico e o paciente em posição de maior risco. É importante solicitar que o trocarte associado à lesão seja separado para inspeção após o procedimento, neste momento isto muitas vezes é esquecido. Quando são usados trocartes com lâmina retráteis, isso é muito importante, pois se sabe que ocorre falha mecânica resultando na falha da lâmina em retrair, e a maioria dos fabricantes irá solicitar que o lote inteiro associado a esse instrumento seja devolvido para avaliação. A Food and Drug Administration (FDA), em uma comunicação de 2014, comentou especificamente sobre a falta de conhecimento por parte do cirurgião para reportar falha no equipamento, o que resulta em subnotificação significativa do problema.

LESÃO AÓRTICA

Com o acesso vascular adequado e com os derivados de sangue disponíveis deve-se iniciar a tentativa. Se a lesão for arterial, é feita uma incisão no peritônio sobre a artéria ilíaca comum direita e o mesentério do intestino delgado deve ser mobilizado superior e anteriormente para oferecer uma boa mobilização (Figura 25.1). O duodeno deve ser mobilizado, proporcionando excelente exposição da veia cava e da aorta até e acima do nível da artéria mesentérica inferior (Figura 25.2). Se necessário, a artéria mesentérica inferior pode ser ligada, pois o suprimento sanguíneo para o cólon distal é geralmente bem fornecido pela artéria marginal. A pressão manual aplicada à aorta pode ser substituída por compressão mecânica, usando pinças atraumáticas Satinsky ou o cateter Forgaty colocados acima e abaixo do sítio da lesão. Estas pinças estão associadas a menor grau de lesão por esmagamento, sendo muito importante nas pacientes idosas e em qualquer paciente que tenha arteriosclerose. Antes de fazer o clampeamento cruzado da aorta, recomenda-se a aplicação de heparina a 100 unidade/kg em dose única. O defeito pode agora ser suturado com fio Prolene de pequeno calibre. Em geral, não há a necessidade de ligar as artérias lombares em uma lesão anterior da aorta. No raro caso de uma lesão completa, envolvendo a parede posterior, estes vasos precisarão ser individualmente ligados para conseguir controlar o sangramento. É raro nesta situação precisar de protamina (1 mg/kg) para reverter o efeito da heparina. Se o acesso à aorta estiver limitado por um câncer primário ou secundário e o clampeamento cruzado não for possível, deve-se considerar uma oclusão com balão implantado através da artéria femoral. Embora raro, no clampeamento cruzado da aorta, por menos de 1 ou 2 horas, pode ocorrer isquemia de membros inferior e qualquer sinal dessa complicação requer atenção imediata da cirurgia vascular, e a paciente provavelmente irá precisar de embolectomia arterial com um cateter Fogarty. O fator importante nesta situação é pronto atendimento e o ginecologista cauteloso deve continuar envolvido com os cuidados da paciente depois da transferência para outro serviço.

O clampeamento preventivo da aorta para limitar perda de sangue durante procedimentos de exenteração está descrito na literatura.

LESÃO NA ARTÉRIA ILÍACA

Os mesmos princípios descritos acima para a aplicação de pinças atraumáticas podem ser aplicados a lesão das artérias ilíacas comuns e externas. Deve ser dada atenção especial às lesões relacionadas com o uso de algum tipo de fonte de energia aplicada externamente, pois a disseminação térmica lateral pode causar danos extensos com necessidade de um enxerto para substituir o segmento lesionado da artéria.

Lesão da artéria ilíaca interna pode ser reparada ou, mais frequentemente, pode ser feita a sua ligadura e dos vasos e seus ramos associados, proximal e distalmente.

LESÃO NA VEIA CAVA

Lesão na veia cava, relacionada com o trocarte ou associada à dissecção de linfonodos ou de câncer, deve ser reparada tomando-se precauções similares, conforme mencionado acima. É muito importante no reparo da veia cava a compressão lateral e medial do vaso assim como a compressão proximal e distal. Se as paredes laterais e mediais da cava não forem adequadamente comprimidas, a visualização e o

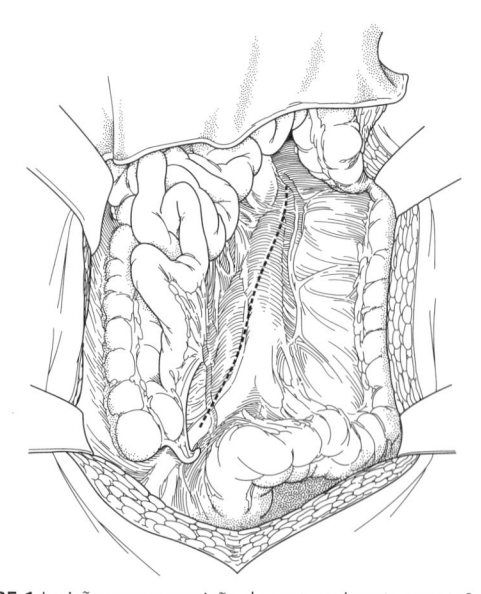

Figura 25.1 Incisão para exposição da aorta e da veia cava inferior.

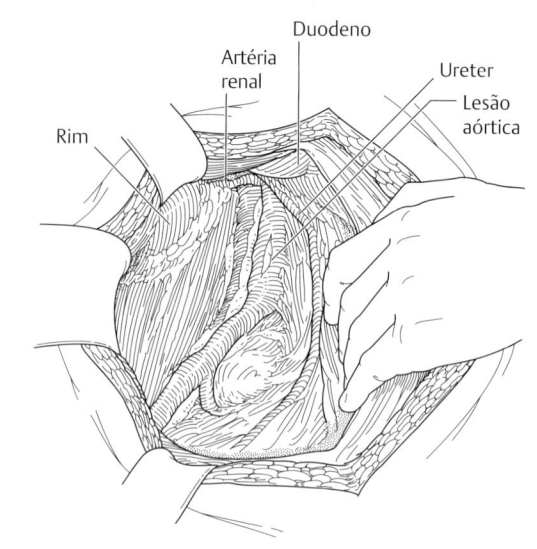

Figura 25.2 Exposição da lesão aórtica.

reparo ficarão muito dificultados. Esta compressão da cava de quatro maneiras pode ser conseguida com o uso de quatro esponjas na pinça de anel. Depois que o sangramento foi controlado, a parede da veia cava pode ser suturada com um fio monofilamentar, 4-0 ou 5-0. Embora possam ser usadas pinças vasculares, deve-se ter cuidado para evitar lesão da parede do vaso, que é fino. Se este procedimento falhar, a veia cava pode ser ligada juntamente com as veias lombares. Mesmo que se desenvolva edema na extremidade inferior a curto prazo, na maioria dos casos ocorre a resolução espontânea através da circulação colateral.

Para defeitos menores, o uso de selantes de fibrina como Tisseal e Evicel (são bastante efetivos). O uso destes produtos, além de outros agentes e produtos hemostáticos, requer uma revisão detalhada e o conhecimento da cascata de coagulação, dos mecanismos intrínsecos e extrínsecos (ver Capítulo 3).

Se for feita uma tentativa laparoscópica de reparo da veia cava ou da veia ilíaca comum esquerda, pode ser inserido um trocarte adicional de 12 mm lateral ao trocarte suprapúbico e a câmera deve ser inserida no acesso suprapúbico e os monitores devem ser deslocados para a cabeceira da mesa. Isto permitirá que o cirurgião pince a delgada parede da veia e faça a sua sutura com delicadeza. Os agentes hemostáticos podem ser usados de acordo com a preferência do cirurgião.

SANGRAMENTO PRÉ-SACRAL

Ocasionalmente, ocorre hemorragia significativa durante a realização de colpopexia sacral, neurectomia pré-sacral, dissecção do linfonodo ou procedimentos de exenteração. A ligadura das veias pré-sacrais separadamente, em geral, falha em decorrência da natureza do plexo venoso nesta área. A medida mais efetiva para controlar sangramento nesta localização é a compressão do local. Pode ser solicitada a cronometragem do tempo para alguém fora do campo cirúrgico, pois é necessário manter esta compressão por no mínimo 20 a 30 minutos, enquanto os produtos do sangue são disponibilizados e o monitoramento apropriado é instituído. Em geral, os selantes de fibrina podem ser aplicados com sucesso e a hemorragia é controlada. Em raras situações, se a técnica anteriormente mencionada fracassar, tachinhas estéreis (percevejos) podem ser aplicadas diretamente no sacro, desta forma comprimindo o plexo sacral, resultando no controle do sangramento. Ocasionalmente, o sangramento nesta área deve-se à lesão na veia ilíaca comum esquerda que cruza a linha imediatamente inferior à bifurcação da aorta. Se isto ocorrer durante um procedimento minimamente invasivo, pode ser introduzido um trocarte suprapúbico adicional lateral ao trocarte inicial e, desta forma, o controle do sangramento pode ser feito sem necessidade de laparotomia. Se houver dúvida em relação a situação, é melhor realizar uma laparotomia sem perda de tempo precioso tentando reparar essas lesões com o uso de técnicas minimamente invasivas. Em cada um dos casos, deve ser considerado o clampeamento da aorta inferior para minimizar a perda sanguínea enquanto o reparo está sendo realizado.

TAMPONAMENTO PÉLVICO

Quando a hemorragia não pode ser controlada pelas técnicas descritas, o tamponamento pélvico deve ser considerado. Grandes tamponamentos pélvicos devem ser feitos para comprimir os vasos e controlar o sangramento. A incisão usualmente pode ser fechada, embora a aponeurose possa ser deixada aberta para prevenir dificuldades de ventilação. Após 24 a 48 horas, quando a paciente estiver estável e a coagulação normalizada, o tamponamento deve ser cuidadosamente removido. Raramente há algum sangramento ativo e a incisão abdominal pode ser reparada.

SUMÁRIO

Durante procedimentos minimamente invasivos, frequentemente é melhor converter a cirurgia para uma laparatomia sem demora, convocar um cirurgião vascular, dar início ao monitoramento apropriado, obter produtos derivados do sangue e aplicar pressão direta no vaso lesionado. Somente, se estiver à vontade com os procedimentos descritos acima, prossiga com o reparo primário da lesão. O FDA atualmente recomenda que seja dada atenção especial a lesão no trocarte, se for realizada uma cirurgia minimamente invasiva. Sob este prisma, os editores são de opinião que deve ser deixado claro que, em procedimentos assistidos roboticamente, o cirurgião não usa luvas e avental de maneira estéril e está em um console próximo, mas não à beira do leito do paciente. Frequentemente, não há um cirurgião assistente presente, desta forma requerendo que a unidade robô seja desencaixada pela equipe, enquanto o cirurgião operador vai do console até a beira do leito para realizar laparotomia quando necessário. Os riscos associados a este procedimento são desconhecidos no momento.

LEITURA ADICIONAL

Chapron CM, Pierre F, Lacroix S, et al. Major vascular injuries during gynecologic laparoscopy. J Am Coll Surg 1997;185:461–5.

Dildy G, Scott JR, Saffer CS, Belfort MA. An effective pressure pack for severe pelvic hemorrhage. Obstet Gynecol 2006;108:1222–6.

CAPÍTULO 26

Manejo das Lesões no Trato Urinário

As lesões do trato urinário representam uma das principais preocupações do cirurgião ginecológico durante procedimentos ginecológicos de rotina. Os dados do NHS, Estatísticas de Episódios Hospitalares, mostram que embora rara, a fístula urogenital após histerectomia apresenta um aumento na incidência de 0,15% em 2000-02 para 0,22% em 2006-08, uma elevação de 46% e isto é motivo de atenção. Na mesma década, a incidência geral de lesão uretral mais que dobrou de 0,29% em 2001-05 para 0,66% em 2006-10. Portanto, é importante que o cirurgião conheça bem a localização dos ureteres e bexiga durante qualquer procedimento para evitar lesão.

RELAÇÃO ANATÔMICA

A fonte da preocupação do ginecologista é a relação íntima dos ureteres com o colo do útero e as artérias uterinas, o trajeto retroperitoneal do ureter na pélvis e sua contiguidade com o ligamento infundibulopélvico no assoalho pélvico. O ligamento da bexiga na parede anterior do útero e do colo do útero e a necessidade de separar as duas estruturas coloca a bexiga em risco de dano.

FATORES PREDISPONENTES

Os fatores predisponentes incluem:

- Anomalias congênitas, incluindo ureteres duplos e rins ectópicos.
- Endometriose.
- Doença inflamatória pélvica crônica.
- Massas retroperitoneais tais como mioma ligamentar volumoso e grandes cistos ovarianos.
- Cirurgia pélvica prévia.
- Malignidade ginecológica.
- Radioterapia com fibrose e circulação prejudicada.

PREVENÇÃO DE LESÕES

Condições como malignidade pélvica, endometriose, diverticulite, miomas, radioterapia e cirurgia prévia podem distorcer o trajeto e a posição dos ureteres e, em particular, podem causar fibrose e aderência dos tecidos, podendo deixar o ureter muito próximo das pinças e das ligaduras, aumentando o risco de lesão. A técnica cirúrgica, nestas condições, deve incluir um processo de "restauração da anatomia", uso adequado de tração e da tensão com os afastadores para permitir a separação de estruturas vitais do campo cirúrgico, uma compreensão dos planos do tecido e a liberação de tecidos cicatrizados através da dissecção cortante em vez de romba com manobras vigorosas. Frequentemente, ocorrem traumas desnecessários, na tentativa de obter exposição adequada nesta situação, particularmente nas estruturas vasculares, resultando em sangramento. Independentemente do método usado para controlar o sangramento (pinças, grampos ou sutura), o ureter pode ser lesionado diretamente ou por desvascularização subclínica. O conhecimento minucioso da anatomia e da abordagem retroperitoneal (discutido nos Capítulos 11, 21 e 24) é essencial na redução do risco de lesão ureteral, já que os ureteres podem ser visualizados diretamente ao longo da maior parte do seu trajeto na pelve. Às vezes, apesar do uso de técnicas cirúrgicas meticulosas, as condições de fibrose e a reação inflamatória podem ser tão graves que, ao tentar expor e/ou remover o alvo cirúrgico, o ureter pode ser lesionado.

O risco de lesão na bexiga aumenta após uma cesariana prévia ou durante uma cirurgia citorredutora para câncer ovariano. Algumas dicas para evitar essas lesões durante cirurgia ginecológica incluem o uso de um afastador apropriado, como o afastador de Morris e o apoio de uma assistente qualificada. A tração e a exposição adequadas do peritônio vesicouterino permite que ele seja elevado com pinças de DeBakey ou outras pinças, permitindo fazer uma incisão com segurança para descolar a bexiga das estruturas subjacentes. Se esta área apresentar muita fibrose e aderências firmes é possível iniciar o descolamento pelas paredes laterais do útero. A abertura e o desenvolvimento deste plano devem ser realizados com uma dissecção romba ou cortante. Outra opção, especialmente quando o aspecto superior do peritônio da bexiga está coberto pelo tumor, o que é comumente visto com câncer ovariano disseminado, é fazer uma dissecção cortante da superfície anterior da bexiga até onde o peritônio se torna densamente aderente ao útero. Após fazer este procedimento, a dissecção entre bexiga e colo do útero e vagina pode ser completada sob visualização direta.

As lesões do trato urinário são classificadas como aquelas que são reconhecidas no momento da cirurgia e as que se manifestam no período pós-operatório.

DANO RECONHECIDO NO MOMENTO DA OPERAÇÃO

Lesões na Bexiga

A lesão da bexiga ocorre com mais frequência quando é feita a sua dissecção da parede inferior e anterior do útero e do colo do útero durante uma histerectomia ou na cesariana. Se existe dúvida sobre a possibilidade de uma lesão, pode ser instilado azul de metileno diluído e observar se ocorre algum vazamento para a cavidade peritoneal. Alguns cirurgiões usam fórmulas de leite estéril obtidas das alas obstétricas, já que usualmente estão disponíveis e são facilmente diluídas e retiradas do campo operatório, ao contrário do azul de metileno.

Danos à Muscularis

Se a bexiga não foi aberta, mas uma "bolha" de mucosa puder ser vista empurrando a *muscularis*, esta área precisa apenas ser costurada com um fio Vicryl 2-0 e os pontos separados ou com sutura contínua.

Rompimento da Parede da Bexiga

Se for identificada uma cistotomia, deve ser colocada uma pinça de Allis ou podem ser dados alguns pontos de "ancoragem" na borda do defeito para facilitar o reparo. A mucosa e a *muscularis* podem ser reaproximados em uma única camada com fio Vicryl 2-0 e sutura contínua ou separada.

Reparo do Ureter

É vital identificar os orifícios ureterais se o dano ocorreu próximo ao trígono ou ao sítio de entrada dos ureteres na parede da bexiga. Nestas circunstâncias, o ideal é solicitar a assistência de um colega urologista ou uroginecologista para realizar o reparo.

Se for necessário realizar um reparo sem assistência, o ginecologista deve abrir a bexiga na sua parte superior, identificar os orifícios uretéricos, colocar derivação nos ureteres, se possível, e prosseguir com o reparo sob visualização direta. A cateterização dos ureteres irá facilitar a identificação do caminho oblíquo do ureter através da parede da bexiga durante o reparo. Se uma derivação em duplo "J" for usada, deve ser realizada fluoroscopia para assegurar que o fio-guia atingiu a pelve renal. Se isto não for possível, uma radiografia simples pode ser feita intraoperatoriamente para assegurar a inserção apropriada. As derivações podem ser removidas 2 a 6 semanas após a cirurgia, dependendo da gravidade da lesão.

No final do reparo, um retalho de omento pode ser colocado entre a bexiga e a vagina, pois aumenta o suprimento vascular para a área e acrescenta uma camada de separação entre os dois órgãos. Embora não haja evidências de alto nível para apoiar o uso de enxerto de omento, considera-se que a técnica tem valor quando o dano à bexiga ocorreu depois de irradiação, pois existe um risco significativo de falha da cicatrização e subsequente formação de fístula (ver o Capítulo 18).

Lesões Uretrais

Quando existe a suspeita de que o ureter foi danificado na operação, seja por corte, esmagamento ou inclusão em uma sutura, o ureter deve ser completamente exposto para que uma inspeção possa ser realizada. É necessário fazer a dissecção da parede pélvica, expondo todo o ureter. Não é necessário separar o ureter do peritônio, pois isto pode prejudicar o suprimento sanguíneo. Um reparo imediato do ureter danificado oferece uma perspectiva muito boa de completa recuperação sem a necessidade de cirurgia adicional. Um urologista, se disponível, deve ser consultado para reparar alguma lesão ureteral.

Lesões por Esmagamento ou Térmicas

Lesões por esmagamento ou lesões térmicas podem ser causadas pelo esmagamento ou por traumatismo causado pela pinça ou por ligadura inadvertida. Quando a lesão resultou de diatermia ou outras 'fontes de energia', deve ser tomado cuidado para excisar as áreas de dano térmico. Se a lesão for reconhecida no transoperatório, o cirurgião deverá esperar alguns minutos antes de realizar o reparo para que a secção danificada possa ser mais delineada.

Incisão do Ureter

É raro ressecar parcialmente o ureter; mais comumente, ele é ressecado completamente.

LESÕES DO URETER NA PELVE

Lesões do ureter na pelve tendem a ocorrer em associação com cirurgia ginecológica. Elas diferem de lesões mais altas no ureter porque frequentemente é difícil mobilizá-lo o suficiente para que seja anastomosado sem tensão. Nesta situação, o método mais usado para lidar com este problema é produzir um novo ponto de entrada na bexiga. A porção distal danificada remanescente pode ser ligada ou ressecada. O ureter deve ser implantado com o uso de um mecanismo antirrefluxo, o que exigirá que a bexiga seja aberta.

A Operação

Preparo do Ureter

A extremidade distal danificada do ureter deve ser "renovada" pela remoção do tecido necrosado ou traumatizado. Um curto comprimento do ureter é mobilizado e a extremidade distal é puxada em direção à bexiga.

Avaliação da Tensão Uretral e Mobilização da Bexiga

Se houver alguma tensão, a bexiga deverá ser mobilizada, separando-a da sínfise pubiana ou erguendo a bexiga em direção ao ureter (técnica de psoas *hitch*) ou desenvolvendo um "retalho de Boari-Ockerblad".

A Técnica de Psoas Hitch

Esta técnica simples envolve a sutura da vesical ao músculo iliopsoas na parede lateral pélvica, desta forma elevando a bexiga e encurtando a distância entre a bexiga e o ureter a ser anastomosado (Figura 26.1).

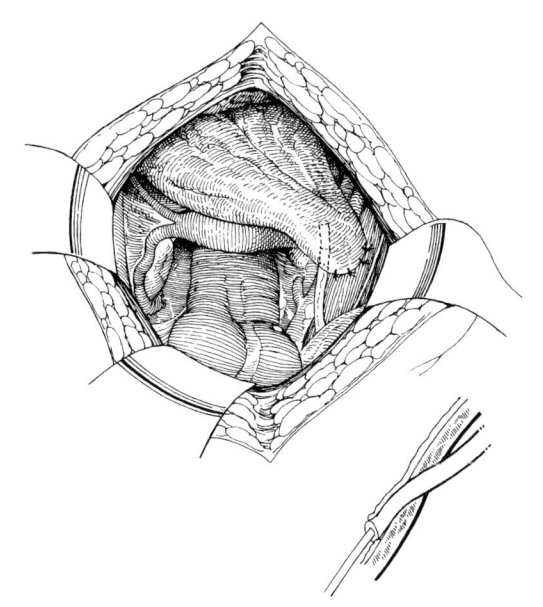

Figura 26.1 A técnica psoas *hitch*.

O Retalho de Boari-Ockerblad

Quando houve perda significativa do ureter distal, esta técnica permite que a lacuna seja preenchida pelo tecido da bexiga e uma anastomose satisfatória seja obtida sem tensão. O ponto mais importante a ser considerado ao moldar o retalho (Figura 26.2) é ser cuidadoso para não fazer um retalho muito estreito. É fácil esquecer a relação entre a largura do retalho e o tubo no qual ele deve se transformar. O retalho é mais facilmente executado com a bexiga cheia e poderá ser útil encher a bexiga antes da incisão. Uma incisão oblíqua em forma de U deve ser feita na parede da bexiga e a extremidade distal do ureter é suturada diretamente à extremidade ou deve ser feito um túnel na submucosa. As Figuras 26.2 e 26.3 mostram a técnica para fazer um retalho com uma anastomose antirrefluxo.

Implantação Direta do Ureter na Bexiga

Depois de confirmada a possibilidade de implantar o ureter na bexiga e com o ureter liberado, deve ser feita a abertura da bexiga e confirmar o sítio da anastomose. Recomenda-se deixar a bexiga cheia para facilitar o procedimento. Deve ser feita uma incisão oblíqua e a extremidade distal do ureter é puxada através dela com dois pontos feitos em suas bordas (Figura 26.4). As bordas devem ser suturadas na mucosa e mais dois pontos são colocados para fixar o lado do ureter à superfície externa da bexiga para ancorá-lo e neutralizar qualquer tendência à retração. O ureter é desviado e a extremidade enrolada deixada na bexiga para ser recuperada mais tarde com o uso de um citoscópio. Outra maneira de reduzir o risco de refluxo é implantar o ureter diretamente na bexiga deixando 1 a 2 cm pendentes na bexiga.

O cálculo exato do comprimento do ureter necessário para prevenir refluxo é bastante complexo, pois é influenciado pela pressão na parede da bexiga, que oscila quando está cheia, além da pressão dentro do ureter. Quando a bexiga enche, a elevação na pressão vesical comprime o ureter, desta forma impedindo o refluxo. Em geral, identificamos que com a bexiga cheia com aproximadamente 250 a 300 mL de urina, um comprimento uretral intravesical de 1,5 cm impede o refluxo. A parede uretral é suturada à mucosa da bexiga com Vicryl 3-0 ou 4-0 e à serosa com Vicryl 2-0. Esta técnica reduz o risco de estenose associada ao "tunelamento do ureter" que visa reduzir o refluxo. No entanto, existem poucos estudos na literatura descrevendo qual o tamanho do túnel para reduzir a incidência de refluxo. Se o tamanho disponível de ureter for limitado, o reimplante direto sem tensão certamente seria preferível ao tunelamento com tensão.

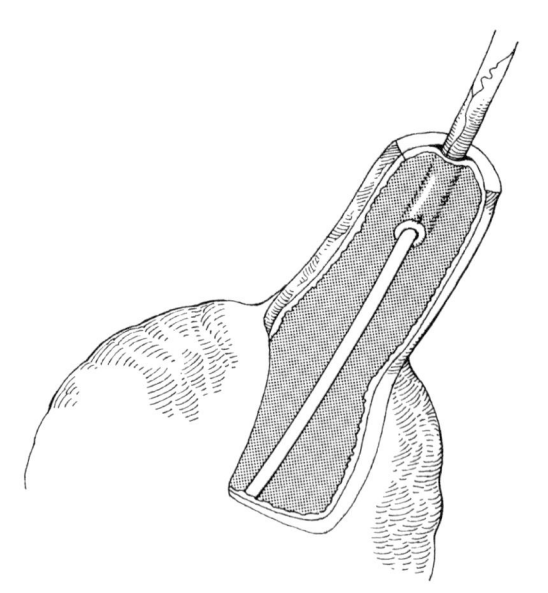

Figura 26.2 O retalho de Boari-Ockerblad: desenvolvendo o retalho a partir da parede da bexiga.

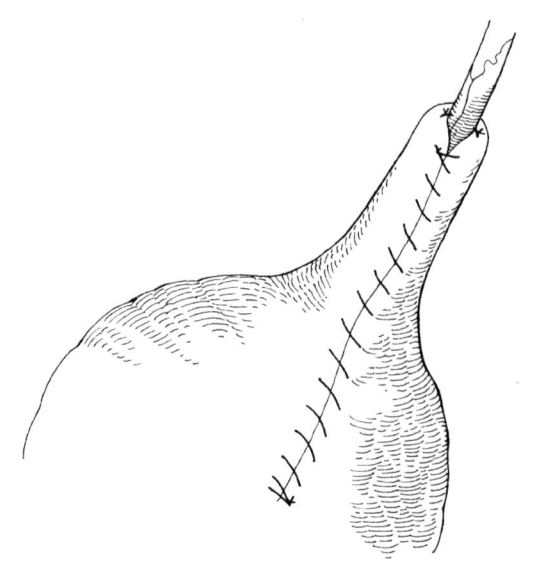

Figura 26.3 O retalho de Boari-Ockerblad: suturando o retalho para formar um tubo sobre a anastomose antirrefluxo.

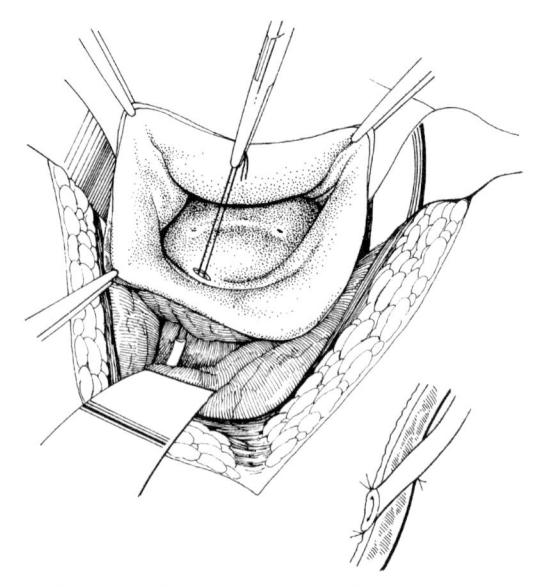

Figura 26.4 Implantação do ureter na parede da bexiga.

Fechamento e Drenagem da Bexiga
A bexiga deve permanecer com drenagem contínua através de um cateter de demora e um dreno de sucção deve ficar no espaço extraperitoneal.

Cuidados Pós-Operatórios
Devem ser usados antibióticos profiláticos específicos para bactérias que afetam o trato urinário. O cateter uretral deve ser mantido por 10 a 12 dias, enquanto os *stents* uretrais são deixados por 2 a 6 semanas. Uma urografia intravenosa com imagens especiais do ureter inferior irá confirmar a segurança da anastomose.

LESÕES URETRAIS ACIMA DA BORDA PÉLVICA
Na circunstância em que a lesão ocorreu acima do assoalho pélvico, o manejo sempre que possível é a anastomose das extremidades do ureter.

A Operação
Identificando o Sítio do Dano
A área afetada é exposta e a área de lesão deve ser ressecada.

Fazendo a Anastomose
O ureter deve estar liberado e então deve ser seccionado (Figura 26.5) e suturado com Vicryl 4-0 sobre um *stent* uretral.

Manejo do Stent
O *stent* mais comumente utilizado é o *stent* Silastic do tipo *pigtail* (Figura 26.6), que pode permanecer no ureter por um período de tempo considerável. A extremidade superior do *stent* deve ser inserida na pelve renal e a extremidade inferior na bexiga. Se for usado um *stent pigtail*, não é necessária fixação, pois a extremidade terminal desenrola alguns centímetros após a introdução e fornece fixação adequada.

Drenagem Extraperitoneal
A área operatória deve ser drenada para monitorar o vazamento de urina durante os primeiros dias.

Transureteroureterostomia
Pode ser preciso criar uma comunicação entre a extremidade danificada do ureter e a bexiga, se uma anastomose não for possível. O ureter danificado deve ser desbridado e após mobilizado através linha média, sem tensão, e deve ser diretamente anastomosado no ureter remanescente. Para manter a anastomose podem ser usados *stents* ureterais até

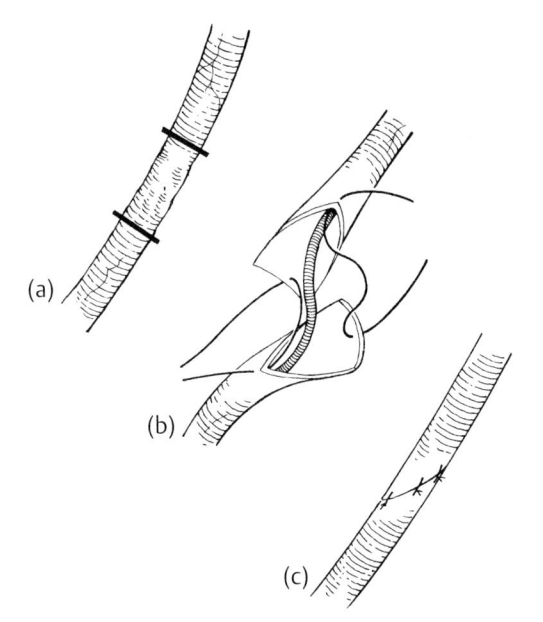

Figura 26.5 (a-c) Anastomose do ureter após secção ou ressecção de um comprimento curto do ureter danificado.

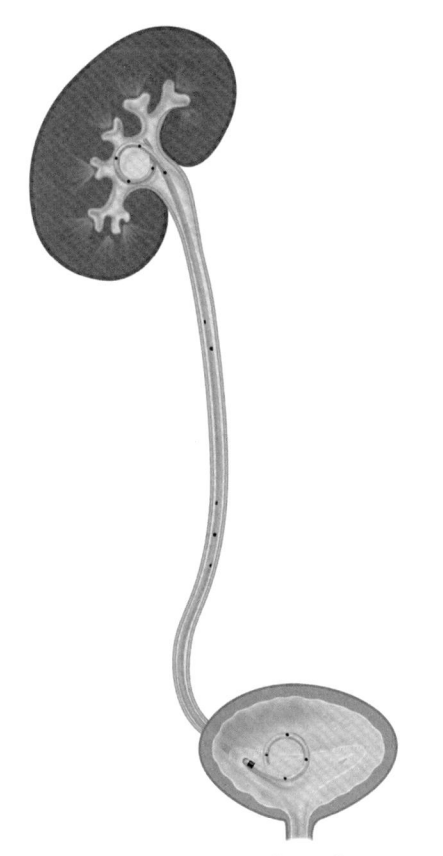

Figura 26.6 Um *stent* duplo do tipo *pigtail* inserido corretamente (desenho gentilmente fornecido por Boston Scientific Corporation).

que ocorra a cicatrização. A interposição de um segmento de intestino delgado no lado esquerdo ou o apêndice no lado direito também pode ser usada para preencher a lacuna.

Aumento da Bexiga e Derivação Ileal

Na rara circunstância em que ambos os ureteres estão danificados e a reimplantação na bexiga não pode ser realizada, a bexiga deve ser aumentada com um segmento do intestino delgado e os dois ureteres implantados na bexiga. Este procedimento deve ser considerado antes de ser criada uma derivação ileal, que resulta em um estoma.

MANEJO NA SITUAÇÃO DE DIAGNÓSTICO TARDIO DE DANO AO TRATO URINÁRIO

O manejo das lesões do trato urinário com diagnóstico tardio, deve ser feito pelo urologista experiente. A solicitação do aconselhamento de um colega é importante, pois quanto maior demora maior o risco de dano renal.

O diagnóstico de danos ao trato urinário pode ser feito após a manifestação de sintomas como vazamento de urina, nos casos de fístula ou queixa de dor na região lombar ou uretral quando ocorre obstrução do fluxo. O manejo de fístulas urinárias é abordado no Capítulo 18.

O manejo de dano obstrutivo dos ureteres pode ser dividido em duas fases:

1 Nefrostomia percutânea radiologicamente guiada deve ser feita para drenagem do trato renal obstruído. Em geral, os cateteres ureteréricos devem ser passados além do ponto de obstrução, especialmente quando o bloqueio é causado por pressão extrínseca.
2 O reparo dos danos ao ureter deve ser realizado se a obstrução não puder ser aliviada por uma derivação. Se houver comprimento ureteréico suficiente para criar uma anastomose livre de tensão para a bexiga, pode ser realizada uma ureteroneocistostomia via laparotomia ou laparoscopia.

Ureteroneocistostomia Laparoscópica

Dois trocartes de 12 mm devem ser inseridos: um na linha média acima da cicatriz umbilical e o outro aproximadamente 5 a 6 cm acima da sínfese pubiana e dois trocartes de 5 mm são inseridos lateralmente nas cristas ilíacas. O ureter afetado deve ser dissecado e liberado (Figura 26.7), maximizando o comprimento para facilitar a anastomose. O segmento ureteréico distal pode ser pinçado ou ligado e a extremidade proximal deve ser revitalizada. A bexiga deve ser mobilizada e uma cistostomia deve ser feita na parede anterior (Figura 26.8). Deve ser colocado um ponto (Polysorb 0) na extremidade livre do ureter e com um dissector Maryland o ureter é puxado, através da bexiga (Figura 26.9). O ureter

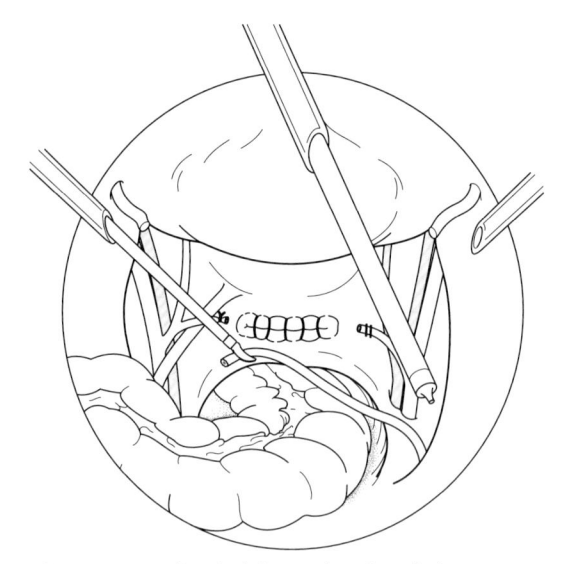

Figura 26.7 O ureter afetado é dissecado e deixado livre.

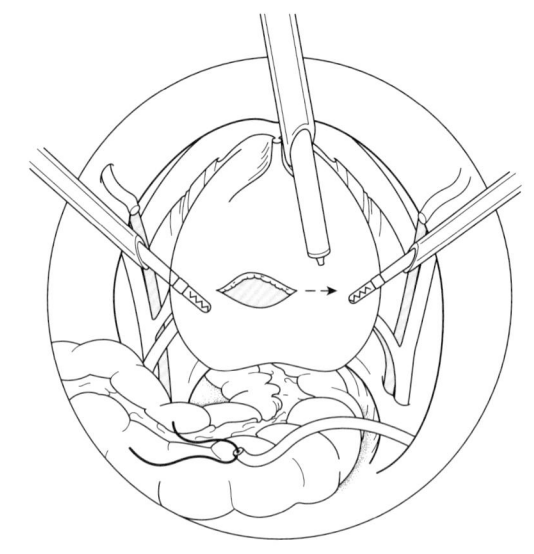

Figura 26.8 Uma cistostomia anterior.

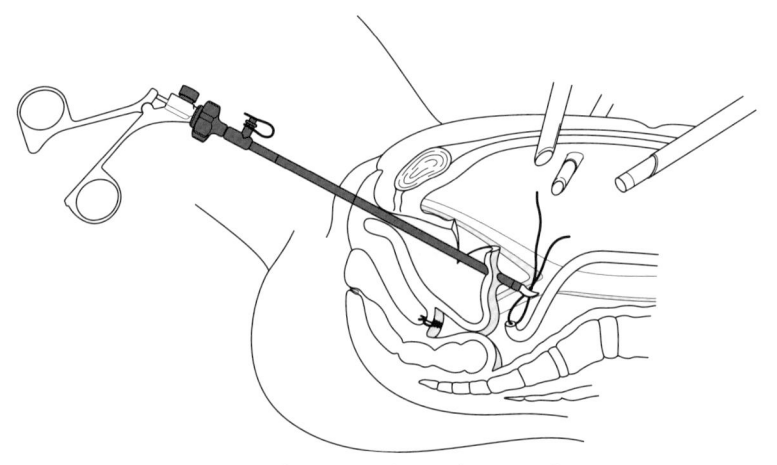

Figura 26.9 A sutura conectada ao ureter é pinçada por um dissector Maryland inserido através da uretra.

deve então ser suturado na serosa da bexiga para manter sua posição e um *stent* em duplo "J" com um fio-guia é passado através da uretra, para dentro da bexiga e do ureter até chegar à pelve renal (Figura 26.10). O fio-guia é então retirado e o ureter é suturado na mucosa da bexiga com o dispositivo Endo Stitch e fio Polysorb 3-0. Com o mesmo dispositivo, o ureter também pode ser mais bem estabilizado e a tensão reduzida com a sutura da sua camada serosa na parede da bexiga. A parede da bexiga é então fechada com Vicryl 0 e uma sutura contínua com Endo Stitch ou técnicas de sutura intracorpórea (Figura 26.11). O procedimento pode ser combinado com um retalho Boari criado laparoscopicamente, caso seja necessário um comprimento extra.

Outros Procedimentos

Frequentemente não é possível suprir o comprimento obstruído ou danificado do ureter, sendo necessários procedimentos mais extensos. Estes pertencem inteiramente à esfera do urologista ou oncologista ginecológico experiente e são meramente listados aqui:

- Ureteroileoneocistostomia ou o uso de um segmento isolado do íleo para complementar o comprimento danificado do ureter até a bexiga.
- Transureteroureterostomia pode ser usada se não for possível fazer uma reanastomose do ureter danificado com a bexiga ou se o urologista achar que as complicações em longo prazo associadas ao uso de um segmento do intestino não são justificadas.
- Nefrectomia pode ser necessária se a função renal estiver marcadamente prejudicada.

DANOS POR RADIOTERAPIA

As lesões do ureter em casos de irradiação prévia do ureter, exigem cuidado e habilidade maiores, sendo necessário decidir qual o método ideal de reparo. É importante lembrar que a irradiação pode também ter comprometido o suprimento

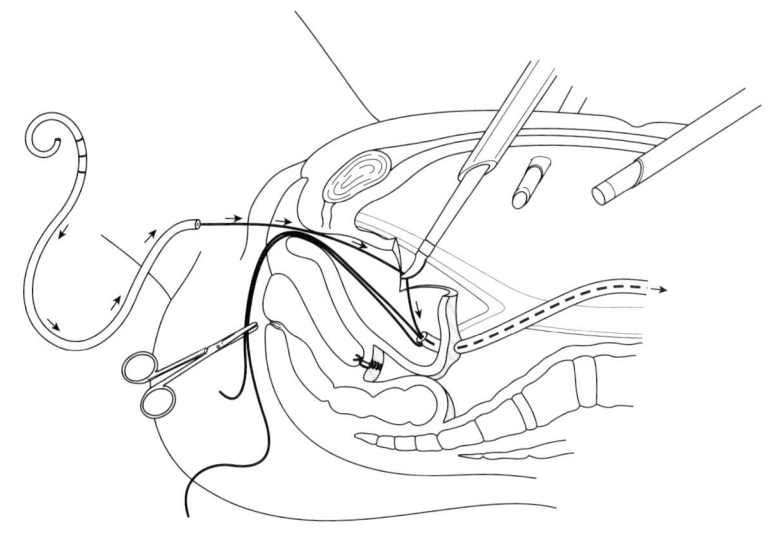

Figura 26.10 Inserção de um *stent* em duplo "J" através da uretra.

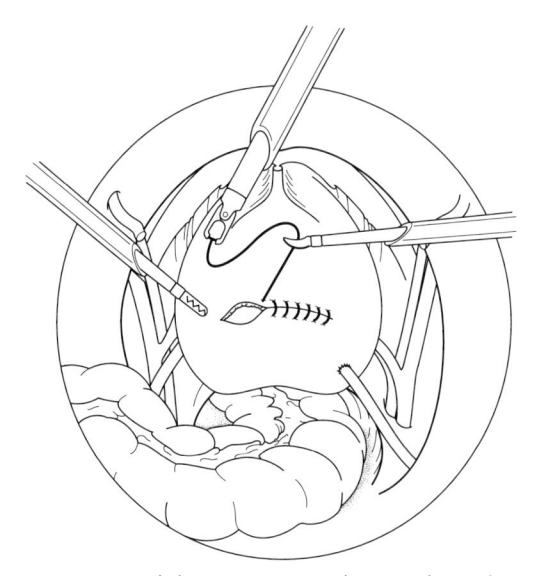

Figura 26.11 Reparo da bexiga com o uso de um Endo Stitch.

sanguíneo dos órgãos próximos ao ureter, particularmente o intestino. Consequentemente, se forem feitas derivações, deve ser escolhido um segmento do intestino fora do campo de irradiação. O ginecologista não deve ser demorado ou orgulhoso demais para pedir aconselhamento e assistência de colegas da urologia. O reconhecimento e o manejo precoce dos danos ao trato urinário são no melhor interesse da paciente.

OPERAÇÕES PARA DERIVAÇÃO URINÁRIA

Quando a bexiga precisa ser removida durante um procedimento cirúrgico ou quando a bexiga está tão danificada que não é possível a recuperação da função normal, como ocasionalmente acontece depois de radioterapia radical, deve ser considerada a diversão urinária. A criação de uma derivação urinária também pode ser necessária como parte de procedimentos maiores e mais complexos, como uma cirurgia de exenteração.

Várias técnicas têm sido usadas para diversão urinária, incluindo:

- Implantação dos ureteres no cólon sigmoide (ureterossigmoidostomia).
- Realização de uma colostomia úmida, combinando a função intestinal e urinária em um estoma.
- Formação de uma bexiga retal e uma colostomia da fossa ilíaca esquerda.
- Realização de uma nefrostomia ou ureterostomia trazendo os ureteres diretamente para fora até a superfície, idealmente com canulação.

Todas estas técnicas apresentam complicações associadas significativas, especialmente de infecção e controle dos eletrólitos em longo prazo.

Depois que Bricker demonstrou a facilidade com que uma alça isolada do íleo pode ser usada para funcionar como uma bexiga artificial,[1] variações deste procedimento se tornaram os métodos predominantes de derivação. Muitas partes diferentes do intestino podem ser usadas, incluindo o íleo, o cólon sigmoide e, quando houve irradiação extensa na pélvis e no abdome inferior, o cólon transversal.

Também há uma variedade de formas de unir os ureteres à alça isolada do intestino. Em alguns centros, é usada a técnica de Leadbetter de implantação dos ureteres individualmente na alça do intestino;[2] entretanto, os autores preferem a técnica de Wallace, que é descrita aqui.[3]

Em anos mais recentes, o desenvolvimento de procedimentos mais complexos, porém mais satisfatórios esteticamente, começando com a bolsa de Koch[4] e ampliados e tornados mais sofisticados por uma ampla variedade de procedimentos epônimos, incluíram a bolsa de Miami, a bolsa de Mainz e mais uma variedade delas, usualmente levando o nome do centro que as originou.

Todas estas derivações continentes se baseiam no uso de uma bexiga artificial de baixa pressão gerada pela denervação e expansão do intestino grosso. Os estomas são geralmente trazidos para fora através de um pequeno orifício na parede abdominal, algumas vezes o umbigo, que o próprio paciente pode cateterizar. Os sistemas de baixa pressão possuem muitas vantagens sobre a relativa falta de controle da derivação de Wallace. Entretanto, têm a desvantagem de requerer comprimentos maiores de intestino normal e isto nem sempre é possível depois de irradiação extensa, que geralmente é uma indicação para este procedimento.

Preparo da Paciente

Todas as informações sobre impacto da remoção da bexiga devem ser explicadas para a paciente. As vantagens e desvantagens devem ser descritas com clareza e a paciente e seu parceiro devem perceber o significado da alteração permanente que será gerada na função. Para muitas pacientes, a alteração no hábito de esvaziamento irá acarretar uma melhora definitiva, especialmente para aquelas com uma fístula pós-radioterapia ou rigidez da capacidade vesical. A falta completa de controle urinário e as dificuldades de higiene representam um grande desconforto e o emprego de um simples dispositivo de ostomia pode trazer uma mudança considerável nesta situação e a maioria das pacientes tem pouca dificuldade em aceitar esta mudança permanente.

A paciente é encorajada a conhecer outras pacientes que passaram por procedimentos de derivação e deve ser vista pelo estomatoterapeuta várias vezes. O cirurgião e o estomatoterapeuta devem localizar o estoma e marcar claramente o local no dia anterior à operação. O intestino é preparado para a ressecção e a paciente recebe uma dieta pobre em resíduos por 2 a 3 dias antes da cirurgia. Lavagem intestinal é desnecessariamente debilitante e deve ser evitada.

Instrumental

Os instrumentos necessários são aqueles do conjunto ginecológico geral descrito no Capítulo 3, com o acréscimo de aparelhos grampeadores GIA. Se for feita sutura de alças intestinais, serão necessários grampos intestinais atraumáticos. Uma variedade de tubos em T de borracha macios (n° 6 a n° 10) será necessária, sendo que o tamanho dependerá do tamanho dos ureteres identificado durante a cirurgia.

Anestesia

Não será necessário anestésico especial para a derivação. No entanto, a anestesia epidural ou raquidiana é de grande ajuda para algum procedimento de exenteração. São utilizados antibióticos profiláticos intraoperatórios.

A Cirurgia

A Incisão

Se a derivação for o único procedimento a ser realizado, uma incisão na linha média ou paramediana ao lado do umbigo proporcionará acesso adequado.

Abertura do Abdome

A incisão deve ser planejada de modo que a parte inferior da área para-aórtica seja acessível no nível da artéria mesentérica inferior. Quando este procedimento é realizado durante uma exenteração, a derivação deve ficar acima da pelve fora do campo irradiado. Após a abertura da parede abdominal, as alças intestinais devem ser afastadas do campo cirúrgico com compressas úmidas com leve inclinação da cabeça para baixo e os ureteres são identificados e divididos.

Identificando e Isolando os Ureteres

Usualmente é mais fácil identificar os ureteres quando cruzam o assoalho pélvico. Frequentemente eles podem ser vistos brilhando através do peritônio e exibindo movimento; o peritônio próximo deve ser pinçado e aberto cuidadosamente. Esta incisão é aberta com tesoura e os ureteres são identificados em cada lado. Eventualmente, será encontrado um ureter desproporcionalmente maior do que o outro. Esta não é uma contraindicação para realizar a técnica de Wallace, e o ureter deve ser identificado, erguido e gentilmente separado do peritônio e das estruturas à sua volta. Os ureteres geralmente são divididos no nível ou aproximadamente no nível do assoalho pélvico. É particularmente importante no lado esquerdo não cortar o ureter muito alto, pois o ureter deve ser puxado através do mesentério do intestino grosso para se encontrar com o ureter do lado direito sobre o lado direito da aorta e a veia cava inferior. Depois que os ureteres foram identificados e divididos, as extremidades distais são amarradas com fio Vicryl, a menos que devam ser removidos juntamente com a peça cirúrgica durante um procedimento exenterativo. Neste momento, as extremidades proximais dos ureteres podem permanecer livres e a exudação pequena de urina pode ser facilmente removida no final do procedimento.

Trazendo os Ureteres para uma Posição Intraperitoneal

Um ponto no lado direito da parede abdominal posterior aproximadamente 5 cm acima do assoalho pélvico e 5 cm à direita do ponto médio da aorta deve ser definido. Deve ser feita uma incisão no peritônio, em geral em continuidade com a incisão inicial, e com uma pinça romba ou com o dedo indicador deve ser criado um túnel e o ureter direito deve ser trazido por este canal. O ureter esquerdo é um pouco mais difícil de transpor, pois o mesentério do cólon sigmoide está interposto. Os autores realizam esta transposição passando abaixo do mesentério com os dedos da mão esquerda, com cuidado para identificar e evitar a artéria mesentérica inferior. Esta penetração separa o peritônio, possibilitando que uma pinça romba seja passada a partir do orifício no lado direito, cruze a aorta, através do mesentério, para pinçar o ureter na esquerda e puxá-lo pelo orifício no lado direito do mesentério (Figura 26.12).

Preparando o Segmento do Intestino

Se o intestino delgado não foi irradiado, o segmento do íleo distal pode ser escolhido para a derivação. Se houve uma irradiação pélvica extensa, pode ser prudente usar um segmento mais proximal do intestino delgado ou um segmento do cólon transversal para a derivação. Os princípios envolvidos são idênticos, portanto, somente o procedimento do segmento ileal será descrito. É escolhido um segmento do íleo 20 a 25 cm distante da válvula ileocecal. A alça deve ser elevada e por transiluminação é possível visualizar a artérias da arcada. Idealmente, o segmento deve conter no mínimo duas arcadas vasculares maiores. Deve ter aproximadamente 15 a 20 cm de comprimento, dependendo do tamanho da paciente, e deve ser totalmente móvel. O segmento deve ser elevado e a linha de separação é identificada pela incisão de duas folhas do mesentério, tomando cuidado para evitar ou ligar pequenos vasos que estão presentes (Figura 26.13). Pequenos vasos individuais podem

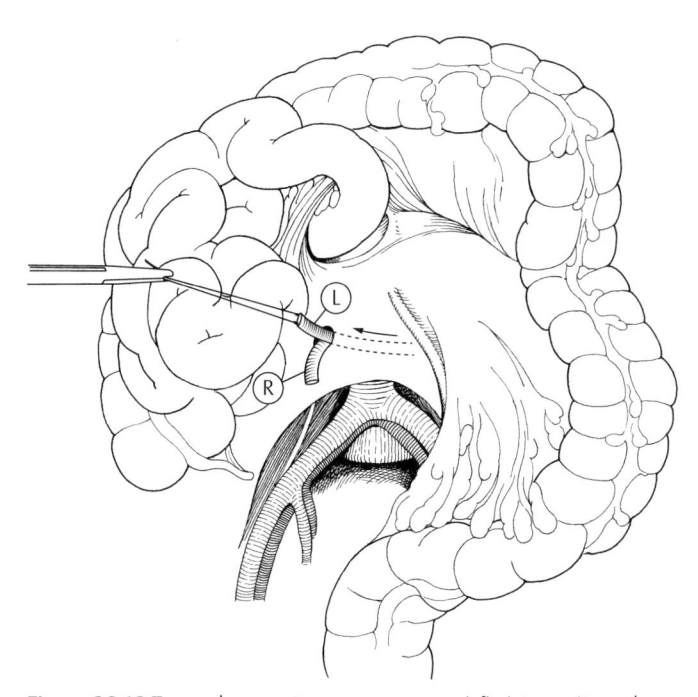

Figura 26.12 Trazendo os ureteres para uma posição intraperitoneal.

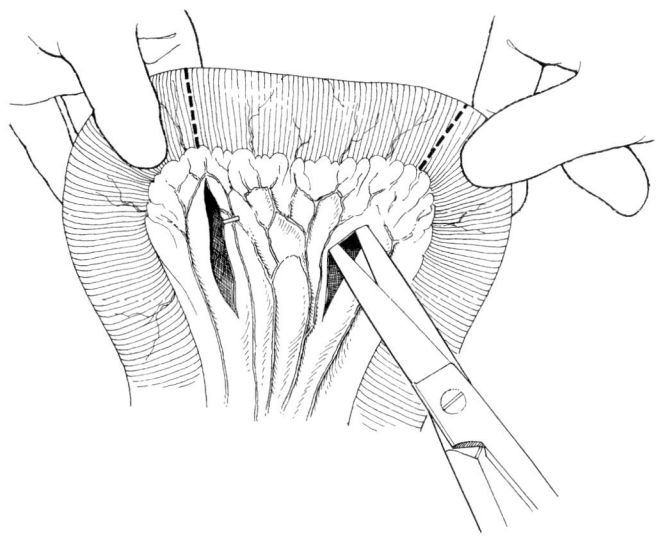

Figura 26.13 Escolhendo um segmento ileal com uma arcada arterial alargada.

ser hemostasiados com pinças ou ligaduras ou pequenos grampos de metal, que são fáceis de aplicar enquanto se desenvolve a dissecção.

Divisão do Intestino

A dissecção pode ser feita de forma mais elegante com um aparelho grampeador GIA (Figura 26.14), produzindo um segmento isolado do íleo selado. Este segmento é colocado sobre uma compressa úmida abaixo da alça seccionada. Mais recentemente, os autores simplificaram esta técnica e realizam somente a secção da alça com pinça traumática e logo após realizam o reparo e reconstituição.

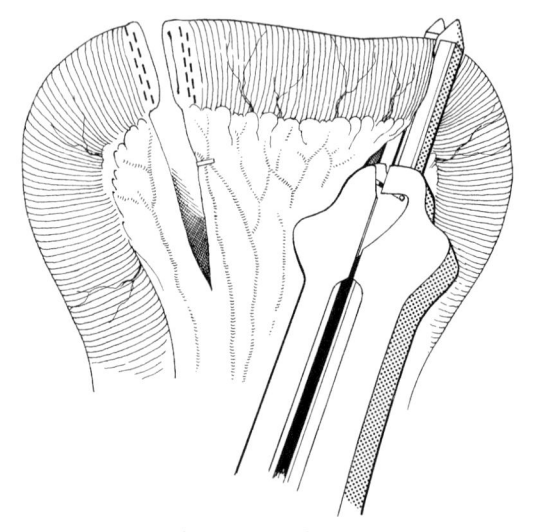

Figura 26.14 Ressecção do segmento do intestino com um aparelho grampeador GIA.

Restabelecimento da Continuidade Intestinal

As duas extremidades divididas do intestino devem ser elevadas para que possa ser feita uma anastomose funcional laterolateral. As duas extremidades são mantidas lado a lado com o pinças de Babcock de modo que possa ser feita uma pequena incisão ao longo de cada uma das linhas do grampo (Figura 26.15) ou, se as extremidades abertas do intestino estiverem presentes, como na prática moderna, o grampeador GIA pode ser introduzido para dentro do lúmen intestinal e acionado. O grampeador GIA corta a comunicação entre os dois membros da alça e circunda esta comunicação com uma linha do grampo. Assim, é formada uma anastomose funcional laterolateral que é completada pelo reparo da parte superior da anastomose com o uso de outro grampeador GIA para fechar o segmento. O espaço entre o mesentério do intestino delgado é fechado com três ou quatro pontos separados com fio Vicryl (Figura 26.16). É importante não fazer este reparo muito apertado, pois isso pode comprometer o fluxo sanguíneo para a derivação. Também é importante aproximar juntamente o peritônio para evitar lesão com pontos no mesentério e prejudicar a vascularização da anastomose.

Formação da Plataforma Uretérica

Depois de ter aproximado os dois ureteres intraperitonealmente, a extremidade terminal de 1 cm de cada ureter deve ser incisada com tesoura para alargar as extremidades. Estas extremidades alargadas são então suturadas uma à outra (Figura 26.17) para formar uma plataforma. O ponto central deve ser deixado com um fio longo para ancorar o

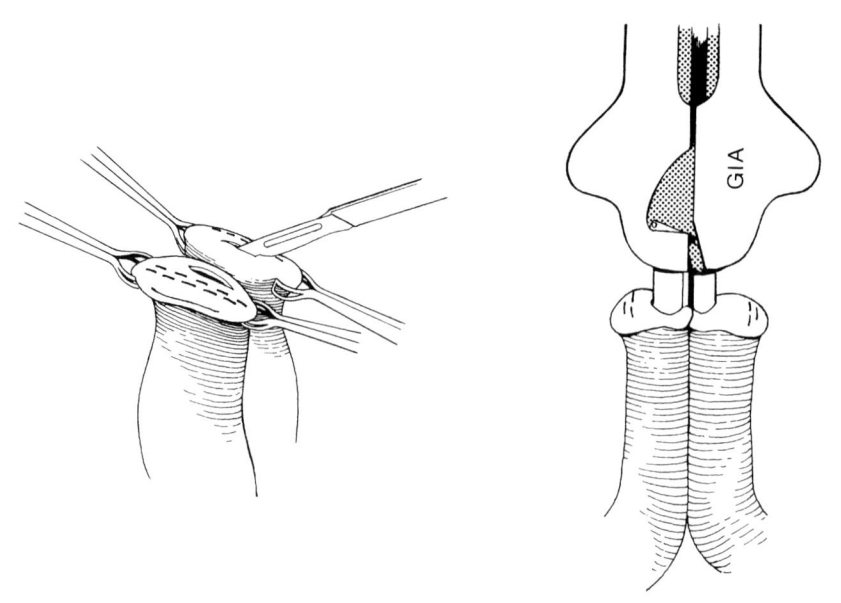

Figura 26.15 Reconstituição da continuidade do intestino com o uso de aparelho grampeador GIA.

tubo em T, que vai ser inserido em cada ureter. O fio que vai ser usado deve ser Vicryl Rapide, pois tem uma absorção rápida e permite a remoção mais rápida do tubo em T ancorado durante o período pós-operatório. *Stents* uretrais ou finos tubos de alimentação inseridos nos ureteres podem ser usados como alternativas para o tubo em T.

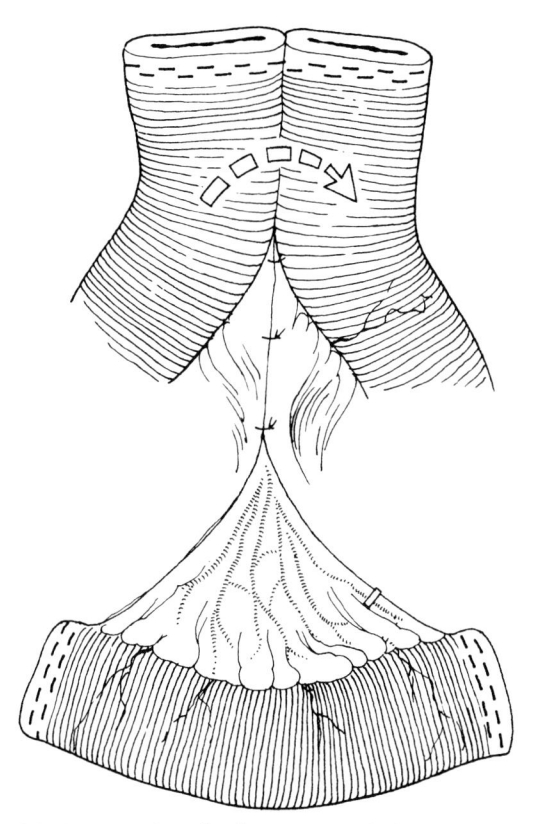

Figura 26.16 Mostrando a alça do intestino isolada e a reanastomose do intestino delgado.

Suturando o Segmento Ileal dos Ureteres

Os grampos, se foram usados, devem ser removidos. O braço longo do tubo em T deve ser retirado por movimento de rosca através do segmento. Isto pode ser feito com uma pinça intestinal. É importante certificar-se que o tubo passe na direção do fluxo peristáltico, e quando o tubo em T é rosqueado através do segmento (Figura 26.18) as bordas da plataforma podem então ser cuidadosamente suturadas às bordas do intestino com pontos separados e fio Vicryl. A base da derivação deve ser fixada no peritônio da parede abdominal posterior com dois ou três pontos separados com fio Vicryl. É importante que não haja tensão nos ureteres e que a derivação não prolapse na pelve.

Formação de Estoma

Uma incisão circular deve ser feita na pele, na área demarcada pelo estômato-terapeuta. Esta incisão é realizada até a aponeurose, que é cortada e as bordas devem ser pinçadas. O cirurgião deve colocar a mão esquerda no abdome, elevando a parede abdominal abaixo desta incisão. Com a mão direita, deve ser feita a incisão do peritônio, produzindo um orifício através do qual o dedo indicador pode ser facilmente passado.

Uma pinça Babcock deve ser passada através do orifício e a extremidade distal da derivação com o tubo em T é gentilmente puxada. A derivação deve ser inspecionada para garantir que fique livre de tensão e confirmar que não está torcida. A pinça Babcock deve ser inserida uma curta distância para dentro do estoma e a mucosa deve ser pinçada (Figura 26.19). Este processo inverte a extremidade do intestino e a borda do intestino, que agora é enrolada sobre si mesma, é suturada primeiro à serosa e então à borda da pele de modo que é formado um estoma em botão de rosa. O dispositivo do estoma é colocado no lugar, alimentando o tubo em T encurtado na parte de trás.

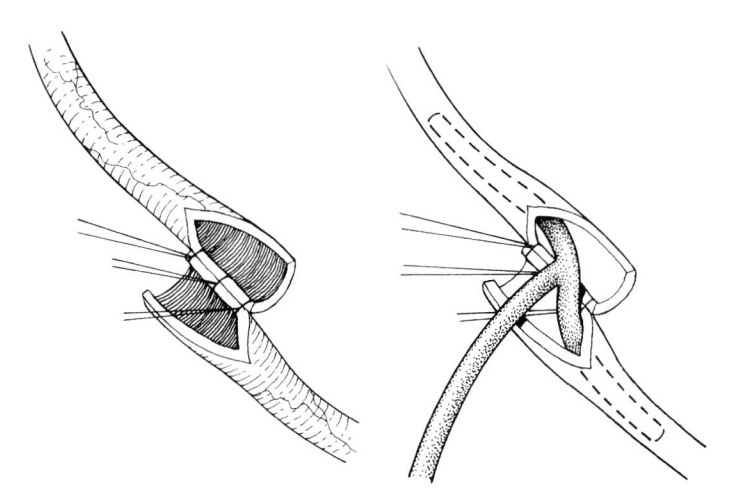

Figura 26.17 Juntando as extremidades alargadas do ureter e inserindo o tubo em T.

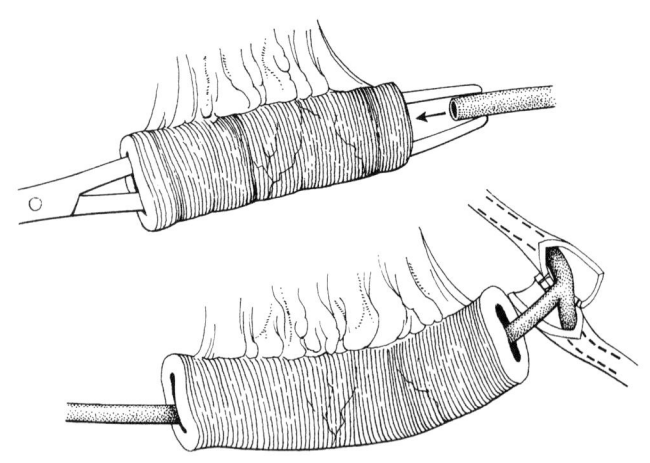

Figura 26.18 Puxando o braço longo do tubo em T para baixo no segmento do intestino.

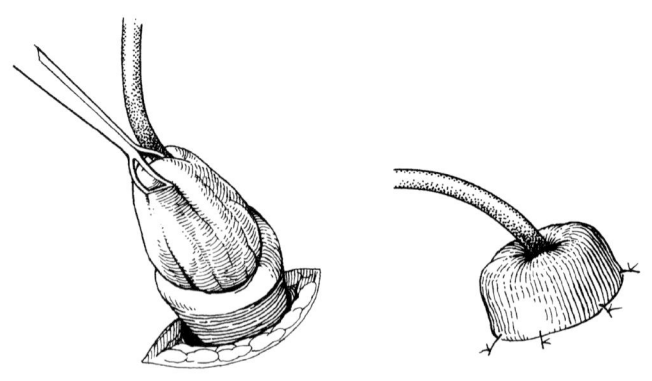

Figura 26.19 Formando o estoma em "botão de rosa".

Fechando o Abdome

O abdome é fechado conforme descrito no Capítulo 4. É prudente colocar um dreno próximo ao sítio da anastomose.

Cuidados Pós-Operatórios

A paciente começa a ingerir líquidos logo após a cirurgia e uma dieta leve pode ser liberada conforme a disposição da paciente. O dreno pode ser removido alguns dias após a cirurgia, embora possa ser deixado por mais tempo se houver algum risco relacionado com a anastomose ureteroileal. O tubo em T, ou *stents* são mantidos no lugar por aproximadamente 10 dias e então podem ser retirados, após verificar por tração leve se estão soltos. Se não soltarem com facilidade, devem ser feitas outras tentativas nos dias seguintes, mas este tecido não deve ser forçado, pois depois de um curto período de tempo o tubo em T ou os *stents* são naturalmente liberados da bolsa de ileostomia. A paciente irá precisar de treinamento intensivo para a manutenção do dispositivo de ileostomia. Isto é feito pelo estômato-terapeuta depois que a paciente tiver mobilidade e estiver sentindo confiança.

É importante manter boa hidratação para que possa ser mantido um fluxo rápido de urina no período pós-operatório. Isto reduzirá o risco de formação de coágulos bloqueando os ureteres ou a derivação.

REFERÊNCIAS

1. Bricker EM. Bladder substitution after pelvic evisceration. Surg Clin North Am 1950;30:1511–21.
2. Leadbetter WF, Clarke BG. Five years' experience with uretero-enterostomy by the combined technique. J Urol 1955;73:67–82.
3. Wallace DM. Ureteric diversion using a conduit: a simplified technique. Br J Urol 1966;38:522–7.
4. Kock NG, Nilson AE, Nilsson LO, et al. Urinary diversion via a continent ileal reservoir: clinical results in 12 patients. J Urol 1982;128:469–75.

LEITURA ADICIONAL

Hilton P, Cromwell D. The risk of vesicovaginal and urethrovaginal fistula after hysterectomy performed in the English National Health Service: a retrospective cohort study examining patterns of care between 2000 and 2008. BJOG 2012;119:1447–54.

Hinman F. Atlas of Urologic Surgery, 2nd ed. Philadelphia: WB Saunders; 1998. [An excellent book with full descriptions and useful illustrations of the relevant urological procedures.]

Kiran A, Hilton P, Cromwell DA. The risk of ureteric injury associated with hysterectomy: a 10-year retrospective cohort study. BJOG 2016;123:1184–91.

Penalver MA, Bejany DE, Averette HE, et al. Continent urinary diversion in gynecologic oncology. Gynecol Oncol 1989;34:274–88.

CAPÍTULO 27
Cirurgia do Trato Intestinal para o Ginecologista

É raro o envolvimento do cirurgião ginecologista em cirurgia de intestino na cirurgia ginecológica de rotina. No entanto, o cirurgião ginecológico deve ser capaz de realizar uma apendicectomia e reparar pequenas lesões ocasionais do intestino criadas durante a liberação de aderências. Se houver alguma dúvida ou se a patologia primária for gastrointestinal, o cirurgião geral deverá ser chamado.

APENDICECTOMIA

A questão relativa à remoção do apêndice durante uma laparotomia para doença pélvica permanece controversa. Nos Estados Unidos, estudos sugerem que uma apendicectomia incidental realizada no momento de histerectomia aberta e laparoscópica é segura, se não benéfica no aspecto social.[1] No entanto, é realizada com pouca frequência devido às possíveis implicações médico-legais se o paciente apresentar complicações após a remoção de um órgão normal. No Reino Unido, não é uma prática de rotina realizar a remoção, exceto quando se alguma anormalidade for identificada na inspeção. O apêndice sempre deve ser removido em casos de pseudomixoma peritoneal, pois esta condição frequentemente está associada a tumores do apêndice, incluindo tumores carcinoides. A presença de fecalitos, mucocele ou algum sinal de inflamação justifica a sua remoção, desde que o tempo cirúrgico extra não coloque o paciente em risco. A principal preocupação do cirurgião é o risco de contaminação da cavidade peritoneal limpa com conteúdos do apêndice. É importante que a técnica utilizada reduza o risco ao mais próximo possível de zero e que a paciente receba um antibiótico profilático apropriado, que fortuitamente será o mesmo, caso a paciente esteja se submetendo a histerectomia com ou sem apendicectomia.

INSTRUMENTAL

O conjunto geral descrito no Capítulo 3 é o indicado, a única adição necessária é uma pinça Babcock para tecidos moles e um fio de sutura Vicryl 2-0 fino em uma agulha atraumática de corpo redondo.

PREPARO DA PACIENTE

Não é necessário nenhum preparo pré-operatório especial, mas se o apêndice estiver inflamado na laparotomia, ou se houver evidência de pus livre, deve ser usado antibiótico para bactérias Gram-negativas, por via intravenosa durante o procedimento.

ANESTESIA

Nenhuma exigência especial de anestesia é necessária, exceto anestesia geral.

A CIRURGIA

A Incisão

As incisões ginecológicas permitem o acesso ao apêndice, portanto, não há necessidade especial de ampliar ou alterar a incisão original. Entretanto, é importante proteger as bordas da parede para que não ocorra contaminação pelo contato com o apêndice ou coto do apêndice.

Secção do Mesentério do Apêndice

O apêndice deve ser pinçado e elevado com uma pinça Babcock. O mesentério deve ser estendido para visualizar a sua vascularização e, em pacientes magros, a pequena artéria apendicular pode ser visualizada. Uma pinça reta e curta deve ser colocada através do vaso com sua ponta próxima à parede do apêndice (Figura 27.1). Com uma tesoura, o mesentério deve ser cortado, deixando o apêndice preso ao ceco unicamente pela sua base. Quando o apêndice é longo, poderá ser necessário mais de um pedículo.

Colocando a Sutura em Bolsa de Tabaco

A prática corrente não apoia mais a inversão do coto do apêndice com uma sutura em bolsa de tabaco.

Removendo o Apêndice

A base do apêndice deve ser esmagada com uma pinça reta, que é então recolocada a uma curta distância abaixo do

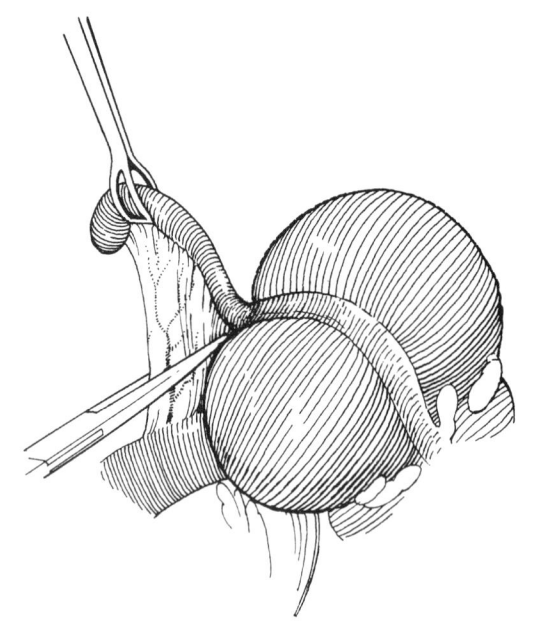

Figura 27.1 Dividindo o mesentério do apêndice.

apêndice. Com um fio Vicryl deve ser feita uma laçada em torno da parte esmagada do apêndice e depois cortado (Figura 27.2). O cirurgião deve cortar o apêndice abaixo da pinça e deve descartar este material contaminado pelo conteúdo dos intestinos em uma cuba (o enfermeiro auxiliar remove a cuba do campo operatório).

Variações na Técnica

A apendicectomia pode ser realizada com um grampeador Endo-GIA para fixar o mesentério e o suprimento sanguíneo no apêndice, assim como o próprio apêndice, tanto na abordagem aberta quanto laparoscópica.

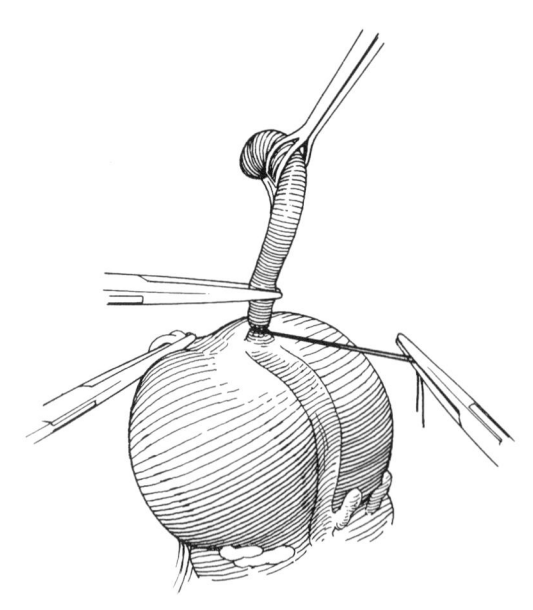

Figura 27.2 Removendo o apêndice.

Outra técnica para apendicectomia laparoscópica é dividir o mesentério com uma das fontes de energia e a base do apêndice amarrada com o uso de um Endoloop.

Poderá ser necessária apendicectomia retrógrada quando a ponta, ou parte do comprimento do órgão, estiver envolvida com aderências ou não for facilmente acessível, como na posição retrocecal. A base deve ser liberada em torno da sua circunferência e grampeada, amarrada e cortada conforme descrito acima. O restante do apêndice é então dissecado liberando-o de todas as aderências. Se o cirurgião estiver próximo ao ceco, há um plano, que pode ser facilmente dissecado, reduzindo o risco de penetração no apêndice ou no ceco. Raramente será necessário remover o apêndice fragmentado. Isto deve ser evitado, pois o risco de contaminação da cavidade abdominal é considerável.

Se o apêndice estiver inflamado e pus estiver presente na cavidade peritoneal, o papel do esfregaço bacteriológico para cultura e sensibilidade a droga, lavagem da cavidade abdominal e colocação de dreno não é claro.

MANEJO DAS LESÕES CIRÚRGICAS NO INTESTINO

A maioria das lesões no intestino é evitável. A abertura do peritônio é uma das circunstâncias mais comuns em que o intestino pode ser lesado. Isto pode ocorrer por causa da aderência das alças do intestino ao peritônio parietal ou simplesmente pelo pinçamento de uma borda do intestino ao elevar o peritônio antes da incisão. O cuidado de passar os dedos entre as pinças fórceps irá reduzir este risco quase a zero.

Outras causas incluem:

- Aderências do intestino delgado ou grosso associadas a cirurgia prévia.
- Incisão pequena, especialmente no caso de não se estender a incisão cirúrgica prévia, forçando assim a entrada na cavidade peritoneal em uma área mais provavelmente envolvida pelas aderências.
- Falta de experiência no manejo ou retração do intestino, particularmente o intestino danificado por irradiação ou afetado por doença como depósitos do carcinoma.
- Pouca iluminação, resultando em má visualização do campo operatório e, por uma incisão inadequada, pode fazer com que os assistentes façam a retração com força desnecessária.
- Pressa desnecessária e descuido na realização do procedimento, resultando em pinças colocadas nas alças ou lacerações na dissecção das aderências.

Os principais fatores patológicos envolvidos no desenvolvimento de lesões traumáticas ao intestino são:

- Aderências relacionadas com procedimentos cirúrgicos prévios.
- Endometriose, particularmente no septo retovaginal.

- Doença inflamatória pélvica, particularmente doença crônica, quando múltiplas aderências podem ter se desenvolvido.
- Doença maligna, particularmente carcinoma ovariano.
- Doença infecciosa do intestino, como apendicite aguda e diverticulite.
- Peritonite com fibrose, que pode desenvolver-se depois do uso combinado de radioterapia e alguns agentes quimioterápicos ou uma das modalidades de tratamento realizada independentemente.

A Cirurgia

Trauma Fechado

Se o dano ao intestino não resultou em abertura do lúmen, mas houve apenas lesão da serosa, permitindo que sejam visualizadas bolhas através da mucosa, é necessário apenas suturar a serosa com uma única camada de pontos contínuos com Vicryl ou Monocryl em uma agulha atraumática de corpo redondo.

Dano Aberto

Se o lúmen foi penetrado, o cirurgião precisa determinar se o intestino foi desvitalizado. Se o dano for por um corte limpo, sem esmagamento das bordas da lesão, pode ser possível realizar um reparo primário. Isto deve ser realizado em uma única camada justaposta à serosa usando uma técnica de sutura contínua ou interrompida com Vicryl ou Monocryl. É importante não estreitar o lúmen do intestino quando for feito o reparo, portanto o defeito deve ser reparado transversalmente e as suturas não devem ser muito apertadas. O intestino reparado deve ser examinado quanto à patência, pegando o lúmen abaixo do reparo entre o dedo e o polegar, levando em conta o fato de que o edema pós-operatório pode reduzir mais o diâmetro do lúmen. Se isto ocorrer durante um procedimento que não requer antibióticos profiláticos, não devemos esquecer de administrá-los logo que a lesão for observada.

Ressecção de um Segmento do Intestino

Se a alça intestinal traumatizada ficar descorada, por comprometimento do suprimento sanguíneo ou por ruptura extensa ou esmagamento das bordas, o cirurgião deve estar preparado para ressecar o segmento. Isto pode ser feito da maneira tradicional descrita aqui ou técnicas de grampeamento similares às descritas no Capítulo 26. Os princípios são idênticos.

Identificação da Arcada Arterial e Ressecção do Segmento Afetado

Se o segmento do intestino contendo a área traumatizada for elevado é possível visualizar a arcada arterial por transiluminação. Grampos intestinais macios não oclusivos podem ser aplicados de modo que um suprimento vascular adequado alcance as linhas de ressecção propostas (Figura 27.3). Grampos intestinais com "esmagamento" são colocados na extremidade do segmento a ser removido e o segmento é ressecado, cortando ao longo dos grampos. Os pequenos vasos no mesentério são ligados com Vicryl 2-0 ou 3-0.

Suturando o Intestino

As duas extremidades do intestino são aproximadas e reparadas em uma única camada, iniciando na camada posterior da serosa (Figura 27.4) e continuando em direção circular (Figura 27.5) para unir a sutura inicial. Os editores usam uma sutura contínua de Monocryl 3-0 ou uma agulha atraumática de corpo redondo ou suturas interrompidas. Alguns ainda recomendam o reparo em duas camadas.

Suturando o Mesentério

As duas bordas do mesentério estão agora justapostas com a sutura de pontos separados com Vicryl. É importante pinçar as bordas peritoneais em ambas as superfícies do mesentério

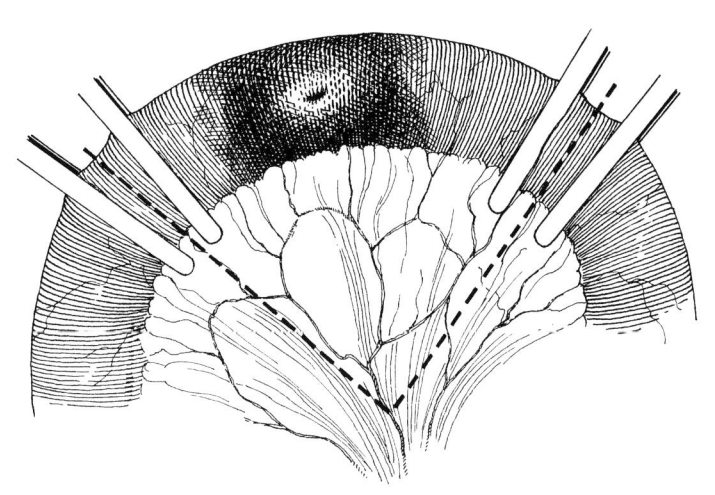

Figura 27.3 Ressecção de um segmento danificado do intestino delgado.

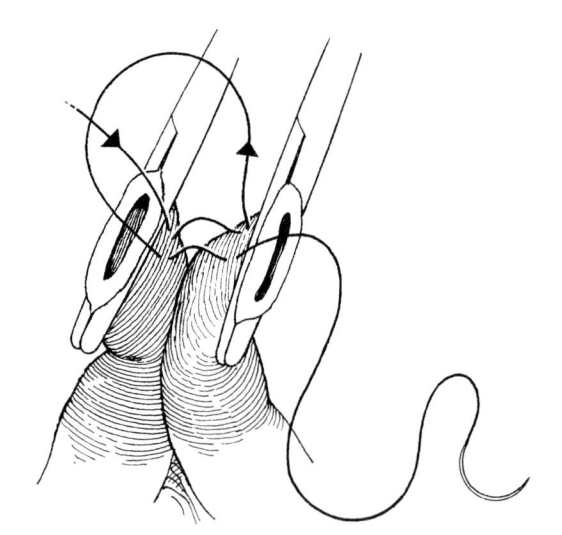

Figura 27.4 Suturando a serosa dos segmentos do intestino.

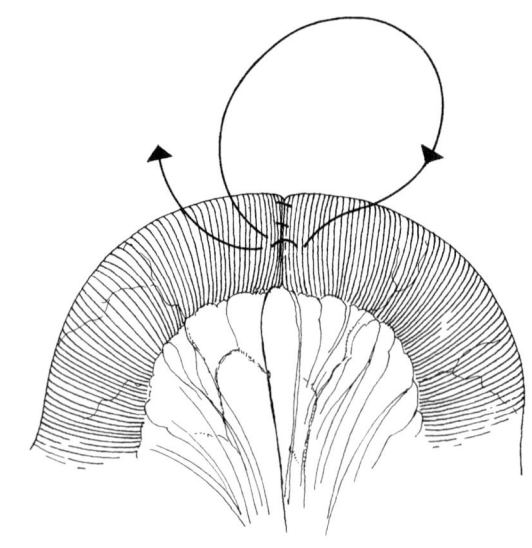

Figura 27.5 Completando a sutura da serosa.

com delicadeza para não lesar os vasos (Figura 27.6). O mesentério sempre deve ser manipulado delicadamente, pois é muito fácil traumatizar os pequenos vasos, produzindo um hematoma que pode comprometer ainda mais o suprimento sanguíneo para o intestino. Esta técnica de ressecção do intestino pode ser aplicada a qualquer comprimento de intestino, tanto grande quanto pequeno.

A FORMAÇÃO DE UM ESTOMA

Atualmente não é necessário que um cirurgião ginecológico saiba realizar uma colostomia, mas para um oncologista ginecológico este procedimento deve fazer da rotina padrão. As indicações para este procedimento são várias e incluem envolvimento retal no carcinoma ovariano, dano pélvico causado por radioterapia, manejo de fistulas retovaginais, certos casos de diverticulite e uma manobra preliminar anterior a uma anovulvectomia. Cada vez mais, a abordagem laparoscópica está sendo usada para a formação de estomas.

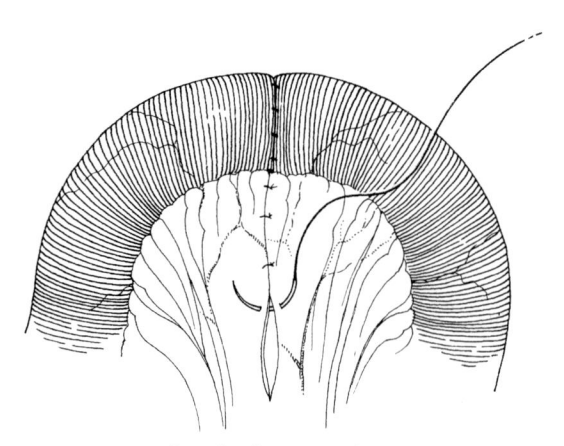

Figura 27.6 Justapondo as bordas mesentéricas.

Demarcação do Local Onde o Estoma Deve Ficar

O cirurgião de oncologia ginecológica deve aprender onde colocar o estoma, embora a escolha do local em geral seja feita pelo estomatoterapeuta, que deve visitar a paciente no período pré-operatório se um estoma estiver planejado ou seja provável. Para colostomias de emergência, o cirurgião deve confiar em seu conhecimento para colocar o estoma no local correto. Historicamente, recomenda-se escolher o ponto médio entre a crista ilíaca e a cicatriz umbilical como sítio do estoma. No entanto, desde que a obesidade se tornou um problema mundial significativo, foi necessário maior cuidado para identificar a localização ideal para um estoma, em particular em relação ao panículo adiposo da paciente. Com o auxílio do anestesista deve ser feita a flexão da paciente para demarcar as margens do panículo adiposo. Na maioria dos casos é melhor errar no lado superior, pois colocá-lo abaixo do panículo ou em uma prega frequentemente resulta em vazamento constante e algumas vezes na necessidade de reintervenção para deslocar o estoma.

Preparo da Paciente

Se a colostomia for um procedimento planejado, deve ser feito o preparo intestinal. Quando a colostomia é um procedimento de emergência, o preparo não pode ser realizado e a paciente deve receber antibiótico intravenoso durante a cirurgia, se já não foi administrado. O tipo de colostomia a ser feito depende da permanência planejada se é temporária ou permanente.

Colostomia em Alça Temporária

A escolha do local do estoma depende das exigências da próxima cirurgia. A colostomia deve ser feita em uma área afastada do local, onde será realizada a outra intervenção. Em geral, uma localização abdominal superior na linha média é adequada. A fossa ilíaca esquerda somente deve ser usada para uma colostomia temporária, quando não está prevista nenhuma outra cirurgia nessa área. Cada vez mais, uma ileostomia em alça terminal é usada em preferência a uma colostomia em alça.

A Cirurgia

Abertura do Abdome

Frequentemente, o abdome será aberto para realizar uma colostomia temporária. No entanto, se não for aberto, o sítio de escolha usualmente está acima do umbigo na linha média (Figura 27.7). Deve ser feita uma incisão transversal até a bainha do reto e os músculos devem ser separados para abrir o peritônio na linha média.

Formando uma Colostomia em Alça

O cólon transversal deve ser identificado e afastado. O cólon pode ser identificado pela tênia que se estende longitudinalmente. O omento se estende desde a borda inferior do cólon e deve ser dissecado por uma extensão de aproximadamente 10 cm. Os pequenos vasos devem ser identificados e ligados.

Ancorando a Alça

A alça liberada do cólon deve ser afastada e um pequeno orifício deve ser feito no mesentério, através do qual é passada uma ponte para ancorar a alça acima da superfície (Figura 27.8).

Fechando o Abdome

Os músculos retos e a fáscia são aproximados com cuidado para não pressionar o cólon e as bordas cutâneas são suturadas. Usualmente não é necessário suturar o cólon às bordas do estoma.

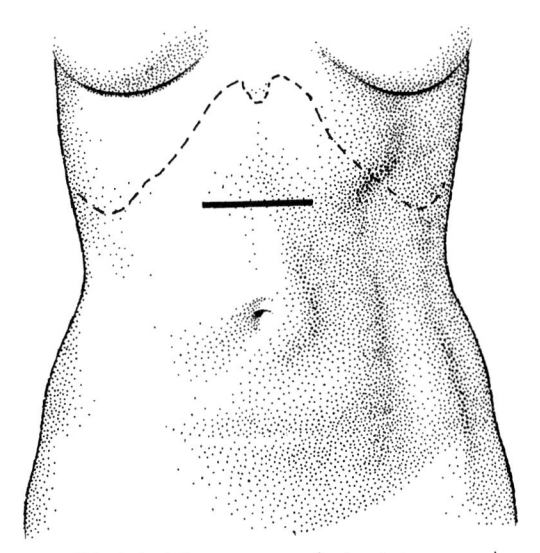

Figura 27.7 Sítio de incisão para uma colostomia transversal temporária.

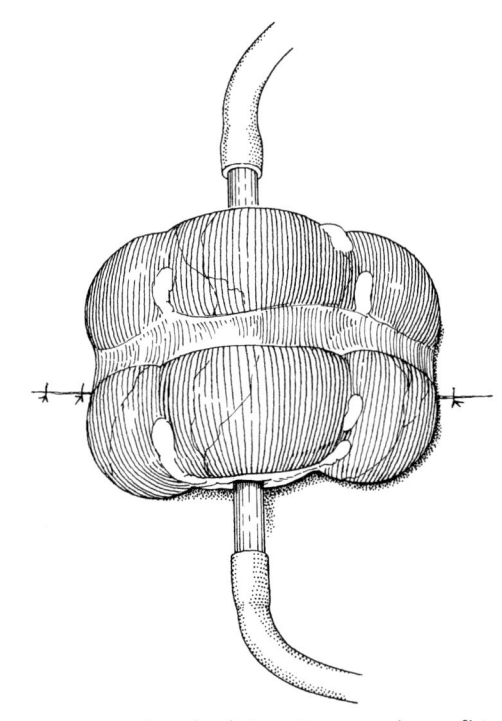

Figura 27.8 Ancorando a alça do intestino grosso à superfície.

Abrindo o Estoma

O intestino é aberto ao longo da sua borda mesentérica anterior através de uma tênia, pois esta área é relativamente avascular e as bordas devem ser suturadas à camada intradérmica do estoma. Uma bolsa de estoma deve ser imediatamente aplicada para que a paciente possa sair da cirurgia com a colostomia concluída e com o estoma adequado.

Remoção da Ponte

A ponte do estoma pode ser removida assim que as aderências serosas se formaram, usualmente dentro de 4 a 5 dias.

Reversão da Colostomia

A grande vantagem da colostomia em alça é a facilidade com a qual ela pode ser revertida. Para sua reversão, deve ser feita a liberação das aderências entre a parede do intestino e a parede abdominal, e o intestino é fechado em uma única camada (transversalmente para não estreitar o lúmen) e o cólon reinserido no abdome. A parede abdominal pode ser fechada conforme descrito no Capítulo 4.

UMA COLOSTOMIA PERMANENTE

Para um ginecologista é rara a indicação para realizar um estoma permanente, a não ser que ele esteja envolvido com oncologia ginecológica. O sítio ideal para um estoma permanente é na fossa ilíaca esquerda, longe das proeminências ósseas e dobras de gordura. O sítio deve permanecer plano nas posições em pé e sentada. A localização de estomas em mulheres com obesidade foi discutida anteriormente neste capítulo.

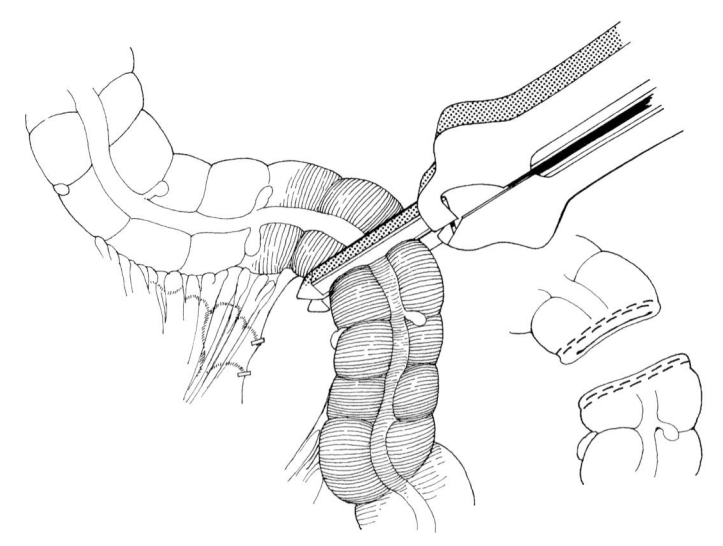

Figura 27.9 Dividindo o intestino grosso com o dispositivo grampeador GIA.

Preparo da Paciente

O preparo intestinal deve ser feito de acordo com o protocolo do cirurgião.

A Cirurgia

Abertura do Abdome

Em geral, a abertura do abdome foi feita para outro propósito, mas uma incisão na linha média inferior oferece um bom acesso e permite que os dispositivos para colocação do estoma sejam fixados sem prejudicar a ferida operatória. Algumas vezes, pode ser adequado fazer uma pequena incisão transversal no sítio do estoma para puxar o sigmoide através deste orifício. Cabe ao cirurgião certificar-se de que o cólon esteja livre de obstrução antes de realizar uma colostomia terminal permanente, caso contrário uma "alça cega" sintomática certamente se desenvolverá e resultará em reintervenção para aliviar a condição iatrogênica.

Escolhendo o Segmento do Intestino

O cólon sigmoide é usualmente o sítio do intestino a ser ressecado. A alça deve ser elevada e transiluminada. Pode ser preciso liberar o sigmoide para conseguir sua mobilização e isto pode ser feito através de uma incisão no peritônio lateral ao cólon, na goteira paracólica, em uma área sem vascularização. Esta incisão permite liberar e girar o intestino medialmente.

Dividindo o Intestino

Os autores usam sempre o dispositivo grampeador GIA para este procedimento, devido à sua grande acurácia e antissepsia. Depois que um segmento adequado foi escolhido, os pequenos vasos no mesentério são cortados e ligados para liberar uma extensão de alça do intestino suficiente para chegar até o sítio do estoma sem tensão. O dispositivo grampeador GIA é colocado sobre a alça nos ângulos direitos do lúmen e acionado (Figura 27.9). Isto deixa a extremidade distal do intestino selada com os grampos e depois de sua revisão pode ser rebaixado até a pelve.

Fazendo o Estoma

O sítio marcado do estoma deve ser pinçado com uma pinça de Littlewood e deve ser feita uma incisão transversal com o bisturi. Um círculo perfeito de pele de aproximadamente 3 cm de diâmetro (Figura 27.10) é removido. O peritônio ao lado do estoma na ferida abdominal deve ser pinçado com uma pinça de reparo, para que não seja puxado na direção do estoma e distorça a abertura intra-abdominal. O cirurgião coloca os dois primeiros dedos da sua mão esquerda abaixo do sítio do estoma (Figura 27.11) e eleva o peritônio e a aponeurose abdominal, para orientar a incisão que pode ser

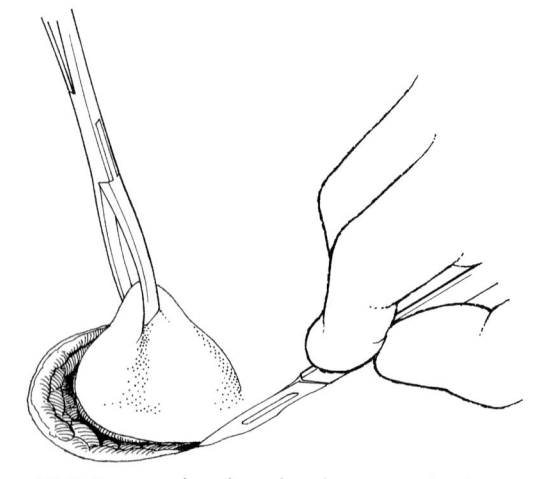

Figura 27.10 Removendo o disco de pele no tamanho do estoma.

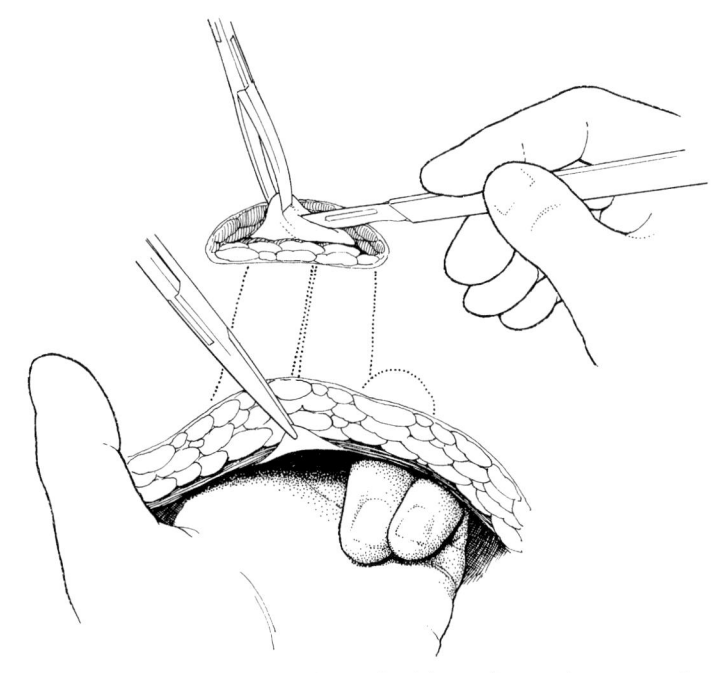

Figura 27.11 Incindindo a gordura da parede abdominal, musculatura e peritônio.

feita com um bisturi ou com diatermia e o assistente deve grampear as camadas à medida que são cortadas. O estoma assim produzido deve admitir confortavelmente os dois primeiros dedos da mão.

Exteriorizando o Intestino
Passando um par de pinças Babcock através do estoma, a extremidade proximal grampeada da alça do sigmoide é extraída através do orifício. A tensão da alça é avaliada e a linha dos grampos deve ser cortada e a borda do intestino é suturada à pele (Figura 27.12). Não é necessário suturar as bordas da aponeurose e o peritônio ao intestino.

Aplicando o Equipamento de Colostomia
A bolsa de estoma é aplicada no local, assegurando que não prejudique a incisão na linha média.

Fechando o Abdome
O abdome é fechado conforme descrito no Capítulo 4.

A FORMAÇÃO DE UMA ILEOSTOMIA EM ALÇA
Os autores realizam uma ileostomia em alça temporária em preferência a uma colostomia temporária. As razões são inúmeras, mas incluem o fato de que há mais mobilidade com o mesentério do intestino delgado e os conteúdos são mais fluidos, reduzindo o risco de colapso da anastomose quando fechada. O procedimento é planejado como para um estoma temporário, mas pode não ser revertido nos casos em que foi indicado devido à obstrução intestinal em câncer ovariano. A técnica é similar à de uma colostomia. Há risco de desidratação e desequilíbrio eletrolítico associado no pós-operatório imediato e as pacientes devem ser alertadas para estarem atentas à necessidade de hidratar-se adequadamente e à necessidade de notificar sua equipe médica se o débito se tornar difícil de manejar. A consulta dietética é geralmente útil como uma medida preventiva.

A Cirurgia
Abertura do Abdome
O abdome usualmente é aberto quando é tomada a decisão de fazer uma ileostomia.

Fazendo o Estoma
Ele é preparado como para a colostomia permanente. Pacientes com câncer ovariano avançado devem receber um preparo pré-operatório para ileostomia e colostomia.

Formando a Alça
O segmento pretendido do íleo terminal é puxado através do sítio do estoma com uma pinça Babcock. Uma ponte pode ser inserida para manter a alça no lugar, mas não é usada rotineiramente.

Abrindo o Estoma
O intestino é aberto transversalmente na parte distal da alça e a incisão é estendida até aproximadamente a metade da circunferência (Figura 27.13). A mucosa é invertida e um botão de rosa é formado, a maior proeminência sendo o segmento proximal da alça (Figura 27.14).

(a)

(b)

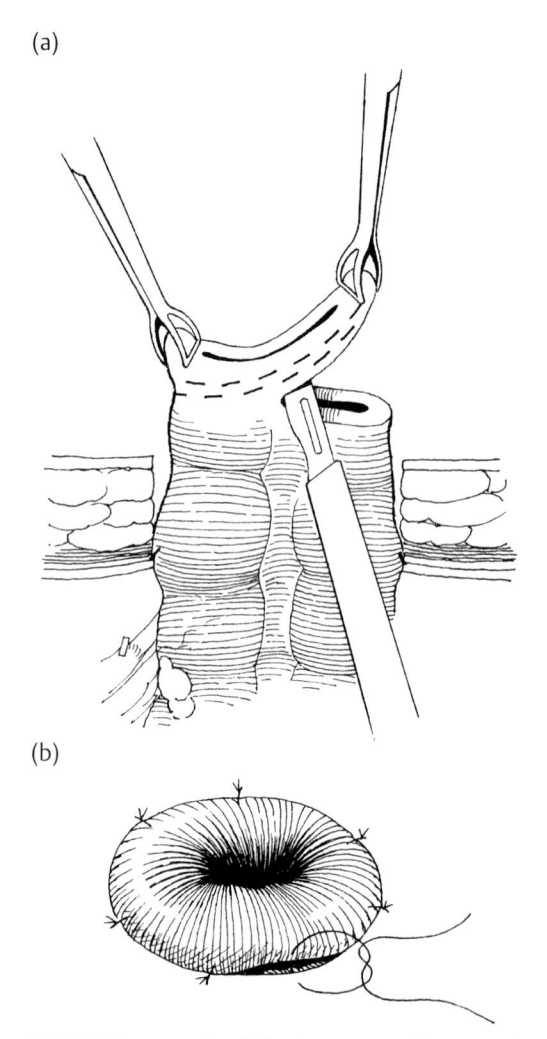

Figura 27.12 (a) Removendo a linha do grampo e (b) suturando a borda da pele.

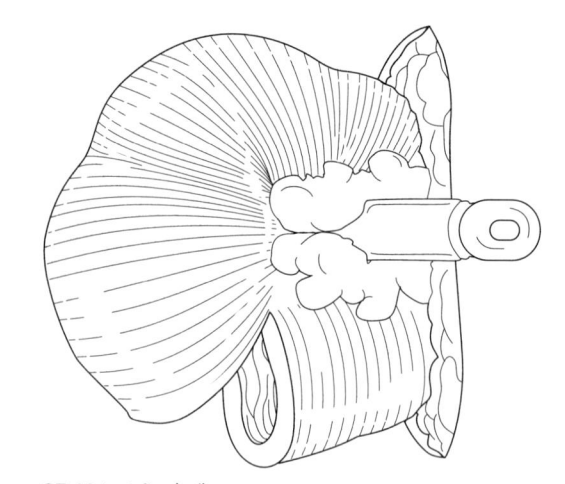

Figura 27.13 Incisão do íleo.

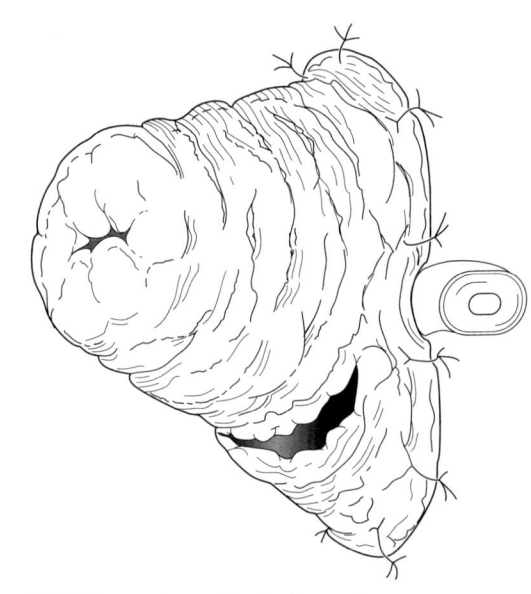

Figura 27.14 Formando um "botão de rosa".

Remoção da Ponte
Se usada, a ponte pode ser removida depois de 4 a 5 dias.

Reversão da Ilesostomia
A reversão da ileostomia é similar à feita para colostomia temporária e o intestino é reparado com um fechamento em uma única camada.

PROCEDIMENTO DE ANASTOMOSE LATEROLATERAL
Anastomose laterolateral é a técnica de desviar um segmento do intestino que está obstruído ou seriamente danificado por tumor ou irradiação; esta é uma técnica valiosa para o cirurgião aprender.

Preparo Pré-Operatório
Pode ser difícil atingir o preparo perfeito do intestino se houver um elemento de obstrução. Portanto, o cirurgião deve estar preparado para descomprimir o intestino, se necessário, antes de realizar o procedimento.

A Cirurgia
Abrindo o Abdome
A incisão deve possibilitar o acesso adequado a todo o abdome e se necessário deve ser possível estender a incisão.

Identificando o Sítio De Obstrução
O cirurgião deve averiguar cuidadosamente o sítio da obstrução e deve identificar corretamente as áreas saudáveis do intestino na região proximal e distal à obstrução. É particularmente importante que a anastomose para desvio não seja realizada com áreas de intestino irradiado.

Grampeando o Intestino

Uma das técnicas mais frequentes é a anastomose da porção distal do intestino delgado com a primeira parte do intestino grosso. O íleo saudável deve ser puxado até o cólon transverso e colocado ao seu lado. As duas extensões do intestino devem ser pinçadas, com pinças atraumáticas, próximo à área onde a anastomose será realizada (Figura 27.15). É feita uma pequena abertura em cada segmento do intestino e o dispositivo GIA deve ser inserido e acionado, produzindo uma comunicação grampeada entre os dois segmentos (Figura 27.16). O instrumento é retirado e as duas pequenas aberturas são fechadas com um fechamento em uma única camada com fio Vicryl ou Monocryl. A comunicação entre o íleo e o cólon transversal terá aproximadamente dois dedos de largura.

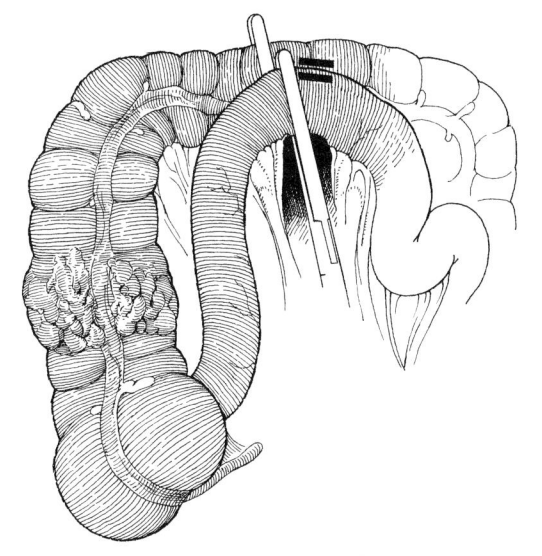

Figura 27.15 Justapondo os intestinos delgado e grosso.

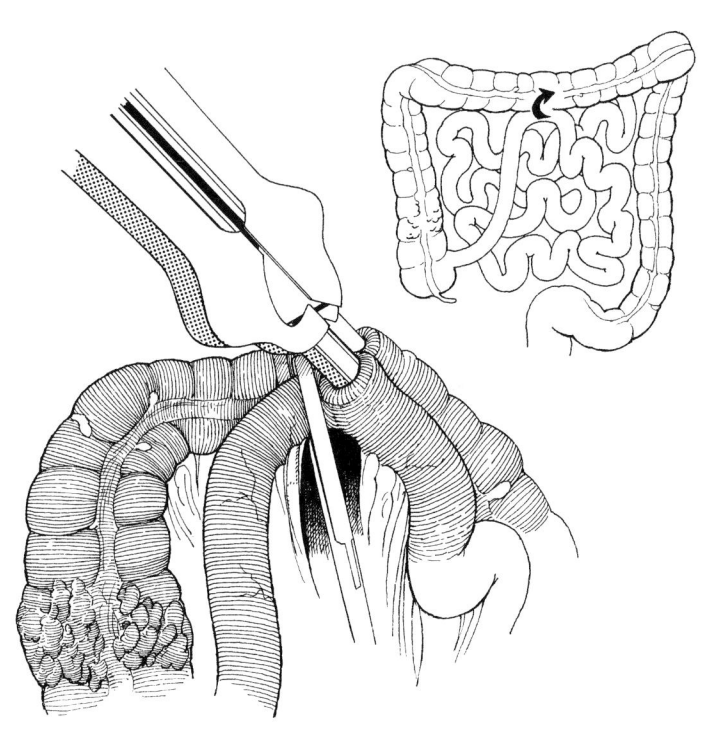

Figura 27.16 Formando uma comunicação grampeada entre os intestinos grosso e delgado.

REFERÊNCIAS

1. Salom E, Schey D, Penalver M, et al. The safety of incidental appendectomy at the time of abdominal hysterectomy. Am J Obstet Gynecol 2003;189:1563-7.

LEITURA ADICIONAL

O desenvolvimento do hábito de ler fora do assunto é particularmente apropriado em relação a este capítulo. O ginecologista deve frequentemente buscar as ideias mais recentes de seus colegas cirurgiões e nunca ter orgulho de roubar uma ou duas ideias.

Geral

Walsh CJ, Jamieson NV, Fazio VW. Top Tips in Gastrointestinal Surgery. Oxford: Blackwell Science; 1999.

Apendicectomia Incidental

Cheng Y, Zhou S, Zhou R, et al. Abdominal drainage to prevent intra-peritoneal abscess after open appendectomy for complicated appendicitis. Cochrane Database Syst Rev 2015;(2):CD010168. doi: 10.1002/14651858.CD010168.pub2.

O'Hanlan K, Fisher DT, O'Holleran MS. 257 incidental appendectomies during total laparoscopic hysterectomy. JSLS 2007;11:428-31.

CAPÍTULO 28
Procedimentos Reconstrutivos

COMENTÁRIOS GERAIS

O grau de incorporação da cirurgia reconstrutiva em nossa prática é determinado por inúmeros fatores. Os mais importantes entre eles são o treinamento e a experiência. De menor importância em um nível filosófico, mas talvez de maior importância prática, são as políticas hospitalares e os padrões de prática locais. O envolvimento do cirurgião plástico na realização destes procedimentos será influenciado por todos os fatores. O mais importante e que não deve ser esquecido é a paciente, que sempre está em primeiro lugar e, seja qual for a combinação de cirurgiões necessária para alcançar um resultado otimizado, isto deve ser feito independentemente do contexto hospitalar ou clínico em que praticamos.

Felizmente, a necessidade de realizar procedimentos cirúrgicos reconstrutivos na prática da ginecologia e oncologia ginecológica diminuiu à medida que a extensão da cirurgia radical primária para cânceres vaginais e de vulva foi reduzida. Nos últimos 20 anos, o uso de quimioterapia e radioterapia reduziu de forma marcante não só a necessidade de cirurgia primária em casos avançados, mas, quando necessário, também sua extensão. Uma tendência similar é observada no tratamento de câncer vulvar primário em estágio inicial. As incisões "em asa de borboleta" em bloco, que incorporavam uma grande extensão de pele sobre o monte púbico, região inguinal e vulva, já não são mais realizadas. Essas cirurgias foram substituídas por excisão radical ou vulvectomia parcial e amostragem dos linfonodos usando a técnica de linfonodo sentinela para minimizar a necessidade de dissecção radical também nesta área. Os procedimentos reconstrutivos têm sido indicados somente após um procedimento exenterativo, indicado nos cânceres ginecológicos localmente recorrentes, após falha da quimio e da radioterapia. Com a melhora dos tratamentos, a necessidade de exenteração também diminuiu.

Igualmente, a necessidade de excisão ampla de neoplasia intraepitelial vulvar (estágio II ou III) foi reduzida pelo uso de terapias ablativas locais, incluindo, mas não limitadas ao *laser* de dióxido de carbono e coagulação com feixe de argônio. Apesar disto, ainda há a necessidade de que os cirurgiões estejam familiarizados com as técnicas para fechar defeitos na vulva, quando o fechamento primário falhar.

RECONSTRUÇÃO DA VULVA PARA DOENÇA BENIGNA LOCALIZADA, DOENÇA PRÉ-MALIGNA E DOENÇA MALIGNA INICIAL

Dois métodos comumente usados para fechar defeitos nas áreas da vulva, períneo e vagina envolvem o uso de retalhos rotacionados e Z-plastia. O retalho em pétala de flor de lótus, descrito pela primeira vez em 1996 por Yii e Niranjan, está sendo cada vez mais utilizado para preencher defeitos na vulva.[1] Estes retalhos fasciocutâneos são uma alternativa versátil aos retalhos disponíveis.

Z-plastia (e Outras Variações)

A Z-plastia usa a transposição de dois ou mais retalhos de pele em forma triangular no reparo da vulva para aumentar a extensão de uma área de tecido necessária para cobrir apenas pequenos defeitos; esta não é uma técnica de muito valor prático no campo da ginecologia. O estiramento, depois de levadas em consideração as condições do tecido, é relativamente previsível e baseia-se nos ângulos dos retalhos. Retalhos de 45 e 60 graus são mais comumente usados e proporcionam estiramento tecidual de 50 a 75%, respectivamente, sem causar tensão incisional significativa. Técnicas mais complicadas de uma natureza similar incluem plastias com quatro e cinco retalhos.[2]

Retalhos Rotacionados

Retalhos rotacionados, como os "retalhos de flor de lótus" são úteis para o fechamento de grandes defeitos, especialmente no aspecto posterior da vulva.[1]

ENXERTOS CUTÂNEOS DE ESPESSURA TOTAL E PARCIAL (CONSIDERAÇÕES GERAIS)

Enxertos cutâneos de espessura total são mais usados para reconstrução da vagina em mulheres com agenesia vaginal ou durante uma reconstrução vaginal após cirurgia exenterativa, quando o cirurgião optou por usar o omento juntamente com um enxerto cutâneo em vez de um enxerto miocutâneo. Os sítios doadores de espessura total devem ser escolhidos de modo que o fechamento primário possa ser obtido sem que seja colocada tensão excessiva na linha da sutura. A parte interna da coxa é ideal como sítio doador para este propósito. Para enxertos de espessura total, os sítios doadores devem ser lisos e, sempre que possível, o aspecto estético deve ser levado em consideração. Os sítios comuns usados incluem as nádegas e a face lateral da coxa. Enxertos de espessura total são obtidos melhor à mão livre com o uso de uma lâmina Parker nº 10 ou nº 15. Todos os enxertos colhidos devem ser colocados em gaze embebida em solução salina.

Enxertos de espessura parcial devem ser colhidos com o uso de um dermátomo de Brown motorizado. A pele deve ser higienizada, assim como é feito para o sítio doador no caso de enxerto de espessura total, mas, além disso, deve ser aplicado óleo mineral para lubrificar a pele e facilitar a passagem suave do dermátomo na coleta do enxerto. O dermátomo deve ser ajustado para uma espessura de 15/1.000 de polegada. A espessura pode ser verificada deslizando uma lâmina Bard Parker nº 15 entre a trava de proteção e a lâmina do dermátomo. O sítio doador deve ser tratado com esponjas embebidas em adrenalina ou *spray* de solução de trombina, depois coberto com Tegaderm ou gaze impregnada com geleia de petróleo. Dependendo da necessidade, o enxerto pode ser usado intacto com pequenas incisões periódicas feitas para garantir que não se desenvolvam seromas ou pode ser entrelaçado para expandir o enxerto em 1,5 a 3 vezes o tamanho, desta forma permitindo maior cobertura. Depois que o enxerto foi suturado ao sítio hospedeiro com Monocryl 4-0 ou foi feito o grampeamento, ele pode ser coberto com bacitracina (1,25 cm de espessura), é feito o curativo e deixado por 4 a 5 dias. Outras questões de particular importância incluem a contração e hiperpigmentação do enxerto, que são mais difíceis com enxertos de espessura parcial.

É por esta razão que, na cirurgia para agenesia vaginal, deve ser empregado enxerto cutâneo de espessura total em vez de um enxerto cutâneo de espessura parcial. Além disso, deve-se notar que esta cirurgia pode ser facilitada usando a laparoscopia para ajudar a identificar e desenvolver o espaço adequado entre o reto e a bexiga (ver o Capítulo 8).

ENXERTOS MIOCUTÂNEOS

A grande maioria dos enxertos miocutâneos é usada no reparo de defeitos pélvicos após tratamento ou complicações no tratamento de malignidades ginecológicas. Historicamente, a reconstrução vaginal tem sido feita com o uso de enxertos miocutâneos do grácil ou bulbocavernoso e, mais recentemente, o reto do abdome tornou-se a escolha da maioria dos oncologistas ginecológicos. Uma modificação do enxerto padrão do reto do abdome é o retalho do tipo flor de lótus, conforme descrito por McGraw *et al*,[3] em que o defeito associado se parece um pouco com o lírio da flor de lótus. Este defeito requer muito menos tensão na sutura ou nas linhas dos grampos quando é feita a reaproximação dos tecidos subcutâneos e da pele. Descrições detalhadas destes procedimentos estão além do escopo deste texto e os leitores devem consultar o trabalho de McGraw *et al*.[3,4]

REFERÊNCIAS

1. Yii NW, Niranjan NS. Lotus petal flaps in vulvo-vaginal reconstruction. Br J Plast Surg 1996;49:547–54.
2. McGregor AD, McGregor IA. Fundamental Techniques of Plastic Surgery and Their Surgical Applications. 10th ed. Edinburgh: Churchill Livingstone; 2000.
3. McCraw JB, Massey FM, Shanklin KD, Horton CE. Vaginal reconstruction with gracilis myocutaneous flaps. Plast Reconstr Surg 1976;58:176–83. [The definition, history, experimental background, surgical technique, and clinical applications of compound gracilis myocutaneous flaps are presented.]
4. McCraw JB, Arnold PG. McCraw and Arnold's Atlas of Muscle and Musculocutaneous Flaps. Cresskill, NJ: Hampton Press Publishing; 1986. See https://global-help.org/publications/books/help_mccrawmuscleatlas.pdf

Índice Remissivo

Entradas acompanhadas por um *f*, *t* ou *q* indicam figuras, tabelas e quadros, respectivamente.

A

Abdome
  acesso ao, 44
    via laparoscópica, 44
  cavidade do, 129
    exploração da, 129
      na cistectomia ovariana, 129
  exploração do, 36
  fechamento do, 38, 40, 41
    em bloco, 38, 39f
      de grandes pontos, 38
      de pequenos pontos, 39
Abertura
  cirúrgica, 36f
    secção ao longo da, 36f
    do peritônio, 36f
  da cavidade abdominal, 33-42, 128
    colocação dos campos, 34
    incisão subumbilical, 34
      na linha média, 34
    incisões transversais, 39
      de Cherney, 42
      de Joel-Cohen, 40
      de Maylard, 42
      de Pfannenstiel, 39, 41f
    instrumentos, 34
    na cistectomia ovariana, 128
      por laparotomia, 128
    postura cirúrgica, 33
  da prega uterovesical, 109
  do espaço retropúbico, 176
  do fundo de saco, 110
    de Douglas, 110
  do peritônio, 111f, 130
    para ressecção, 130
      de cisto retroperitoneal, 130
    uterovesical, 111f
Ablação
  a *laser*, 86
  dor, 86
    complicações aos métodos de, 86
      alteração menstrual, 86
      corrimento, 86
      da cicatrização, 86
      desempenho obstétrico subsequente, 86
      informações para a paciente, 87
      sangramento, 86
  endometrial, 96
    primeira geração, 96
    segunda geração, 96
Abordagem
  sistemática, 277
    para estadiamento cirúrgico completo, 277
      no estágio clínico I ou II, 277
    para realizar citorredução ótima, 279
    no câncer epitelial de ovário, 279
      avançado, 279
Abscesso(s)
  de Bartholin, 60
    a cirurgia, 61
      incisão cutânea, 61
    incisão sobre, 61f
      cruciforme, 61f
    parede do, 61f
      suturada a pele, 61f
    tratamento dos, 60
      drenagem, 60
      excisão, 61
      incisão, 60
      instrumentos, 61
      marsupialização, 60
      preparo da paciente, 61
Aderência(s)
  intrauterinas, 97
    após miomectomia histeroscópica, 97
  prevenção de, 30
Afastador(es)
  autoestáticos, 20
    de Balfour, 37f
    colocação dos, 36
  manuais, 21
    retração da incisão com, 37f
    de Balfour, 37f
    de Morris, 37f
Agente(s)
  antiadesivos, 129
    uso de, 129
      na cistectomia ovariana, 129
  hemostáticos, 29
Alargamento
  do introito vaginal, 68
    procedimentos para, 68
      cirurgia de Fenton, 68
      cuidado pós-operatório, 70
      curativo, 70
Alça(s)
  do intestino, 36
    isolamento das, 36
Alça Diatérmica
  excisão da zona de transformação por, 87
    a cirurgia, 87
    complicações, 88
    equipamento, 87
    preparo da paciente, 87
Álcool
  na avaliação pré-operatória, 10
Alívio
  da dor, 53
  no pós-operatório, 53

Amarração
  de pedículos, 27
    pontos com transfixação, 27
    simples, 27
  métodos de, 24
    do nó, 26
      em cavidades profundas, 26
    instrumental, 26
Anastomose
  do ureter, 301f
  laterolateral, 316
    procedimento de, 316
      a cirurgia, 316
      preparo pré-operatório, 316
  nas lesões uretrais, 300
    acima da borda pélvica, 300
Anatomia
  para o ginecologista, 57-141
    em geral, 57-141
    em treinamento, 57-141
Anestesia
  exame sob, 209
    de fístula urogenital, 209
  na cesariana, 133
  na cirurgia, 212
    de fístula urogenital, 212
  na colpocleise, 167
    completa, 167
  na colpossuspensão, 176
    de Burch, 176
  na conização, 89
    com bisturi a frio, 89
  na criocirurgia, 85
  na derivação urinária, 304
  na dissecção, 255
    dos linfonodos pélvicos, 255
  na histerectomia, 108, 255, 266
    radical, 255
    vaginal, 108, 266
      radical, 266
  na incompetência, 91
    cervical, 91
  na MAS, 45
  na preparação cirúrgica, 14
    relatório cirúrgico, 14
  na sacrocolpopexia, 164
    abdominal, 164
  na termocoagulação, 85
  na vaginectomia, 72
  na vulvectomia simples, 63
  no aumento de volume, 199
    do esfíncter uretral, 199
  no manejo cirúrgico, 70
    do hímen imperfurado, 70
  no prolapso, 146
    de órgãos pélvicos, 146
  nos cistos vaginais, 67
  nos *slings* suburetrais, 182, 190, 193

  do forame
    transobturatório, 190
    retropúbicos, 182, 193
    sintéticos, 182
    tradicionais, 193
Anestesista
  visita pelo, 12
    pré-operatória, 12
Antibiótico(s)
  no pós-operatório, 236
    de fístula urogenital, 236
  profiláticos, 13
    no centro cirúrgico, 13
Apêndice
  mesentério do, 309
    divisão do, 310f
    secção do, 309
  removendo o, 309, 310f
Apendicectomia
  a cirurgia, 309
    apêndice, 309
      removendo o, 309, 310f
      secção do mesentério do, 309
    colocando a sutura, 309
      em bolsa de tabaco, 309
    incisão, 309
    variações da técnica, 310
  anestesia, 309
  instrumental, 309
  preparo da paciente, 309
Aponeurose
  do reto, 35f, 41f
    dissecção da, 41f
    secção da, 35f
Artéria
  ilíaca, 294
    lesão na, 294
      cirurgia vascular da, 294
  uterina, 74f
    na parede lateral pélvica, 74f
    secção da, 74f
Aumento de Volume
  do esfíncter uretral, 198
    complicações, 201
      no local da injeção, 201
      reações de hipersensibilidade, 201
    manejo pós-operatório, 201
    terapia de injeção, 198
      anestesia, 199
      instrumental, 199
      parauretral, 199
      transuretral, 200
Avaliação Urodinâmica
  antes da cirurgia, 173
  para incontinência urinária, 173
    de esforço, 173

Avaliação
　dos linfonodos, 274
　　no câncer uterino, 274
　pré-operatória, 10
　　álcool, 10
　　contraceptivos orais, 10
　　hormônios, 10
　　tabagismo, 10

B

Bainha
　do reto, 40
　　incisão da, 40
Balanço
　hídrico, 235
　　no pós-operatório, 235
　　　de fistula urogenital, 235
Balfour
　afastador de, 37f
　　autoestático, 37f
　　retração da incisão com, 37f
Bartholin
　abscessos de, 60
　　a cirurgia, 61
　　　incisão cutânea, 61
　　tratamento dos, 60
　　　drenagem, 60
　　　excisão, 61
　　　incisão, 60
　　　instrumentos, 61
　　　marsupialização, 60
　　　preparo da paciente, 61
　cistos de, 60
　　a cirurgia, 61
　　　enucleação, 61
　　　incisão cutânea, 61
　　tratamento dos, 60
　　　drenagem, 60
　　　excisão, 61
　　　incisão, 60
　　　instrumentos, 61
　　　marsupialização, 60
　　　preparo da paciente, 61
Bexiga
　aumento da, 301
　descolamento da, 147
　　dissecção com, 147
　　　do epitélio vaginal, 147
　drenagem da, 300
　fechamento da, 300
　hiperativa, 181
　　após colpossuspensão de
　　　Burch, 181
　implantação direta na, 299
　　do ureter, 299
　lesões na, 298
　　à *muscularis*, 298
　　rompimento da parede, 298
　mobilização da, 299
　　avaliação da tensão
　　　uretral e, 299
Biópsia
　da vulva, 59
　de endométrio, 93
　de lesão vulvar, 60f
　　com *punch* de Keyes., 60f

do linfonodo sentinela, 274
　no câncer uterino, 274
　por conização a *laser*, 88
Boari-Ockerblad
　retalho de, 299, 300f
Bonney
　princípios de, 207
　　para correção, 207
　　　de fístula, 207
　tesouras de, 18f
　　ginecológicas, 18f
Borda
　pélvica, 300
　　lesões uretrais acima da, 300
　　manejo das, 300
Botox (Neurotoxina Botulínica)
　injeções de, 202
　　para hiperatividade do
　　　detrusor, 202
Burch
　colpossuspensão de, 176
　　a cirurgia, 176
　　　abertura do espaço
　　　　retropúbico, 176
　　　amarração das suturas, 179
　　　drenagem da ferida, 179
　　　fechamento da ferida, 179
　　　hemostase, 179
　　　identificação da fáscia
　　　　paravaginal, 176
　　　incisão, 176
　　　inserindo os pontos de
　　　　suspensão, 177
　　　papel da cistoscopia, 178
　　　preparação, 176
　　　anestesia, 176
　　　cirurgias simultâneas, 180
　　　　enterocele, 180
　　　　histerectomia, 180
　　　　prolapso do canal vaginal, 180
　　　　retocele, 180
　　complicações, 181
　　　da operação, 181
　　　no pós-operatório, 181
　　indicações, 176
　　instrumental, 176
　　manejo pós-operatório, 180

C

Câmera(s), 45
Campo(s)
　colocação dos, 34
　à paciente, 34
Câncer
　cervical, 253-271
　　dissecção dos linfonodos
　　　pélvicos, 254
　　histerectomia radical, 254,
　　　263, 265
　　　laparoscópica, 263
　　　vaginal, 265
　　linfadenectomia, 263
　　　aórtica, 263
　　　pélvica, 263
　　traquelectomia radical, 270

epitelial avançado, 279
　de ovário, 279
　citorredução ótima no, 279
ovariano, 277-281
　abordagem sistemática, 277
　　para estadiamento cirúrgico
　　　completo, 277
　　no estágio clínico
　　　I ou II, 277
　　para realizar citorredução
　　　ótima, 279
　　no câncer epitelial
　　　avançado, 279
uterino, 273-275
　abordagem cirúrgica, 273
　avaliação dos linfonodos, 274
　biópsia, 274
　　do linfonodo sentinela, 274
　cirurgia radical, 274
　　em doença avançada, 274
　lavado peritoneal, 274
　linfadenectomia, 274
　　papel da, 274
　metástases linfática, 274
　　risco de, 274
　preservação dos ovários, 273
vaginal, 251-252
　excisão ampla, 252
　exenteração, 252
　tratamento, 251
　vaginectomia, 252
　　parcial, 252
　　total, 252
Carboidrato(s)
　tratamento com, 13
　na preparação intestinal, 13
Carcinoma
　da vulva, 241-249
　　cirurgia do, 241-249
　　　a operação, 245
　　avaliação
　　　de linfonodos, 241
　　excisão do tumor
　　　vulvar, 244, 248
　de exenteração pélvica, 283-290
　　avaliação das pacientes, 284
　　contraindicações para, 284
　　　absolutas, 284
　　　relativas, 284
　　cuidados pós-operatórios, 289
　　paliativa, 283
　　preparo pré-operatório, 285
　　resultados de, 290
　　seleção de pacientes, 283
　　tipos de, 285
Cateter
　vesical, 54
　　manejo do, 54
　　no pós-operatório, 54
Cateterização
　vesical, 14
　　no centro cirúrgico, 14
Cauterização
　do colo uterino, 85
　　a cirurgia, 86

Cavidade
　do abdome, 129
　　exploração da, 129
　　na cistectomia ovariana, 129
Cavidade Abdominal
　abertura da, 33-42
　　colocação dos campos, 34
　　incisão subumbilical, 34
　　na linha média, 34
　incisões transversais, 39
　　de Cherney, 42
　　de Joel-Cohen, 40
　　de Maylard, 42
　　de Pfannenstiel, 39, 41f
　instrumentos, 34
　postura cirúrgica, 33
　fechamento da, 33-42
　　da pele, 39
　　ferida operatória, 39
　　drenos da, 39
　　tecido adiposo, 39
　　aproximação do, 39
　　técnica de, 38
　　em bloco, 38
　na cistectomia ovariana, 128
　　por laparotomia, 128
　　abertura da, 128
　　exploração da, 128
Cavidade Uterina
　abertura da, 135
　　na cesariana, 135
　　controle
　　　do sangramento, 137
　　exteriorização do útero para
　　　reparo, 137
　　fechando o abdome, 137
　　incisão do segmento
　　　inferior, 136
　　limpeza peritoneal, 137
　　parto da apresentação, 136
　　reflexão do peritônio, 135
　　remoção da placenta, 136
　　retirada da vagina, 137
　　　de coágulos, 137
　　　do sangue, 137
　　sutura, 137
　　　da ferida uterina, 137
　　　do peritônio, 137
　cirurgia na, 93-97
　　ablação endometrial, 96
　　biópsia de endométrio, 93
　　histeroscopia ambulatorial, 94
　　miomectomia
　　　histeroscópica, 97
　　serviços, 93
　　　no pronto atendimento, 93
　　curetagem da, 95f
Celulite
　pélvica, 82
　　após dilatação, 82
　　do colo uterino, 82
Centro Cirúrgico
　preparação no, 13
　　antibióticos profiláticos, 13
　　cateterização vesical, 14

Índice Remissivo

colocação dos campos, 14
lista de verificação da OMS, 13
  de segurança cirúrgica, 13
preparação da pele, 14
tricotomia, 13
Cérvix
  cirurgia na, 77-92
    coto cervical, 92
      excisão do, 92
    dilatação, 77
      do colo uterino, 77
    incompetência cervical, 90
    mioma pediculado, 83
    procedimentos ablativos, 84
    remoção de pólipos, 83
      endocervicais, 83
      fibroides expelidos, 83
    técnicas excisionais, 87
    traquelorrafia, 90
Cesariana, 133-141
  clássica, 139
    a cirurgia, 139
      abertura do abdome, 139
      fechamento
        do abdome, 139
      incisão, 139
      limpeza da vagina, 139
      limpeza peritoneal, 139
      remoção da placenta, 139
      retirada do feto, 139
      sutura do útero, 139
    complicações gerais da, 139
      infecção, 139
      ruptura de cicatriz uterina
        anterior, 140
      trombose, 140
  de segmento inferior, 133
    a cirurgia, 134
      abordagem cirúrgica, 134
      colocação de compressas no
        abdome, 135
      entrada abdominal, 134
      instrumental, 134
    abertura da cavidade
      uterina, 135
    reflexão do peritônio, 135
    incisão do segmento
      inferior, 136
    parto da apresentação, 136
    remoção da placenta, 136
    exteriorização do útero para
      reparo, 137
    controle do
      sangramento, 137
    sutura, 137
      da ferida uterina, 137
      do peritônio, 137
    limpeza peritoneal, 137
    fechando o abdome, 137
    retirada da vagina, 137
      de coágulos, 137
      do sangue, 137
  anestesia, 133
  complicações da, 138
    danos ao feto, 139

intervenções para reduzir o
  risco, 134
de pneumonia por aspiração
  e vômitos, 134
pré-operatório, 133
riscos da, 138
  lesão, 138
    da artéria uterina, 138
    das veias uterinas, 138
    na bexiga, 138
  sangramento intenso, 138
  sala cirúrgica, 134
    antibióticos, 134
    antissepsia da pele, 134
    cateterismo, 134
    lista de verificação de
      segurança, 134
    posicionamento
      materno, 134
    preparo vaginal, 134
  manejo no pós-parto, 140
    da hemorragia maciça, 140
      componentes, 140t
      ligadura ilíaca interna, 141
      sutura de B-Lynch, 140
CGIN (Neoplasia Intraepitelial
  Glandular Cervical), 87
Cherney
  incisão de, 42
    fechamento do abdome, 42
Cicatriz
  incisão subumbilical e, 38
    anterior, 38
    antiga, 38
      aderências na, 38
  uterina, 140
    anterior, 140
    ruptura de, 140
CIN (Neoplasia Intraepitelial
  Cervical), 77
Cirurgia(s)
  complicações da, 53-56
    do trato urinário, 55
      fístulas, 55
      infecção, 55
    ferida, 55
      deiscência da, 55
    fístulas, 56
    gastrointestinais, 56
      íleo, 56
      obstrução, 56
    infecção, 54
      da ferida operatória, 55
    sepse, 54
  da incontinência
    urinária, 173-205
    aumento de volume, 198
      do esfíncter uretral, 198
    classificação dos
      procedimentos, 173, 174t
    de esforço, 173, 175
      avaliação urodinâmica
        antes da, 173
      uso da sonda vesical
        após a, 175

esfíncter urinário, 201
  artificial, 201
  para hiperatividade do
    detrusor, 202
  passar por, 205
    qual, 205
    quando, 205
  posicionamento
    do cistoscópio, 174
  procedimentos de suporte, 175
    à uretra, 175
    ao colo vesical, 175
  slings, 182
    sintéticos, 185
      para a porção média da
        uretra, 182
    suburetrais, 182, 189, 193
      retropúbicos, 182, 193
      do forame
        transobturatório, 189
    tradicionais, 193
da vagina, 67-76
  cistos vaginais, 67
  procedimentos para
    alargamento, 68
    do introito vaginal, 68
  vaginectomia, 71
    completa, 71
    parcial, 71
de exenteração pélvica, 283-290
  avaliação das pacientes, 284
  contraindicações para, 284
    absolutas, 284
    relativas, 284
  cuidados pós-operatórios, 289
  paliativa, 283
  preparo pré-operatório, 285
  resultados de, 290
  seleção de pacientes, 283
  tipos de, 285
de Fenton, 68
  divisão do hímen, 68
  incisão, 68
    na pele, 68
    perineal, 68
  instrumental cirúrgico, 68
  modificação da técnica, 69
  reconstrução do introito, 69
  retalho, 68
    criação do, 68
    fixação do, 69
de fístula urogenital, 207-236
  anestesia, 212
  apresentação, 208
  avaliação, 208
    bioquímica, 208
    cistoscopia, 209
    diagnóstico por imagem, 209
    exames sob anestesia, 209
    microbiologia, 208
    testes com corantes, 208, 209f
  classificação, 208
  correção de, 207, 211, 235
    de fístula ureterovaginal, 235
    momento da, 211

princípios de Bonney
  para, 207
enxertos de pele, 214
  miocutâneo do músculo
    grácil, 215
  retalhos cutâneos, 215
    de rotação, 215
    de transposição, 215
    dos pequenos lábios, 215
    tipo ilha, 215
    dos grandes lábios, 215
instrumental, 212
interposição de retalho-
  enxerto, 213
  gordura labial, 213
  músculo grácil, 214
  omento, 214
  peritônio, 214
manejo, 211, 235
  imediato, 211
  pós-operatório, 235
materiais para sutura, 213
preparo pré-operatório, 212
procedimentos, 219, 226, 230
  abdominais, 230
  vaginais, 219, 226
via da abordagem, 212
de ovário, 127-131
  cistectomia ovariana, 128
  cisto retroperitoneal, 130
    ressecção de, 130
  massa ovariana, 127
    diagnóstico de, 127
    manejo, 127
  salpingo-oforectomia, 130
de prolapso de órgãos
  pélvicos, 145-170
  anestesia, 146
  colpocleise, 167, 168
    completa, 167
    de Le Fort, 168
  colporrafia, 146, 150, 154
    anterior, 146
    posterior, 150, 154
      com reparo de
        enterocele, 154
  compartimento central, 156
  considerações gerais, 145
  fixação, 158
    do ligamento
      sacroespinhoso, 158
  histerectomia, 156
    combinada com
      colporrafia, 156
    anterior, 156
    posterior, 156
  prolapso da cúpula vaginal
    após, 158
    manejo cirúrgico do, 158
  inserção transvaginal, 166
    de malha, 166
  instrumental, 146
  perineorrafia, 154
  prolapso uterino, 166
  rectocele transanal, 153
    reparo de, 153

sacrocolpopexia, 164, 166
  abdominal, 164
  laparoscópica, 166
  suspensão, 161
    do ligamento uterossacro, 161
  técnicas obliterativas, 166
de vulva, 59-65
  biópsia da, 59
  tratamento, 60
    dos abscessos de Bartholin, 60
    dos cistos de Bartholin, 60
  vulvectomia simples, 63
do carcinoma, 241-249
  da vulva, 241-249
    a operação, 245
    avaliação de linfonodos, 241
    excisão do tumor
      vulvar, 244, 248
em outros órgãos, 291-320
  do trato intestinal, 309-317
    para o ginecologista, 309-317
  manejo das lesões, 297-308
    no trato urinário, 297-308
  procedimentos
    reconstrutivos, 319-320
  vascular, 293-295
    aplicações
      em ginecologia, 293-295
      e oncologia ginecológica, 293-295
    lesão, 294
      aórtica, 294
      na artéria ilíaca, 294
      na veia cava, 294
    sangramento pré-sacral, 295
    tamponamento pélvico, 295
laparoscópica, 46
  apreensão do útero, 46
  conclusão do procedimento, 48
  criando o pneumoperitônio, 46
  em oncologia ginecológica, 50
  inserção do laparoscópio, 47
  para endometriose, 49
  ponto de entrada de Palmer, 46
  posicionamento, 46
  preparação, 46
na cavidade uterina, 93-97
  ablação endometrial, 96
  biópsia de endométrio, 93
  histeroscopia ambulatorial, 94
  miomectomia
    histeroscópica, 97
  serviços, 93
    no pronto atendimento, 93
na cérvix, 77-92
  coto cervical, 92
    excisão do, 92
  dilatação, 77
    do colo uterino, 77
  incompetência cervical, 90
  mioma pediculado, 83
  procedimentos ablativos, 84
  remoção de pólipos, 83
    endocervicais, 83
    fibroides expelidos, 83

técnicas excisionais, 87
traquelorrafia, 90
no trato intestinal, 309-317
  para ginecologista, 309-317
    anastomose laterolateral, 316
    apendicectomia, 309
    colostomia permanente, 313
    formação, 312, 315
      de estoma, 312
      de ileostomia em alça, 315
    manejo de lesões cirúrgicas
      no intestino, 310
preparação para a, 7-15
  anestesia, 14
    relatório cirúrgico, 14
  avaliação pré-operatória, 10
    álcool, 10
    contraceptivos orais, 10
    hormônios, 10
    tabagismo, 10
  coleta, 8
    da documentação, 8
    da história, 8
  consentimento, 8
    conceito de risco, 9
    para estudos cirúrgicos, 9
    por escrito, 9
  discussão pré-operatória, 11
    sobre o âmbito
      da cirurgia, 11
  informações, 7, 8
    clínicas, 7
    sobre as pacientes, 8
  investigações
    pré-operatórias, 11
  no centro cirúrgico, 13
    antibióticos profiláticos, 13
    cateterização vesical, 14
    colocação dos campos, 14
    lista de verificação de
      segurança cirúrgica, 13
      da OMS, 13
    preparação da pele, 14
    tricotomia, 13
  otimização, 10
    preparação intestinal, 13
    jejum pré-operatório, 13
    tratamento
      com carboidratos, 13
    reunião pré-operatória, 11
    revisão de caso, 11
    tromboprofilaxia, 12
      outras estratégias, 13
  visita, 7, 12
    inicial, 7
    pré-operatória, 12
    pelo anestesista, 12
tubária, 121-126
  gestação extrauterina, 121
  tratamento
    de infertilidade, 125
  tubas uterinas, 124
    cirurgia para
      esterilização, 124
    ressecção, 124

uterina, 99-114
  histerectomia, 107
    complicações da, 114
    laparoscópica total, 112
    para útero duplo, 107
    subtotal, 107
    vaginal, 107
  LAVH, 112
  TAH, 99
velocidade da, 5
  segundo Comyns Berkeley, 5
  segundo Victor Bonney, 5
Cirurgião
  postura do, 4
  segundo Comyns Berkeley, 4
  segundo Victor Bonney, 4
Cistectomia Ovariana
  laparoscopia, 129
    cavidade do abdome, 129
      exploração da, 129
    cisto ovariano, 129
      incisão do, 129
      remoção do, 130
    fechamento do orifício, 130
    inserção de trocartes, 129
  laparotomia, 128
    agentes antiadesivos, 129
      uso de, 129
    cavidade abdominal, 128
      abertura da, 128
      exploração da, 128
    fechamento, 129
      da parede abdominal, 129
      do tecido ovariano, 129
    liberação do cisto, 129
    ovário, 128
      excisão do, 128
      incisão no, 128
Cisto(s)
  de Bartholin, 60
    a cirurgia, 61
      enucleação, 61, 62f
      incisão cutânea, 61
    cavidade do, 62f
      obliteração da, 62f
      remoção do, 62f
    tratamento dos, 60
      drenagem, 60
      excisão, 61
      incisão, 60
      instrumentos, 61
      marsupialização, 60
      preparo da paciente, 61
  incisão sobre o, 128
  no ovário, 128
  liberação do, 129
    na cistectomia ovariana, 129
    por laparotomia, 129
  ovariano, 129, 130
    incisão do, 129
    remoção do, 129f, 130
    intacto, 129f
  retroperitoneal, 130
    ressecção de, 130
      abertura do peritônio, 130
      enucleação, 131

fechamento abdominal, 131
  identificação, 130
    do cisto, 130
    do ureter, 130
  secção do peritônio
    redundante, 131
vaginais, 67
  a cirurgia, 67
    fechamento, 68
    incisão cutânea, 67
    posição, 67
    precauções, 67
    anestesia, 67
    cuidado pós-operatório, 68
    instrumental cirúrgico, 67
    preparo da paciente, 67
Cistoplastia
  de aumento, 204
  para hiperatividade do
    detrusor, 204
Cistoscopia
  de fístula urogenital, 209
  papel da, 178
    na colpossuspensão
      de Burch, 178
Cistoscópio
  posicionamento do, 174
    na cirurgia, 174
    para incontinência
      urinária, 174
Citorredução
  ótima, 279
    no câncer epitelial de ovário
      avançado, 279
      abordagem
        sistemática para, 279
Clipe
  aplicador de, 27f
  múltiplo, 27f
  descartável, 27f
Coleta
  da documentação, 8
  da história, 8
Colo Uterino
  dilatação do, 77, 79f
    a cirurgia, 78
      avaliação da pelve, 78
      dilatação cervical, 79
      exame inicial, 78
      grau de dilatação, 79
      histerometria, 78
    complicações
      de curto prazo, 80
      celulite pélvica, 82
      lesão, 80, 82
        cervical, 80
        intestinal, 82
        parametrite, 82
      perfuração, 80, 82
        do ligamento largo, 82
        do útero, 80
      peritonismo, 82
      peritonite, 82
      sangramento, 81, 82
        precoce, 81
        tardio, 82

complicações
  de longo prazo, 83
  parto prematuro, 83
dificuldades
  na realização da, 80
  divertículo, 80
  espasmo cervical, 80
  estenose cervical, 80
  formação de falso trajeto, 80
  rigidez cervical, 80
indicação, 77
instrumental, 77
preparo da paciente, 77

Colo Vesical
  procedimentos
    de suporte ao, 175
    colpossuspensão de Burch, 176
    suprapúbicos, 175
    suspensão por agulhas, 175

Colocação
  dos campos, 14
  no centro cirúrgico, 14

Colostomia
  em alça, 312, 313
    formando uma, 313
    temporária, 312
  equipamento de, 315
    aplicando o, 315
  permanente, 313
    a cirurgia, 314
    preparo da paciente, 314
  reversão da, 313

Colpocleise
  completa, 167, 226
    anestesia, 167
    preparo do paciente, 167
    a cirurgia, 167
      excisão, 168
      fechamento, 168
        da pele, 168
        fascial, 168
      incisão, 167
    cuidados
      pós-operatórios, 168
  de Le Fort, 168
    a operação, 168
      aproximação do epitélio
        vaginal, 170
      fechamento, 170
        da fáscia, 170
        do introito, 170
      incisão, 168
    cuidados pós-operatórios, 170
  parcial, 226, 227f
  técnica de Latzko, 227f

Colporrafia
  anterior, 146, 156
    a cirurgia, 147
      fechamento, 147
      dissecção do epitélio vaginal
        com descolamento, 147
        da bexiga, 147
        da fáscia pubocervical, 147
      incisão, 147
      reparo, 148
    cuidados pós-operatórios, 148
    histerectomia com, 156
      vaginal, 156
    preparo do paciente, 146
  posterior, 150, 154, 156
    a cirurgia, 151
      dissecção, 151
        da fáscia pré-retal, 151
      fechamento, 153
      incisão, 151
      reparo, 153
    com reparo de enterocele, 154
    cuidados pós-operatórios, 153
    histerectomia com, 156
      vaginal, 156
    preparo da paciente, 150

Colpossuspensão
  de Burch, 176
    a cirurgia, 176
      abertura do espaço
        retropúbico, 176
      amarração das suturas, 179
      drenagem da ferida, 179
      fechamento da ferida, 179
      hemostase, 179
      identificação da fáscia
        paravaginal, 176
      incisão, 176
      inserindo os pontos de
        suspensão, 177
      papel da cistoscopia, 178
      preparação, 176
    anestesia, 176
    cirurgias simultâneas, 180
      enterocele, 180
      histerectomia, 180
      prolapso do canal vaginal, 180
      retocele, 180
    complicações, 181
      da operação, 181
      no pós-operatório, 181
    indicações, 176
    instrumental, 176
    manejo pós-operatório, 180

Comorbidade(s)
  no pós-operatório, 54

Compartimento
  central, 156
    procedimentos do, 156

Complicação(ões), 53-56
  da cesárea, 138
    de segmento inferior, 138
    danos ao feto, 139
  da cirurgia, 54
    do trato urinário, 55
      fístulas, 55
      infecção, 55
    ferida, 55
      deiscência da, 55
      fístulas, 56
      gastrointestinais, 56
      íleo, 56
      obstrução, 56
    infecção, 54
      da ferida operatória, 55
    sepse, 54
  da colpossuspensão
    de Burch, 181
    bexiga hiperativa, 181
    disfunção, 181
      de esvaziamento vesical, 181
    síndrome pós-
      colpossuspensão, 181
  da dilatação do colo uterino, 80
    de curto prazo, 80
      celulite pélvica, 82
      lesão, 80, 82
        cervical, 80
        intestinal, 82
      parametrite, 82
      perfuração, 80, 82
        do ligamento largo, 82
        do útero, 80
      peritonismo, 82
      peritonite, 82
      sangramento, 81, 82
        precoce, 81
        tardio, 82
    de longo prazo, 83
      parto prematuro, 83
  de cesariana, 139
    infecção, 139
    ruptura de cicatriz uterina
      anterior, 140
    trombose, 140
  na excisão, 88
    da zona de transformação, 88
    por alça diatérmica, 88

Comyns Berkeley
  manipulação cirúrgica por, 6
  postura do cirurgião por, 4
  velocidade da cirurgia por, 5

Concepção
  produtos retidos de, 96
  remoção de, 96

Conização
  biópsia por, 88
  a *laser*, 88
  cervical, 90
    complicações da, 90
      desfechos da gestação, 90
      estenose cervical, 90
      hemorragia, 90
  com bisturi a frio, 88
    a cirurgia, 89
      incisão do cone, 89
      pinça hemostática lateral, 89
      reparo do colo uterino, 90
    anestesia, 89
    D&C, 90
    instrumental, 89
    preparo da paciente, 89
    secção na, 89f

Conjunto
  básico, 18q
    abdominal, 18q
      ginecológico, 18q
      de procedimento menor, 18q

Consentimento
  para a cirurgia, 8
    conceito de risco, 9
    para estudos cirúrgicos, 9
    por escrito, 9

Contraceptivo(s)
  orais, 10
  na avaliação pré-operatória, 10

Corpo
  perineal, 154, 155f
  reconstrução do, 154, 155f

Correção
  de fístula, 207, 211, 226, 228,
    230, 235
    circunferencial, 228
    justacervical, 226
    princípios de Bonney para, 207
    transperitoneal, 234
      completando
        a dissecção, 234
      estendendo a incisão, 234
      fechamento da bexiga, 235
      fechando, 234
        a cérvix, 234
        a vagina, 234
      interposição omental, 234
      passos, 234, 235
        finais, 235
        iniciais, 234
    transvesical, 230
      abrindo, 230, 231
        a bexiga, 231
        o espaço retropúbico, 230
      cateterização, 233
      dissecção, 232
      fechamento, 233
        da bexiga, 233
        da ferida, 234
        da vagina, 233
      incisão, 232
      posicionamento, 230
      visualizando a fístula, 232
    ureterovaginal, 235
      derivação urinária, 235
    vaginal, 219
      em camadas, 219
        cateterização, 223
        fechamento, 223
        incisão, 220
        posicionamento, 219
        testagem, 223
        visualização da fístula, 219

Coto
  cervical, 92
    excisão do, 92

Criocirurgia
  a cirurgia, 85
    definição da lesão, 85
    expondo o colo uterino, 85
    tempo de congelamento, 85
    tratamento, 85
  anestesia, 85
  cuidado pós-tratamento, 85
  instrumental, 85
  princípio, 84
  sucesso da, 85
    fatores que influenciam o, 85

Cuidado(s)
  pós-operatórios, 53-56, 68, 71, 72, 148, 153, 161, 163, 168, 170, 308
    alívio da dor, 53
    após fixação, 161
      do ligamento sacroespinhoso, 161
    após suspensão, 163
      do ligamento uterossacro, 163
    cateter vesical, 54
      manejo do, 54
    comorbidades, 54
    do hímen imperfurado, 71
    equipes de apoio, 54
    estomas, 54
      terapeuta de, 54
    ferida operatória, 54
      controle da, 54
    fisioterapia, 54
    fluidos intravenosos, 53
    ingestão oral, 53
    mobilização, 54
    na colpocleise, 168
      completa, 168
    na colporrafia, 148, 153
      anterior, 148
      posterior, 153
    na derivação urinária, 308
    na vaginectomia, 72, 76
    para cistos vaginais, 68
    tromboprofilaxia, 53
Culdoplastia
  de McCall, 157
  histerectomia vaginal e, 157
Cúpula Vaginal
  abordagem da, 106
  deiscência da, 114
    após histerectomia, 114
  sutura da, 106f
Curetagem, 95
  da cavidade uterina, 95f
  fracionada, 96

D

D&C (Dilatação e Curetagem), 77
  na conização, 90
    com bisturi a frio, 90
Dano
  ao trato urinário, 301
    diagnóstico tardio, 301
    manejo, 301
Deambulação
  no pós-operatório, 236
  de fístula urogenital, 236
DeBakey
  pinças de, 20f
Deiscência
  da cúpula vaginal, 114
    após histerectomia, 114
  da ferida, 55
Derivação
  ileal, 301
    nas lesões uretrais, 301
      acima da borda pélvica, 301

urinária, 204, 235, 303
  na correção de fístula, 235
    ureterovaginal, 235
  operações para, 303
    a cirurgia, 304
    anestesia, 304
    cuidados pós-operatórios, 308
    instrumental, 304
    preparo da paciente, 304
  para hiperatividade do detrusor, 204
Desequilíbrio
  eletrolítico, 97
    após miomectomia histeroscópica, 97
Detrusor
  hiperatividade do, 202
    operações para, 202
      cistoplastia de aumento, 204
      derivação urinária, 204
      injeções de Botox, 202
      neuromodulação sacral, 204
      opções não cirúrgicas para, 203t
Dilatação
  do colo uterino, 77, 79f
    a cirurgia, 78
    avaliação da pelve, 78
    dilatação cervical, 79
    exame inicial, 78
    grau de dilatação, 79
    histerometria, 78
    complicações
      de curto prazo, 80
      celulite pélvica, 82
      lesão, 80, 82
        cervical, 80
        intestinal, 82
      parametrite, 82
      perfuração, 80, 82
        do ligamento largo, 82
        do útero, 80
      peritonismo, 82
      peritonite, 82
      sangramento, 81, 82
        precoce, 81
        tardio, 82
    complicações a longo prazo, 83
      parto prematuro, 83
    dificuldades
      na realização da, 80
      divertículo, 80
      espasmo cervical, 80
      estenose cervical, 80
      formação de falso trajeto, 80
      rigidez cervical, 80
    indicação, 77
    instrumental, 77
    preparo da paciente, 77
Discussão
  pré-operatória, 11
  sobre o âmbito da cirurgia, 11
Disfunção
  de esvaziamento vesical, 181
    após colpossuspensão de Burch, 181

Dissecção
  da fáscia, 151
    pré-retal, 151
  do epitélio vaginal, 147
    com descolamento, 147
    da bexiga, 147
    da fáscia pubocervical, 147
  do espaço, 75f
    retovaginal, 75f
  dos linfonodos, 254
    pélvicos, 254
  dos músculos, 35f
    retos, 35f
  na perineorrafia, 154
  pinças de, 19
  vaginal, 219
    em camadas, 219
      cateterização, 223
      fechamento, 223
      incisão, 220
      posicionamento, 219
      testagem, 223
      visualização da fístula, 219
Divertículo
  dilatação e, 80
  do colo uterino, 80
Dor
  alívio da, 53
  no pós-operatório, 53
Douglas
  espaço de, 73
    liberação do, 73
    na vaginectomia, 73
Drenagem
  da ferida, 179
    na colpossuspensão de Burch, 179
  drenos, 30
    manejo dos, 30
    tipos de, 30
  extraperitoneal, 300
    nas lesões uretrais, 300
      acima da borda pélvica, 300
  vesical, 235
    no pós-operatório, 235
    de fístula urogenital, 235
Dreno(s)
  da ferida operatória, 39
  manejo dos, 30
  tipos de, 30

E

Eletrocirurgia, 28
Endométrio
  biópsia de, 93
Endometriose
  cirurgia para, 49
    laparoscópica, 49
Enterocele
  cirurgia de, 180
    simultânea à colpossuspensão de Burch, 180
  reparo de, 154
    colporrafia com, 154
      posterior, 154

saco da, 156f
  fechamento do, 156f
Enucleação
  do cisto, 61, 62f
  fechamento da pele, 62
  obliteração da cavidade, 62
Enxerto(s)
  cutâneo(s), 216f, 217f, 320
    de espessura, 320
      parcial, 320
      total, 320
    sobreposto, 216f, 217f
  de Martius, 214f
    modificado, 214f
  de pele, 214
    miocutâneo, 215, 219f
      do músculo grácil, 215, 219f
    retalhos cutâneos, 215
      de rotação, 215
      de transposição, 215
      dos pequenos lábios, 215
    tipo ilha, 215, 218f
      dos grandes lábios, 215
    miocutâneos, 320
    na vulvectomia simples, 64
Epitélio
  vaginal, 147, 168f, 169f, 170
    aproximação do, 170
      na colpocleise de Le Fort, 170
    dissecção
      com descolamento, 147
      da bexiga, 147
      da fáscia pubocervical, 147
Equipe(s)
  de apoio, 54
  no pós-operatório, 54
Esfíncter
  uretral, 198
    aumento de volume do, 198
    terapia de injeção, 198
  urinário, 201
    artificial, 201
Esforço
  incontinência urinária de, 173
    cirurgia para, 173
      avaliação urodinâmica antes da, 173
      uso da sonda vesical após a, 175
Espaço
  de Douglas, 73
    liberação do, 73
    na vaginectomia, 73
  retovaginal, 75f
    dissecção do, 75f
  retroperitoneal, 73f
    direito, 73f
      identificação do ureter no, 73f
  retropúbico, 176
    abertura do, 176
Espasmo
  cervical, 80
    dilatação e, 80
    do colo uterino, 80

Estadiamento
    cirúrgico completo, 277
        no estágio clínico I ou II, 277
            abordagem sistemática
                para, 277
Estenose
    cervical, 80
        dilatação e, 80
        do colo uterino, 80
Esterilização
    feminina, 124
        cirurgia para, 124
        nas tubas uterinas, 124
Estoma(s)
    formação de, 312
        a cirurgia, 313
        colostomia, 312
            em alça temporária, 312
        demarcação do local, 312
        preparo da paciente, 312
    terapeuta de, 54
        no pós-operatório, 54
Estudo(s)
    cirúrgicos, 9
        consentimento para cirurgia
            para, 9
Esvaziamento
    vesical, 181
        disfunção de, 181
            após colpossuspensão de
                Burch, 181
Excisão
    do coto cervical, 92
    do ovário, 128
        aumentado, 128
            na cistectomia ovariana, 128
    do tumor vulvar, 244, 248
        ampla, 245
        complicações
            após cirurgia, 245, 249
            da ferida operatória, 245
        cuidados
            pós-operatórios, 245, 249
        drenagem da virilha, 247
        fechamento, 247
            da pele, 247
            do abdome, 247
        incisão, 245
            da pele, 245
            em asa de borboleta, 245
        linfonodos pélvicos, 247
            dissecção dos, 247
        planos fasciais, 245
            definição de, 245
    no câncer vaginal, 252
        ampla, 252
Exenteração
    no câncer vaginal, 252
    pélvica, 283-290
        cirurgia de, 283-290
            avaliação das pacientes, 284
            contraindicações para, 284
                absolutas, 284
                relativas, 284
            cuidados
                pós-operatórios, 289

paliativa, 283
preparo pré-operatório, 285
resultados de, 290
seleção de pacientes, 283
tipos de, 285
Exploração
    na cistectomia ovariana, 128
    da cavidade abdominal, 128
        por laparotomia, 128
    da cavidade do abdome, 129
        por laparoscopia, 129

F

Falso Trajeto
    formação de, 80
        dilatação e, 80
        do colo uterino, 80
Fáscia
    dissecção da, 147, 148f, 151
        pré-retal, 151
    pubocervical, 147, 148f
        com descolamento, 147
        do epitélio vaginal, 147
    fechamento de, 170
        na colpocleise, 170
        de Le Fort, 170
    paravaginal, 176
        identificação da, 176
Fechamento
    abdominal, 131
        na ressecção, 131
            de cisto retroperitoneal, 131
    da cavidade abdominal, 33-42
        da pele, 39
        ferida operatória, 39
        drenos da, 39
        tecido adiposo, 39
            aproximação do, 39
        técnica de, 38
            em bloco, 38
    da ferida, 179
        na colpossuspensão
            de Burch, 179
    da pele, 39
    da vagina, 111
    do abdome, 38, 40, 41
    do saco da enterocele, 156f
    na cistectomia ovariana, 129
        por laparotomia, 129
            da parede abdominal, 129
            do tecido ovariano, 129
    na colpocleise, 168, 168
        completa, 167
        da pele, 168
        fascial, 168
        de Le Fort, 168
            da fáscia, 170
            do introito, 170
    na colporrafia, 148, 153
        anterior, 148
        posterior, 153
    na perineorrafia, 154
    transverso, 227f
        da fístula justacervical, 227f

Ferida
    na colpossuspensão
        de Burch, 179
        drenagem da, 179
        fechamento da, 179
    operatória, 54, 55, 244
        complicações da, 244
            após linfadenectomia, 244
        controle da, 54
        deiscência da, 55
        infecção da, 55
Fibroma(s)
    submucosos, 97t
        classificação dos, 97t
Fisioterapia
    no pós-operatório, 54
Fístula(s)
    aspecto da, 210f, 211f
        associado à radioterapia, 211f
        cistoscópico, 210f
        pós-histerectomia, 210f
    correção de, 207, 211, 235
        momento da, 211
        princípios de Bonney para, 207
    ureterovaginal, 235
    justacervical, 226
        correção de, 226
        fechamento da, 227f
        transverso, 227f
    no pós-opeatório, 56
    reparo da, 229f, 230f
        circunferencial, 229f, 230f
    ureterais, 56
    ureterovaginais, 235
        correção de, 235
        derivação urinária, 235
    vesicovaginais, 55
Fístula Urogenital
    cirurgia de, 207-236
        anestesia, 212
        apresentação, 208
        avaliação, 208
            bioquímica, 208
            cistoscopia, 209
            diagnóstico
                por imagem, 209
            exames sob anestesia, 209
            microbiologia, 208
            testes com corantes, 208, 209f
        classificação, 208
        correção de, 207, 211, 235
            de fístula
                ureterovaginal, 235
            momento da, 211
            princípios de Bonney
                para, 207
        enxertos de pele, 214
            miocutâneo do músculo
                grácil, 215
            retalhos cutâneos, 215
                de rotação, 215
                de transposição, 215
                dos pequenos lábios, 215
                tipo ilha, 215
                dos grandes lábios, 215
        instrumental, 212

interposição de retalho-
    enxerto, 213
gordura labial, 213
músculo grácil, 214
omento, 214
peritônio, 214
manejo, 211, 235
    imediato, 211
    pós-operatório, 235
materiais para sutura, 213
preparo pré-operatório, 212
procedimentos, 219, 226, 230
    abdominais, 230
    vaginais, 219, 226
via da abordagem, 212
Fixação
    do ligamento
        sacroespinhoso, 157, 158
        na histerectomia vaginal, 157
            a cirurgia, 159
            cuidados pós-operatórios, 161
            instrumental, 159
Fluido(s)
    intravenosos, 53
        no pós-operatório, 53
Fonte(s)
    de energia, 45
    de luz, 45
Formação
    de estoma, 312
        a cirurgia, 313
        colostomia, 312
            em alça temporária, 312
        demarcação do local, 312
        preparo da paciente, 312
    de ileostomia em alça, 315
Fundo de Saco
    de Douglas, 110
        abertura do, 110
    vaginal, 72
        manejo do, 72
            na vaginectomia, 72

G

Gastrointestinal(is)
    complicações pós-opertórias, 56
        íleo, 56
        obstrução, 56
Gestação
    extrauterina, 121
        diagnóstico diferencial, 121
        etiologia, 121
        intra-abdominal, 123
            tratamento cirúrgico da, 123
        investigação, 121
        laparotomia
            de emergência, 122
            abertura do abdome, 122
            fechamento do abdome, 122
            limpeza do peritoneal, 122
            procedimento cirúrgico, 122
            sangramento, 122
                controle do, 122
                identificação
                    da fonte do, 122

manejo, 122
   cirúrgico, 122
  salpingectomia, 123
   expressão das fímbrias, 123
   ordenha tubária, 123
   salpingostomia, 123
  sinais, 121
  sintomas, 121
Ginecologia
  via laparoscópica em, 43-51
   acesso ao abdome, 44
   anestesia, 45
   complicações, 50
    sítios de trocartes, 50
     hematoma no, 51
     hérnia no, 51
     metástases em, 50
   em oncologia, 50
   equipamento, 44
    câmeras, 45
    fontes, 45
     de energia, 45
     de luz, 45
    insufladores, 44
    monitores, 45
    outros instrumentos de trabalho, 44
    trocartes, 44
   laparoscopia, 46, 48
    complicações associadas à, 48
    diagnóstica, 46
    problemas associados à, 48
   para endometriose, 49
   posicionamento da paciente, 43
   preparação, 45
   recuperação pós-operatória, 51
Ginecologista
  cirurgia do trato intestinal para, 309-317
   anastomose laterolateral, 316
   apendicectomia, 309
   colostomia permanente, 313
   formação, 312, 315
    de estoma, 312
    de ileostomia em alça, 315
   lesões cirúrgicas no intestino, 310
    manejo de, 310
Gordura
  labial, 213
   interposição de, 213
    na fístula urogenital, 213
Grampeamento
  da pele, 39f
   abdominal, 39f
Grampo(s), 28
Gravidez
  tubária, 123f, 124f
   na ampola, 124f
    remoção da, 124f
   salpingectomia na, 123f
   total, 123f

H

Hematoma
  no sítios de trocartes, 51
Hemorragia
  maciça, 140
   manejo no pós-parto da, 140
    componentes do, 140t
    ligadura ilíaca interna, 141
    sutura de B-Lynch, 140
Hemostase
  na colpossuspensão de Burch, 179
Hérnia
  no sítios de trocartes, 51
Hímen Imperfurado
  manejo do, 70
   procedimento cirúrgico no, 70
    a cirurgia, 70
    anestesia, 70
    cuidado pós-operatório, 71
    instrumental, 70
    preparo da paciente, 70
Hiperatividade
  do detrusor, 202
   cistoplastia de aumento, 204
   derivação urinária, 204
   neuromodulação sacral, 204
   opções não cirúrgicas para, 203t
   operações para, 202
    injeções de Botox, 202
Histerectomia
  complicações da, 114
   deiscência da cúpula vaginal, 114
   infecção, 114
   lesão do trato geniturinário, 114
  para miomas uterinos, 116
   abdominal, 116
    estruturas vitais, 116
    incisão, 116
    lado saudável primeiro, 116
    orientação, 116
    redução cirúrgica, 117
   abordagem, 116
   laparoscópica, 117
   preparo da paciente, 116
  para útero duplo, 107
  pinças de, 19f
  prolapso após, 158
   da cúpula vaginal, 158
    manejo cirúrgico do, 158
  radical, 254, 263, 265
   anestesia, 255
   avaliação pré-operatória, 254
   cirurgia, 255
   complicações da, 261, 262t
    dano aos nervos, 263
    disfunção, 262
     uretérica, 262
     vesical, 262
    fístula vesicovaginal, 262
    hemorragia, 262
    infecção do trato urinário, 262
    linfocistos pélvicos, 262
   história, 254
   incisão, 255
   inspeção, 255
   instrumentação, 255
   laparoscópica, 263, 264
    com linfadenectomia. 263, 264
     aórtica, 262
     pélvica, 263, 264
   preparação, 255
   tumor primário, 256
    abertura do espaço retovaginal, 259
    colocação das pinças, 259
    dissecção, 258
     do teto uretérico, 258
     do túnel uretérico, 258
    empacotamento do intestino, 256
    identificação, 256
     da vagina, 260
     de artéria uterina, 256
     de ureter, 256
    incisão, 258, 259
     do teto uretérico, 258
     do túnel uretérico, 258
    ligação de artéria uterina, 256
    ligamento, 256
     infundibulopélvico, 256
     ovariano, 256
     redondo, 256
    mobilização da bexiga, 257
    pinças para o útero, 256
    posição operatória, 256
    prega uterovesical, 256
    separação do ureter, 259
     da região superior da vagina, 259
    sutura da cúpula vaginal, 260
  vaginal, 265
   a cirurgia, 266
   anestesia, 266
   considerações anatômicas, 266
   instrumental, 266
   princípios do procedimento, 266
  simultânea à colpossuspensão de Burch, 178
  subtotal, 107
  vaginal, 107, 156, 157
   a cirurgia, 109
    abertura, 109, 110
     da prega uterovesical, 109
     do fundo de saco de Douglas, 110
    fechamento da vagina, 111
    incisão, 109
    secção dos ligamentos, 110
     cardinal, 110
     uterossacro, 110
    secção, 110, 111
     dos pedículos tubo-ovarianos, 111
     dos vasos uterinos, 110
   anestesia, 108
   combinada
    com colporrafia, 156
     anterior, 156
     posterior, 156
    e culdoplastia de McCall, 157
    fixação na, 157
     do ligamento sacroespinhoso, 157
   instrumental, 108
   laparoscópica total, 112
    manejo pós-operatório do cateter, 113
   posição, 109
   preparo pré-operatório, 108
   procedimento, 108
   princípios do, 108
Histerometria, 78, 79f
Histeroscopia
  ambulatorial, 94
   complicações, 96
   curetagem, 95, 96
    fracionada, 96
   instrumental, 94
   ou caso-dia, 94
   pólipos endometriais, 95
   procedimento, 94
   remoção de produtos retidos, 96
    de concepção, 96
   riscos, 95
Hormônio(s)
  na avaliação pré-operatória, 10

I

Íleo
  pós-operatório, 56
Ileostomia
  em alça, 315
   formação de, 315
   a cirurgia, 315
Incisão(ões)
  extensão da, 38
  na cistectomia ovariana, 128, 129
   do cisto, 129
   ovariano, 129
   no ovário, 128, 129f
   sobre o cisto, 128, 129f
  na colpocleise, 167, 168
   completa, 167
   de Le Fort, 168
  na colporrafia, 147, 151
   anterior, 147
   posterior, 151
  na perineorrafia, 154
  para colpossuspensão, 176
   de Burch, 176
  para vulvectomia simples, 63f
  subumbilical, 34
  na linha média, 34
   ampliação da, 34
   do reto, 34
   circunstâncias especiais, 38
   colocação dos afastadores, 36
   exploração do abdome, 36

isolamento das alças do
intestino, 36
peritoneal, 35
separação dos retos, 35
transversais, 39, 151f
de Cherney, 42
fechamento do abdome, 42
de Joel-Cohen, 40
abertura do peritônio, 41
da aponeurose do reto, 41
da pele, 40
fechamento do abdome, 42
fixação do peritônio
na pele, 42
tecido subcutâneo, 41
de Maylard, 42
de Pfannenstiel, 39, 41f
abertura do peritônio, 40
da bainha do reto, 40
fechamento do abdome, 40
no períneo, 151f
vaginal, 147f
técnica de tunelização, 147f
Incompetência
cervical, 90
procedimento, 91
anestesia, 91
colo do útero, 91
exposição do, 91
pinçamento do, 91
instrumental, 91
preparo da paciente, 91
sutura, 91
inserção da, 91
remoção da, 91
Incontinência Urinária
cirurgia da, 173-205
aumento de volume, 198
do esfíncter uretral, 198
classificação dos
procedimentos, 173, 174t
de esforço, 173, 175
avaliação urodinâmica
antes da, 173
uso da sonda vesical
após a, 175
esfíncter urinário, 201
artificial, 201
para hiperatividade do
detrusor, 202
passar por, 205
qual, 205
quando, 205
posicionamento
do cistoscópio, 174
procedimentos de suporte, 175
à uretra, 175
ao colo vesical, 175
slings, 182
sintéticos, 185
para a porção média da
uretra, 182
suburetrais, 182, 189, 193
do forame
transobturatório, 189
retropúbicos, 182, 193
tradicionais, 193

Infecção
após cesariana, 139
após histerectomia, 114
da ferida operatória, 55
do tato urinário, 55
pós-operatória, 54
Infertilidade
tratamento de, 125
cirurgia para, 125
Informação(ões)
na preparação
para a cirurgia, 7, 8
clínicas, 7
sobre as pacientes, 8
desenhos, 8
documentos, 8
papéis informativos, 8
Ingestão
oral, 53
no pós-operatório, 53
Injeção(ões)
de Botox, 202
para hiperatividade do
detrusor, 202
Inserção
transvaginal, 166
de malha, 166
Instrumental
cirúrgico, 68
na cirurgia, 67, 68
de cistos vaginais, 67
de Fenton, 68
no procedimento cirúrgico, 70
no manejo, 70
do hímen imperfurado, 70
vaginal, 71
para aumento de volume, 199
do esfíncter uretral, 199
para cesariana, 134
para cirurgia, 212
de fístula urogenital, 212, 213f
kit preferido do autor, 213f
para colpossuspensão
de Burch, 176
para conização, 89
com bisturi a frio, 89
para criocirurgia, 85
para derivação urinária, 304
para dilatação, 77
do colo uterino, 77
para fixação, 159
do ligamento
sacroespinhoso, 159
para histerectomia, 108, 266
vaginal, 108, 266
radical, 266
para histeroscopia, 94
ambulatorial, 94
para incompetência, 91
cervical, 91
para prolapso, 146
de órgãos pélvicos, 146
para sacrocolpopexia, 164
abdominal, 164
para *slings* suburetrais, 182, 193
retropúbicos, 182, 193
sintéticos, 182

tradicionais, 193
para TAH, 99
para termocoagulação, 85
para vaginectomia, 71
Instrumento(s), 17-30
para cavidade abdominal, 34
abertura da, 34
fechamento da, 34
para procedimentos
ginecológicos, 17
de grande porte, 17
para vulvectomia simples, 63
Insuflador(es), 44
Intestino
alças do, 36
isolamento das, 36
delgado, 311f
segmento danificado do, 311f
remoção do, 311f
lesões cirúrgicas no, 310
manejo das, 310
dano aberto, 311
identificação da arcada
arterial, 311
ressecção de
segmento do, 311
suturando o, 311, 312f
trauma fechado, 311
Introito
fechamento do, 170
na colpocleise, 170
de Le Fort, 170
vaginal, 68
procedimentos para
alargamento do, 68
cirurgia de Fenton, 68
cuidado pós-operatório, 70
curativo, 70
septo vaginal longitudinal, 71
Investigação(ões)
pré-operatórias, 11

J

Jejum
pré-operatório, 13
na preparação intestinal, 13
Joel-Cohen
incisão de, 40
abertura do peritônio, 41
da aponeurose do reto, 41
da pele, 40
fechamento do abdome, 42
fixação do peritônio
na pele, 42
tecido subcutâneo, 41

K

Keyes
punch de, 60f
biópsia com, 60f
de lesão vulvar, 60f

L

Lábio(s)
grandes, 215
enxerto obtido dos, 215
tipo ilha, 215

pequenos, 215, 217f
retalho obtido dos, 215, 217f
Laparoscopia
cistectomia ovariana por, 129
cavidade do abdome, 129
exploração da, 129
cisto ovariano, 129
incisão do, 129
remoção do, 130
fechamento do orifício, 130
inserção de trocartes, 129
complicações associadas à, 48
diagnóstica, 46
cirurgia, 46
apreensão do útero, 46
conclusão
do procedimento, 48
criando o
pneumoperitônio, 46
inserção do laparoscópio, 47
ponto de entrada
de Palmer, 46
posicionamento, 46
preparação, 46
problemas associados à, 48
Laparoscópio
inserção do, 47
pelo trocarte, 48f
Laparotomia
cistectomia ovariana por, 128
agentes antiadesivos, 129
uso de, 129
cavidade abdominal, 128
abertura da, 128
exploração da, 128
fechamento, 129
da parede abdominal, 129
do tecido ovariano, 129
liberação do cisto, 129
ovário, 128
excisão do, 128
incisão no, 128
de emergência, 122
na gestação extrauterina, 122
abertura do abdome, 122
fechamento do abdome, 122
limpeza do peritoneal, 122
procedimento cirúrgico, 122
sangramento, 122
controle do, 122
identificação da fonte do,
122
Lavado
peritoneal, 274
e câncer uterino, 274
LAVH (Histerectomia Vaginal
Assistida por Laparoscopia)
abordagem, 112
inspeção laparoscópica, 112
procedimento, 112
laparoscópico, 112
vaginal, 112
Lesão(ões)
após dilatação, 80, 82
do colo uterino, 80, 82
cervical, 80
intestinal, 82

cirurgia vascular da, 294
　aórtica, 294
　　exposição da, 294f
　　na artéria ilíaca, 294
　　na veia cava, 294
　cirúrgicas, 310
　　no intestino, 310
　　　dano aberto, 311
　　　identificação da arcada arterial, 311
　　　ressecção de segmento do, 311
　　　suturando o, 311
　　　trauma fechado, 311
　　da parede anterior, 81f
　　em útero grávido, 81f
　　　retrovertido, 81f
　do trato geniturinário, 114
　　após histerectomia, 114
　na bexiga, 298
　　à *muscularis*, 298
　　rompimento da parede, 298
　no trato urinário, 297-308
　　derivação urinária, 303
　　　operações para, 303
　　diagnóstico tardio de, 301
　　　outros procedimentos, 302
　　　ureteroneocistostomia laparoscópica, 301
　　do ureter, 299
　　　na pelve, 299
　　manejo de, 297-308
　　　fatores predisponentes, 297
　　　prevenção de, 297
　　　relação anatômica, 297
　　no momento da operação, 298
　　　na bexiga, 298
　　　reparo do ureter, 298
　　uretrais, 298
　　　incisão do, 298
　　　　por esmagamento, 298
　　　　térmicas, 298
　　por radioterapia, 302
　　uretrais, 300
　　　acima da borda pélvica, 300
　vulvar, 60f
　　biópsia de, 60f
　　　com *punch* de Keyes, 60f
Ligadura
　da tuba uterina, 124, 125f
　dos vasos, 111f
　　uterinos, 111f
　ilíaca, 141
　　interna, 141
　　　na hemorragia maciça, 141
Ligamento(s)
　cardinal, 110
　　secção do, 110
　largo, 82
　　perfuração do, 82
　　　após dilatação, 82
　　　do colo uterino, 82
　　pinçamento dos, 110f
　sacroespinhoso, 157, 158
　　fixação do, 157, 158
　　　na histerectomia vaginal, 157

uterossacrais, 75f
　incisão entre, 75f
　　do peritônio, 75f
uterossacro, 110, 161
　secção do, 110
　suspensão do, 161
Linfadenectomia, 263
　aórtica, 263
　da virilha, 244
　　complicações da, 244
　　　da ferida operatória, 244
　　　linfedema, 244
　　　linfocistos, 244
　　drenagem, 244
　　　da região inguinal, 244
　　fechamento, 244, 261
　　　da pele, 244
　　　do abdome, 261
　　incisões, 242, 243
　　　da pele, 243
　　　separadas, 242
　　papel da, 274
　　　no câncer uterino, 274
　para-aórtica, 263
　pélvica, 263
　planos fasciais, 243
　　definição dos, 243
　remoção, 244
　　de linfonodos inguinais, 244
　　dos vasos femorais, 244
Linfedema
　após linfadenectomia, 244
Linfocisto(s)
　após linfadenectomia, 244
Linfonodo(s)
　avaliação dos, 241, 274
　　cuidados pós-operatórios, 244
　　linfadenectomia, 242
　　　complicações da, 244
　　linfonodo sentinela, 242
　　　identificação de, 242
　　modificações do procedimento, 244
　　no câncer uterino, 274
　inguinais, 244
　　remoção de, 244
　　dos vasos femorais, 244
　pélvicos, 254
　　dissecção dos, 254
　sentinela, 274
　　biópsia do, 274
　　no câncer uterino, 274
Lista de Verificação
　da OMS, 13
　de segurança cirúrgica, 13
Litotomia
　posição de, 78f

M

Malha
　inserção de, 166
　　transvaginal, 166
Manejo da(s) Lesão(ões)
　no trato urinário, 297-308
　　dano no momento da operação, 298
　　　na bexiga, 298

reparo do ureter, 298
uretrais, 298
derivação urinária, 303
　operações para, 303
diagnóstico tardio
　de dano ao, 301
　outros procedimentos, 302
　ureteroneocistostomia laparoscópica, 301
do ureter, 299
　na pelve, 299
fatores predisponentes, 297
prevenção de lesões, 297
radioterapia, 302
　danos por, 302
relação anatômica, 297
uretrais, 300
　acima da borda pélvica, 300
Manipulação
　cirúrgica, 5
　　segundo Comyns Berkeley, 5
　　segundo Victor Bonney, 5
MAS (Cirurgia Minimamente Invasiva), 43
　recuperação pós-operatória, 51
Massa
　ovariana, 127
　　cirurgia, 128
　　diagnóstico de, 127
　　manejo, 127
Material(is) Cirúrgico(s), 17-30
　seleção dos autores, 18
　　afastadores, 20
　　　autoestáticos, 20
　　　manuais, 21
　　agentes hemostáticos, 29
　　grampos, 28
　　pinças, 18, 19
　　　arteriais, 20
　　　de dissecção, 19
　　　para tecidos, 18
　　　tesouras, 18
Maylard
　incisão de, 42
McCall
　culdoplastia de, 157
　　histerectomia vaginal e, 157
Meigs
　pinça de, 27f
　　amarrando ao redor da, 27f
　　um pedículo, 27f
Meigs-Navratil
　pinças de, 20f
Mesentério
　do apêndice, 309
　divisão do, 310f
　secção do, 309
　suturando o, 311
Metástase(s)
　em sítios de trocartes, 50
　linfática, 274
　risco de, 274
　no câncer uterino, 274
Mioma(s)
　pediculado, 83
　remoção de, 83f
　grande, 83f

submucosos, 97t
　classificação dos, 97t
uterinos, 115-120
　classificação, 115
　exames de imagem, 115
　manejo, 115
　　cirúrgico, 116
　sintomas, 115
　subclassificação dos, 116t
　sistema de, 116t
　tratamento de, 116
　　histerectomia para, 116
　　　abdominal, 116
　　　abordagem, 116
　　　laparoscópica, 117
　　　preparo da paciente, 116
　　miomectomia, 118
　　　aberta, 118
　　　laparoscópica, 119
Miomectomia
　histeroscópica, 97
　　complicações, 97
　　　aderências intrauterinas, 97
　　　desequilíbrio eletrolítico, 97
　　　síndrome do intravazamento, 97
　para miomas uterinos, 118
　　aberta, 118
　　　fechamento do defeito, 119
　　　hemostasia, 117
　　　incisão, 117
　　　do útero, 119
　　　preparo da paciente, 116
　　　removendo o mioma, 119
　　laparoscópica, 119
　　　remoção dos miomas, 120
Mobilização
　no pós-operatório, 54
Monaghan
　tesouras de, 19f
　　ginecológicas, 19f
Monitore(s), 45
Morris
　afastador de, 37f
　　retração da incisão com, 37f
Músculo(s)
　grácil, 214, 215
　　enxerto do, 215
　　　miocutâneo, 215
　　interposição de, 214
　　　na fístula urogenital, 214
　retos, 35f
　　dissecção dos, 35f

N

Neuromodulação
　sacral, 204
　　para hiperatividade do detrusor, 204
Nó(s) Cirúrgico(s)
　amarração do, 26
　　em cavidades profundas, 26
　antideslizante, 25
　com pinça, 26f
　comum, 24
　do cirurgião, 25

fricção, 25
quadrado, 25
unimanual, 26

O

Obstrução
  gastrointestinal, 56
    no pós-operatório, 56
Omento
  interposição de, 214
    na fístula urogenital, 214
Oncologia, 239-290
  ginecológica, 50
    cirurgia laparoscópica em, 50
Ovário(s)
  na cistectomia ovariana, 128
    por laparotomia, 128
      excisão do, 128
      incisão no, 128
  preservação dos, 273
    no câncer uterino, 273

P

Palmer
  ponto de entrada de, 46
    na laparoscopia diagnóstica, 46
Parametrite
  após dilatação, 82
    do colo uterino, 82
Parede
  abdominal, 129
    fechamento da, 129
      na cistectomia ovariana, 129
  anterior, 81f
    de útero grávido, 81f
      retrovertido, 81f
      lesão da, 81f
  do abscesso, 61f
    suturada à pele, 61f
  lateral, 74f
    pélvica, 74f
      da artéria uterina, 74f
        secção da, 74f
Parto
  prematuro, 83
    após dilatação, 83
      do colo uterino, 83
Pedículo(s)
  amarração de, 27
    pontos com transfixação, 27
    simples, 27
  amarrando um, 27f
    ao redor da pinça, 27f
      de Meigs, 27f
    ligadura de, 27f
  tubo-ovarianos, 111
    pinçamento dos, 111f
    secção dos, 111
Pele
  abdominal, 39f
    grampeamento da, 39f
  fechamento da, 39
  fixação na, 42
    do peritônio, 42
  incisão da, 40

preparação da, 14
  de Joel-Cohen, 40
  no centro cirúrgico, 14
Perfuração
  após dilatação, 80, 82
  do colo uterino, 80, 82
    do ligamento largo, 82
  do útero, 80
Períneo
  incisão no, 151f
    transversal, 151f
Perineorrafia
  a operação, 154
  dissecção, 154
  fechamento, 154
  incisão, 154
  reconstrução, 154
    do corpo perineal, 154
Peritônio
  abertura do, 40, 41, 111f, 130
    para ressecção, 130
      de cisto retroperitoneal, 130
    uterovesical, 111f
  fixação do, 42
    na pele, 42
  incisão do, 36f, 75f
    entre os ligamentos, 75f
      uterossacrais, 75f
  interposição de, 214
    na fístula urogenital, 214
  na ressecção, 130
    de cisto retroperitoneal, 130
      abertura do, 130
  redundante, 131
    secção do, 131
  secção do, 36f
    ao longo da abertura
      cirúrgica, 36f
  uterovesical, 111f
    abertura do, 111f
Peritonismo
  após dilatação, 82
    do colo uterino, 82
Peritonite
  após dilatação, 82
    do colo uterino, 82
Pfannenstiel
  incisão de, 39, 41f
    abertura do peritônio, 40
    da bainha do reto, 40
    fechamento do abdome, 40
Pinça(s)
  arteriais, 20
  de DeBakey, 20f
  de dissecção, 19
  de histerectomia, 19f
  de Meigs, 27f
    amarrando ao redor da, 27f
    um pedículo, 27f
  de Meigs-Navratil, 20f
  de Pozzi, 79f
    cervical, 79f
  de Singley, 20f
  para tecidos, 18
Pinçamento
  dos ligamentos, 110f

dos pedículos, 111f
  tubo-ovarianos, 111f
Pneumonia
  intervenções para reduzir
    o risco de, 134
  por aspiração, 134
  por vômitos, 134
Pneumoperitônio
  criando o, 46
  produzir um, 46f
    inserção da agulha para, 46f
      na cavidade abdominal, 46f
Pólipo(s)
  endocervicais, 83
  fibroides expelidos, 83
  endometriais, 95
  remoção de, 83
Ponto(s)
  com transfixação, 27
Pozzi
  cervical, 79f
  pinça de, 79f
Prega
  uterovesical, 109
    abertura da, 109
Preparação
  da pele, 14
    no centro cirúrgico, 14
  intestinal, 13
    jejum pré-operatório, 13
    tratamento com
      carboidratos, 13
  para a cirurgia, 7-15
    anestesia, 14
      relatório cirúrgico, 14
    avaliação pré-operatória, 10
      álcool, 10
      contraceptivos orais, 10
      hormônios, 10
      tabagismo, 10
    coleta, 8
      da documentação, 8
      da história, 8
    consentimento para a, 8
      conceito de risco, 9
      para estudos cirúrgicos, 9
      por escrito, 9
    discussão pré-operatória, 11
      sobre o âmbito da cirurgia, 11
    informações, 7, 8
      clínicas, 7
      sobre as pacientes, 8
    investigações
      pré-operatórias, 11
    no centro cirúrgico, 13
      antibióticos profiláticos, 13
      cateterização vesical, 14
      colocação dos campos, 14
      lista de verificação de
        segurança cirúrgica, 13
        da OMS, 13
      preparação da pele, 14
      tricotomia, 13
    otimização, 10
    preparação intestinal, 13
      jejum pré-operatório, 13

    tratamento com
      carboidratos, 13
    reunião pré-operatória, 11
    revisão de caso, 11
    tromboprofilaxia, 12
      outras estratégias, 13
    visita, 7, 12
      inicial, 7
      pré-operatória, 12
      pelo anestesista, 12
Procedimento(s)
  abdominais, 230
    correção, 230, 234
      transperitoneal, 234
      transvesical, 230
  ablativos, 84
    na cérvix, 84
      ablação, 86
      a *laser*, 86
      dor, 86
      cauterização, 85
      criocirurgia, 84
      termocoagulação, 85
  vaginais, 219, 226
    correção em camadas, 219
    dissecção em camadas, 219
    outros, 226
      colpocleise, 226
      correção, 226, 228
        circunferencial, 228
        de fístula justacervical, 226
      reconstrução uretral, 230
      saucerização, 223
Procedimento(s)
  Reconstrutivo(s), 319-320
  da vulva, 319
    para doença, 319
      benigna localizada, 319
      maligna inicial, 319
      pré-maligna, 319
  enxertos, 320
    cutâneos, 320
      de espessura, 320
        parcial, 320
        total, 320
    miocutâneos, 320
Prolapso
  da cúpula vaginal, 158
    após histerectomia, 158
    manejo cirúrgico do, 158
  do canal vaginal, 180
    cirurgia de, 180
      simultânea à
        colpossuspensão de
        Burch, 180
  uterino, 166
    cirurgia de, 166
Pronto Atendimento
  serviços no, 93

R

Radioterapia
  danos por, 302
    no trato urinário, 302
Reconstrução
  do corpo perineal, 154, 155f
  uretral, 230, 231f

Rectocele
  cirurgia de, 180
    simultânea à colpossuspensão de Burch, 180
  transanal, 153
  reparo de, 153
Recuperação
  pós-operatória, 51
  na MAS, 51
Relatório
  cirúrgico, 14
Remoção
  de linfonodos inguinais, 244
    dos vasos femorais, 244
  de mioma pediculado, 83f
    grande, 83f
  de pólipos, 83
    endocervicais, 83
    fibroides expelidos, 83
  de produtos retidos, 96
    de concepção, 96
Reparo
  da fístula, 229f-232f, 234f
    circunferencial, 229f, 230f
    transperitoneal, 234f
    transvesical, 231f, 232f
  de enterocele, 154
    colporrafia com, 154
    posterior, 154
Ressecção
  da tuba uterina, 124, 125f
    ligadura da, 124
    métodos, 124, 125
      histeroscópicos, 125
      laparoscópicos, 124
  de cisto retroperitoneal, 130
    abertura do peritônio, 130
    identificação, 130
      do cisto, 130
      do ureter, 130
Retalho(s)
  cutâneos, 215
    de rotação, 215
    de transposição, 215
    dos pequenos lábios, 215
  de Boari-Ockerblad, 299, 300f
  de pele vaginal, 68f
    desenvolvendo um, 68f
    na cirurgia de Fenton, 68
    criação do, 68
    fixação do, 69
  na vulvectomia simples, 64
  rotacionados, 319
    para reconstrução, 319
    da vulva, 319
Retalho-Enxerto
  interposição de, 213
    na fístula urogenital, 213
    gordura labial, 213
    músculo grácil, 214
    omento, 214
    peritônio, 214
Reto(s)
  aponeurose do, 35f, 41f
    dissecção da, 41f
    secção da, 35f

bainha do, 40
  incisão da, 40
  incisão do, 34
    ampliação da, 34
  músculos, 35
    dissecção dos, 35
    separação dos, 35
Retração
  da incisão, 37f
    com afastadores, 37f
    de Balfour, 37f
    de Morris, 37f
Reunião
  pré-operatória, 11
Revisão
  de caso, 11
  pré-operatória, 11
Rigidez
  cervical, 80
  dilatação e, 80
  do colo uterino, 80
Risco
  conceito de, 9
  e consentimento para cirurgia, 9

S
Sacrocolpopexia
  abdominal, 164
  a cirurgia, 164
  anestesia, 164
  instrumental, 164
  preparação do paciente, 164
  laparoscópica, 166
Sala Cirúrgica
  na cesárea, 134
    antibióticos, 134
    antissepsia da pele, 134
    cateterismo, 134
    lista de verificação de segurança, 134
    posicionamento materno, 134
    preparo vaginal, 134
Salpingectomia
  na gestação extrauterina, 123
    expressão das fímbrias, 123
    ordenha tubária, 123
    salpingostomia, 123
    total, 123f
    na gravidez tubária, 123f
Salpingo-Ooforectomia, 130
Sangramento
  após dilatação, 81, 82
  do colo uterino, 81, 82
    precoce, 81
    tardio, 82
  pré-sacral, 295
    cirurgia vascular do, 295
Saucerização
  de fístula urogenital, 223, 225f
Secção
  do peritônio redundante, 131
    na ressecção, 131
    de cisto retroperitoneal, 131
  dos ligamentos, 110
    cardinal, 110
    uterossacro, 110

dos pedículos, 111
  tubo-ovarianos, 111
  dos vasos uterinos, 110
Segurança Cirúrgica
  lista de verificação de, 13
  da OMS, 13
Sepse
  no pós-operatório, 54
Septo
  transverso da vagina, 70
  fino, 71
    manejo do, 71
  vaginal, 71
  longitudinal, 71
    manejo do, 71
Serviço(s)
  no pronto atendimento, 93
Síndrome
  do intravazamento, 97
    após miomectomia histeroscópica, 97
  pós-colpossuspensão, 181
Singley
  pinças de, 20f
SIRS (Síndrome de Resposta Inflamatória Sistêmica), 54
  diagnóstico da, 55q
  critérios para, 55q
Slings
  sintéticos, 185
  para a porção média da uretra, 182
    a operação, 182, 186
    complicações da, 186
    anestesia, 182
    complicações no pós-operatório, 189
    indicações, 182
    instrumental, 182
    manejo pós-operatório, 186
  suburetrais, 182, 189, 193
    do forame transobturatório, 189
    anestesia, 190
    complicações, 193
    indicações, 190
    manejo pós-operatório, 192
    operação, 190
    retropúbicos, 182, 193
    a operação, 182, 186
    complicações da, 186
    a partir da aponeurose do reto, 193
    anestesia, 182, 193
    complicações, 189, 198
    no pós-operatório, 189
    indicações, 182, 193
    instrumental, 182
    manejo pós-operatório, 186, 198
    variações na técnica, 195
  tradicionais, 193
    a partir da aponeurose do reto, 193
    anestesia, 193
    complicações, 198
    indicações, 193

manejo pós-operatório, 198
    variações na técnica, 195
    de fáscia lata, 195
    sling aloplástico, 198
    sling-on-a-string, 195
Stent
  manejo do, 300
    nas lesões uretrais, 300
    acima da borda pélvica, 300
Suspensão
  do ligamento uterossacro, 161
    cuidados pós-operatórios, 163
Sutura(s)
  agulhas de, 22
  de B-Lynch, 140
    na hemorragia maciça, 140
    no pós-parto, 140
  fios de, 22
    seleção dos, 22
    dos autores, 22
    ideias, 21
    características das, 21
    materiais de, 21, 213
    absorvíveis, 21q
    para fístula urogenital, 213
  técnicas de, 22
    contínuas, 23
    de colchoeiro, 23f
      horizontal, 23f
      vertical, 23f
    de inversão, 24f
      em bolsa de tabaco, 24f
    em bolsa, 23f, 24f
    de tabaco, 24f
    interrompidas, 22
    simples, 23f
    outras, 24
    subcuticulares, 24

T
Tabagismo
  na avaliação pré-operatória, 10
TAH (Histerectomia Abdominal Total)
  a cirurgia, 100
  antibióticos profiláticos, 100
  incisão, 100
  abertura da vagina, 104
  clampeamento, 104
    dos ligamentos, 104
    uterossacros, 104
  cúpula vaginal, 106
    abordagem da, 106
    sutura da, 106f
  fechamento, 106
    da cavidade abdominal, 106
    do peritônio pélvico, 106
  instrumental, 99
  ligadura, 101
    dos ligamentos, 101
    infundibulopélvico, 101
    ovariano, 101
    redondo, 101
  ligamento, 104
    dos pedículos laterais, 104
    cervicais, 104
    uterinos, 104

peritônio vesical, 101
  mobilização do, 101
pinçamento, 100
  da artéria uterina, 104f
  do paramétrio, 105f
  dos ângulos, 102
    vaginais, 102
  dos ligamentos, 100
    infundibulopélvico, 100
    redondo, 100
  dos vasos, 102
    uterinos, 102
  preparo da paciente, 99
  remoção do útero, 104
  secção dos, 100
    dos ligamentos, 100
      infundibulopélvico, 100
      ovariano, 102f
      redondo, 100, 101f
  variações técnicas, 106
Tamponamento
  pélvico, 295
    cirurgia vascular do, 295
Tecido(s)
  adiposo, 39
    aproximação do, 39
  ovariano, 129
    remanescente, 129
      fechamento do, 129
  pinça para, 18
  subcutâneo, 41
Técnica(s)
  obliterativas, 166
    na cirurgia de prolapso, 166
    de órgãos pélvicos, 166
Técnica(s) Cirúrgica(s)
  básicas, 17-30
    aderências, 30
      prevenção de, 30
    drenagem, 30
      manejo dos drenos, 30
      tipos de drenos, 30
    eletrocirurgia, 28
    métodos de amarração, 24
      de pedículos, 27
      em cavidades profundas, 26
      instrumental, 26
    nós cirúrgicos, 24
      antideslizante, 25
      comum, 24
      do cirurgião, 25
      fricção, 25
      quadrado, 25
      unimanual, 26
    suturas, 21
      absorvíveis, 21q
      agulhas de, 22
      características das, 21
      materiais de, 21
      seleção dos fios de, 22
      técnicas de, 22
Técnica(s) Excisional(is)
  na cérvix, 87
    conização, 88
      biópsia por, 88
      a laser, 88

com bisturi a frio, 88
na zona de transformação, 87
por alça diatérmica, 87
Tensão
  uretral, 299
    avaliação da, 299
    e mobilização da bexiga, 299
Terapeuta
  de estomas, 54
  no pós-operatório, 54
Termocoagulação
  anestesia, 85
  instrumental, 85
Tesoura(s), 18
  ginecológicas, 18f
    de Bonney, 18f
    de Monaghan, 19f
Teto
  ureteral, 73, 74f
    secção do, 73, 74f
      na vaginectomia, 73
Transfixação
  pontos com, 27
Transureteroureterostomia
  nas lesões uretrais, 300
  acima da borda pélvica, 300
Traquelectomia
  radical, 270
    abordagem, 270, 271
      abdominal, 271
      vaginal, 270
Traquelorrafia, 90
Trato Geniturinário
  lesão do, 114
    após histerectomia, 114
Trato Intestinal
  cirurgia para o ginecologista do, 309-317
    anastomose laterolateral, 316
    apendicectomia, 309
    colostomia permanente, 313
    formação, 312, 315
      de estoma, 312
      de ileostomia em alça, 315
    lesões cirúrgicas
      no intestino, 310
      manejo de, 310
Trato Urinário
  complicações do, 55
    fístulas, 55
      ureterais, 56
      vesicovaginais, 55
    infecção, 55
  lesões no, 297-308
    derivação urinária, 303
    operações para, 303
    diagnóstico tardio de, 301
    outros procedimentos, 302
    ureteroneocistostomia
      laparoscópica, 301
    do ureter, 299
    na pelve, 299
    manejo de, 297-308
    fatores predisponentes, 297
    prevenção de, 297
    relação anatômica, 297

no momento da operação, 298
  na bexiga, 298
  reparo do ureter, 298
  uretrais, 298
    incisão do, 298
    por esmagamento, 298
    térmicas, 298
  por radioterapia, 302
  uretrais, 300
    acima da borda pélvica, 300
Treinamento
  cirúrgico, 3
  ginecológico, 3
  habilidades básicas para, 4
  oportunidades para, 4
Tricotomia
  no centro cirúrgico, 13
Trocarte(s), 44
  inserção pelo, 48f, 129
    do laparoscópio, 48f
    na cistectomia ovariana, 129
  sítios de, 50
    hematoma no, 51
    hérnia no, 51
    metástases em, 50
Tromboprofilaxia, 12
  no pós-operatório, 53, 236
  de fístula urogenital, 236
  outras estratégias, 13
Trombose
  cesariana e, 140
Tuba(s) Uterina(s)
  cirurgia para esterilização, 124
  ressecção da, 124, 125f
  ligadura da, 124, 125f
    métodos, 124, 125
      histeroscópicos, 125
      laparoscópicos, 124
Tumor
  vulvar, 244, 248
    excisão do, 244, 248
      ampla, 245
      complicações
        após cirurgia, 245, 249
        da ferida operatória, 245
      cuidados
        pós-operatórias, 245, 249
      definição
        de planos fasciais, 245
      dissecção dos linfonodos
        pélvicos, 247
      drenagem da virilha, 247
      fechamento, 247
        da pele, 247
        do abdome, 247
      incisão, 245
        da pele, 245
        em asa de borboleta, 245

U

Ureter(es)
  identificação dos, 73, 130
    na vaginectomia, 73
    no espaço retroperitoneal, 73f
    direito, 73f

para ressecção, 130
  de cisto retroperitoneal, 130
  incisão do, 298
  lesões do, 299
    na pelve, 299
    manejo das, 299
  reparo do, 298
Ureteroneocistostomia
  laparoscópica, 301
Uretra
  procedimentos de suporte à, 175
    colporrafia anterior, 175
    colpossuspensão de Burch, 176
    suprapúbicos, 175
Uroginecologia, 143-237
Útero
  apreensão do, 46
  grávido, 81f
    retrovertido, 81f
      lesão da parede
        anterior em, 81f
  perfuração do, 80
    após dilatação, 80
    do colo uterino, 80

V

Vagina
  anormalidades da, 70
    congênitas, 70
  cirurgia da, 67-76
    cistos vaginais, 67
    procedimentos para
      alargamento, 68
      do introito vaginal, 68
    vaginectomia, 71
      completa, 71
      parcial, 71
    drenagem da, 76
    liberação da, 75
    remoção da, 75
    ressecção da, 76f
    septo transverso da, 70
      fino, 71
      manejo do, 71
Vaginectomia
  abordagem laparoscópica, 76
  completa, 71
  parcial, 71, 252
  procedimento abdominal, 72
    a cirurgia, 72
      identificação dos ureteres, 73
      incisão, 73
      liberação do espaço de
        Douglas, 73
    anestesia, 72
    complicações, 76
    cuidado pós-operatório, 76
    instrumental, 72
    preparo pré-operatório, 72
    secção do teto ureteral, 73
    vagina, 75
      drenagem da, 76
      liberação da, 75
      remoção da, 75
  procedimento vaginal, 71
    a cirurgia, 71
      cuidado pós-operatório, 72

identificação da lesão, 71
instrumental, 71
total, 252
VAIN (Neoplasia Intraepitelial Vaginal), 71
Vaso(s)
femorais, 244
remoção dos, 244
de linfonodos inguinais, 244
uterinos, 110
ligadura dos, 111f
secção dos, 110
Veia
cava, 294
lesão na, 294
cirurgia vascular da, 294
Velocidade
da cirurgia, 5
segundo Comyns Berkeley, 5
segundo Victor Bonney, 5
Via Laparoscópica
em ginecologia, 43-51
acesso ao abdome, 44
anestesia, 45
complicações, 50
sítios de trocartes, 50
hematoma no, 51
hérnia no, 51
metástases em, 50
em oncologia, 50
equipamento, 44
câmeras, 45
fontes, 45
de energia, 45
de luz, 45
insufladores, 44
monitores, 45
outros instrumentos de trabalho, 44
trocartes, 44
laparoscopia, 46, 48
complicações associadas à, 48
diagnóstica, 46
problemas associados à, 48
para endometriose, 48
posicionamento da paciente, 43
preparação, 45
recuperação pós-operatória, 51
Victor Bonney
manipulação cirúrgica por, 5
postura do cirurgião por, 4
velocidade da cirurgia por, 5

VIN (Neoplasia Intraepitelial Vulvar), 59
Visita
inicial, 7
pré-operatória, 12
pelo anestesista, 12
VTE (Tromboembolismo Venoso), 12, 140
Vulva
câncer da, 241-249
cirurgia de, 241-249
a operação, 245
avaliação de linfonodos, 241
excisão do tumor vulvar, 244, 248
cirurgia de, 59-65
biópsia da, 59
tratamento, 60
dos abscessos de Bartholin, 60
dos cistos de Bartholin, 60
vulvectomia simples, 63
reconstrução
para doença da, 319
benigna localizada, 319
maligna inicial, 319
pré-maligna, 319
retalhos rotacionados, 319
z-plastia, 319
Vulvectomia
simples, 63
a cirurgia, 63
anestesia, 63
enxertos, 64
incisão para, 63f
indicações, 63
instrumentos, 63
manejo pós-operatório, 64
pele vulvar, 64f
remoção da, 64f
preparo da paciente, 63
retalhos, 64
sutura, 64f
das bordas recortadas, 64f
variações, 65

Z

Zona de Transformação
excisão por alça diatérmica da, 87
a cirurgia, 87
complicações, 88
equipamento, 87
preparo da paciente, 87
Z-plastia, 319